海外館藏中醫古籍珍善本輯存（第一編）

第六册

劉金柱 羅彬 主編

編註醫學入門（二）

生理解剖圖説

廣陵書社

醫經醫理類

編註醫學入門（二）

卷五—八

〔明〕李梴 編著

上海埽葉山房 校印

民國元年石印本

敦煌醫學入門（二）

補註醫學入門外集卷之五

丹溪朱先生雜病纂要

詳格致餘論局方發揮丹溪心法纂要日用醫按及今附餘併各名家方書如巢氏病源好生書儒醫纂要惜乎未之見也

雜病提綱 外感 風 寒 暑 濕 燥 火 內傷 脾胃 氣血 痰 鬱 積熱 諸虛 痼冷

外感

風 頭眩 頭痛 面風 眼 耳 鼻 口舌 牙齒 痛風 揮風 斑疹 遊風

中風卒倒分真似 風為百病長善行數變為卒中昏倒為竄視喎斜為搐搦反張或為寒中或為熱中或為癘風入陽經則狂入陰經則顛入皮膚則痒入筋則攣急入骨節則疼痛入肉分與胃氣相搏則不仁與榮氣相搏則半身不遂入經癱瘓入絡膚頑入腑即不識人入臟即舌強吐沫挾熱則痿緩挾寒則拘攣挾濕則腫滿有真中者有兼中似中者陽病身熱陰病身涼烏附行經不可緊用

口眼喎斜語話難 風邪初入反緩正氣反急牽引口眼喎斜或左或右急掐人中拔頂髮灸耳垂珠粟米大艾三五壯外用南星草烏各一兩白芨一錢姜蠶七枚為末薑汁調塗喎處正即洗去內用正舌藥白附子姜蠶全蝎等分為末酒調服二錢○不語有數端有風中心脾者資壽解語湯有風中心經者小續命湯去桂附加菖蒲有痰塞心竅者導痰湯加菖蒲人參竹茹或芩連有舌本強硬語言不正者用蝎梢二錢半茯苓一兩薄荷二兩為末酒調服二錢或擦牙尤妙又有風瘖瘂者有血虛氣虛者有腎虛及老人忽言不出者十全大補湯去桂加菖蒲遠志

痰塞喉中聲噫噫 同上卒倒歪斜不語名風癔身軟有汗者生汗不出身直者死痰由水化制火閉塞心竅不語熱者涼膈散加黃連或牛黃清心丸虛者星香散三生飲導痰湯小省風湯

半身或只一肢**不遂**此名偏枯言不變智不亂病在膚湊之間溫臥取汗

四肢癱此名風痱智亂不能言者難治其症身體無痛緩則四肢不舉急則一身皆仰或左癱右瘓或一臂不隨時復轉移一臂驅風化痰調氣養血為主換骨丹黑虎丹神仙飛步丹有脾胃者膏粱之疾非肝腎虛痿搜風順氣丸有脾虛者十全大補湯獨活寄生湯萬寶回春湯

又有五痺類風狀見從**四症**風癔風痱偏枯痺風**全無莫浪猜** 中暑中寒中濕痰厥氣厥食厥熱厥虛暈等症皆卒倒不語但風必有歪斜搐搦之症為異雖內傷兼中亦然但四症見一便作風治惟有輕重緩急之分輕者發過如故或口舌無恙手足顫戰春大省風湯加人參末藥等分水煎熱服得汗即愈或四肢無恙口喎語澁者古防風湯入麝一厘調服或自醒能言能食惟身體不遂者地仙丹

西北風高真中宜分治東南地濕**兼**

中似中實虛主火河間主氣東垣或主濕丹溪内傷兼中似中盡相須三子所主雖殊而實同也況濕則中氣不運而生痰痰因火動而生風又兼二子之見也氣衰賊邪容易襲氣血壯盛腠理緻密邪不能入惟中年氣血始衰腠理空疎加以七情勞役飲食内傷元氣門巷暁風乘虛襲入臟腑血脉故有兼中者東垣所謂非外邪經傷乃本氣病也有醉後當風頭面多汗善渴者名曰漏風宜黄芪六一湯加參朮牡蠣乾葛有房勞中風下體多汗曰内風十全大補湯加附子防風如入風府曰腦風入係頭曰目風在腠理為泄風與漏風同但身盡疼耳久則為腸風食後曰胃風又名更食中風久則為下血有傷食變為暴厥亦類中風但停食則胸中滿悶須探吐及理脾胃有酒濕病亦類中風當分清以瀉濕毒有内傷熱症似中風者有雜病虛症似中風者均不可以風治火動氣中無涎沫中氣脉沉身涼無痰涎為異耳如思慮内脱憂愁肢廢悲哀筋攣過喜皮緩盛怒腠膶即河間所謂將息失宜五志過極則心火暴甚腎水難制熱氣拂鬱昏倒筋骨不用久則癱瘓忌服風藥宜藿香正氣散合星香散虛者八味順氣散實者四七湯真中中腑着四肢手足拘攣或中身前身後身側可治脉浮有表而見五色惡寒宜小續命湯或排風湯風從汗散通因通用是也如脉浮不語者用防風黄芪煎水一桶置牀下薰入鼻中良久能言進藥中臟閉塞九竅多昏危中臟之絡者口眼俱閉可治如入臟深者心絶口開肝絶眼閉脾絶手散肺絶痰如拽鋸鼾睡腎絶遺尿或大吐大瀉下血吐血者皆死宜三化湯搜風順氣丸麻子仁丸凡攻裏忌腦麝牛黄引風入骨芫花甘遂損傷氣血如汗多尿少者忌滲利禁竭無以制火煩熱愈甚候熱退汗止小便自利中血脉絡也則歪口眼或近於腑外亦有六經形症則從小續命湯加減微汗或近於臟内亦有便溺阻隔則從三化湯加減微利又有中經亦要知内無便溺阻隔外無六經形症從中治不可汗下蓋風本於熱熱勝則風動宜養血以勝燥大秦艽湯分經加減或天麻丸羌活愈風湯如欲微汗愈風湯加麻黄欲微利愈風湯加大黄中腑雖宜汗汗多則亡陽中臟雖宜下下多則亡陰若臟腑兼見者或先汗而後利或表裏兼攻者防風通聖散口不能言肢不持手足不能運動乃血弱不能營筋與舌也左為死血留滯經絡與少血四物湯少加防風羌活主之瘀血加桃仁紅花痰與氣虛身右居血虛則痰火流注於左而為癱氣虛則痰火流注於右而為瘓急治則愈久則痰火鬱結難治痛者為實先以二陳省風之類治痰後以防風通聖散瀉青丸之類瀉火不痛為虛血虛者四物湯倶薑汁炒過加竹瀝羌汁肥人濕痰少加附子行經瘦人火動加黄柏氣虛者四君子湯虛甚遺尿聲鼾睡者濃煎參芪加附子薑汁勞傷者補中益氣湯加竹瀝治右癱痰盛者二陳湯加薑汁竹瀝能食者換荊瀝此丹溪雜病通法也兼通治南北開關化涎沫開關散吹鼻有嚏可治無嚏者死牙關緊急入藥不得者用南星五分龍腦一字端午日午時合每用一字至五分擦牙然自開痰甚者宜量虛實吐之虛者稀涎散微微吐出冷涎實者用瓜蒂炒黄末五分或一錢入全蝎末

丰分，吹入鼻中立吐，如不吐，用酸虀汁調下，如再不吐，用熱虀汁投之。此藥不可輕用，吐後宜服降火利氣安神定志之藥。吐清見傷寒。但中風大吐涎出，久則手足骨節皆枯，不能轉動，清利以藥壓下，再歸骨節可也。小兒驚搐亦然。

順氣活血風自祛。風症皆痰為患，故治以開關化痰為先，急則祛風，緩則順氣，久則活血。如真氣漸復，痰飲漸消，或尚有風邪未退，羌活愈風湯調之；實者川芎茶調散，虛者萬寶回春湯。未可全以風治也。抑論舊以西北風高，真中宜分臟腑經絡調治；東南地濕，兼中似中，宜分氣血虛實痰火多少調治。然真中兼中，南北互有，且治臟腑者，可不分氣血之虛實乎？治氣血者，又可不分臟腑經絡之邪多少乎？大抵外感重而內傷輕者，先須分表裏，法祛風為主，次用氣血痰法調治；內傷重而外感輕者，先用調補氣血痰法為主，次分臟腑經絡祛風。此活法也。

若覺膚頑肌蠕動，風聳手足麻木，肌肉蠕動，如有虫行，心抑憤亂，宜烏藥順氣散；如眉棱骨痛者，風之兆也，宜右防風湯加芩連。**預防之法亦堪推。**樂風丹、五參散、史國公浸酒方、單豨薟丸。

冒風惡風多屬肺，肺主皮毛，通膀胱，最易感冒，新咳嗽，惡風，鼻塞聲重，噴嚏是也。紫胡半夏湯、參蘇飲；寒月麻黃杏仁飲；重者頭疼身痛，寒熱，咽乾音啞，紫胡桂枝湯、防風沖和湯；頭痛甚者川芎茶調散；痰多者金沸草散；挾熱人參敗毒散、升麻葛根湯；挾寒十神湯；挾寒濕消風百解散；挾濕神朮散；挾暑香葛湯；時行紫胡升麻湯。**挾內慎勿專攻外。**服食過厚，素有痰火，時常鼻塞流涕，聲重咳嗽，畧被外感則甚者，防風通聖散，或大黃、黃芩等分為丸，白水下；素虛者只用防風、羌活、川芎，隨宜加入補藥、痰藥中；傷食加白朮、陳皮、青皮、山查、麥芽；挾形寒飲冷加姜桂；挾房勞加參、朮、歸、地；挾勞役傷氣者補中益氣湯加羌活、防風；虛甚者羌活丸、加味烏荊丸。**重則傳變輕不傳。**風重傳裏，同傷寒治法。**一久甚能為氣血害。**風能燥血散氣，故古用桂附八物等湯。久不愈者，只宜三白湯加減斂之，切忌疎泄，雖初起非寒月無汗，麻黃禁用。

寒

咳嗽 一 霍亂
心脾痛 腹痛

中寒無汗肢僵仆。傷寒循經漸入，中寒不問冬夏，或當風取涼，或坐地受冷，肅殺之氣自皮膚卒入臟腑，昏倒，四肢拘攣強直，厥冷，與中風相似，牙緊，四肢不動為異耳。急用葱餅熨臍，灸氣海，手足溫煖則生；外極冷，唇青，厥逆無脈，舌卷囊縮者，須臾即死。**急分三陰煖下元。**倉卒難分經絡，急煎姜附理中救之，次審中脘疼痛，中太陰者理中湯；脈沉足冷，中少陰者四逆湯加吳萸；或臍腹疼痛，五積散加吳萸；小腹疼痛，中厥陰者，當歸四逆湯加吳萸，或五味子。如陰盛煩燥，熱藥冷飲，或加些涼藥為引，溫中散冷，補煖下元，陽氣復而寒自消矣。切忌吐下，方兼補血者，寒泣血故也。**感冒尋常和表裏。**西北多寒，中傷者多；東南溫和，中傷者少。尋常感冒表症見者，九味羌活湯、芎芷香蘇散；寒入腸胃者，霍亂轉筋，洞泄下利，乾嘔吐逆，藿香正氣散，或五積散；挾食停痰者，人參養

胃湯夏秋暴寒折熱於裏者調中湯微下之凡帶漏遺精瘀瘧疝瘕脚氣腰膝冷虛勞陰痿諸痛皆寒所為也挾風眩暈不仁挾濕四肢腫痛

內傷補益加辛溫。內傷勞役感寒困倦補中益氣湯加姜附如內傷生冷感寒腹痛脉脱附子理中湯如內傷房室感寒厥冷四逆湯脉脱三建湯煉臍法

暑 瘧痢

暑熱汗渴審實虛。暑病身熱自汗口渴面垢而已餘症皆後傳變或兼內傷必先問其人素虛胃弱或大病大勞後縱暑中傷者宜清暑益氣素強盛壯實無虛損病者宜祛暑和中

陰陽經絡最難拘。靜居高堂大廈得病似熱症屬心脾經者名中暑陰症動作田野道路得病似傷風症屬膀胱經者名中暍陽症其實一也但自受暑氣而言曰中暑自被日逼而言曰中暍然暑初入自口鼻牙頰達手心主胞絡以火從火故古法暑還取冷水灌溉勿嚥入肝則眩暈入脾則昏睡不覺入肺則喘咳痿躄入腎則消渴非專心主而無傳入也

中驟傷緩冒淺伏深分輕重。中暑歸心神昏卒倒傷暑肉分周身煩燥或如針刺或有赤腫蓋天氣浮於地表故人氣亦浮於肌表也冒暑入腸胃腹痛惡心嘔瀉伏暑即冒暑久而藏伏三焦腸胃之間熱傷氣而不傷形旬月莫覺變出寒熱不定霍亂吐瀉膨脹中滿瘧痢煩渴腹痛下血等症冒暑病多無身痛間有痛者或為澡浴水濕相搏耳

暑風暑厥又何如。即暑暍症但以手足搐搦為風手足逆冷為厥傷寒熱厥義同黃連香茹散暑風乃勞役內動五臟之火與外火交熾則金衰木旺生風香茹散加羌活或六和湯合消風散素有痰飲因觸著動痰熱生風者六和湯合星香散若道途卒倒湯藥不便恐氣脫難治急扶陰涼處不可臥濕冷地擁道上熱土放臍上撥開作竅令人尿於其中待求生姜或蒜嚼爛以熱湯或童便送下外用布蘸熱湯熨氣海立醒後尤不可飲冷水以大劑滋補藥服之如心神恍惚用五苓散燈心同煎入硃砂末調服有汗加黃芪因酒引暑入腹尿血者去桂加黃連或神昏驚悸妄言用益元散量加硃砂新汲水調服二錢降胃火治煩熱利濕止渴之要藥

痰火絞腸俱可吐。暑毒痰火窒塞胸中量體虛實吐之火鬱發之之義也如痰喘氣急痞塞入藥不得者急煎六和湯調二薑服以絞腸砂腹痛不可忍或連心痛展轉在地手足亦有冷者乃腸紋縮在腹須臾能死急用熱湯調鹽一兩灌入即安或再用陳艾陳樟木陳壁土各等分水煎連進三四服刺血法見急救

祛暑和中利濕消導其雜症自除。夏月人多飲水食冷故宜利濕兼以消導汗多者忌滲以祛暑香茹散黃連解毒湯清肺生脈散白虎湯加參柴寒熱不定小柴胡湯〇和中大小調中湯茹苓湯枇杷葉散胃苓湯桂苓甘露飲六和湯

寒鬱其暑須反治。伏陰在內之時避暑貪涼外又襲陰冷之氣鬱遏周身陽氣宜辛溫解散茹藿湯之類若外既受寒內復傷冷加乾姜砂仁神麴若外觸暑氣內傷冷飲以致外熱內寒宜清暑益氣湯若外不受寒止是內傷生冷腹痛嘔瀉宜理中湯加麥芽

砂仁或大順散或二氣丹冷水下丹丸皆治因暑傷冷非溫散治暑之謂也吐瀉脈發黃發斑蓄血悶亂而死內傷滋補免清癯。內傷勞役或素氣血虛弱病暑者一以滋補為主慎用大熱大涼之劑暑重尿赤者清暑益氣湯暑輕力倦者補中益氣湯或為丸中暑暫加香茹扁豆陰虛者滋陰降火湯腎氣丸三伏炎蒸尤可畏。大熱傷氣養生家謂此時縱酒恣色冷入內腎腐爛至秋方凝甚則化水而死預防不獨羨香茹。時常禦暑體實者香茹散益元散虛者忌用蓋皮虛者不必因暑勞役反乘涼致病每遇春末夏初頭痛腳軟食少體熱名注夏病宜補中益氣湯去丹柴加黃柏芍藥五味子麥門冬有痰加半夏姜汁實三伏卻暑之聖藥也如氣衰精神不足煩渴懶食者生脈散誘行丸通用謝傳萬病無憂散

濕 痞滿 脹滿 泄瀉 赤白濁 吞酸 腰痛 黃疸 疝痛 水腫 腳氣

濕氣薰來分內外風寒暑濕傷人便覺濕氣薰蒸人多不覺有自外入者長夏鬱熱山澤蒸氣冒雨行濕汗透沾衣多腰腳腫痛有自內得者生冷酒麪滯脾生濕鬱熱多腹肚腫脹西北人多內濕東南人多外濕內外又分上下中。濕在上宜微汗在中下宜利二便或升提初入身沉重多困倦。或肢節痛或一身盡痛甚則濕聚為痰昏不知人為直視為鄭聲上薰喘咳茯苓湯首如蒙。首位高氣清濕薰則如有物以蒙之也單蒼朮膏妙着脾浮腫脹滿或臍下黃腫硬退黃丸大便泄朮附湯三白湯滲濕湯着腎腳腰小便濃。濕下先受之故腰腳攣痛獨活寄生湯當歸拈痛湯腎着湯青娥丸治外微汗通經絡。微汗防己黃芪湯或羌活勝濕湯無汗者五苓散加蒼朮通經絡神仙飛步丹乳香黑虎丹治內滲小利大便利便為妙工。滲劑五苓散黃加茵陳一倍身痛加羌活一倍濕盛腫脹者又當以車前木通葶藶利水行氣為君而以參朮茯苓為佐或以二朮為君而以利水藥為佐濕鬱肢脹或遍身浮腫者皆自內而出也量虛實利之不敢利者退黃丸妙四氣相兼兼中兼感濕熱甚。除濕湯兼風合桂枝湯或古防風湯敗毒散兼寒合五積散或古姜附湯兼暑合五苓散大抵百病兼風則必惡風有汗眩暈兼寒則必惡寒無汗或攣痛兼暑則必面垢煩渴兼濕則必腫滿沉倦四氣互相兼併惟寒濕濕熱為病濕熱尤多以尿赤有渴為濕熱多黑瘦膏粱之人以便清不渴為寒濕多肥白淡食之人昔有專用五積治寒濕防風通聖散治濕熱宜哉清熱燥濕兼補中。此治濕熱法也凡內傷勞役七情飲食以致脾虧火動肺金受傷則木旺侵脾令飲食不化鬱為痰積甚則腹脹浮腫實者下之虛者補脾利濕消導兼以清熱清燥湯是也濕勝筋痿熱勝筋縮者尤効通用內外濕熱燥脾并升散。燥脾枳木丸大安丸單蒼朮丸升陽除濕湯通用二陳湯或平胃散加桑白皮為主濕在上焦加羌活蒼朮微汗有熱加黃芩中焦濕加豬苓澤瀉滲利熱加黃連下焦濕加升麻防風升提熱加防己黃柏龍膽草肥人多濕加蒼朮滑石瘦人多熱加芩芍沉困加參朮

又四製蒼柏丸三精丸。實者大便方可攻。元氣實而濕熱甚者導水丸或除濕丹舟車丸。

燥

消渴　燥結

燥有內外屬陽明。外因時值陽明燥令久晴不雨黃埃蔽空令人狂惑皮膚乾枯屑起內因七情火燥或大便不利亡津或金石燥血或房勞竭精或饑飽勞逸損胃或炙煿酒醬厚味皆能偏助火邪消燥血液。總來金被火相刑。六氣風熱火屬陽寒燥濕屬陰但燥雖屬秋陰而反同風熱火化蓋火盛則金被熱傷本無以制而生風風勝濕熱耗津入肝則筋脈勁強緊急口禁發為風癇或手足癱瘓偏搐或十指反而莫能搔痒或為雀目內障入心則昏冒僭仆語言蹇澁入脾則隔滿不食或善饑而瘦或傷積變為水腫腹脹入肺則毛焦乾瘠膹鬱咳嗽入腎則津液竭而煩渴及骨蒸秘結總皆肺金所主陽明與肺為表裏也。皴勁渴秘雖風熱表裏俱宜潤衛榮。表病皮膚皴揭四物湯去川芎合生脉散加知柏天花粉或單天門冬膏如筋攣不能運動者大秦艽湯。裏病消渴活血潤燥生津飲○燥結因肝木自旺或肺風入大腸者曰風燥搜風順氣丸因臟腑積熱或久病鬱熱者曰熱燥四順清涼飲當歸龍薈丸因脾胃伏火便閉不食者曰血燥四物湯加大黃桃仁或為丸服大便偏秘者導滯通幽湯小便偏秘者導氣除燥湯陰虛火燥者曰虛燥單黃柏丸補陰丸腎氣丸勞役氣虛燥者補中益氣湯通用四物湯去芎為君天麥門冬為臣尒薑為佐升麻紅花甘草為使風加秦艽或牛膝熱加黃芩血倍生地渴加天花粉五味子閉結加大黃郁李仁麻仁氣虛量加參茯陰虛加知柏大抵宜甘寒潤劑忌辛香動火及一切發汗之藥經曰燥者潤之養血之謂也蓋燥則血澁而氣液為之凝滯潤則益旺而氣液為之流通由內神茂而後外色澤矣然積液固能生氣積氣亦能生液當用氣虛者瓊玉膏津虛者單五味子膏血虛者地黃膏凡病遇天燥亦宜量加此等潤劑

火

脇痛　小便不禁　夢遺　淋　脫肛　小便不通

火因內外分虛實。外因邪鬱經絡積熱臟腑此為有餘之火內因飲食情慾氣盛似火此為有餘中不足陰虛火動乃不足之火大要以脉弦數無力為虛火實大有力為實火。性暴無常主病多。火病死人甚暴變化無常一動便傷元氣偏勝移害他經內經病機十九條而屬火者五劉河間推廣五運為病屬肝者諸風之火屬脾胃者諸濕痰火屬心肺者諸熱實火屬腎者諸虛之火散於各經浮遊之火入氣分無根之火入血分消陰伏火故曰諸病尋痰火痰火生異症。實火渴閉熱無間。實火內外皆熱口渴日夜潮熱大小便閉。虛熱有間口無何。虛火潮熱有間口燥不渴。瀉實補虛升且降。實火因外感邪鬱在表者九味羌活湯半表裏小柴胡湯入裏大承氣湯燥渴白虎湯因金石炙煿者黃連解毒湯防風當歸飲三黃丸大金花丸

狂者黑奴丸。虛火，氣虛火盛，因勞倦傷胃，無力身熱，宜保元湯、補中益氣湯加芍藥、黃柏，或四君子湯滲之。如大病及吐瀉後身熱如焚，命門脈脫，為陽衰之病，宜以辛熱溫養其火，則熱自退，附子理中湯、霹靂散主之。○血虛火動，因傷色慾，午後發熱，宜四物湯滋陰降火湯加味逍遙散、腎氣丸、人中白散，若腎水受傷，生地、玄參煎膏主之。相火旺甚，氣從臍下起者，正氣湯、坎離丸；如氣從湧泉穴起入腹者，虛極難治，四物湯加白馬脛骨降陰火，以代芩、連。或人中黃亦好，外用附子末津調塗足心。亦有濕熱鬱者。○飲食鬱火，因內傷生冷及飲食不化，抑遏陽氣於脾土，四肢熱如燎，以升散之劑發之，升陽散火湯、火鬱湯、瀉陰火升陽湯。○七情五志火起，宜隨各經調之。大怒火起於肝，則手掉目眩，清肝湯加龍膽草、吳茱連丸；醉飽火起於胃，則痞塞腫滿，瀉黃散、戊己丸、單石羔丸；悲哀火起於肺，則氣逆膹鬱，瀉白散加黃芩、葶藶、單黃芩丸、單苦參丸；房勞火起於腎，則骨蒸潮熱，大補陰丸、滋腎丸、單黃柏丸；心火輕則煩熱痛癢，單瀉心湯，重則自焚面青，發躁脈絕暴死，故曰五志之火動極不治。○總論虛火可補，實火可瀉，輕者可降，重者從其性而升之。君火正治，可以濕伏，可以水滅，可以直折；相火反治，不可以水濕折，惟從其性而伏之，即如實火發狂，宜三黃、硝黃正治；虛火發狂，先與姜湯，然後補陰，其火自降。凡火盛不可猛用涼藥，必酒炒過，或兼溫散、甘緩。又有可發汗者，風寒生冷鬱也。

君相民皆靜且和。五行惟火有二，心為君火，一身之主；腎為相火，遊行於身，常寄肝膽胞絡三焦之間；又膀胱為民火，亦屬於腎。此皆天賦不可無者。若五志之火，則由於人，是以內傷火多，外感火少。噫！火不妄動，動由於心，靜之一字，其心中之水乎！

內傷

調理脾胃

傷食 痞塊 積聚 蠱瘴

調理脾胃濕與熱。脾性濕，主乎血，陰也；胃火化，主乎氣，陽也。太濕則氣滯，太乾則血燥，濕熱調停，則能食能化，而氣血生旺矣。或寒濕傷脾，則停飲難化，或不思食；燥熱傷胃，則停食不消，或善食而瘦。由是脾胃不和，交相為病，胃從為寒，脾變為熱。大槩以脈浮緩而遲，或帶緊為寒濕；脈浮緩而實，或細而數，為燥熱。又肥人多濕，瘦人多熱，更參以飲食厚薄可也。**且按心口疼不疼。**勞傷手按心口不痛，食傷手按心口刺痛。**食傷初寒久則熱，勞倦初熱久寒生。**勞倦傷初起熱中，宜甘溫補中；久變寒中，宜辛熱溫中。飲食傷初起寒濕，宜辛燥消導；久為濕熱，宜辛甘苦寒潤之。**熱病**胸多**火痰**眩**暈吐**足**瘻**或大便閉，**濕病腫脹瀉難停。清補清熱與燥濕。**勞傷元氣不足，宜補益；食傷利氣有餘，宜消導。勞役飲食俱傷，補益消導兼行。其中或兼清熱，或兼燥濕痰。○補劑：補中益氣湯主之。消導：停食，枳梗二陳湯加山查、麥芽、枳朮丸；停飲，胃苓湯加半夏、化痰丸。○清熱：小調中湯、橘皮竹茹湯、凝神散、三黃枳朮丸、保和丸〇燥濕二陳湯六君子湯理中湯生胃丹單蒼朮膏**乘勝虛實脈堪憑**脾胃為五臟主風寒暑濕燥一氣偏勝亦能損傷假如脈弦風邪所勝胃風湯黃芪建中湯三白湯脈洪熱邪所乘瀉黃散清胃散調胃承氣湯脈滑燥邪所乘八珍湯錢氏白朮散脈沉細寒邪所乘益黃散人參養胃湯丸附子理中湯丸補真丸脈緩濡無力或時隱伏正氣虛而損也四君子湯參苓白朮散脈緩太過濕邪自甚也平胃散

氣 氣滯 氣刺痛

諸氣皆因火作孽七氣喜怒憂思悲恐驚又曰九氣者挾外感寒熱而言也人身陰陽正氣呼吸升降流行榮衛生養臟腑惟七情火炎傷肺閉塞清道以致上焦不納中焦不運下焦不滲氣濁火熾薰蒸津液成痰痰鬱成積初起宜四七湯七氣湯辛溫消散稍久宜二陳湯加芩連山梔或當歸龍薈丸木香檳榔丸辛涼以折之最忌辛香助火耗氣之劑雖木香亦好上升必佐以知母黃柏丹溪云上升之氣自肝而出中挾相火其熱為甚自覺其冷非真冷也**間傷生冷與寒熱**〇挾傷飲食生冷嘔逆積痛者治中湯加木香或蟠葱散丁香肝積丸或七情後過飽大實痛者煮黃丸因七情過飢胃脘痛者四君子湯加木香〇挾寒則腠理密而氣斂於中五積散人參四逆湯挾風分心氣飲挾風寒犯臟羌活附子湯挾寒濕五苓散五苓能升降諸氣通利三焦非特分利而已凡此熱劑明知口傷冷物身受寒氣而後敢用亦變法也高陽生專謂冷生氣者泥矣〇挾暑熱則腠理開而汗泄於外黃連香茹散加蓁根或清暑益氣湯加木香**喜**擊**恐**懼**驚**嚇**勞**動**散真元**〇喜動心氣散不斂過則健忘歸脾湯恐傷腎精怯不升過則下焦脹滿三和散補中益氣湯驚傷膽神亂不定過則怔忡失志妙香散十味溫膽湯此三者皆令真元耗散多見不足之症又勞則喘息汗出亦令氣散尤宜補益**怒**惱**憂**愁**悲**哀**思**慮**逆**靜**滯結**怒傷肝氣上逆過則嘔吐枳梗二陳湯紺珠正氣天香湯熱者柴陳湯憂傷肺其氣聚過則喘促蘇子降氣湯分氣紫蘇飲噎膈者暫用五臟嘗中散悲傷心胞及肺系其氣急過則為狂者杏亮煮散升陽順氣湯思傷脾其氣結過則痞滿退熱清氣湯溫膽湯木香化滯湯木香枳朮丸此四者皆令邪氣鬱結多見有餘之症又逆則氣滯亦令氣結輕者行動即愈重者橘皮一物湯**結為積聚散虛中**〇氣結為五積六聚癥瘕痃氣大實痛等疾暫用鹽煎散阿魏撞氣丸木香分氣丸大黃備急丸〇氣散則中虛倦怠無力短氣不足以息宜調中益氣湯人參養榮湯自汗喘急者養正丹俗云氣無補法不思氣虛不運邪着為病不補氣何由行且如喘嗽氣鳴以枳梗姜橘蘇桂調其氣以星半細辛豁其痰而終不下降者氣之所藏無以收也必佐以補骨脂補腎則氣始歸元經曰結者行之散者益之是也**走注眩暈吞酸噎**〇素無積者濁氣入榮衛則攻刺肩背四肢有積者濁氣滯胸腹腸胃脇筋痛於一處則眩暈嘔吐吞酸噎膈痞

痺泄瀉心腹絞痛流氣飲子主之或木香勻氣散梔薑飲古萸連丸梔萸丸清膈蒼莎丸選用**胸痞痺腫二便難。**胸膈痞塞枳梗湯胸痺氣塞枳橘湯浮腫木香流氣飲大便難三和散四磨湯秘傳降氣湯燥者麻子仁丸熱者小承氣湯如壯盛人氣閉胸滿百藥不效者五香連翹湯小便閉者五苓散**兼血兼痰宜審別。**血凝則氣亦滯四物湯加香附側柏葉袪瘀血加桃仁紅花或復元通氣散○痰壅則氣逆順氣導痰湯蘇子降氣湯甚者稀涎散徹徹吐之**治分痰積少與多。降火清心尤妙訣。**不問內傷外感久皆鬱熱滯為痰積況七情之火無日不起五味之偏無日不稀此丹溪河間力主為火也雖然七情總發於一心七氣總隸於一氣氣陽也動則為火故以降火化痰消積分治量其所禀厚薄而加減之大槩氣虛四君子湯氣實古烏附湯為主火多合黃連解毒湯加知母枳殼痰多合二陳湯積多合平胃散痛加玄胡索青皮莪朮寒加官桂吳萸便閉加木香檳榔男子血虛及婦人胎產氣疾合四物湯

血

吐血　嘔血　衄血　咳唾咯　溺血　便血　陽氣藏毒

諸血先須分各經。逆則上行順下行。血乃水穀之精變成生化於脾生息於心藏於肝布於肺施於腎脈絡臟腑耳目手足資為運用然陰道易虧一有感傷調理失宜以致陽盛陰虛錯經妄行火載則上升挾濕則下行是以上溢清道從鼻而出為衄留滯濁道從胃脘而出為咳唾參入腸間從下諸而出為血痢結於腸胃則成積而為血瘕分經言之嘔吐胃也咳唾衄肺也痰帶血脾也咯血系腎也溺血小腸膀胱也下血大腸也牙宣胃或腎虛炎也又血從汗孔出者謂之肌衄從舌出者謂之舌衄心與肝也從委中穴出者謂之膕血腎與膀胱也大槩逆行難治順行易治**外症有潮夜反重。**無潮者輕有潮者重潮盛脉大者死然痰血亦能作潮日輕夜重者血屬陰也如九竅出血身熱不臥者即死**量人虛實氣須清。**血隨氣行氣行則行氣止則止氣溫則滑氣寒則凝故涼血必先清氣知血出某經即用某經清氣之藥氣涼則血自歸隧若有瘀血凝滯又當先去瘀而後調氣則其血立止或元氣本虛又因生冷勞役損胃失血者却宜溫補斂而降之切忌清涼反致停瘀胸膈不散量之。**外感積瘀宜涼**血散火之**劑。**外感四氣邪傳經絡誤汗誤下以致邪逼經血妄行風症已清多鼻衄者金沸草散去麻黃加桔梗枇杷葉桑白皮或參蘇飲加黃苓○寒症色黯鼻衄點滴者九味羌活湯麻黃升麻湯○暑熱逼血色紅甚則黑者茅花煎湯調五苓散暑毒攻心嘔血者枇杷葉散去丁香加黃連○濕症色如烟塵多下血者胃風湯當歸和血散○時毒身熱吐膿者陽毒升麻湯○積熱因飲酒炙煿蓄熱三焦者黃連解毒湯黃連枳殼二味湯龍腦雞蘇丸四生丸大金花丸槐角丸○瘀血因打撲損傷痰聚胸膈者犀角地黃湯桃仁承氣湯**內傷滋**陰溫**補火自平。**內傷七情暴喜動心不能主血暴怒傷肝不能藏血積憂傷肺過思傷脾失志傷腎皆能動血治宜開痰行氣二陳湯加酒紅花升麻歸身黃連虛者加參朮及附子一片熱者加山梔牡丹

皮茜草生地木香氣急者加瓜蔞仁桔梗勞心無汗者茯苓補心湯有汗者歸脾湯鬱者清肝解鬱湯
氣壅者蘇子降氣湯如失血後被七情四物湯加木香檳榔陰虛者去木香檳榔加玄參黃柏枳殼○內傷飲
食生冷滯胃清道氣濁血亂者理中湯加乾葛川芎治血能分陰陽定血脈冷暈倒者加桂附傷酒吐血
者四君子湯加乾葛川芎山梔）內傷勞役氣虛火盛者單人參湯或四君子湯加蒲黃人乳藕節傷力
吐血者豬肝蘸白芨末食或花蘂石散內傷氣散汗出汙衣甚如胭染者黃芪建中湯妙香散或男胎髮
燒灰禽之腦血十全大補湯○內傷思慮色慾血衰火燥者滋陰降火湯加味逍遙散節齋四物湯腎氣
丸

呼嗟男女血為疾
之人知百病生於氣而不知血為百病之胎也凡寒熱蹉攣痺痛癮疹搔痒好忘好狂
驚惕迷悶痞塊疼痛癃閉遺溺等症及婦人經閉崩中帶下皆血病也通用四物湯
涼血心加黃連小腸山梔仁木通肺加枯芩大腸實芩肝加條芩膽加黃連腎膀胱加黃柏脾加生地胃
加大黃三焦地骨皮心胞絡牡丹皮清氣心與胞絡加麥門冬肺加枳殼肝加青皮柴胡脾加白芍胃加
石羔乾葛大腸三焦加連翹小腸赤茯苓膀胱滑石琥珀瘀血加紅花桃仁韭汁童便以行之血來暴者
加薄荷玄參以散之血不止者加蒲黃京墨茅根久不止者加升麻引血歸經血止後加炒黑乾姜引血
還元血虛加龜
板血燥加人乳

保全脾胃可長生
血病每以胃藥收功胃氣一復其血自止他如嘔吐後發熱及傷
寒汗下後發熱但用調和胃氣自然熱退可見脾胃能統氣血

痰

喘　膈噎　哮　嘈雜　惡心　關格　嘔吐　痓癇　呃逆　顛狂　驚悸怔忡健忘　咽喉

痰分新久內外邪
凡痰乃津血所成隨氣升降氣血調和則流行不聚內外感傷則壅逆為患新而輕者形
色青白稀薄氣味亦淡久而重者黃濁稠粘凝結咯之難出漸成惡味酸辣腥臊鹹苦
但痰症初起頭痛發熱類外感表症久則潮咳夜重類內傷陰火又痰飲流
注肢節疼痛類風症但痰症胸滿食減肌色如故脈滑不勻不定為異耳

遊溢諸經主病賒
人知氣血
為病而不
知痰病尤多生於脾多四肢倦怠或腹痛腫脹泄瀉名曰濕痰若挾食積瘀血遂成窠囊痞塊又名食痰
留於胃脘多嘔吐吞酸嘈雜上衝頭面烘熱名曰火痰若因飲酒乾嘔噯臂脇痛又名酒痰升於肺多毛
焦面白如枯骨咽乾口燥咳嗽喘促名曰燥痰久為老痰鬱痰又七情痰滯咽膈多胸脇痞滿名曰氣痰
迷於心多怔忡顛狂夢寐奇怪名曰熱痰動於肝多眩暈頭風眼目瞤動昏澀耳輪搔癢脇肋脹痛左癱
右瘓麻木蹉跎奇症名曰風痰聚於腎多足膝酸軟腰背強痛肢節冷痺骨痛名曰寒痰又名虛痰凡渾
身習習如蟲行或身中結核不紅不腫或頸項結核似癧非癧或走馬喉痺或胸腹間如有二氣交紐噎
塞煩悶或背中常有一點如冰冷痛或心下冰冷時痛或四肢腫硬似痛非痛或骨節刺痛無常處或吐
冷涎綠水黑汁或大小便膿或關格不通以至癆瘵荏苒婦人經閉小兒驚搐皆須先去敗痰然後調理
他如閃挫胸骨撲傷刺痛不已敗血之劑罔功續以
自己小便飲之須臾吐痰其痛立止百病兼痰加此

風青寒黑濕色白
風痰外感賊邪或胃結不散或內
風鬱熱色青而光風虛二生飲古

龍虎抃風熱小省風湯搜風化痰丸回神丹竹瀝膏〇寒痰附形寒飲冷色渫青黑如飛善唾或喘輕者五積散藿香正氣散重者溫中化痰丸古半硫丸〇濕痰或外感濕滯或停飲不散色白喘急者千緡湯心痛者單半夏丸或神朮丸濕熱色黃者中和丸清膈蒼莎丸在裏者青礞石丸

熱黃甚則帶紅紫。熱痰因厚味積熱或外感誤溫所致色黃甚則帶血或紫清氣化痰丸煎服大金花丸滾痰丸

火鬱稠粘氣如絮。火痰因飲食不節過厚火蒸津液成痰稠濁二陳湯加芩連山梔或抑上丸潤下丸〇鬱痰即火痰鬱於心肺之久者凝滯胸膈稠粘難咯忌南星半夏燥藥宜開鬱降火清金潤肺緩以治之節齋化痰丸謝傳清金丸單貝母丸霞天膏〇氣痰七情鬱成咯之不出咽之不下形如破絮或如梅核四七湯久者換蘇子加黃芩山梔海石三仙丸千金指迷丸

食痞酒癖脇痛加。食痰因飲食不化結成痞塊橘半枳朮丸痰壅喘急者瓜蔞實丸山查麥芽煎湯下陰虛者黃白丸傷水心中堅大如杯者名氣分枳朮丸料煎服痰癖便如杯時有水聲者神保丸〇酒痰小調中湯香附瓜蔞青黛丸

痰飲有五因尺、一汗吐下溫用莫差。痰伏胞絡自肺竅嗽出涎伏脾元自口角流出飲生胃府從食脘吐出五飲六症留氣伏飲食為一也皆因飲水及茶酒停蓄不散耳加外邪生冷七情相傳成痰即酒痰久而濕勝者與傷寒水症大同脈多弦滑或伏脾下皮如灰黑〇痰飲水停腸胃腹響轆轆有聲令人暴肥暴瘦懸飲水流在脇咳唾則痛懸懸思水溢飲水流四肢身體重痛支飲水停膈上飽逆倚息短氣留飲水停心下背冷如手掌大或短氣而渴四肢歷節疼痛脇痛引缺盆咳嗽轉甚伏飲水停膈滿嘔吐喘咳發熱惡寒腰背痛淚出或身惕瞤仲景治諸飲在皮裏膜外表分者大小青龍湯汗之在胸膈者瓜蒂散吐之在四肢經絡脇肋者五苓散分利之在腸胃裏分者十棗湯下之此皆治標之霸道也從輕汗以參蘇飲吐以二陳湯加防風桔梗探之分利五飲湯下劑閒結枳朮丸中間閒以小半夏湯古葶棗散枳朮丸溫中化痰丸清氣化痰丸半夏溫肺湯隨虛實加減不必太泥

常法順氣與分導。古法順氣為先分導次之然氣升屬火因氣動者曰痰氣順氣導痰丸因火動者曰痰火清熱導痰湯因濕動者曰濕痰導痰湯主之通用二陳湯能使大便潤而小便長尤為分導要藥風加南星皂角白附子竹瀝寒倍半夏加姜附姜汁火加石膏青黛濕加蒼朮白朮燥加瓜蔞杏仁老痰加海石芒硝瓜蔞食積加山查神麴麥芽停水加檳榔痰在脇下加白芥子以行之痰在四肢加竹瀝痰在經絡用此探吐痰在皮裏膜外加白芥子竹瀝姜汁氣實用荊瀝

墜下溫中潤肺家。痰原於腎動於脾客於肺水升火降脾胃調和痰從何生〇陽虛腎寒不能收攝邪水冷痰溢上或昏暈夜喘上氣者八味丸三味安腎丸黑錫丹以鎮墜之如痰壅發厥者蘇子降氣湯三生飲古硫汞丹〇脾虛不能運化者宜補中燥濕六君子湯加竹瀝姜汁勞役傷脾失升降者補中益氣湯加半夏竹瀝姜汁〇氣血虧乏痰客中焦閉塞清道者仍宜溫中燥脾二陳湯氣虛合四君子湯血虛合四物湯〇陰虛腎火炎上肺燥者二陳湯合四物湯去川芎半夏加貝母麥門冬瓜蔞仁桔梗潤而降之或腎氣丸三一腎氣丸語云痰無補法且老痰凝滯膠固非暫用溫藥引導必有

拒格之患風寒痰氣內鬱不用溫散亦何以開結滯此皆難拘於無補也凡痰喘聲高脉散汗出如油身水冷者死

鬱與氣類參看寒鬱如心脾腹痛火鬱如腸痛跌撲癱瘓瘡瘍濕鬱如腫脚瓜痛分見各類

六鬱仍分痰火積。鬱者病結不散也六鬱氣血痰食濕熱然氣鬱則主濕濕鬱則成熱熱鬱則成痰痰鬱則血不行血鬱則食不消而成癥痞六者皆相因為病以致當升降不得升降當變化不得變化故法以順氣為先降火化痰消積分多少治與諸氣大同凡病當先尋六鬱與痰火有則急治於此無則依雜症治久則升散三焦通。鬱本病久不解因服藥雜亂而成又有鬱久而生病者俱宜升提如鬱在中焦以蒼朮川芎開提其氣以升之如食在氣上提其氣則食亦自消痰鬱火卯在下二便下利者二陳湯加升麻柴胡川芎防風以升發之熱鬱升陽散火湯火鬱火鬱湯主之當香發在何經加各經火藥又五鬱治法見第七卷氣痰滿胸血能食。丹溪治病氣用四君子湯血用四物湯痰用二陳湯時以六鬱湯料參之此雜病治法總要也氣鬱胸滿脇痛脉沉澁加木香檳榔烏藥蒼朮川芎倍香附砂仁痰鬱胸滿動則喘急起臥怠惰寸脉沉滑加南星香附瓜蔞仁海石血鬱四肢無力能食小便淋大便紅脉沉芤澁加桃仁韭汁牡丹皮食脹濕痛熱目蒙二陳湯為主食鬱噯酸惡食黃疸鼓脹痞塊氣口緊盛加山查神麴麥芽傷冷食胃脘痛加草豆乾姜濕鬱週身關節走痛首如物蒙足重亦然遇陰寒便發脉沉濡加白朮倍蒼朮熱鬱目蒙口乾舌燥小便淋濁脉沉數加黃連倍山梔連翹六鬱不言風寒者風寒鬱則為熱故也但諸鬱挾風加防風苦參挾寒加吳茱香附紫蘇脫營愚者眼食廢先順後逆雖不中邪病從內生令人飲食無味神倦肌瘦名曰脫營內服交感丹外用香鹽散臨臥搽牙有鬱結在脾半年不食或午後發熱酉戌時退或煩悶作渴加嘔或因臥如癡向裏坐亦喜向暗處婦人經水極少男子小便點滴皆憂思氣結治宜溫膽湯或二陳湯加參朮紅花痰火甚者以痰藥吐之下之後用越鞠丸調理有志養陰神自充平人上納下化水穀滋沛身中陰氣自生如失名利之士有志恢圖過於勞倦形氣衰少穀氣不盛上焦不行下脘不通而胃熱熱薰胸中則內熱宜養陰降火三白湯加陳皮蒼朮川芎山梔香附枳殼甘草煎熟入姜汁少許熱服以散其鬱加當歸黃柏沙參或玄參以養其陰痰加其心夏加麥門冬冬加補骨脂蓋當歸醋參補血白芍醋二朮除鬱因食冷物鬱遏陽氣於脾土中多因血虛而得之故用炒黑山梔解五臟結蓋少陰血若不早治復忽酒色癆瘵之由也

積熱

積熱三焦審實虛。實熱因口服金石炙煿夜臥熱炕或火烘衣被久則蘊積熱毒在上焦則咽乾口燥而具舌糜唇瘡在中焦則胸滿乾嘔作渴在臟腑則

大小便閉。法當清心解毒。上熱涼膈散，中熱調胃承氣湯，下熱八正散，三焦俱熱三黃湯、大金花丸。○虛熱因消爍腎水，相火炎上，口渴煩燥，精神短少，心悸自汗，懶於動作，夜臥曉語，法當降火滋水，三補丸主之。或只清之、潤之而已。

實分氣血清各經。氣分實熱白虎湯，或敗毒散加荊芥、青皮、白朮；血分實熱四順清涼飲。氣血俱實熱洗心散、甘露飲、瀉濕湯。○心熱單瀉心湯，肝熱瀉青丸，脾熱瀉黃散，肺熱瀉白散，腎熱滋腎丸，小腸熱導赤散，胃熱瀉胃湯，大腸熱瀉白湯，膀胱熱加味石羔湯。然諸熱皆屬於心，熱甚則能傷陰，宜硃砂安神丸以清鎮之。

虛炎升降與滋益。氣分虛熱清心蓮子飲，甚者龍腦雞蘇丸；久者宜升陽以散之，小柴胡湯合四君子湯、升陽益胃湯、補中益氣湯。或疑補中益氣何以治熱？孰不知熱因熱用，溫能除熱之理。蓋大熱在上，大寒必伏於內，溫能退寒以助地氣，地氣者，在人乃胃之生氣，使真氣旺而邪熱自退。○血分虛熱四物湯加芩連、山梔，或為丸服。久則滋陰以降之，秦艽扶羸湯，或古歸茸湯、滋陰降火湯，蒸熱者加味逍遙散、坎離丸。○氣血俱虛熱，升陽滋陰兼用十全大補湯、人參養榮湯，俱加知母、黃柏。然虛熱久必脾胃不和，三白湯、參苓白朮散調之。

風痰濕熱常相兼，變症多端難執一。風熱，風甚生熱者兼治風熱，或熱甚生風者，治其熱而風自消。凡頭目腫痛，眩暈眼目昏赤，耳聾鼻塞，口燥舌乾，牙宣牙腫，斑疹之類，皆風熱炎上之所為也。初起上攻者，川芎茶調散、至寶丹、四神丹、上清丸；久而下注，血衰者，腎氣丸加知母、黃柏，或當歸龍薈丸、四生散。○痰熱者，因痰生熱，或因熱生痰。凡咽痛喉閉，膈噎腳瘡，癲狂驚悸，怔忡健忘之類，皆痰火滯中之所為也。雖調中湯、大調中湯。○濕熱者，因濕生熱，或因熱生濕。凡見瀉下痢，水腫鼓脹，黃疸遺精，白濁痺痛，腰痛腳氣之類，泄濕熱下流之所為也。治見各條。丹溪治濕熱，上焦黃芩，虛者天門冬代之；中焦黃連，虛者白朮、茯苓、葛根代之；下焦草龍膽、防己、黃柏，虛者肥人蒼朮、南星、滑石，瘦人牛膝、檳榔、桃仁、紅花。經曰：治病必求其本。此風熱、痰熱、濕熱，乃百病之根本也。

諸虛

厥　發熱　惡寒　自汗　盜汗　痿　勞瘵　求嗣　養老

諸虛專要辨陰陽。血陰而氣陽也。有暴虛而無傷損者易復；有虛而虧損者亦可補益；惟久虛而傷壞者必保養，僅可半愈。大槩虛脈多弦，弦濡大而無力者為氣虛，脈沉微無力為氣虛甚；脈弦而微為血虛，脈濇而微為血虛甚；或寸微尺大而緊者，血虛有火，多汗。又形肥而面浮白者陽虛，形瘦而面蒼黑者陰虛。

食少神昏精不藏，腰背胸脇筋骨痛，潮汗痰嗽是其常。此虛症也。但見一二便是。

外因新損容易復。外因感寒，久則損陽，自上而下，一損於肺則皮聚毛落，二損於心則血脈虛少，不榮臟腑，婦人月水不通，三損於胃則飲食不為肌膚，治宜辛甘；若淡過於胃則不可治矣。感熱久則損陰，自下而上，一損於腎則骨痿不能起於牀者死，二損於肝則筋緩不能自收持，三損於脾則飲食不能消剋，治宜酸苦；若鹹過於脾則不可治矣。

又不內外因驚而奪精汗出於心則損脉疾走恐懼汗出於肝則損筋搖體勞苦汗出於脾則損肉飲食飽甚汗出於胃則損腸持重遠行汗出於腎則損骨治宜酸苦若辛散於心則不可治矣抑論心肺損而色憊汗多者為陽虛肝腎損而形瘦汗多者為陰虛經云損其肺者益其氣損其心者補其榮血損其脾者調其飲食適其寒溫損其肝者緩其中損其腎者益其精是以古方肺損症見四君子湯心損症見四物湯心肺俱損者八物湯心肺及脾胃俱損者十全大補湯肝腎俱損者牛膝丸雜症新虛夢遺者桂枝湯加龍骨牡蠣四肢煩熱酸疼心悸腹痛者小建中湯汗多力少筋骨拘急者黃芪建中湯汗多脉暴結者炙甘草湯暴損氣虛有汗潮熱者補中益氣湯氣虛無汗潮熱者人參清肌散暴損血虛有汗潮熱者人參養榮湯血虛無汗潮熱者茯苓補心湯暴脫血者益胃升陽湯潮汗痰嗽者黃芪益損湯加半夏大病後食減盜汗者參苓白朮散加黃芪當歸

勞慾久虛成內傷

內因五勞六極七傷積虛成損積損成傷經年不愈者謂之久虛五勞應五臟六極即六慾應六腑蓋心勞曲運神機則血脉虛而面無色驚悸夢遺盜汗極則心痛咽腫汗勞盡力謀慮則筋骨拘攣極則頭目昏眩脾勞意外過思則脹滿少食極則吐瀉肉削四肢倦怠關節肩背強痛肺勞預事而憂則氣乏心腹冷胸背痛極則毛焦津枯咳嗽閒熱腎勞矜持志節則腰骨痛遺精白濁極則面垢脊痛此五勞應乎五極者也若原因臟虛以致臟虛臟腑俱虛視聽已衰行步不正名曰精極令人精濁莖弱核小故又曰六極極即傷也七傷者推原勞極之由久視傷血久臥傷氣久坐傷肉久立傷骨久行傷筋房勞思慮傷心腎則陰血虛勞役饑飽傷胃臟則陽氣虛此傷症之至要也○陰虛四物湯二宜丸腎氣丸火動外潮者四物湯加知母黃柏或滋陰降火湯丸加味逍遙散補陰丸火燥甚者大補陰丸單天門冬膏○陽虛四君子湯保元湯火衰中寒身冷者鹿茸大補湯茯苓散加減內固丸三仙丹溫腎丸朧朒補天丸斑龍丸○陰陽俱虛八物湯固真飲子或丸人參養榮湯或十全大補湯加茯苓附子半夏麥門冬或八味丸有火者二至丸異類有情丸○心虛人參固本丸夢授天王補心丹朱子讀書丸肝虛天麻丸鹿茸四斤丸脾虛參苓白朮散橘皮煎丸蒼朮膏白朮膏參苓造化糕太和羹肺虛單人參膏單五味子膏腎虛小兎絲子丸玄兎固本丸三味安腎丸太極丸

調和心腎養脾胃。

不論陰陽損傷皆因水火不濟火降則血脉和暢水升則精神充滿或心腎俱虛或心脾俱虛或心肝俱虛或肺腎俱虛或五臟俱虛但以調和心腎為主兼補脾胃則飲食進而精神氣血自生○調和心腎虛中有熱者古菴心腎丸虛中有寒者究源心腎丸不受峻補者歸茸丸瑞蓮丸冷補丸兼補脾胃二神交濟丹還少丹天真丸返本丸

挾熱與氣細酌量。

虛者下虛也熱者上熱也又言虛實者正氣虛邪氣實也心勞邪熱則口舌生瘡語澁肌瘦肝勞邪熱則脇痛關格不通脾勞邪熱則氣急肌痺多汗肺勞邪熱則氣喘面腫口燥咽乾腎勞邪熱則尿赤陰瘡耳鳴溺閉三白湯主之心熱加黃連木通麥門冬生地肝熱加黃芩防風當歸龍膽草赤芍脾熱加山梔石斛升麻肺熱加知母桑白皮秦艽葶藶腎熱加玄參赤茯車前子生地更參積熱門虛炎治法○挾氣者交感丹古菴云心腎主血心惡熱而腎惡燥則清熱潤燥之藥是補心腎而瀉肺脾

也肺脾主氣肺惡寒而脾惡濕則温寒燥濕之藥是補肺脾而瀉心腎也局方槩用辛香燥劑以能健脾進食其陰血消而心腎損以致虛挾火炎面紅發喘痰多身熱如火鐵腫溏泄脉緊不食者死噫凡虛皆陰血陰氣虛也若真陽虛亦不可治

從來養性延年藥只是中和効更長經云形不足者温之以氣温存以養使氣自充非温藥峻補之謂也精不足者補之以味乃天地自然之味非膏粱之謂也今人無病貪補而致病者有之有病貪補而不依症用藥反增痰火者有之非惟不足卻病延年亦非養心養性之道且少年慾火正熾尤宜戒補中年以後必資藥餌扶持者亦須量體察從緩治不可責効目前反致奇疾大縣腎虛者瓊玉膏還元秋石丸延年益壽不老丹耳目衰者還元丹四聖不老丹松柏增丸腎虛無火者何首烏丸卻老烏鬚健陽丹腎虛有火者八仙添壽丹羸瘦者大造丸紫河車丹血疾者女貞丹柏葉煎柏脂丸科金丹風疾胃火者松脂丸松梅丸風疾無火者仙人飯痰火溺溢者茯苓煎氣弱者單人參膏血燥者單天門冬膏地黃膏脾虛者白朮膏脾腎俱虛者加味蒼朮膏此皆養性延年之藥亦必因病選用

沉寒痼冷

沉痼大補血氣**煖胃脾**人身真陽耗散脾胃虛弱加以食啖生冷嗜慾過度以致臟腑停寒不散謂之沉寒積冷不解謂之痼冷宜十全大補湯鹿茸大補湯加姜桂雄附以滋氣血補煖下元若原只因生冷傷脾者四桂散附子理中湯補真丸專補脾胃可也又有陰虛內熱因傷冷藥及將息失宜變成寒中全以養脾為主只宜理中湯二神交濟丹去白芍或四物湯去芍藥合理中湯

男精女帶吐瀉奇。或暴下或久瀉或吐瀉俱發宜古半附湯附子理中湯沉香蓽澄茄丸遺精金鎖正元丹究源心腎丸硫苓丸崩帶見婦人門

腦寒肢冷心腹痛腦髓寒者三五七散四肢冷者古姜附湯古桂附湯氣虛冷汗出者古參附湯古芪附湯血虛冷者古茸附湯遍身冷昏暈者三建湯順元散心腹絞痛甚者椒附丸復陽丹挾外感者正氣補虛湯

剛劑慢投恐腎衰。金液丹黑錫丹養氣丹返陰丹盡皆金石慢劑陰臟性緩漸服回陽即止猛進常服恐水枯火躁元陽脫矣陽臟性急者禁服

取陰取陽無過治王冰此語亦吾師古以三建湯治心經之元陽虛者責其無火也大補陰丸治腎經之真陰虛者責其無水也蓋人之所藉以生者陰陽之氣耳不善調攝偏熱偏寒病未至甚治之不難若夫積熱始而涼和次而寒取寒取不愈則因熱而從之從之不愈則技窮矣由是苦寒頻歲而弗停沉寒始而溫和次而熱取熱取不愈則因寒而從之從之不愈則技窮矣由是辛熱比歲而弗止殊不知以寒治熱而熱不衰者由於真水之不足也以熱治寒而寒不衰者由於真火之不足也不知水火不足泛以寒熱藥治非惟臟腑習熟藥反見化於其病而有者弗去無者復至矣故取之陰所以益腎水之不足而制心火之有餘也取之陽所以益心火之不

足以勝腎水之有餘也火之原者陽氣之根水之主者陰氣之根非謂火為心而凉為肝水為腎而主為肺也此太僕達至理之妙也又積熱用苦寒藥必姜汁酒製沉寒用熱藥如附子必用童便蜜製蓋寒因熱用熱因寒用恐相違逆故也

右雜病提綱　雜病者或兼外感風寒暑濕燥火之氣或挾內傷宿食氣血痰鬱虛實之情外感驟則為四中內傷久則為沉痼所以提之於前以見其為百病大綱其餘症皆由此變出醫能知此門戶又能知從頭至足問症之法第一辨其為內傷耶為外感耶外感手背熱而口能知味內傷手心熱而口不知味外感傷風惡風面光有汗傷寒惡寒面慘無汗傷暑惡熱煩渴面垢傷濕惡濕重着面黃內傷勞役傷氣則惡勞而心口不痛飲食傷脾則惡食而心胃刺痛若夫色慾傷腎則愈好色而骨蒸口多嗜味陰虛火動故也七情思慮傷心與脾則益善思而恍惚不寐憂怒傷肺與肝則愈動氣而痞滿肢嘔口仍失味諸氣拂鬱故也一切血症日輕夜重一切痰症食少肌色如故一切火症性急潮盛一切水症脇硬心下怔忡至於辨症虛實俱以似傷寒陽症者為熱且積也似傷寒陰症者為虛且寒也又辨其內外有無相兼多實或不內不外而為本經自病男子必審房勞女人先問經孕與所處順逆及曾服某藥然後証之以脉萬無一失噫機括熟而門類顯者惟不脉而藥可以廣及然亦難乎其人之妙悟也病家一時緊急尋醫辨正且將此提綱理會亦不致差門戶以後分類有言外因風寒暑濕內因七情痰血痰火食積而不詳言其症者正以括之於此也以意會之醫門斯可入矣

雜病分類

風類

頭眩

頭眩欲倒辨瘦肥或云眩暈或云眩冒眩言其黑暈言其轉冒言其昏一也虛者內外之邪乘虛又長而上攻實者內外之邪鬱痰上結而下虛大槩肥白人多濕痰滯於上火起於下痰因火

而上衝所謂無痰不作眩者是也治宜以痰為主兼補氣降火瘦人多腎水虧少相火上炎而眩暈所謂風勝則地動火得風則焰旋是也治宜滋陰降火化痰抑肝此以肥瘦為主亦丹溪常法也後敘此眼

花昏暗屋旋飛經曰徇蒙招尤徇蒙者如以物蒙其首招尤者招搖不定如立舟車之上起則欲倒眼昏耳聾屋如旋轉甚則卒倒不省人事乃肝所主也又曰諸脈皆系於目臟腑筋骨氣之精

而與之并為系上屬於腦後出於項中故邪中於項因逢其身之虛其入深則隨眼系入於腦則腦轉腦轉則引目系急而眩矣虛弱老年陽陷越內傷勞役氣虛不能上升或汗多亡陽宜

補中益氣湯色慾傷腎氣逆不能歸元四君子湯加天麻防風或十全大補湯腎氣丸加鹿茸○血虛因產後金瘡及吐衄亡血陰陽浮越古芎歸湯加炒乾姜瘀血滯胸加童便○老年每早起眩暈須臾自定

有風痰虛火者果係陽虛順元散香黑錫丹以鎮墜之王機謂丹藥金石助火香竄散氣多致飛越之亢豈能鎮其不歸之氣耶火痰暈甚氣痛眉火動其痰眩甚者二陳湯加芩連蒼朮羌

活火盛壯實屬陽明者單大黃酒炒為末茶清下或古剎貢湯加防風等分屬太陽少陽者酒芩白芷等分為末茶清下眩火來夏白朮天麻湯○七情臟氣不平鬱逆心氣眩暈眉稜骨痛眼不可開者七氣湯

玉液湯補虛飲風則項強寒拘痛外因風脈浮有汗項強熱者川芎茶調散或參蘇飲加南星黃芩熱甚者川芎石羔散虛者山茱萸散或四物湯加秦艽羌活通用單白芷丸又大風頭眩手

足麻痺胃脘發痛乃風寒濕三痺合至必有停飲在上宜量吐之○寒脈緊無汗四肢拘急筋攣頭掣痛五積散喜熱手按者附子理中湯三五七散暑煩渴兮濕重垂暑脈虛煩渴十味香

茹散或二陳湯加黃連山梔川芎○濕脈細頭重吐逆芎朮湯芎朮除眩湯或腎着湯加川芎風濕玉壺丸外邪和解清痰火內虛本固標自移凡肝脈溢大必眩宜預防

之外感解肌化痰不可妄施汗下內因量施補益昔丹溪治婦人帶下頭眩專治帶而眩自安蓋頭眩頭痛咳嗽痰之標也經曰治病必求其本○通用二陳湯七情加丁香砂仁白朮風痰加天麻白附子荊芥

防風寒痰加乾姜良姜熱痰合解毒湯濕痰合芎辛湯停水心悸合五苓散酒食傷加乾生姜胸中宿痰眼澀手麻痺髮脫健忘者用本方探吐吐後宜服清上辛涼之藥調之氣虛倍參芪血虛倍芎歸痰盛加

竹瀝姜汁火盛加童便如眩暈氣上衝胸戰搖者只宜茯苓桂朮甘草湯加減○凡眩暈言亂汗多下利時時自冒者虛極不治

頭痛

厥頭痛將内外分。真頭痛引腦巔泥丸盡痛手足冷至節者死厥者逆也邪氣逆上陽經而作痛甚則發厥須分内外二因治之**外感寒熱表裏論。**外感頭痛必有寒熱宜分輕重表解○風症芎芷香蘇散消風散風熱川芎石羔散風寒三五七散風寒入腦連齒痛者芎辛湯或羌活黑附湯去附柏加桂枝腦風項背怯寒腦戶極冷者用麻黃細辛全蝎藿香各五分爲末荊芥煎酒或茶下○寒症連鬚葱白湯葛根葱白湯○暑症香茹散加茵陳散○或大半夏湯姜汁爲丸服○濕症芎朮湯濕熱心煩痛起耳中古防風湯加酒芩蒼朮蒼耳子細辛爲末茶清入姜汁少許調服熱多者酒芩爲末茶清下○通用二陳湯加芎芷爲主太陽惡風寒脈浮緊加羌活麻黃川芎陽明自汗發熱惡寒脈浮緩長加升麻葛根白芷渴者宜合白虎湯加吳茱萸白芷少陽寒熱往來脈弦加柴胡黃芩如三陽胸膈宿痰痛久不止令人喪明宜合川芎茶調散探吐太陰體重腹痛脈沉必有痰加蒼朮南星少陰寒厥脈沉細加附子細辛厥陰吐沫厥冷脈浮緩加吳茱萸頭頂項背俱痛者宜合姜吳湯肥人加二朮瘦人加酒芩風熱加蔓荊子川芎酒芩若頭痛加細辛巔頂痛加藁本升麻防風**内虛氣滯太陽痛。**内傷氣虛相火上衝耳鳴九竅不利兩太陽穴痛宜補中益氣湯倍川芎加知母蔓荊子或四君子湯大病後及氣虛痛者四桂散加茶一撮**血虛魚尾上生嗔。**古芎歸湯或四物湯加酒芩羌活柴胡蔓荊子氣血兩虛者調中益氣湯加川芎細辛挾火者安神湯**腎虛巔痛七情嘔。**腎虛下虛上盛巔頂痛不可忍脈舉之則弦按之則堅宜玉真丸○七情氣厥心腹脹滿嘔吐酸水宜古芎烏散葫蘆巴散挾痰如聖餅子頭與心攪痛者古藁蒼湯**痰火食積皆同因。**痰厥頭旋眼黑言亂惡心眼閉肢冷宜半夏白朮天麻湯導痰湯加芎半三生丸○痰火痛甚如破二陳湯加芩連或青空膏清上瀉火湯如壯實人只宜酒炒大黃爲末茶清下○痰飲滯痛者神芎丸有伏痰者瓜蒂散吐之○積聚痛者大黃備急丸○凡頭痛數日不食百藥不効者二氣丹無熱者黑錫丹常服點頭散斷根○尋常頭目不清似痛非痛參蘇飲主之以熱者徹清膏芩連煎湯調下沐浴後者單白芷丸

頭風 附眉稜骨痛

頭風項強分偏正。素有痰或櫛沐取涼及醉飽仰臥賊風入腦入項入耳入鼻自頸項已上耳目口鼻眉稜之間有一處不若吾體皆其漸也有頭皮浮頑不自覺者有口舌不知味者或耳聾或目痛或眉稜上下掣痛或鼻中聞香極香聞臭極臭或口呵欠而作眩冒之狀甚則項強硬身體拘急宜川芎茶調散或祛風通氣散主之此正頭風也○偏左痛者多血虛或有火或風熱偏右痛者多氣

虛或鬱滯或痰或風濕，要知止痛常兼左右病邪。凡頭痛久則為風也。兼濕兼熱陰煖定。○風濕腫痛連肩背，或遇陰雨則甚者，羌活勝濕湯。○風熱頭痛重大，遇熱則發，消風散倍荆防；熱甚二陳湯加荆防薄荷，便閉更加大黃微利之；熱微二陳湯加酒芩防風芎芷。濕痰痛容多右邊。濕痰發則痛密無間，二陳湯加南星蒼朮川芎及細辛少許。血虛晚重為左病。血虛者朝輕夕重，古芎歸湯或四物湯加荆防白芷薄荷。○若氣虛者朝重晚輕，多屬右邊，宜補中益氣湯加芎辛；陽虛甚者，單白芷丸用參附煎湯下。久甚火鬱裹重綿。頭風發時悶痛，必欲綿帕裹包者，熱鬱也，宜涼血瀉火為主，佐以辛溫散表從治，二陳湯加酒炒黃芩及荆芥薄荷川芎石羔細辛，或消風百解散、防風通聖散。○有三陽熱鬱頭痛，不敢見光，喜置冰於頂者，宜辛涼汗吐下三法併行乃愈。又有偏痛年久，便燥目赤眩暈者，乃肺乘肝氣鬱血壅而然，宜大承氣湯下之，外用大黃芒硝為末，井底泥調塗兩太陽穴上乃愈。不妨外感相兼併。素患頭風，因外感而發者，惡寒頭面多汗，宜分偏正，專治頭風而外感自然；如頭風發亦愈而後外感自汗者，加味烏荆丸；因七情發多吐逆寒熱者，參蘇飲主之；無寒熱者，二陳湯加烏藥川芎。眉稜眶痛或羞明，無非痰與風熱甚。風痰眉心痛者，二陳湯吞青州白丸子；眉稜骨痛連目不可開，晝靜夜劇，身重者，導痰湯；濕痰眉眶骨痛體重者，芎辛湯合導痰湯加川烏白朮；寒濕芎辛湯加川烏附子姜桂南星。○風熱眉稜骨痛甚者，古防風湯加酒黃芩；風虛加川烏草烏細辛，或全蠍丹；血虛挾風羞明眉眶痛甚者，生熟地黃丸或四物湯加羌防；氣虛挾風安神湯。○通用謝傳點眼丹、搐鼻藥。

面風

面腫虛食熱不食。面腫乃食後冒風所致。能食者風虛，面麻木，牙關急搐，升麻胃風湯；不食者風熱，面唇黑，心懸如饑，防風通聖散；內傷氣泥者，升麻順氣湯。頰腮同此分虛實。面腫搭頰搭腮，仍以能食為風虛，不食為風熱。搭頰連齒腫出血者，胃火也，清胃散；搭腮因膏粱積熱者，升麻黃連湯，連翹牛蒡子白芷等分水煎，連耳上加羌活，耳下加柴胡；內虛食少者，補中益氣湯；耳後微腫者，腎虛也，腎氣丸料水煎服，詳外科痄腮。陽盛面熱陽衰寒。手足陽明經氣盛，則身已前皆熱；風熱上衝，則面獨熱，先以調胃承氣湯加黃連犀角下兩三行，次以升麻葛根湯加黃連川芎荆芥薄荷調之。如陽明氣不足，則身已前皆寒；寒濕上逆，則面反不能耐寒，先以附子理中湯散服，次以升麻葛根湯去芎加參芪附子益智草蔻白芷葱白；面浮者，補胃湯；連骨痛者，乾姜散。生瘡總是胃家疾。凡風客皮膚，痰積臟腑，則面生䵟黯；脾肺風濕搏熱生瘡，紅紫或腫者，俱宜金沸草散倍黃芩，或升麻胃風湯加減。○面上細瘡常出黃水，或目生瘡，用桃仁陰乾為末，熟水調服，外用杏花煎湯洗之。如生五色瘡，只用鹽湯綿浸搭瘡上，日五六易。如生粉刺，搗兔絲子汁塗之，內服樺皮散。○面皮裏痛者，用何首烏為末，姜汁調敷，以帛蓋定，炙熱鞋底熨之。

眼

眼病須先分表裏。外因風中腦户濕清頭上熱逼冷灌睛中或久處烟火或食後向火或醉後失枕血滯攫變或冒砂塵或撞刺撲損湯泡火燒皆傷目之標內因五辛炙煿酒麫濕熱痰火房室損精勞役傷氣泣涕刺頭傷血暴喜暴怒暴驚極目遠視夜書細字鏤刻博奕傷神皆傷目之本初起在腑為表當除風散熱久則入臟為裏當養血安神然內因初即入裏外因久亦帶表悟之

五輪八廓亦此理。表症多屬三陽部分裏症多屬三陰部分要之以肝為主表裏虛實不過五行生尅之理八廓不必深泥舊設七十二証今纂註於內更不重復便見

五輪白肺烏珠肝。白屬肺氣之精曰氣輪氣症七情氣滯則血凝紅膜薄如傘紙日久變成白膜者難治○熱症白睛潤濕浮而赤腫筋多重者生紅花翳痛澀有淚年深睛變碧色滿目如凝脂赤路橫直如絲宜四物湯去芎換土當歸加甘草○虛症白睛枯槁氣沉而濁○烏珠屬肝筋之精曰風輪風症睛悶兩瞼不歸中如轆轤轉關難治熱症赤暈浮漿重者烏珠忽然如針刺痛雙目緊急或突出豆許如蟹睛者忌點或生翳形似旋螺尖突起或周圍生翳如鋸齒如棗花四五枚相合赤色刺痛或生翳四邊皆白中間一點黃心或生翳如玉色浮滿不痛者忌針割或生青色翳兩眥澀痛或翳如冰色堅實滲濁遍透瞳人○虛症輕者枯黃遶睛重者烏珠上一點圓翳日中見之差小陰處見之差大或一點黑翳如小豆疼痛淚出者忌點又肝虛雀目曉明晚暗乃所稟血虛有火也年深則盲黃風雀目者火衰土盛終當變黃脹而死宜平胃散以平土氣四物湯以補肝虛經年瞳子色如金者不治○不治症生翳上橫如劍脊下面微微甚薄不赤不痛或浮翳如水光白色環遶瞳人初起自小眥頭至烏珠上不痛癢無血色相潮或翳如凝脂遮厚邊薄形如缺月色光無瑕或生翳經年如銀釘釘入烏珠或因他病生翳初甚微後遍睛俱白

心與小腸內外眥。內眥屬心外眥屬小腸血之精曰血輪熱症輕者赤脉纏眥重者赤脉漸漸侵睛或眥頭結聚生瘡流出濃汁涎水粘睛上下乃風熱留瞼中宜白薇丸○氣症努肉攀睛或先赤爛多年肝熱所衝或用力作勞有傷肝氣而成或痛或癢兩眥努出心氣不寧憂思不已遂乃攀睛或起筋膜宜大黃黃芩防風薄荷等分入蜜煎服或定心丸

上下兩胞胃與脾。肉之精曰肉輪又上胞瞼內鋭眥係足太陽起脉○風症輕者胞弦緊急重者上下瞼似朱塗而生瘡久則生翳乃風熱也或眼皮有如膠凝腫似桃李時出熱淚乃風毒也宜點花草膏又爛弦風癢甚雙毛皆枯日久兩瞼赤爛粘滯經年不安宜三稜針刺目眶外以瀉濕熱內服消風散桑白皮煎湯液服又倒睫拳毛淚出消消翳膜漸生乍愈乍發經年不安眼皮漸急如針刺痛瞳人不安乃脾受風熱當去內熱退火邪令眼皮寬則毛出翳退外用手法翻內瞼向外以三稜針橫刺用左手爪迎其針鋒出血再用木鱉子搗爛綿包成條左患塞右右患塞左鼻中其毛自分先宜瀉肝散後服五退散又上下瞼俱翻出或一瞼翻出在外乃脾風熱也○熱症輕者瞼紅赤硬睛疼淚出羞明重者兩瞼上下初生如粟漸大如米或赤或白不

甚痰痛堅硬乃肝壅瘀血也宜加味荊黃湯又瞼内生如雞冠蜆肉或青或黑阻礙睛痛乃脾風熱也須斷出看之用觀音草每日輕輕微微漸漸括去毫釐血出用金匙挑洗風毒藥水按而止之剝後不時將藥水點入則不復腫

腎水一點黑瞳子骨之精曰水輪虛症瞳人散大視物不真火盛則瞳人焦黃虛冷則瞳人青綠少營則痛熱症瞳人内溥輕者如不患眼人但微有頭旋生花或勞力轉加昏蒙或頭旋相牽瞳人連鼻隔皆痛時起紅白或黑花吐逆肝熱則先左肺熱則先右肝肺熱則左右齊發重則生翳瞳人上如凝脂色溢痛無淚或滑翳如水銀珠子微含黃色遮遶瞳人或散翳形如魚鱗點或瞼下如粟子而爛瞳人甚痛又白翳旋遶瞳人點點如白花鱗起皆肝肺相傳風熱也又黑水上橫深瑕盤青色沉沉深入痛甚乃五臟風熱也或血灌瞳人無翳其痛如刺乃肝血無歸宜通血丸又瞳人被物撞打驚痛昏暗眼眶停留瘀血宜始地黃膏次服決明散如撞刺生翳經久復被物撞轉加昏暗者難治經效散救之又飛絲砂塵入眼瞳人不安單瞿麥為末鵝涎調敷或新筆蘸京墨點之又湯泡火燒腫痛者不可用冷藥即點待一日後以五行湯溫洗及地黃膏敷之○風症則瞳人青或瞳人連背頭皆痒不能收瞼乃膽受風熱宜防風一字散○不治症瞳人乾缺痛澁無淚或白藏在黑水下回目細視方見或兩眼相傳疼痛早輕夜重或内障五色相間頭痛無淚日中如坐暗室或雷頭風熱毒氣衝入睛中牽引瞳人或微或大不見

八廓寄位始有名乾為天廓位兩邊白睛中間屬肺與大腸坎為水廓位瞳子屬腎艮為山廓位神光屬膽震為雷廓位白睛上截向小眥屬小腸巽為風廓位為珠瞳人外屬肝離為火廓位大小眥屬心與命門坤為地廓位上下瞼屬脾胃兌為澤廓位白睛下截向大眥屬膀胱

婦人小兒大同耳婦人活血為主有孕忌用磨點小兒眼患多是胎毒及食毒内服敗毒散外洗解毒湯切忌披鍼針灸○小兒初生胎風赤目紅而眶邊赤爛至三四歲不愈宜消風散桑白皮煎湯下又小兒通睛欲觀東邊則見西畔若振掉頭腦則睛方轉此肝受驚風宜牛黃丸又小兒眼胞患瘢瘡熱氣衝透睛中疼痛淚出翳如銀片腫澁難開宜柴胡散神翳散又小兒瞼中初生如麻仁日漸如豆懸垂瞼内乃風熱攻脾宜五退散加減又小兒疳眼初起澁痒久生瘡翳腫痛乃肝風所衝或痢後虛熱上攻者俱忌點宜還睛散痘瘡眼洋疹症小兒不治症胎中受風五臟不和嘔吐黃汁兩眼青盲不明及初生視物近看轉睛不抶至四五歲瞳人結白昏蒙不見

暴赤腫痛澁且痒或飲食積熱或天行赤目長幼相似或傷寒後餘熱以致血熱痰壅則目暴赤腫痛為熱痒為風澁為毒不可驟用涼藥因成內障亦不可誤用溫藥助熱致令昏澁眵淚努肉攀睛等狀是成外障決明散主之又有睡覺目赤腫良久無事者血復散於四肢也宜地黃粥又或讀書針刺洩度而痛者名曰肝勞但須閉目調護又中惡祟卒痛如針刺或如火炙及太陽穴痛早輕夜重宜決明散

翳膜眵昏總是表暴赤後熱流肺經輕則朦朧而已稍重則生雲膜如黃膜從下生而上衝黑睛痛澁難開乃脾受風食毒可治如赤膜從上生下遮覆黑睛名垂簾膜乃客熱上衝也難治又重則生翳障狀如玲珠碎米紅色自下而上者易治狀如梅花葉白綠自上而下者難治治法宜先去翳而後清熱

若先去熱則翳難去。○眵淚熱而交流兩瞼赤者屬肝熱之甚，或衝風淚出，由熱甚而水化制之也。又肺受風寒，遇風冷則流淚，尤甚者白殭蠶散。風淚不止，食後吞當歸龍薈丸數粒。○目昏者熱鬱也，甚則平白日無所見，故傷寒病熱極則目盲而不識人。目微昏者至近則轉難辨物，或如隔簾視，或視如蠅翅，或見黑花，皆目之玄府閉密而致榮衛精神不能升降故也。若患風疹者必多眼暗，攻其風則暗自去。○聊論脾家受毒則眼白赤腫，神勞則眼睛赤痛，心熱則血灌瞳人，傷風則淚亦出，虛煩則眼亦昏，勞力則眥亦赤，生瘡乃風熱侵肺，黃乃酒傷於脾，最宜活變。

裏虛昏昧最羞明上虛屬肝虛，必頭暈目眩耳聾；下虛屬腎虛，必眼花睛痛耳鳴。○昏花者傷氣，昏暗者傷血。熱症亦有羞明怕日，但內虛全不敢近陽光。

內障黑花瞳散杳內障昏蒙，外無翳膜，因腦脂下凝，烏珠轉白，或如金色，或菉豆色，或如雲煙，或見五色。治法外障更難。如臈脂凝結瞳人反背者不治。○黑花者腎虛也。五色花為腎虛客熱，青花膽虛，紅花火盛。○散杳者瞳人散大，視物杳冥。

近視陰虛遠視陽能近視不能遠視者，看一成二，屬肝腎虛，宜腎氣丸、地芝丸，或加降火之劑。○能遠視不能近視者，屬心虛，宜定心丸。

淚冷睛疼多縹緲有肝虛客熱迎風令淚者，歸葵湯、古木賊散。○睛疼有火者滋腎丸，無火者杞苓丸。

外因風熱濕挾痰外因風則胞白，兩眼拘急，牽引喎斜，痒而青淚。肝風毒，菊花散；腎風毒，白蒺藜散、明目流氣飲、撥雲散、白薑蠶散、防風一字散、犀角飲選用。○熱則珠突胞硬，腫紅刺痛，洗肝散、洗心散、還睛散、通肝散、瀉肝散、決明散、羚羊角散、蔓荊散、加味荊黃散、瀉青丸、涼膽丸、除翳丸選用。○濕則食減身倦也，氣冒明如雲露掩日，或忽然不見，或冒見不明，宜鹽朮散、單蒼朮膏。濕熱甚者神芎丸。○暴寒則目瞞不明，皆熱所為也，人參敗毒散，爽者川麻葛根湯。歷考眼科，無寒而有虛，豈寒泣血而不上攻耶？○挾痰者則痛甚，宜小省風湯、南星丸。

內傷氣血精神少內傷七情，氣壅朦朧，胞腫而軟，酸澁微赤，木香流氣飲加川芎、蒺藜。風與氣搏，痒澁渾多淚者，羌活石羔散。因過思勞神，大志丸、育神夜光丸。因驚恐者，定心丸。因怒者，當歸龍薈丸。○內傷飲食勞倦，損陷胃氣，火盛血脈沸騰，益氣聰明湯、磁砂丸、還睛丸。氣弱甚者，單人參膏、補中益氣湯。如脾胃熱兼有宿食者，秦艽、大黃為末，砂糖調服利之。脾胃濕傷內外障者，撥目丸、鹽朮散。傷熱濕胃氣污濁，血死目盲者，蘇木煎湯調人參末。連鼻與手掌黃黑者，四物湯加桃仁、紅花、蘇木煎湯調人參末服。○內傷色慾，腎氣虛者補腎丸；腎精虛者益陰腎氣丸；肝血虛者養肝丸、生熟地黃丸；肝腎虛者駐景丸。○聊論五臟六腑精華皆稟於脾，注於目，故理脾胃則氣上升而神清也。又肝之系雖總於目，而照徹光彩，實腎精心神所主，故補精氣安神者，乃治眼之本也。

風熱兼虛亦有之熱久從為風冷所乘，則眵中不赤而弦赤且爛。若風與熱并，則內外浮赤而痒甚，大概表病。肥人多風熱，防風、黃芩瀉火為君，黃連、當歸養血為臣，柴胡、升麻、白芷消腫止痛為使，白睛紅者加白豆蔻少許。瘦人血虛，宜四物龍膽湯，或加羌活、蔓荊、荊芥、玄參、山梔仁、菊花為佐。○裏症肥人多風盛者，防風一字散、四生散、補肝散、還睛丸；瘦人血虛挾風者，通血丸、明目地黃丸、滋陰地黃丸、熟地黃丸。○通用羊肝丸，久甚者退翳丸、活命羊肝丸。

古人只消一火字了。眼不過虛實而已。白輪變赤，火乘肺也；肉輪赤腫，火乘脾也；黑珠五色花翳，腎之火也；神光青睛被翳，肝虛火也；赤脈瘀血貫目澀痛，心火自甚也。故童子水在上則視明，瞻老人火在上則視昏。臟實火氣有餘，宜前風熱藥中加枳殼、杏仁以破氣；虛火血不足，宜前養陰藥中加知母、黃柏以降火。黑睛有翳者倍之。蓋散有餘之火在於破氣，降不足之火在於養陰。**陽衰火少却宜溫**。或勞慾過度，或涼藥過多，以致渾身手足麻木，九竅不利，兩目緊急，青白翳見大眥，視物無力者，宜補陽湯、苁蓉湯，或加黃柏，或菊睛丸。經曰：壯水之源，以鎮陽光，益陰是也；壯火之主，以消陰翳，養陽是也。今人不分陰陽，專以龍腦辛香石藥搽點，而不知辛散損明，悲夫！**外治點洗要手巧**。凡暴赤腫，血壅氣凝者，一時連點三五次亦可。如氣血稍虛者，宜服藥以塞其源，藥水洗之。生有雲膜，方可用點；若無翳膜，縱久但可洗之，却忌過用涼藥冷洗，氷血閉化為水。至於針刀火烙，古人罕用，惟太陽經熱生偷針瘡，可剗去血。如爛翳用茜草根燒灰，燈心草蘸點之，須臾未癒，以百節草刮去。他如金針撥轉瞳人等法，另是一家傳授。

耳

耳聾虛熱分新舊。新聾多熱，少陽陽明火多故也，宜散風熱開痰鬱之劑；舊聾多虛，腎常不足故也，宜滋補兼通竅之劑。脈症以腎為主，遲濡為虛，浮動為火，浮大為風，沉濇為氣，數實為熱。**兩胃怒左相火右**。厚味動胃火，則左右俱聾；忿怒動胆火，則左耳聾；色慾動相火，則右耳聾。三者忿怒為多。**痰火風濕氣閉可通**。痰火因膏粱胃熱上升，兩耳蟬鳴，熱鬱甚則氣閉漸聾，眼中流火，宜二陳湯加黃柏、木通、萹蓄、瞿麥。因酒者，通聖散加南星、枳殼、大黃，或滾痰丸。○風聾因風邪入耳，必內作痒，或兼頭痛。風熱或因鬱者，防風通聖散，先將大黃酒煨，又酒炒三遍，後入諸藥，俱用酒炒煎服。風壅連頭目不清者，清神散；風虛者，排風湯、桂香飲、芎芷散。○濕聾因雨水浸漬，必內腫痛，涼膈散加羌活、防風，俱用酒炒，或五苓散加陳皮、枳殼、紫蘇、生姜。濕痰，神芎丸；濕熱，快氣木香檳榔丸。○氣聾因臟氣厥逆，上壅入耳，痞塞不通，必兼眩暈。實人因怒者，當歸龍薈丸；虛人因思者，妙香散；憂滯者，流氣飲子加菖蒲；上盛下虛者，秘傳降氣湯加菖蒲。**虛勞精氣脫難救**。○虛聾因久瀉或大病後，風邪乘虛入耳，與氣相搏，嘈嘈而鳴，或時眼見黑花。陰虛者，四物湯加知柏、菖蒲、遠志，或腎氣丸加磁石、故紙、兔絲子、黃柏；陽虛者，八味丸、益腎散、磁石湯。○勞聾昏昏瞶瞶，瘦痒乏力，因勞力脫氣者，補中益氣湯加菖蒲，有火者加知柏、茯苓；因房勞脫精者，人參養榮湯加知柏，或補骨脂丸。如久聾腎弱，氣虛絕不聞者，難治。**耳鳴乃是聾之漸**。○惟氣閉多耳鳴，使聾。風熱鳴者，解毒湯加生地、知母，或通聖散；痰火鳴甚，當歸龍薈丸；挾濕，神芎丸，或青木香丸；腎虛微鳴，滋腎丸；氣虛，四君子湯下；血虛，四物湯下；陰虛，虎潛丸。**停膿瘀皆風熱湊**。○聤耳原有汕液，風熱搏擊，結核鳴欲聾者外用生猪脂、地龍、鍋煤等分，葱汁和丸棗核大，綿裹入耳，令潤挑去。重者內服柴胡聰耳湯。○膿耳風熱上壅，流膿，外用枯礬五分，陳皮、胭脂俱燒灰各二分，麝五釐，為末吹耳。重者內服犀角飲子。○耳疼如蟲走者風盛，乾痛者風熱，或虛火，有血水者風濕，外用蛇退燒存性為末吹入，或枯礬末亦可。疼甚用吳茱萸、烏頭尖、大黃搗爛，貪足掌心。重者內服東垣鼠粘子湯。大要調氣與開闗竅腎水竅耳而能聞聲者，水生於金也。肺主氣，一身之氣貫於耳，故能聽聲。凡治諸聾，必先調氣開鬱，間用磁石羊腎丸開竅。蓋聾皆痰火鬱結，非磁石鎮墜，烏、桂、椒、辛、菖蒲辛散流通，則老痰鬱火何由而開？然亦劫劑也。愈後以通聖散和之可也。外治暴聾亦可透。暴聾用甘遂為丸塞耳，內服單甘草湯。稍久用松香五錢溶化，入巴豆甘粒、葱汁搗丸，綿裹塞耳，左聾塞右，右聾塞左，雙聾次第塞之。○凍耳用橄欖核燒灰，油調搽，加爛貝母末乾摻。○百蟲入耳，用清油灌入口，吸氣久自出。如蜒蚰入耳，用信花、雄黃各一錢為末，先用一字點耳中，次用貓尿灌之，取貓尿以生薑擦牙自出。又方用琴絃一段，將絲頭麝款一分，蘸鰾膠入耳粘出。凡臥不宜厚被覆塞耳氣，久則不通，故養生者常摩耳廓以防聾也。

鼻

鼻塞須知問久新鼻竅於肺而能知香臭者，心也。人身水升火降，榮衛調和，則鼻司呼吸，往來不息而已。苟或寒傷皮毛，則鼻塞不利；火鬱清道，則香臭不知。新者偶感風寒，鼻塞聲重，流涕噴嚏，宜以風寒治之，九味羌活湯、參蘇飲、消風百解散。久則畧感風寒，鼻塞等症便發，乃肺伏火邪，鬱甚則喜熱惡寒，故畧感冒而內火便發，宜清金降火，兼通氣之劑，涼膈散加荊芥、白芷，或川連、石羔散。又有不必外感，四時鼻塞乾燥，不聞香臭，宜清金降火消痰之藥，清氣化痰丸、上清丸。古方鼻塞甚者，御寒湯、澄茄丸；不知香臭者，通氣湯；內有硬物者，單南星飲、貼顖華撥餅；外用石菖蒲、皂角等分為末，綿包塞鼻，仰臥片時。虛寒者通草丸。久成鼽衂淵流津。鼻乃清氣出入之道，清氣者，胃中生發之氣也。鼻塞久則氣壅不轉，熱鬱於腦，清濁混亂，為鼽為衂為淵。○鼽者鼻流清涕，熱微，二陳湯加芎、歸、細辛、白芷、防風、羌活、桔梗等分，薑煎，入薄荷少許。久不止者，芷荑散去薄荷，加荊芥、黃芩、神麴、南星、半夏等分，食後煎服，外用細辛膏。○淵者鼻流濁涕，熱盛，金沸草散倍黃芩，入鳳凰衣一枚燒存性，調服肺風消風散加髮灰。肺火流涕，咳吐膿血，桔梗湯、人參平肺散。○膽移熱於腦，流涕濁臭，防風通聖散加薄荷、黃連，或芷荑散，外用蒼耳根莖苗子燒灰，醋調塗鼻內。○有流臭黃水者，甚則腦亦作痛，俗名腦砂，有蟲食腦中，用絲瓜藤近根五尺燒存性為末，酒調服。虛者川烏散，外用白牛尾毛、橙葉等分為末吹鼻中。倘有血出，加山梔亦不妨。○衂者鼻流清血，鼻淵久則必衂，防風散主之，詳後衂血。傷酒鼻皶傷熱痛。鼻皶，準頭紅也，甚則紫黑，因飲酒血熱入肺，復被風寒，鬱久則血凝濁而色赤，或不飲者乃肺風血熱，俱宜四物二陳湯去半夏，加紅花、黃芩，水煎入酒少許，調五靈脂末服。氣虛加黃芪，常宜服單山梔丸或黄連阿膠丸間用升麻和氣飲吞瀉青丸以除病根外用黄連末天弔藤燒灰桐油調敷或流衫散○鼻痛因風邪入腦與正氣相搏鼻道不通故痛藿香正氣散祛風通氣散有痰火衝肺者鼻竅隱痛二陳湯加黄芩山梔桔梗麥門冬

鼻瘡鼻痔熱同因輕為鼻瘡重為鼻痔皆肺熱也鼻中生瘡者枇杷葉煎湯候冷調消風散食後服忌煎炒姜蒜熱物外用辛夷為末入腦麝少許綿裹塞鼻鼻痔肺氣熱極日久凝濁結成瘜肉如棗滯塞鼻竅甚者又名鼻齆宜防風通聖散加三稜海藻末調服外用辛夷為君細辛杏仁少許為末和羊髓猪脂熬膏候冷入雄黄白礬輕粉麝香少許為丸綿裹塞鼻數日即脫甚者加硇砂少許或瓜蒂散亦妙又食積熱痰生痔者單蒼耳丸內服外敷最消食積或用白礬二錢細辛一錢白芷五分為末塞鼻

疎風降火真要法風寒外感者溫以散之風熱有自內鬱者或外感久則鬱而為熱或內因飲食衣服過煖肝熱生風亦鼻塞流涕宜降火清金

久宜養血補腎真○凡鼻涕鼽淵衄久甚不愈者非心血虧則腎水少養血則血生而火自降補腎則水升而金自清雖鼻瘡痔久亦宜又鼻塞久不愈者必內傷肺胃清氣不能上升非外感也宜補中益氣湯以和之此皆治本之論

口舌唇

口病有熱亦有虛心主舌脾主唇口然心脾二氣恒相通也心勞味厚病根株○心貴安靜七情煩擾過度則心火炎盛加之飲食厚味積熱而口生瘡或臭勞心者犀角琥珀膏心勞味厚者氣出腥臭唾涕稠粘口乾舌燥瀉白散加桔梗知母麥門冬黄芩五味子痰熱淺者薄荷煎深者五福化毒丹

熱極偏勝口糜爛熱甚一臟偏勝則口味失常心熱口舌生瘡涼膈散黄連阿膠丸肝熱口酸而苦小柴胡湯加龍膽草青皮甘草甚者當歸龍薈丸謀慮不決膽虛口苦人參遠志茯神甘草為君柴胡龍膽草為使甚者腎氣丸脾熱口甘或臭瀉黄散四順清涼飲甘露飲三黄丸肺熱口辛甘桔湯瀉白散腎熱口鹹滋腎丸然肝移熱於膽則口亦苦木乘脾則口亦酸胃熱或淡或甘腎化火則苦而甘要之熱勝則苦寒勝則鹹宿食則酸煩燥則澁虛則淡疸則甘勞鬱傷脾則口臭○口糜膀胱移熱小腸溺澁虛熱口瘡糜爛者柴胡地骨皮等分水煎服甚者加硝黄心胃壅熱水穀不化者導赤散合四苓散如熱盛併大便不通膈痛喘急口瘡清爛者瀉白湯血熱者雞蘇丸

中虛炎上亦難哺○口瘡久不愈服涼藥反甚者乃虛炎上攻中焦不足理中湯甚者加附子下虛甚者秘傳降氣湯吞黑錫丹二十丸陰虛者四物湯加知母或補陰丸年久不愈者黑參丸

外治仍分瘡赤白凡口中瘡赤者心熱用枯礬末摻之或噙良久水嗽又噙○口中瘡白者肺熱用黄柏蓽撥等分為末醋調搽水嗽○口瘡赤白者心肺俱熱用玄胡索一錢黄柏黄連各五分青黛密陀僧各一錢為末頻摻之或單文蛤末亦好夏月西瓜水徐徐飲之○虛炎口瘡者甘草乾姜和勻細嚼噙之○上熱下寒者黄連乾姜等分噙且服之○口牙疳瘡用山梔去仁填白礬入柳葉火中燒為末吹入口中○

口吻生瘡自爛者，檳榔燒灰入輕粉少許乾摻。〇小兒口瘡不食，以狐惑治之，必死。用白礬煎湯浸脚半日，頻覺更以黃柏、姜蠶為末敷之。〇口瘡疼痛，用巴豆半粒生研，和米飯一豆大，杵和貼印堂對眉間約半刻許，覺紅就去，不可泡起。小兒減半用之。

穢氣含香暫可除。虛火鬱熱蘊於胸中，乃作口臭，因與前同，外用川芎、白芷等分，蜜丸含化，或香附子亦可。

舌病內外因可詳。心之本脈繫於舌根，脾之絡繫於舌兩傍，肝脈循陰器絡於舌本，腎之津液出於舌端，分布五臟，心實主之，故曰諸經皆會於口。外因強短內腫長。外感風寒傳經者，則舌胎自白而黃，而黑者死。卒中者則舌強而短，舌卷不言者死，大驚風用小續命湯，寒用理中湯，熱用甘桔湯加防風、枳殼、黃芩。風寒濕舌強者，用白礬、肉桂末等分安舌下，或四卷一葉正舌藥。〇內因七情氣鬱，腫滿不得息者，金沸草散，久不愈者，黑參丸，外用古霜鹽散；因怒者，眾綉鐵粉塗之。〇舌腫滿口，氣不得吐者，名木舌，用陳茶、陳白梅入巴豆七粒同搗成膏，薄荷水調刷口中，得下咽片時即下一二行，以粥補住，如生瘡連顋頰腫者，玄參升麻湯。〇舌腫滿口不能聲，飲食不通者，名重舌，用蒲黃頻刷舌上自退，如不能嚥藥，即以黃連濃煎，時時呷之，以瀉心火。〇舌腫如猪胞者，以針刺舌下兩傍大脈，血出即消，切勿刺中脈，令血不止，悞刺以火燒銅筯烙之，血再不止者死，或醋調鍋煤敷舌上下，脫去再敷，須臾自消，不食者亦死。〇舌腫舌下有蟲如蛞螻臥蠶，頭小白有尾，可燒鐵烙烙舌頭上即消。〇舌長過寸者，單冰片末敷之。腎虛色淡黑火紅，一二點，宜以生姜蜜水洗，後用補腎兼痰火藥。肺痰脹腫，痰熱舌強，或短，甘露飲。肝血，肝熱舌出血如泉，單槐花末摻之。心脾裂作瘡。心熱生瘡破裂，單黃連煎湯服；脾熱舌胎乾澁如雪，薄荷蜜、冰蘗丸；心脾熱者，升麻葛根湯加薄荷、黃芩、桔梗。

唇屬脾家病幾般。風瞤動寒掀縮熱裂乾，血虛無色氣瘡腫，繭唇不食療應難。繭唇緊小不能開合，飲食不得，不急治則死，外用青皮燒灰，猪脂調搽，仍將青皮灰末每一錢酒調服之。〇又方用亂髮、蜂房、六畜毛燒灰，猪脂調搽，或橄欖燒灰，或黃柏散。〇內治實者薄黃散，虛者菊睛丸，腫者薏苡仁湯。

牙齒

牙齒屬腎胃大腸。牙齒骨屬腎之標也，精完則齒腎堅，衰則齒豁，虛熱則齒動。足陽明胃絡脈入齒上縫，止而不動，喜寒飲而惡熱飲；手陽明大腸絡脈入齒下縫，動而不靜，喜熱飲而惡寒飲。

腎虛滋陰腸胃涼。多因飲食色慾過度，以致濕熱上攻，口涌酸水，則牙床不清而為腫為痛，或出血，或生蟲動搖，黑爛脫落，大抵齒齦宣露動搖者，腎元虛也，宜滋陰補腎，八味丸、三味安腎丸、虎潛丸，惡寒熱而口臭穢者，腸胃熱也，宜涼藥瀉火祛風，清胃散。開口便知風與熱。風牙因腸胃原有風邪，更襲外風入齒作痛，故開口吸風則痛甚，獨活散、消風散。〇風熱因外風與內熱相搏齒齦腫痛加之膿汁臭者犀角升麻湯或用石羔一兩火煅酒淬防風荊芥細辛白芷各五分為末隨時水煎一二服見効○風冷入於齒齦不腫不蛀日漸動搖者溫風散○熱牙因腸胃積熱開口臭穢難近者肽毒散加荊防升麻石羔或調胃承氣湯蜜丸服如腸胃素積濕熱偶被風寒冷飲鬱於齒間作痛者當歸龍胆散○虛熱攻衝齦肉腫痛口舌生瘡宜柴胡地骨皮等分薄荷減半水煎熱漱冷吐或服之亦好○歷年齒痛黑爛脫落心口吸涼稍止者乃膏粱濕熱之火也調胃承氣湯加黃連下之或用升麻白芷防風荊芥薄荷桔梗甘草等分水煎服**客寒犯腦痛難當**寒氣犯腦及風邪湊襲腦項筋痛動搖肉脫者白芷湯羌活黑附湯**挾咳毒痰鑽擊血**。痰熱毒氣攻注齒痛者外症咳嗽二陳湯加細辛枳殼姜棗烏梅仍以姜黃華撥等分煎湯候溫以舌浸內涎自流出○痰血因風熱上攻頭面搏血令齒間血瘀不消鑽刺擊痛甘露飲加升麻或犀角地黃湯**齦有黑點被蟲傷**凡飲食不能潔齒臭腐之氣淹漬日久兼之風熱上攻齒齦有孔生虫蝕一齒盡又度其餘至如瘡蟨皆具種類必殺虫而後痛止神功丸取牙虫**牙宣之因只有二**。牙縫流血風熱者消風散加芒硝內服外擦腎虛者四物湯加升麻或牡丹皮知母黃柏陰虛氣鬱者四物湯加香附側柏葉牛膝外擦綠袍散或香鹽散常擦變骨蝕風出血骨露者玉池散疽䘌出血多者用生竹茹二兩醋煮含之**走馬疳參小兒方**。溺白散。**外治必兼辛溫藥**。牙痛本因濕熱標被風冷所鬱故內服辛涼以治其本外宜辛溫以治其標通用擦牙方謝傳失笑散腎風胃熱方風虫牙疼方延平方趙痛方烏鬚固齒方消齒壅法取牙不犯手方**擦牙先須擦牙床**。凡遇日月蝕未平時勿進飲食誤食多患齒疾養生家晨興叩齒永無齒疾已上五岳并咽喉謂之雜科

痛風

痛風歷節分怯勇形怯瘦者多內因血虛有水形肥勇者多外因風濕主痰以其歷遍身曰歷節風甚如虎咬曰白虎風痛必夜甚者血行於陰也**痛多煎腫或不腫**痛多痰火腫多風濕然痰火雖內因六慾七情或病後亡津血熱已自沸騰亦必累感外邪而後發動骨節痛極久則手足蹺攣風濕雖外因涉冷坐濕當風取涼然亦必血熱而後凝滯污濁所以作痛甚則身體塊瘰痰火風濕全者古龍虎丹主之**詳分上下與周身**。傷寒遍身節痛乃風寒侵入肌骨雜病遍身痛者乃風痰壅滯二陳湯加南星羌活蒼朮白芷酒芩竹瀝姜汁或挾瘀血者再加桃仁紅花濕痰瘀血遍身兩脇走痛者控涎丹加桃仁泥為丸或小胃丹下之如半身不遂及左右手足蹺攣者烏頭湯微汗之虛者地仙丹詳中風門○上體痛者宜怯風熱豁痰二陳湯主之痰熱客太陽頸項強動則微痛者加酒芩羌活紅花濕痰鬱往肢節痛者加二朮威靈仙乾姜黃柏羌活白芷結陽肢腫者倍加黃芩濕痰橫行手臂痛加南星蒼朮酒芩香附威靈仙臂重難舉者加二朮羌活桂枝威靈仙黃芩臂軟

上海掃葉山房校印

難舉者加南星枳實木香姜黃如臂痛不能舉或連指掌腫痛者舒經湯肩忽痛者小柴胡湯去半夏加防風當歸生地大黃黃連滑石肩背痛因食積者單龜板為丸姜湯下肩腿痛者用龜板一兩側柏葉香附各五錢白芥子凌霄花各一錢半為末酒糊丸四物湯加甘草陳皮煎湯下背心常一片冰冷者導痰湯合蘇子降氣湯○下體痛者宜流濕行氣四物湯主之陰虛脊尖痛者膀胱有火加知母黃柏皮桂少許有痰合二陳湯加澤瀉前胡木香為引痛甚加乳香沒藥熱者合大承氣湯下之兩腿痛者加牛膝陳皮香加味三妙丸兩腿痛者素虛性急或痢後血流經絡作痛者加桃仁牛膝陳皮甘草姜汁煎熟調濟行散如兩腿間忽一二點痛入骨不可忍者用芫花根為末醋調敷痛處以帕緊扎產後有此疾者亦宜兩足痛者當歸拈痛湯○凡痛風丸散佐使在上加羌活威靈仙在下加牛膝防己木通黃柏在手臂加桂枝引至痛處如適身痛者則問所起處加之

風毒髓痛共一種痛風百節酸疼無定處久則變成風毒痛入骨髓不移其處虎骨散麝香丸如赤腫灼熱者敗毒散肢節腫痛挾濕熱者麻黃赤芍湯主之

濕痛如脫風汗黃○外因濕症腫滿身痛如脫者除濕湯寒濕者附子六物湯捉虎丸濕熱者五苓散加蒼朮防風羌活白芷黃柏竹瀝姜汁走注者四妙散肢節腫脈滑者加南星木香檳榔蒼朮黃柏防己○濕氣背傴僂足攣成廢者用甘遂一錢為末入豬腎內煨食之上吐下瀉○風症黃汗出面微紅掣痛熱者防風通聖散或小續命湯去附子加羌活黃芩虛者烏藥順氣散獨活寄生湯上體金棗湯下體換腿丸○風中肩背太陽氣鬱不可回顧或肺氣鬱熱小便數而欠伸宜通氣防風湯羌活勝濕湯○風濕相搏痛者甜瓜子丸神仙飛步丹龍虎丹活絡丹乳香黑虎丹活血應痛丸○風濕毒生瘡者單蒼耳加羌活防風十分之二為末蜜丸梧子大每百丸酒下或單豨薟丸一斤加四物湯料各五錢防風羌活各三錢川烏一錢半為末蜜丸空心茶酒飲下○風寒濕熱成痺臂髀腰腳骨熱腫痛行步艱難者二妙蒼柏丸等分亦虎脛骨減半為末水調服

暑熱煩疼寒掣骨髓○暑濕相搏面赤尿赤者五苓散合敗毒散加當歸赤芍或復元通聖散○結陽肢腫熱毒流注大便閉者犀角湯○寒症肢節掣痛小筋急痺者五積散合順元散加麝一錢鶴膝痛者五積散加松香杉節骨髓痛者虎骨散

七情刺痛食停痰○內因七情肢節胸脇刺痛初必眩暈自汗二陳湯加香附枳殼木香如腰背氣動發痛者枳甘散流氣飲子俱加蔥白煎服後卧少時如思慮心痛從背起至胸脇者用人參四分木通二分煎湯吞當歸龍薈丸○飲食積痛風初必胃滿嘔吐二陳湯加烏藥枳殼或單蒼耳丸因食厚味積痰脾胃鬱搵左右發痛一點延及膝骭腫大惡寒夜劇者潛行散為主加甘草稍蒼朮犀角川芎陳皮牛膝木通白芍入姜汁煎服病稍減去犀角加牛膝龜板歸身尾冬月加桂夏加黃芩又有遍身遊走痒痛狀如虫嚙遇痒而進飲食則虫亦饜飫其間庶不致頻頻嚙也宜麝香丸○留飲四肢歷節氣短脈沉久則令人骨節蹉跌恐為癱瘓宜導痰湯加減痰飲者古半硝丸氣短倦怠者六君子湯加南星○酒濕痛者用黃柏威靈仙各五分蒼朮二錢陳皮白芍各一錢甘草二分羌活二分水煎服

血氣虛勞不榮養關節膝理○血虛四物湯加龜板秦艽有火者調潛行

散有瘀血者加大黃桃仁紅花纖刺之性急發熱者加酒芩黃柏[illegible]腫痛脉澁者加桃仁歷年不愈者倍加木通出汗或發紅丹則愈若不愈者痛風丸二妙蒼朮散三妙丸○氣虛歷節痛如槌鍛者四君子湯加桂附白芍○血氣俱虛挾痰火者八物湯加羌活防風黃柏龜板○勞傷者趁痛散血風丸勑勞散陰虛者虎潛丸補陰丸

治外流濕與踈風痛風因是風熱風濕得者從起與傷寒相似宜分表裏治之表症九味羌活湯氣虛表實骨節痛者六一散加香附黃芩水煎或姜汁糊丸服○裏症五積交加散加大黃痰濕熱者導水丸病愈後大便閉積虛者麻子仁丸驟痛不可忍者用楓寄生焙乾浸酒常服取醉　通用史國公浸酒方萬應膏

調內活血和氣爾屬內因者宜消痰血養新血兼理痰火則血自活氣自和痛無不止又不愈者間用升降之劑或專養血補脾如久病及亡血産後病此者俱不宜純用風藥燥血

痺風　附麻木

五痺皮脉肌筋骨○痺者氣閉塞不通流也或痛痒或麻痺或手足緩弱與痿相類但痿屬內因血虛火盛肺焦而成痺屬風寒濕三氣侵入而成然外邪非氣血虛則不入此所以痺久亦能成痿又痺為中風之一但純乎中風則陽受之痺兼風寒濕三氣則陰受之所以為病更重觀宋明醫錢仲陽自患周痺偏廢不能全愈可見

上多風濕下寒濕經言春為筋痺夏為脉痺仲夏為肌肉痺秋為皮痺冬為骨痺言皮脉肌筋骨各以時而又風寒濕之邪也大槩風濕多侵乎上肩背麻木手腕硬痛寒濕多侵乎下脚腿木重若上下俱得身如板挾脚如石墜俱分風寒濕多少治之風多痛走不定寒多掣痛遍身拘急手足冷痺與痛風無異濕多浮腫重着一處不移○風多烏藥順氣散三痺湯越婢湯萆薢蒼丸○寒多五積散加天麻附子或蠲痺湯寒濕五積交加散○濕多川芎茯苓湯當歸拈痛湯防己黃芪湯羌活勝濕湯續斷丸又冷痺身寒不熱腰脚沉冷即寒痺之甚者三痺湯合三五七散或舒經湯附子理中湯○又熱痺或濕生熱或風寒鬱熱身上如鼠走唇口反縱肌肉變色宜用升麻湯○風寒濕熱痺濕炒蒼柏散等分加虎脛骨防風減半水煎服

皮頑脉澁症多煩肌肉不仁筋骨屈風寒濕三邪交侵在皮則頑不自覺遇寒則急遇熱則縱應乎肺其症氣喘煩滿在脉則血滯六脉澁而緊面無色應乎心其症心煩上氣嗌乾善噫在肌肉則四肢不仁應乎脾其症怠惰嘔吐在筋則屈而不伸應乎肝其症夜卧多驚溺澁小腹痛在骨則重不能舉尻以代踵脊以代頭應乎腎其症心腹脹滿初久皮膚血脉邪輕易治留連筋骨久而不痛不仁者難治久久不愈五痺復感三邪入五臟臥不起床瀉多食少亦如中風入臟者死

祛邪後分氣血痰初起强硬作痛者宜踈風豁痰沉重者宜流濕行氣久病須分氣血虛實痰瘀多少治之○氣虛痺者關節不充一身如從水中出陽虛陰盛也四君子湯加肉桂生附或川附丸○血虛痺者皮膚不仁濟生防

風湯，或黃芪建中湯去飴加桂枝。○挾痰血者四物湯加桃仁、紅花、竹瀝、姜汁。○挾痰者手足麻痹多睡眩暈，濟生茯苓湯，或二陳湯加竹瀝、姜汁。○腎脂枯涸不行，髓少筋弱，凍慄攣急者，十全大補湯、地仙丹。○通用五痹湯、蠲痹法。

補早反令經絡鬱。初病驟用參芪歸地，則氣血滯而邪鬱經絡不散。虛者烏頭粥、行濕流氣散主之。

麻屬氣虛木痰瘀，此豎言之耳。有因虛而風寒濕三氣乘之，麻木併作者；有氣血俱虛，但麻而不木者。蓋麻猶痹也，雖不知痛癢，尚覺氣微流行，在手多見風濕，在足多兼寒濕。木則非惟不知痛癢，氣亦不覺流循。常木為麻血凝，氣閉木為濕痰，總言經絡凝滯，血脉不貫，謂之不仁。或兼虛火，則肌肉瞤動，不可誤作風治。○遍身掣痛麻木者，謂之週痹，乃肝氣不行也，宜先汗後補，量滋陽。○開目麻木暫退，閉目甚者，升陽和中湯。○皮膚麻木者，補氣湯。手足麻，氣虛者，補中益氣湯去當歸、陳皮，加五味子、白芍、生甘草；虛甚挾風者，補中益氣湯正料加烏藥、附子、羌活、防風、天麻。○十指麻木，胃有濕痰死血者，二陳湯加二朮、紅花、桃仁，少加附子以行經。○左手腳腿偏麻疼痛，右口角併眼牽引側視者，表有風也，宜天麻黃芪湯。○兩腿麻木者，導氣湯。○兩腳麻木如火熱者，三妙丸。

治同痹風戒酒醋。凡味酸傷筋則緩，味鹹傷骨則痿，令人發熱，變為痛痹麻木等症。慎疾者須戒魚腥麪醬酒醋，肉屬陽助火，但可量喫。若厚味過多，下必遺溺，上必痞悶，先用二陳湯加芍藥、黃連降火，然後用本症藥。

斑疹　附赤白遊風

斑疹屬火有二因。班屬三焦無根之火，疹屬心火，其上侵於肺則一也。外因初起頭疼，身大熱，口知味者，忌大汗下，宜解肌微汗，有自吐瀉者即愈。內因頭或微疼，但手心熱，脾胃虛者，宜大補以降其火。體症者，宜清肺以化其痰。

斑勢掀發如錦紋，有色痕而無頭粒，重者紅如錦繡成片，多發在胸腹。傷寒誤汗瀉誤下，心火所主；雜病全是風熱挾痰，手少陽相火自裏發外。治宜安裏藥多，發表藥少。○外感者，敗毒散加紫草，或升麻葛根湯加玄參；咽痛者，玄參升麻湯；狂言或見血者，陽毒升麻湯；渴者，化斑湯；便閉者，防風通聖散微利之，便不甚閉去硝黃；身疼加蒼朮、羌活；痰嗽加半夏；熱甚者，黑奴丸；斑爛者，黑膏。○內傷發斑，輕如蚊迹疹子者，多在手足，初起無頭疼身熱，乃胃虛火游於外，宜調中益氣湯、黃芪建中湯。○內傷痰熱上攻頭面者，升麻葛根湯加玄參、貝母、黃芩、生地、麥門冬。○內傷挾外感者，調中疎邪湯、參蘇飲。

疹隱皮膚無腫痛，疹有頭粒，或如粟米，或如蚊虫咬迹，纖紅，或隨出隨沒，或沒而又出，紅濕隱隱皮膚表分，欲出不出，但作搔癢，全無腫痛，名曰癮瘮。當春發在傷寒最重，即溫毒也，升麻葛根湯加牛蒡子、荊芥、防風，或鼠粘湯。

出如粟米赤白分。赤疹因天熱燥氣乘之，稍涼則消，川芎茶調散、人參羌活散、胡麻散；裏熱者，解毒湯。○白疹因天寒冷氣折之，稍煖則消，惺惺散；裏虛者，理中湯。○似赤似白，微黃隱於肌肉之間，四肢重着，此風熱挾濕也，多因浴後感風與汗出解衣而得，宜消風散；寒加官桂；暑加黃芩、柴胡；濕加蒼朮、茯苓；如肢體不仁者，黃

連翹皮湯遍身疹多痛極者古苦皂丸又有斑疹並出者不可槩用風藥恐變痰嗽渴嘔瘡疹○面生紫赤癮疹及雀子斑汗斑皆此類之緩者

五色血毒風火熾疹色赤者又名丹疹或遍五色因血盛熱毒蓄於命門被風毒逐動相火則發滿遍身甚則肌爛寒月升麻葛根湯暑月人參羌活湯熱加黃芩玄參冷加黃芪白芷詳小兒門外治土硃散浮萍湯

黑而入腹最傷人凡斑疹赤色身煖自胸腹散四肢者吉黑色身涼自四肢入腹者死舊分癮疹斑疹各類今合以其因治同也

赤白遊風屬肝火面皮頸項身體皮肉變色赤者謂之赤瘢白者謂之白瘢乃肝風搏於皮膚血氣不和所生○赤屬血血熱者九味羌活湯加金銀花連翹或四物湯加柴胡山梔牡丹皮虛者逍遙散加山梔或腎氣丸○白屬氣氣熱者敗毒散或小柴胡湯加防風連翹虛者補中益氣湯加羌活防風如果係風毒者胡麻散單蒼耳丸單浮萍丸此疾久者只宜滋養氣血則火自息風自定痒自止若用祛風辛苦之劑則肝血愈燥風火愈熾元氣愈虛變為難治

虛痒不止血難勻身上虛痒血不榮於腠理故也宜四物湯加黃芩入紫浮萍末調服或單淩霄花為末酒調服遍身及頭上風屑痒者單苦參丸或薄荷蟬退等分為末酒調服○已上斑癮丹疹瘢癬大同小異諸方通用

寒類

咳嗽

咳嗽須分痰與聲○痰聲俱有肺脾經咳因氣動為聲嗽乃血化為痰肺氣動則咳脾濕動則嗽脾肺俱動則咳嗽俱作然以肺為主故多言咳則包嗽在其中

實者痰稠聲且重虛者聲利痰亦清咳必先審肺脈虛實實者浮大有力若沉而滑則痰氣盛也虛者弦大無力若沉細帶數則火鬱極也

外因四氣隨時令風乘肺咳則鼻塞聲重口乾喉痒語未竟而咳參蘇飲加桑白皮杏仁或柴胡半夏湯後用諸咳丸如久咳夜咳冬咳風入肺竅者宜熏之○寒乘肺咳則脈緊聲啞二陳湯加麻黃杏仁或蘇沉九寶飲華蓋散單生姜丸有寒熱者小柴胡湯又有一種遏寒則咳者謂之寒喧乃寒包熱也解表則除桔梗湯加麻黃防風杏仁陳皮紫蘇木通黃芩如風寒鬱熱夜咳者三拗湯加知母黃芩○暑乘肺咳則口燥聲嘶吐沫六一散加辰砂見血者枇杷葉散○濕乘肺咳則身重骨節煩疼洒淅五苓散不換金正氣散○大槩春氣上升潤肺抑肝夏火上炎清金降火秋濕熱甚清熱瀉濕冬風寒重解表行痰

內傷火鬱勞食情火咳聲多痰少五更咳多者食積濕熱火流肺中瀉白散加知母或古二母散上半午咳多者胃有實火單石羔丸加知母貝母便閉喘渴痰稠者涼膈散敗毒散古芩半丸下半午咳多者陰虛四物湯合

二陳湯加知母黃柏麥門冬順而下之如陰虛火燥寒熱盜汗遺精見血者四物湯加竹瀝或滋陰降火湯加味二母丸黃昏咳多者火浮於肺潤肺丸以斂之不可純用涼藥通用二陳湯去半夏加貝母瓜蔞青黛山梔黃芩桑白皮○鬱咳即火咳久者乾咳無痰乃腎水焦枯邪火獨炎於肺瀉白散加苦梗為君以開之久者訶黎丸虛者腎氣丸不得志者霞天膏如肺燥皮枯瘡痒便閉者活血潤燥生津飲○勞咳五勞虛咳也疲極傷肝咳而左脇疼引小腹者二陳湯加芎歸芍藥青皮柴胡草龍膽黃芩竹茹或黃芪建中湯勞神傷心咳而咽乾咯血者劫勞散營授天王補心丹勞倦傷脾咳而氣短無力者調中益氣湯補中益氣湯叫呼傷肺咳而嘔吐白沫口燥聲嘶者潤肺丸人參清肺飲房勞傷腎咳而腰背痛寒熱者二陳芎歸湯又有一種傳疰瘵咳即乾咳勞咳久者宜蛤蚧天靈蓋雄黃硃砂之使須於瘵療條參之、食咳因食積生痰痰氣衝胸腹滿者二陳湯加厚朴山查麥芽傷生冷以致肺胃不清噯酸吐瀉惡風寒者五積散理中湯異功散傷煎炒熱物者葶藶散或三補丸加知母貝母傷酒食積者香附瓜蔞青黛丸○七情臟氣不平則咳久不已則入于肺怒傷肝咳兩脇下滿入膽則嘔吐苦汁喜傷心咳心痛咽腫入小腸則咳與氣俱失思傷脾咳右脇引肩背痛甚則不可以動入胃則嘔吐痰沫長蟲憂傷肺咳喘息唾血入大腸則遺糞恐傷腎咳唾涎腰背引痛入膀胱則遺尿入三焦則腹滿不欲食始則關于肺終則聚於胃故也宜二陳湯加瓜蔞仁蘿蔔子加味瀉白散參蘇飲四七湯蘇子降氣湯團參飲子古橘甘散古橘姜丸加減三奇湯選用

痰咳胸滿水咳悸

痰咳痰出咳止胸膈多滿經曰秋傷於濕冬必咳嗽濕在心謂之熱痰濕在肝謂之風痰濕在肺謂之氣痰濕在腎謂之寒痰惟濕痰入胃上干於肺則必作咳宜千緡湯墜痰丸半瓜丸選用痰鬱肺經咳則涎多或結胸者二陳湯加枳梗瓜蔞黃芩貝母甚者鶴頂丹痰積流入肺脘久咳不得睡者兜鈴丸痰因火動者二陳湯加芩連或清氣化痰丸痰因宿食者化痰丸痰因酒濕者蜂姜丸全因酒者瓜連丸如痰甚能食便閉者小承氣湯下之不能食便閉者厚朴湯或滾痰丸䟽導之○水咳因飲茶水停蓄為涎上湧身熱胸滿怔悸者小青龍湯身寒脇硬者玄武湯結胸者小半夏湯大便閉者十棗湯小便澁者五苓散詳傷寒水症

瘀血礙氣脹且腥

瘀血咳則喉間常有腥氣輕者瀉白散加生地山梔牡丹皮麥門冬桔梗重者桃仁大黃姜汁為丸服或因打撲勞役傷肺遇風寒則咳或見血紫黑色者四物湯去芎加大黃蘇木為末酒調服利去心肺間瘀血即止後服人參養榮湯調理○肺脹滿即痰與瘀血礙氣所以動則喘急或左或右眠一邊不得者是四物湯加桃仁訶子青皮竹瀝姜汁若虛脹喘者單人參膏古百花膏有水停蓄脹者飲水則逆轉不入三白湯加澤瀉桔梗五倍子若因火傷極無水以升而脹者必乾咳無痰訶黎丸含化以訶子有收斂降火之功危哉

治分新久求其本

新咳有痰者外感隨時解散無痰者便是火熱只宜清之久咳有痰者燥脾化痰無痰者清金降火蓋外感久則鬱熱內傷久則火炎俱宜開鬱潤燥其間有七情氣逆者則以枳殼香附順氣為先停水宿食者則以南星檳榔分導為要氣血虛者補之斂之苟不治本而浪用兜鈴粟殼澁劑反致纏綿況肺為嬌臟易寒易熱雖人參平藥惟氣虛最宜若肺

熱有火，及風邪和感者，俱宜砂參，或玄參代之。故咳不拘於寒也。**久甚還將脾腎盈。**久咳曾經利下，及勞倦饑飽，以致肺胃寒而飲食少進者，只理脾而咳自止。然腎為氣臟，咳嗽動引百骸，自覺氣從臍下逆奔而上者，乃腎虛氣不歸元，宜所服藥中加補骨脂、五味子，或三味安腎丸。陰虛者，腎氣丸；陽虛者，黑錫丹以鎮之。凡咳至肺脹及咽瘡失音者，必死。

霍亂

霍亂暑濕乾三種一種暑霍亂，即濕霍亂，但此疾夏秋惟甚，縱寒月亦多由伏暑，故名；一種濕霍亂，有聲有物；一種乾霍亂，有聲無物。治見三卷四十四葉。**病本中焦濕熱壅**標因外感四氣，或日間感熱，夜間受冷，或內素鬱熱，外又感寒，一時陰陽錯亂。然病本因飲食失節，或酥酪酒漿生冷，以致濕熱內甚，中焦脾土失運，當升不升，當降不降，是以上吐下瀉，脈多伏絕。又有挾七情鬱氣痰涎聚膈痞塞不通者，外見痰喘眩暈，亦必由傷飲食為之根也。**心腹卒痛或熱寒。**先心痛者則先吐，先腹痛者則先瀉，心腹俱痛者則吐瀉俱作，輕則吐瀉而已。凡吐瀉時切不可與穀食，雖米湯一呷下咽立死，必然吐瀉盡，過半日饑甚方可漸食稀粥。○偏陽分則多熱而渴，偏陰分則多寒而不渴。**痰喘煩渴却可恐。**痰喘，二陳湯加味半硫丸；虛煩不眠，既濟湯；煩渴，丸君子湯、桂苓甘露飲。大渴大燥大汗遺尿者死，回生散、養正丹擬之。**轉筋舌卷囊縮危**陽明胃與大腸以養宗筋，暴吐暴瀉，津液驟亡，小筋失其所養，故輕者兩腳轉筋而已，重者遍體轉筋，手足厥冷，若欲絕者，倉卒之際，宜以鹽填臍中，灼艾不計壯數，雖已死而胸中有煖氣者，立甦。急用茱萸散加小茴香、甘草、蘇葉服，再研生蒜塗腳掌心，雖昏危入腹者亦效。如血熱轉筋不已者，四物湯加黃芩、紅花，或蒼朮、南星。水藥不入者，古椒豆散。轉筋不住，男子以手挽其陰，女子以手牽乳近兩邊。如舌卷囊縮轉筋入腹者死。**分利升降消食完。**霍亂乃濕熱兼風水為害，治宜散風寒，利濕，降火。故四時通用藿香正氣散，為散風寒濕之要藥。寒月厥冷脈沉不渴者，五積散、理中湯、古薑附湯；暑月煩渴者，黃連香茹散，冷服，俱宜合五苓散，以分消上下，或更合益元散，降火尤妙。此皆分利法也。又當引清氣上升，使濁氣自然下降。吐瀉未徹者，宜用二陳湯加芎芷、蒼朮、防風探吐，以提其氣。如吐瀉不止，宜所服藥中加木瓜、檳榔，以降其氣。又有可下者，但不可純用涼藥。挾七情者，七氣湯、古參萸湯；傷飲食者，紅丸子、保和丸，俱薑湯送下。通用四君子湯，有汗加桂枝，無汗加麻黃；吐利轉筋腹痛，體重，脈沉細，加白芍、良薑；四肢拘急，脈沉遲，屬少陰，加薑附、厚朴；吐利轉筋，脇痛，脈弦者，木尅土也，平胃散加木瓜，或小建中湯加柴胡、木瓜。四肢厥冷，脈微緩，屬厥陰者，小建中湯加當歸、附子。

心痛

厥心痛先問久新。真心痛因內外邪犯心君，一日即死。厥心痛因內外邪犯心之胞絡，或他臟邪犯心之支脈，謂之厥者，諸痛皆少陰厥陰氣逆上衝，又痛極則發厥也。◌新者身既受寒，日又傷冷，鬱遏元陽，宜草豆蔻丸、雞舌香散溫散之，或神保丸溫利之。稍久寒鬱為熱，或因七情者，始終是火，此古方多以苦寒瀉火為主，辛熱行氣為向導也。**痛甚發厥有二因。**寒厥外因風寒客背之血脈，背俞與心引痛，暴發手足厥逆，冷汗甲青，似傷寒陰厥，古姜附湯、三味玄胡散。◌熱痛內因酒食積熱痰鬱，發厥手足雖冷而身熱，甚則煩躁吐逆額汗，古玄金散、三味川楝散、沙芎散，甚者大承氣湯下之，後服枳朮丸。**七情怔悸蟲不定。**◌九種：悸痛、蟲痛、來去痛、疰痛、飲痛、食痛、風痛、冷痛、熱痛。◌悸痛內因七情，輕則怔忡驚悸，似痛非痛，妙香散、四七湯、小草丸，熱者連附六一湯，重則面目赤黃，手足青至節，即真痛不治。◌蟲痛濕熱生蚘攻心痛，發難當，痛定能食，饑則臨沐，靈縮散、烏梅丸、化蟲丸選用。**痰火來去疰昏神。**來去痛肺鬱痰火，勞心則發熱者，炮姜飲、蠟礬丸，痰積白螺殼丸，痰火堅痰丸。◌疰痛卒感惡忤尸疰，素虛者腎經陰氣上攻，神昏卒倒，蘇合香丸；痛引背膂者沉香降氣湯，或五苓散倍桂，韭汁為丸，小茴煎湯下；素實者腎火上攻，小承氣湯；癆瘵尸疰者，紫河車丹。

胃脘脾痛傷飲食，腹脹便閉嘔頻多。胃脘當心而痛，脾臟連心而痛，局方云即心痛，蓋厥痛亦少，脾胃痛多，但七情四氣歸脾，蟲痛攻脾入胃，痰瘀脾胃所主，但心痛因傷思慮。脾胃痛因傷飲食，胃痛善噫，兩脇咽膈不利；脾痛舌強，喜嘔，腹脹，二便不通。古方實痛以黃連治心，梔治胃；虛痛以參歸小草治心，丁砂豆蔻治胃，亦未當混。大槩傷水飲聚涎，心痛如刺者，溫膽湯加白朮、山梔；傷食生冷遇熱食熱藥，藿香蘇散加生姜、菖蒲、半夏、枳殼，或人參養胃湯加玉桂、吳萸，或木香化滯湯、感應丸。凡心痛數日不食無妨，痛止恣食即發。◌胃火，梔姜飲；胃寒，烏藥沉香湯；上熱下寒者，古梔附湯。◌脾痛海石散、古二胡散；風冷，枳朮散、蟠蔥散、燒脾散、二妙香良散；濕者，小胃丹；噎嘔，五膈寬中散；腹脹，厚朴溫中湯；連脇痛，復元通氣散；痰滯便閉，順氣導痰湯；氣聚便閉，三和散、四磨湯；小便閉，通靈散。又有心脇俱痛者，手拈散。

外感三般風冷熱，連脇腰背少舒伸。風因肝邪乘心，痛則兩脇引小腹陰股，桂枝湯加附子，便閉入蜜一匙同煎，或分心氣飲加厚朴、枳殼、蘿蔔子、木香，或阿魏撞氣丸。◌冷因形寒飲冷，臥涼，腎氣乘心，痛則心懸若饑，腰痛下重，泄痢上積滯，便閉加大黃；或肺寒乘心，痛則短氣，季筋空痛者，流氣飲子、蔻煎散；或脾寒乘心，痛則腹脹便難者，藿香正氣散、拔濕暑除濕湯。◌熱因心胞絡著毒，暑乘心痛徹背俞，掌熱，黃連香薷散加蔘、草，或單黃連丸。凡諸經心痛引背，多屬風冷；諸腑心痛，難以俛仰，嘔瀉，多屬熱。

氣血虛勞按則止。◌虛痛按之暫止，素虛多□，或殺蟲攻耗心氣藥多者，酸棗仁湯、歸脾湯；心無血輔者，四物湯去地黃加乾姜；心氣不足者，六君子湯加肉桂；氣血俱虛者，古歸朮散；挾痰火、食積者，二六丸。

大實胸高撩飯嗔。◌實痛素有痰飲積痰，或因惱怒而發，古梔萸丸、木香檳榔煎湯下，或香陵丸。大實痛因怒後飲食，卒痛注悶，心胸高起，手不可按，便閉者，大陷胸湯或煮黃丸下之，後服古羨蒼湯以去餘邪。◌瘀血痛，飲湯水嚥下作呃素食熱物血死胃脘桃仁承氣湯輕者四物湯加桃仁紅花或玄胡索丸失笑散婦人瘀血入心脾痛甚者五積散加三稜莪朮經行未盡血衝心痛加桃仁紅花經行已住作痛者七氣湯加當歸產後痛者桂心湯木檳榔湯

化痰消積氣已降。凡痛皆痰粘胃通用二陳湯風寒初起無汗加麻黃有汗加桂枝裏寒加草豆蔻濕加蒼朮川芎熱加山梔鍋煤量使或少加炒乾姜反佐之冷加丁香良姜氣虛加參朮血虛加當歸大虛厥逆加姜附肝火加青黛青皮黃連痰飲加白螺殼滑石南星食積加砂仁香附瘀血加韭汁桔梗蟲痛加苦楝根頭朮香檳榔急痛加胡椒鬱用斑茅炒過痛不可忍加細茶乳香或石礞凡痛攻走腰背發厥嘔吐諸藥不劫者加蒼朮川芎山梔探吐積痰碗許乃愈

劫痛丸丹可入唇。寒者九痛丸卻痛散熱者散痛丸通靈散有積神保丸瘀血單乾漆丸通用手拈散如意丹神聖代針散

腹痛 附腹中窄狹

腹痛大小分陰陽。大腹痛多食積外邪臍腹痛多積熱痰火小腹痛多瘀血及痰與溺澀臍下卒大痛人中黑者中惡客忤不治○陰症滿腹牽痛自利或嘔喜按少食綿綿不減宜溫之○陽症腹中覺熱甚則大便閉澀脹滿怕按時痛時止宜下之

寒痛綿綿熱不常。舊以虛痛喜按實痛怕按但寒熱邪有淺深不可太泥經謂寒氣入經客於衛分則血澀急痛按之熱則止寒氣客於榮分則氣鬱滿痛甚怕按寒氣客腸胃募原血絡急引皮痛按之則氣血散而痛止寒氣客俠脊背俞之脈則深按之不能及也寒氣客關元則氣逆喘寒氣客厥陰脈絡則脇肋與小腹或陰股引痛寒氣客小腸募原之間則血氣凝聚成積寒氣客小腸不聚則腹痛而泄寒氣客胃則腹痛而嘔寒氣客五臟則痛死復生治傷寒腹痛詳三卷四十三葉○尋常外感冒寒症卒痛吐利俱酸喜熱物熨者五積散加吳萸木瓜煨葱或藿香正氣散加木香少許風症桂枝湯加芍藥或胃風湯加木香暑症香茹散加生姜陳壁土紅麴木瓜或五苓散濕症除濕湯或香蘇散加蒼朮枳殼○積熱時痛時止痛處亦熱手不可近便閉喜冷宜四順清涼飲大承氣湯三黃丸老人麻子仁丸

食積有形便後減。食積鬱結腸胃作痛得大便後則減者宜平胃散加消導藥或保和丸枳朮丸紅丸子調之或木香檳榔丸大黃備急丸神保丸如意丹下之又有食填胸滿心胃作痛者宜大吐之

濕痰溺澀火鳴腸。濕痰阻滯氣道必小便不利或二便俱不利宜芎朮散如清痰留滯胸腹作聲者控涎丹小胃丹○痰火痛乃火發升水欲降相擊腸鳴者二陳湯加芩連山梔如怒火攻衝痛無定處定時者更加香附芍藥青皮又有糞結腸鳴作痛不大便者大黃備急丸之類通之如臟寒冷結腸鳴者宜分三陰以溫藥治之

蟲痛吐水定能食。蟲痛肚大青筋往來絞痛痛定能食發作有時不比諸痛停聚不散烏梅丸化蟲丸

七情氣痛痞胸堂。七情痛心胸痞悶或攻注脇背虛者七氣湯木香勻

上海埽葉山房校印

氣散、木香化滯湯；實者，三和散、分心氣飲。中虛全不思飲食。中虛脾弱，隱隱冷痛，全不思食者，人參養胃湯加肉桂、吳茱萸、木香；素氣虛挾痰者，六君子湯加蒼朮。瘀血痛必着一方。瘀血痛有常處，或憂思逆鬱，跌撲傷瘀，或婦人經來產後惡瘀不盡而凝，四物湯去地黃，加桃仁、大黃、紅花。○又血虛鬱火燥結，阻氣不運而痛者，四物湯倍芍藥，加炒乾姜。○凡痛多屬血澁，通用芍藥甘草湯為主。惡寒而痛屬脾腎，加肉桂；惡熱而痛屬脾胃，加黃芩；脉緩傷水，加桂枝；脉澁傷血，加當歸；脉遲傷寒，加乾姜；臍下痛，加熟地。惟氣分諸痛不宜芍藥酸收，宜木香、檳榔、青皮、陳皮、香附辛散之。○劫痛，手拈散。初起虛溫實宜瀉。虛宜辛溫消散，燒脾散、蟠葱散、丁香脾積丸；果係沉寒痼冷，小腹下痛，酒煮當歸丸。經曰：結者散之是也。○實宜辛寒推蕩。經曰：通因通用，痛隨利減是也。方與積熱痛同。久則升消理胃房。腹屬坤，久病宜和脾胃。如脉弦急，木尅土也，小建中湯加當歸，取芍藥味酸於土中瀉木為君；如脉沉細，水侮土也，理中湯取乾姜辛熱於土中瀉水為君；如脉緩腹痛自利，米穀不化者，平胃散加肉桂、吳茱萸，取蒼朮苦辛，瀉濕土為君；胃氣下陷者，加升麻、柴胡、蒼朮以升之；有積者，加山查、麥芽、枳實、黃連、木香以消之。上熱下寒，升降失常，腹痛嘔吐者，黃連湯主之。○疝痛引睾丸，痢痛拘急，積聚痛有形可按，腸癰痛臍生瘡，小便如淋，脉芤，砂症痛甚嘔吐，脉沉，治見各條。腹中窄狹性偏躁。無非痰火善為醫。腹中自覺窄狹，神昏性躁，乃濕痰濁氣攻於心脾，以致升降失常。肥人多濕痰，宜二陳湯加蒼朮燥濕，香附行氣；瘦人多火，宜二陳湯加黃連清熱，蒼朮流濕；心神不斂者，俱加遠志、麥門冬、酸棗仁；血氣虛者，六君子湯加芎、歸，養血流濕，自然平復。

暑類

瘧

瘧疾先要陰陽定。陽為外感邪氣，其間陽為風暑，有汗；陰為寒濕，無汗。陰為內傷，正氣虛，其間陽為氣虛，陰氣血虛。陽為升發，在春夏；陰為降發，在秋冬。陽為腑，邪淺，與榮衛並行，一日一發；陰為臟，邪深，橫連募原，不能與正氣并行，故間日蓄積乃發，或三四日一發，久則必有瘧母。陽為日發，邪淺，榮衛晝行背與脊故也；陰為夜發，邪深，榮衛夜行胸與腹故也。又有二日連發，住一日者，及日夜各一發者，均乃氣血俱受病也。陽為子時至巳，陰為午時至亥。如發寅卯而退於申未，或發未申而退於子丑，皆謂之陰陽不分，須隨症用藥，趲早或移時分定陰陽，然後陽瘧截住，陰瘧升散。令俗以似瘧誤治，變成濕瘧為分陰陽，誤矣。殊不知瘧有凌瘧之狀，在傷寒久則為壞症，在內傷久則為癆瘵，豈美疾哉？凡陽瘧易治，陰瘧難愈。陽熱陰寒如期應。陽邪與榮爭，而邪火發於外，則為熱；陰邪與衛爭，而正氣退於內，則為寒。衛虛則先寒，榮虛則先熱。表邪多則寒多，裏邪多則熱多，表裏相半，寒熱相等。諸瘧惟食積挾火，寒已復熱，熱已復寒，謂之寒熱相併。又暑瘧單熱，濕瘧單寒，寒瘧先寒後熱，風瘧先熱後寒，餘皆

先寒後熱陰陽寒熱明而瘧治知本矣

寒瘧太陽熱陽明寒瘧腰背頭項俱痛屬太陽寒多熱少汗出難已者柴胡加桂湯單寒無汗者五積散古藁附湯○熱瘧目痛鼻燥鼓頷屬陽明熱多寒少煩病承赤者柴芩湯暑月黃連香薷散熱傷氣分單熱而渴者白虎加參湯或黃芩湯加桂少許

風瘧少陽寒熱並風瘧口苦嘔吐惡心舌痛屬少陽寒熱相等者柴胡桂枝湯風盛筋脉抽搐者烏藥順氣散加紫胡黃芩身疼者敗毒散咳嗽者參蘇飲○已上三陽氣分受病發在處暑前者俱謂之暴瘧乃傷之淺者

少陰四正厥四旁○少陰瘧發于子午卯酉四正之日舌乾口燥喉吐欲閉戶牖輕者小柴胡湯倍半夏重者合四物湯○厥陰瘧發于寅申巳亥四旁之日小腹痛引陰如淋輕者小建中湯重者四物湯加玄胡索金鈴子附子

太陰辰戌丑未病太陰瘧腹滿自利善嘔嘔已乃衰輕者異攻散重者理中湯如濕偏陰分單寒氣虛作泄者古棗附湯附子理中湯身重腹脹者五苓散朮附湯浮腫退黃丸○已上三陰血分受病發在處暑後者俱謂之溫瘧乃隔冬感濕氣藏於腎與骨髓至夏秋重感新邪觸發自臟而達之腑乃傷之重者

瘴瘧山嵐疫一方○瘴瘧山溪蒸毒令人迷困發狂或啞乍寒乍熱乍有乍無者涼膈散加紫胡檳榔不伏水土者人參養胃湯○疫瘧一方長幼相似須參運氣寒熱用藥大槩不換金正氣散五積交加散加減如意丹最妙

鬼瘧卒感異常性○鬼瘧因卒感尸疰客忤寒熱日作夢寐不祥多生恐怖言動異常宜辟邪丹雄砯丹或用燒人場土為丸塞男左女右耳中

詳分寒熱汗且和○外感寒多非草菓厚朴不能溫散熱多非紫胡黃芩不能清解陽瘧無汗須加紫胡蒼朮葛根甚加麻黃陰瘧無汗須加紫胡升麻川芎有汗須加白朮烏梅以和之

或吐或下須體盛○陽瘧和起痰在上者祛邪丸然亦三五發後移時乃可用之早則延綿稍久不敢吐者勝金丹○三陰瘧便閉者宜下以截之暑瘧黃連香茹散加大黃青皮烏梅煎服寒瘧二陳湯加青皮良姜煎吞神保丸五粒痰熱胸滿便閉者大柴胡湯瘀血發狂好忘者桃仁承氣湯虛閉麻子仁丸俱清晨一服取下惡水即止

內傷善食惟七情○內傷瘧皆不食惟七情善食多汗五臟之氣不和鬱被外邪動痰宜四獸飲量體虛實加各經開鬱行氣之藥

勞瘧微微虛損症○勞瘧微微惡寒發熱寒中有熱熱中有寒最難調理或半月十日小勞復來經久不瘥者芎歸鱉甲散主之熱多者生犀散有痞者鱉甲丸○氣虛汗多無力飲食不進者六君子湯因勞役昏倦少食者補中益氣湯加黃芩半夏○血虛夜發者小柴胡湯合四物湯加升麻紅花知母黃柏水煎露服趕早不愈用勝金丹截之有痞者陰瘧丸如陰虛火動午後寒熱至晚微汗乃解似瘧非瘧也宜加味逍遙散加地骨皮若誤用瘧藥必死○氣血俱虛溺類食少或遺精咳嗽者人參養榮湯加地骨皮烏梅麥門冬或什服不省者十全大補湯加紫胡黃芩陽虛去紫芩加附子吞黑錫丹有痞者橘皮煎丸

痰瘧嘔沫多昏迷○痰瘧外感內傷鬱聚成痰熱多頭疼肉跳吐食嘔沫甚則昏迷卒倒宜紫陳湯加草菓嘔吐者二陳湯倍白豆蔻流行三焦嘔瘧自止氣虛嘔者單人參湯或用常山妙過久不止者露姜飲截之

食瘧腹脹寒

上海埽葉山房校印

熱併。食瘧因飲食蘊成痰火寒已復熱熱已復寒寒熱交併苦飢不食食則吐痰胸滿腹脹者二陳湯合小柴胡湯或平胃散俱加枳實白朮山查神麯青皮寒熱者清脾飲寒多者人參養胃湯腹痛者紅丸子腹脹因濕痰或瘧氣歸腹者真龍虎丹用杏仁煎湯迎發時下久不愈者用辰砂阿魏等分糊丸皂子大每一丸人參煎湯下截之

清痰斂汗補胃脾。瘧無痰不成內傷脾胃虛寒宜清利濕痰為主內傷瘧皆汗多陽瘧斂以參朮黃芪陰瘧斂以歸地知柏芍藥大抵有汗要止汗以補其虛無汗要發汗以散其邪稍久者一補一發丹久虛補中益氣湯加山查麥芽扶脾自止極忌吐截

利水消痰瘧母淨。凡瘧經年不瘥謂之老瘧必有痰水瘀血結成痞塊藏於腹脇作脹且痛乃瘧母也雖內虛者非常山檳榔決不能除但須製熟則不損胃老瘧丸是也血虛者鱉甲丸體盛有水癖者暫用芫花丸仍須以補脾化痰湯藥輔之老瘧飲宜量氣血虛實加減

有時瘧後痢相兼。或瘧後痢痢後瘧或瘧痢併作俱以參苓湯六和湯清脾飲加減分利虛者補脾和血三白湯加黃連木香當歸砂仁或四獸飲補中益氣湯

總要祛邪與扶正。外感汗吐下解祛邪為主內傷斂補養正為主內外相兼又當參酌柳論經曰夏傷於暑秋必發瘧又曰諸瘧皆生於風局方主於傷食丹溪主於痰其實因夏傷暑秋感風濕遇七情飲食鬱痰而後發雖三因雜至錯亂氣血然始於暑成於痰故捷徑以祛暑消痰為要○通用二陳湯外感無汗去茯苓加柴胡稍川芎葛根蒼朮太陽加羌活防風藁本陽明加葛根升麻白芷少陽加柴胡黃芩青皮少陰加芎歸黃連黃柏太陰加二朮柴胡此三味瘧家必用厥陰加桂枝姜附湯加知母麥門冬大便閉加大黃桃仁小便赤加澤瀉山梔瘴瘧加檳榔截瘧加常山檳榔貝母內傷無汗加柴胡川芎氣虛合四君子湯血虛合四物湯汗多加黃芪食少加山查麥芽勞瘧加地骨皮鱉甲七情加紫蘇香附痰加南星姜汁食積加莪朮久瘧倍參朮寒甚加桂附草菓夜瘧加升麻柴胡以提之停水倍半夏瘀血加桃仁紅花○吐瀉不食腫脹者不治

痢

痢濕色症分熱寒。身熱口渴溺澀大便急痛色赤者為熱身涼不渴溺清大便順利色白者為寒但痢因於暑熱者多寒者少然陰陽變化赤而淡者為寒白而稠者亦熱必色症兩參而從寒熱可辯

總因濕火氣血滯。血因火動濕多成瀉火傷氣分則氣鬱自大腸滯下為白火傷血分則血瘀從小腸滲下為赤氣血俱傷則赤白相兼其因有外感暑濕內傷酒麵炙煿消爍或七情氣鬱而為火之實者有外感寒濕內傷生冷硬物積滯或房慾損傷精血而為火之虛者皆令腸胃粘滋久積成毒經曰飲食不節起居不時者陰受之則入五臟閉塞下為飧泄腸澼言濕火滯於腸中故名滯下又云痢者利也法當利下耳

表症頭疼或渴嘔。初起發熱惡寒頭疼身痛帶表症也熱者九味羌活湯寒者不換金正氣散○煩渴多暑茹苓湯六一散梅蜜飲虛者錢氏白朮散○嘔

吐有寒熱者橘半表柴苓湯痰在膈者芩連二陳湯加防風桔梗蘆菔吐胃火衝上者清六丸毒滯上攻者平胃散加黃連木香檳榔○虛嘔食少者四君子湯加陳皮厚朴麥門冬竹茹或溫六丸日久陰虛者八物湯合二陳湯加枳梗○嘔吐全不食者謂之噤口胃火甚也大虛大熱香連丸加蓮肉各一半為末米飲下又人參四錢薑炒黃連二錢濃煎終日細細呷之如吐再服但一呷下咽便開有毒熏心肺者敗毒散加蓮肉陳米或單蓮肉留心為末每二錢陳皮煎湯下外用大田螺二箇入麝少許搗碎穀醋中以太乙膏貼之引熱下行間有過服利藥及脾胃虛者參苓白朮散去山藥加菖蒲

裏急腹痛後重墜

○火性急速傳下或化或不化食物瘀穢欲出而氣反滯住所以欲便不便腹痛窘迫拘急大腸重而下墜甚則肛門作痛宜木香檳榔通氣大黃降火芩連解毒歸芍和血枳殼陳皮行滯經云和血則便膿自愈行氣則後重自除間有虛火者參朮歸芎補之寒凝者乾薑肉桂溫之又要有積聚偶因一臟之氣發動干犯腸胃成利者須察何臟相乘以平治之

熱赤紫黑寒白清

偏熱純赤見暑症輕者黃芩湯重者導滯湯日久黃連阿膠湯○熱積紫黑色者瘀血也腹痛後重異常桃仁承氣湯下之或因誤澀以為瘀血者犀角地黃湯加黃連大黃或加味清六丸日久地榆散單苦參丸黃連阿膠丸要知諸痢皆血瘀惟黑為痢甚耳○寒痢白如鴨溏腸鳴痛墜不甚不換金正氣散加烏梅陳莱或熟料五積散脫冷便清古姜附湯理中湯日久黃連補腸湯○冷熱不調赤白各半古姜墨丸或乍結乍溢似痢非痛古萸連丸

濕如豆汁風青是

濕痢腹脹身重不如豆汁或赤黑混濁危症也當歸和血散升陽除濕防風湯升陽益胃湯除濕湯豬苓湯戊己丸○風痢惡風鼻塞身痛色青或純下清水古蒼朮湯神朮散青色帶白者風寒五積散帶紅胃風湯青綠紅色屬風火濕及五色俱下者乃脾胃食積及四氣相併而作古萸連丸殺之○已上外感痢疾如一方長幼相似者名曰疫痢敗毒散加陳皮或姜茶煎以防之更參運氣調治

七情蟹渤食積黃

氣痢去如蟹渤拘急獨甚流氣飲子古萸連丸六磨湯熱者解毒湯加知母枳殼或木香檳榔丸冷者木香匀氣散煮黃丸小便閟者五苓散久不止者氣痢丸○積痢色黃或如魚腸漿腹脹痛惡食者保和丸急痛神祕丸一切酒食積聚或黃或赤通玄二八丹傷酒甚酒蒸黃連丸傷水脹腹脹痛者溫六丸體實者導水丸

虛勞滑脫多因虛

虛痢因倦穀食難化腹微痛或大痛並無努青○血虛淡紅通玄二八丹日久四物湯加升麻香附側柏葉○房勞傷精血成毒者腎氣丸虛勞挾痢者香連豬肚丸凡痢經下後痛墜不戢虛坐努青及久不愈者皆陰血虛也胃風湯去桂加熟地主之○氣虛色白如鼻涕凍膠四君子湯理中湯俱加木香肉桂厚朴茯苓祛風邪分水道開胃脘日久者補中益氣湯虛甚厥逆脈微者四順散黑錫丹○滑痢不禁甚則脫肛血分四物湯丸參朮地榆樗白皮氣分真人養臟湯大斷下丸靈砂蒼榆湯

惟有休息最難禁

休息痢經年月不瘥有過服涼藥以致氣血虛者八物湯加陳皮阿膠芩連少許或十全大補湯脾胃虛者補中益氣湯參苓白朮散腎虛者四神丸赤石脂丸有誤服澀藥餘毒不散者古芩朮散神効丸六神丸有積者通玄二八丹積消毒散脾胃已和氣血將復然後用

上海埽葉山房校印

百中散以止之若更澁杲則經綿胃敗難救蠱疰如肝不可治蠱疰痢黑如鵝肝發渴五内切痛乃服五石湯丸逼攝真陰其血自百脈經絡而來茜根丸救之亦有宜溫熱藥者○凡痢下如竹筒或如屋漏水塵腐色氣短飽逆者不治或純下血小便不通唇紅下後身熱脈強洪者俱不治初宜通解或分消通因通用下也然汗吐亦謂之通初病元氣實者可行若五七日脾胃虛者只宜和解及分利小便消導食積無積不成痢也久乃升澁補脾胃○積久以氣血藥中加升麻柴胡防風蒼朮以提之久甚乃用粟殼肉豆蔻龍骨牡蠣訶子以澁之歛之食少者專調脾胃飲食進而氣血自和蓋痢以胃氣為本也其間有裏急甚而無表者則宜通利有虛而不敢通者或和解或即升舉有氣陷下痢如注者即暫止澁有滑脫痛甚者痰火藏也宜吐宜升痰消火降而大腸自歛須憑脉症斷之愈後餘痰却當防○三白湯六神丸枳朮丸太和羹選用恐成腫痛鶴膝類有手足腫者有遍身歷節痛者俱餘痰留滯經絡不可純用風藥鶴膝風大防風湯五積交加散脚細者蒼龜丸詳外科

濕類

痞滿

痞滿先分便易難痞與否卦義同精神氣血出入流行之紋理閉密而為心下痞塞按之不痛非若脹滿外有脹急之形大要大便易而利者為虛大便難而閉者為實外感半表同傷寒外感邪氣自肌表傳至胸膈為半表裏症宜和解或已經下胸滿而痛者為結胸不痛者為痞滿同傷寒治法雜病食壅兼養血雜病食積下之太過或誤下則脾胃之陰頓亡以致胸中至高之氣乘虛下陷心肺分野其所蓄之邪又且不散宜理脾胃兼以血藥調之若用氣藥導利則氣愈降而痞愈甚久則變為中滿鼓脹蓋痞皆自血中來但傷寒從外之内宜以苦泄雜病從内之外宜以辛散人徒知氣之不運而槩用枳梗檳榔而不知養陰調血惜哉○古方食壅胸中窒塞者二陳湯探吐傷飲食胃痞者枳朮丸食後感寒以致飲食不化者二陳湯加山查麥芽神麴虛寒不散或寬急常喜熱物者理中湯加枳實稍久鬱成濕熱者平補枳朮丸痰火氣鬱利膈間痰火因厚味鬱成痰滯者小陷胸湯或枳梗二陳湯導痰湯火盛者二陳湯加芩連朮薑或黃芩利膈丸用白朮陳皮煎湯下或古萸連丸以瀉肝補脾清濕熱開痞結久病者黃連消痞丸如痰火濕熱太甚者方敢用三黃瀉心湯加減量下之虛者只宜分消上下與濕同治○七情氣鬱成痞不思飲食食之不散者木香化滯湯或順氣導痰湯中虛如刺痰礙阻有稟受中虛痞滯不運如饑如織刺者六君子湯加香附砂仁有内傷勞役濁氣犯上清氣下陷虛痞者補中益氣湯加黃連枳實芍藥便閉加大

黄嘔加黄連、生姜、陳皮，冬月加黄連、丁香。食已心下痞者，平補枳朮丸。停飲中寒者，枳實理中丸。○痰血結成窠囊而心下痞者，用桃仁、紅花、香附、大黄等分為末，酒調服利之，或犀角地黄湯。血虛挾火，遇勞則發，心下不快者，四物二陳湯加桔梗、瓜蔞降之；氣血俱虛者，枳實消痞丸。**王道消補總可安。**王道消補，不輕吐下，故古方以芩連枳實善泄，厚朴生姜半夏辛散，參朮甘苦溫補，茯苓澤瀉淡滲，隨病所在調之。○通用二陳湯為主。肥人多濕痰，加蒼朮、砂仁、滑石，倍茯苓、半夏；瘦人多鬱熱中焦，加枳實、黄連、乾葛、升麻。稟受素實面蒼骨露者，加枳殼、黄連、青皮、厚朴；素虛者，加白朮、山查、麥芽、陳皮。誤下陰虛者，去茯苓、半夏，加參、朮、升麻、柴胡、枳實，以升胃氣，更合四物湯以濟陰血。飲食積痞，加枳殼、砂仁、姜汁炒黄連。食後感寒，加藿香、草豆蔻、吳茱萸、砂仁。氣痞痰痞，加木香、枳殼、南星。中虛加參、朮、香附、砂仁。瘀血合四物湯加桃仁、紅花。

泄瀉

五瀉須知溺赤清。五瀉：濡瀉即濕瀉，腸垢即熱瀉，鴨溏即寒瀉，虛瀉、滑瀉。大要熱者小便赤澁，煩渴，腹中熱，穀或不化而色變青黄，或紅赤黑，身能動作，聲響亮，手足溫；寒者小便青白，不渴，腹中冷，完穀色亦不變，變赤白色，身懶動作，目睛不了了，飲食不下。機要云：暴瀉非陽，久瀉非陰，正如傷寒始寒而終熱也。**濕瀉身重注如傾，**濕瀉如水傾下，腸鳴身重，腹不疼。外濕者，胃苓湯、除濕湯，或朮附湯加茯苓；內濕者，白朮芍藥湯、白朮茯苓湯、二白丸；風濕相搏者，麯芎丸；痛甚者，治痛瀉方。**協風完穀寒急瀉。**風瀉，惡風自汗，或帶清血，即太陰飧瀉，反其所食原物，由春傷風寒，夏感冷濕發動，故其瀉暴，一方長幼相似，不可溫澁，以致變為痢脹，要知四季脾受風濕，亦名飧瀉。春古蒼防湯、蒼芎湯，夏一香散，秋神朮散，冬不換金正氣散，微汗之；稍久者，三白湯、麯芎丸；帶血虛者，胃風湯。○寒瀉，惡寒身痛，腹脹切痛，雷鳴鴨溏，清冷完穀不化，甚則脾敗肢冷，理中湯倍加茯苓、厚朴，治中湯加砂仁，或大已寒丸。又有一種臟冷瀉，以熱手按之則緩者，四柱散、古姜附湯。**身熱煩渴暑分明。**暑瀉如水，煩渴尿赤，暴瀉實者，茹苓湯加黄連、車前子，或桂苓甘露飲；虛者六和湯、清暑益氣湯；有潮熱者，柴苓湯、升麻葛根湯；日久香連丸、黄連阿膠丸、來復丹。**內傷飲食痛且臭。**食積痛甚，瀉後痛減，臭如抱壞雞子，噫氣作酸，須先消尅所傷之物。傷冷食者，感應丸、平胃散加香附、砂仁、草菓、山查、麥芽湯；麪食及酒者，二黄丸加神麯；傷酒晨瀉者，理中湯加生姜、乾葛，或香茸丸；熱者酒蒸黄連丸。傷麪者，人參養胃湯加蘿蔔子湯；水飲者，五苓散、溫六丸。**痞脹不順屬七情。**七情瀉，腹常虛痞，欲去不去，去不通泰，藿香正氣散加丁香、砂仁、良姜，或木香勻氣散、七氣湯、古茱連丸，調其氣而瀉自止。**痰瀉多少火暴連。**痰瀉或瀉不瀉，或多或少，此因痰流肺中，以致大腸不固，二陳湯加白朮、神麯；實者海青丸；虛者六君子湯。○火瀉實火，口渴喜冷，痛一陣瀉一陣，肛門焦痛其來暴速稠粘五苓散去桂加黃連芍藥或黃芩湯加木通六一散兼嘔者加姜汁又火性急或米穀不化者姜汁炒黃連為丸服虛火氣虛不能泌別水穀者衛生湯陰虛火動不能凝聚者三白湯斂之久者升陰丸

虛瀉厥汗面多青○虛瀉困倦無力脾虛飲食所傷有遇飲食即瀉者四君子湯加木香砂仁蓮肉陳糯米為末沙糖湯調服次者枳實加升麻白芍或平胃蒜肚丸有停蓄飲食數日乃瀉腹脹者名釀瀉枳朮丸沒石子丸煩渴或兼嘔者錢氏白朮散參苓白朮散食少腸鳴四肢困倦者升陽除濕湯日止夜瀉者啟脾丸又脾瀉久傳腎為腸澼經年不愈者調中健脾丸又老人脾腎虛瀉者用吳茱萸鹽水浸透以豬臟頭一截洗去脂膜將茱萸入內扎兩頭蒸爛搗丸菉豆大每五十丸米飲下煖膀胱清水道固大腸進飲食（）腎虛色慾所傷瀉多足冷久則肉削五皷臍下絞痛或只微響溏瀉一次者古茱萸散二神丸四神丸陽虛者三味安腎丸金鎖正元丹養氣丹陰虛者腎氣丸○肝虛忿怒所傷木尅脾土門戶不收厥而面青當歸厚朴湯或熟料五積散去麻黃汗多者黃芪建中湯○凡瀉脈細皮寒前後瀉利飲食不入是謂五虛不治

滑瀉不禁氣陷脫瀉久不止大孔如竹筒直出無禁氣陷者升陽補胃湯補中益氣湯加白芍有風者小白朮湯挾熱者訶子散沒石子丸或古茱連丸罌粟殼湯下氣欲脫者真人養臟湯加附子或四桂散大斷下丸古蒜附丸香茸丸婦人四製香附丸又有大腸滑瀉小便精出者萬全丸

交腸似痢何由名○交腸瀉者大小便易位而出此因氣不循故道清濁混淆所致當分利陰陽使氣順各安其位胃苓湯木香勻氣散腎氣丸（）似痢非痢寒熱不調之症或熱積於中而以冷物冷藥冲之或冷積於中而以熱物熱藥壓之故熱與冷搏而成瀉或澁或溏裏急後重者戊已丸香連丸或理中湯加黃連木香

風宜微發寒溫澁虛補積消濕滲升凡瀉皆兼濕初宜分理中焦滲利下焦又則升提必滑脫不禁然後用藥澁之其間有風勝兼以解表寒勝兼以溫中滑脫澁住虛弱補益食積消導濕則淡滲陷則升舉隨症變用又不拘於次序與痢大同且補虛不可純用甘溫太甘則生濕清熱亦勿太苦苦則傷脾每兼淡滲利竅為妙（）柳考難經云胃泄飲食不化色黃脾泄腹脹嘔逆言瀉也大腸泄食已窘迫色白腸鳴切痛小腸泄溲而便膿血小腹痛大瘕泄裏急後重數至圊而不能便莖中痛而溺澁言痢也觀此瀉與痢亦惟膿血與糞之異除傷寒三陰三陽傳變自利雜病濕熱食積之根皆責腸胃蓋泄瀉瘧痢同由暑月飲食所致輕者便作泄瀉重者停為瘧痢痰衛脾脇則為瘧積滯腸胃則為痢局方有分難經五瀉者不免失之牽強

吞酸

吞酸吐酸皆濕熱○經云諸嘔吐皆屬於熱又云少陽之勝嘔酸蓋酸者肝味火盛制金不能平木則肝木自甚為酸譬之飲食熱則酸但吐酸乃平時津液上升之氣鬱為痰火留飲不化釀為

酸水吐出吞酸，乃濕熱伏於肺胃，咯不得上，嚥不得下，宿食鬱遏而作。其因治一也。惟濕多則吞而便利，熱多則吐而便閉。東垣言寒者，論其標耳。**大要初起宜反折**。素有濕熱，因外感風寒則內熱愈鬱，酸味刺心，或即吐出，或欲吐不吐，胸中無奈，或得熱湯暫解，蓋風寒鬱在肌表，得煖則腠理開泄。譬之傷寒表熱，以麻黃熱藥峻表而愈。不問外感風寒、內傷生冷，初起俱宜生薑汁半夏湯，或二陳湯加丁香、木香、肉桂、乾薑、砂仁，姜棗煎服，暫與開豁，此反佐之藥，非正治也。中病即止。如中寒停水者，神麴丸。上膈寒者，三味參萸湯。上熱下寒者，黃連一兩，附子七錢，神麴糊丸，淡姜湯下。**久消食積降火痰**。久則鬱熱，宜以寒藥調之、下之，結散熱去，則氣自通和。所以中酸宜素食者，恐滯氣也。○宿食通用二陳湯，或生料平胃散加香附、砂仁、神麴、山查、麥芽、山梔仁、黃連，或枳朮丸。宿食留飲，酸蜇心痛，牙齒亦酸者，麴朮丸。專吐清水者，用蒼朮、茯苓、滑石、白朮、陳皮，水煎服。兼嘈雜者，保和丸。○痰火停食，一日半日腐化酸水，吐出黃臭，或酸心不安，通用二陳湯加山查、神麴、桔梗、南星、枇杷葉、黃連、竹茹，姜煎，臨熟入姜汁一匙調服，或九味黃連丸。挾瘀血者，四味萸連丸。兼嘈雜者，清痰丸。○通用大便閉者，透膈湯。大便自利者，用六一散一兩，加吳萸一兩，飯丸服。**陰虛暮劇須養血**。朝食甘美，至晡心腹刺酸吐出，此血虛火盛，宜四物湯加陳皮、黃連、黃芩、桃仁、紅花、麻仁、甘草。便閉結者，更加大黃。氣虛者，更合四君子湯。

黃疸

黃疸須知有濕乾。發黃譬如盦麴，五疸同歸濕熱，蓋濕熱薰蒸，血熱土色，上行面目，延及爪甲身體。疸黃，黃即疸也。乾黃熱勝，色黃而明，大便燥結；濕黃濕勝，色黃而晦，大便潤利。又濕病與黃病相似，但濕病在表，一身盡痛；黃病在裏，一身不痛。**渴多喘滿治之難**。凡疸以十八日為期，十日以外，入腹喘滿渴多，面黑者，死。要知疸兼雜症最多，脾胃稍實，更斷厚味，可治。酒色傷，恣口腹者難。**汗溺俱黃身體腫**。汗出染衣，亦黃，身腫者，曰黃汗，因陽明表熱多汗，帶汗入水，宜桂枝苦酒湯、茵陳湯。○小溺面目牙齒肢體如金，曰黃疸，因暴熱用冷水洗浴，熱留胃中，故食已善饑，安臥懶動，宜茵陳三物湯加木通、朮、薏仁、石羔，或單桃根煎湯服之。**頭眩懊憹發赤斑**。食已頭眩，腹脹，曰穀疸，因胃熱大饑，過食停滯胸膈，宜小柴胡湯加穀芽、枳實、山梔，或穀疸丸、紅丸子。傷冷食肢厥者，四逆湯加茵陳。○心胸懊憹，欲吐不食，腹如水狀，足心熱，腿滿而發赤斑，眼黃鼻癰，曰酒疸，因大醉當風入水，酒毒留於清道。初起令病人先含水，後以瓜蒂末一字搐鼻，吐出黃水，次服葛朮湯，探吐亦可。熱者，小柴胡湯加茵陳、白朮、豆豉、乾葛、黃連、澤瀉。便閉者，梔豉枳實湯加大黃，或酒蒸黃連丸。如酒後犯房，痰熱入心成疸者，妙香散。痰火入肺成疸，咳嗽見血，喉腥，及婦人血崩，龍腦雞蘇丸。**甚則額黑小腹滿**。額上黑，微汗，手足心熱，薄暮即發，膀胱小便不利，曰女勞疸，因大熱犯房入水，腎虛從脾氣上行。虛者，四白湯、秦艽散子、小兔絲子丸；熱者，古礬硝散、滋腎丸。**陰經嘔血陽**

熱寒諸疸發於陰經必嘔小半夏湯發於陽經必有寒熱小柴胡湯加山梔虛勞口淡脚軟弱內虛發黃口淡怔忡耳鳴脚軟微寒發熱白濁氣虛四君子湯血虛四物湯合四苓散加茵陳麥門冬氣血俱虛人參養榮湯八味丸如飲食勞役失節中寒生黃者黃芪建中湯理中湯食積者二陳湯加砂仁外感瘀血詳傷寒凡時行感冒及伏暑解毒未盡蓄熱在內及宿食未消皆能發黃大要時疫瘴痢發黃瘴疸丸風症色黃帶青小柴胡湯加茵陳寒症色黃帶黯理中湯加茵陳青皮枳實無汗者用麻黃三錢酒煎溫服以汗之暑溫症色黃帶赤五苓散加茵陳最妙○瘀血發黃喜狂喜忘便黑詳傷寒治分表裏滲為妙。治疸表症小柴胡湯微汗之表少裏多者茵陳五苓散滲之半表裏者梔子柏皮湯茵陳三物湯一清飲子和之裏急者茵陳湯下之熱中丸以滲利為妙通用五苓散為主濕多倍茵陳食積加三稜莪朮砂仁神麯熱加芩連草龍膽小便不利加山梔胃弱合平胃散去厚朴加茵陳黃連山梔防己枳實溫中兼補腎與肝。疸屬脾胃不可驟用涼藥傷胃輕則嘔噦重則喘滿又酒疸下之則成黑疸不渴便利者俱宜六君子湯加茵陳蒼朮山藥以溫中甚者小溫中丸大溫中丸退黃丸若虛損猶宜滋補肝腎真陽之精一壯而邪火自斂若必用茵陳強利小便枯竭肝津腎水則疸病幸痊而雀目腫脹又作慎之

水腫

水腫上下陰陽微陽水多外因涉水冒雨或兼風寒暑氣而見陽症陰水多內因飲水及茶酒過多或饑飽勞役房慾而見陰症陽水先腫上體肩背手膊手三陽經陰水先腫下體腰腹脛胕足三陰經故男從脚下腫起女從頭上腫起者為逆陰陽微妙如此濕熱變化總屬脾人身真水真火消化萬物以養生脾病水流為濕火炎為熱久則濕熱鬱滯經絡盡皆濁腐之氣津液與血亦化為水初起目下微腫如臥蠶及至水浮膜外則為腐脹流下焦則為胕腫手按隨手而起如裹水之狀以指畫之成字者名燥水不成字者名濕火有按之作水聲者乃氣虛不能宣泄久成水痕下注腎經陰胕腫腎主水也惟脾病則不化飲食濕真水非惟腎精搖削而濕熱下注陰胕獨腫者有之甚則泛濫遍體無歸必上實而後足以收攝邪水腎氣歸元上升氣喘肺派危金生水也惟脾病則肺金失養非惟肺氣孤危而失降下之令滲道不通且濕熱濁氣上升為喘為咳必土實而後肺金清肅以滋化源或曰獨無寒濕者乎寒則土堅水清間有亦更易治陽水熱渴二便閉汗下分消要得宜經曰諸胕腫疼酸皆屬於火又曰結陽肢腫是也○治與水症濕症大同大法腰已上腫宜汗腰已下腫宜下表症喘咳小青龍湯越婢湯古麻甘湯桂枝苦酒湯裏症腹腫舌硬十棗湯澤瀉湯澤瀉牡蠣湯導水丸三花神祐丸濬川丸布海丸然症雖可下又當權其輕重若年衰久病及虛者黃米丸初起只宜上下分消其濕五苓散用桂枝合六一散加橘皮

木香檳榔生姜煎服或單山梔丸木香白朮煎湯下兼黃者茵陳五苓散滲之

陰水身涼大便利補中行濕或升提

經曰陰蓄於內水氣脹滿是也○治宜補脾丸以復運化之常清心火降肺金俾肝木有制而滲道又且開通此補中行濕兼全虛而有濕熱者最宜若中寒者溫補則氣騰而小便自通氣陷者升提則陽舉而陰自降故曰行濕非五苓神祐之謂也○補中氣六君子湯加木香濕者參苓白朮散升陽除濕防風湯嘔者赤茯苓湯中寒者玄武湯實脾散挾食積者緊皮丸千金養脾丸挾濕熱者中滿分消湯丸濕甚者退黃丸○虛甚氣陷口無味者六君子湯加升麻柴胡以提之復元丹切忌泄滲○腎虛脊重腳腫濕熱者加味八味丸滋腎丸陽虛小便不利者古沉附湯二陳俱利者朮附湯復元丹

陰多久病或產後

久病喘咳瘧痢或誤服涼藥以至腫者危症也俱宜補脾為主大槩挾喘者分氣紫蘇飲五皮散葶藶丸久痢加味八味丸久瘧退黃丸○產後腫必大補氣血使水自降八物湯加蒼朮陳皮半夏香附有熱加麥門冬黃芩氣不順加木香砂仁懷胎氣遏水道腫者去半夏加紫蘇大腹皮飲食無阻者雖不藥而既產自消矣

陽兼食毒與瘡痍

食積香平丸枳朮丸因酒小蘿皂丸○飲毒水而腫者名水蠱滲雄丸不伏水土者胃苓湯○膿瘡搽藥愈後發腫敗毒散便澀升麻和氣飲乾瘡洗浴水氣入腹者赤小豆湯瘡久倦怠嗜臥腫者五苓散加橘皮木香檳榔滑石甘草枳殼大腹皮砂仁姜煎溫服

風腫走注皮麻木

陽水陰水腫外有又風腫氣腫血腫惟腸覃石瘕乃婦人病也○風腫即痛風腫者腫面多風熱腫腳多風濕關脈浮洪弦者風熱濕三氣鬱而為腫因脾土不足木火太盛胃中純是風氣所以清氣不升腹作䐜脹濁氣不降大便閉澀經曰中滿瀉之於內者是也外症走注疼痛面皮麻木不仁先服三和散次服小續命湯大便閉去附子加檳榔牽牛日久者金丹風從汗散故也虛弱不敢汗者四君子湯加升麻柴胡蒼朮防風汗多者防己黃芪湯

氣腫隨氣消長之

七情停涎鬱為濕熱脾肺俱病四肢瘦削腹脇膨脹與水氣相似但以手按之成凹不即起者濕也按之皮厚不成凹者氣也六君子湯加木香木通喘者木香流氣飲大便閉者三利散六磨湯木香檳榔丸小便閉者分心氣飲嘔滿者四妙枳殼丸濕者單香附丸挾痰腹脹滿者加味枳殼湯控涎丹

瘀血腫如何識皮間赤縷血痕見

四物湯加桃仁紅花或續斷飲加味八味丸婦人經閉散血腫者腎氣丸加紅花或紅礬丸詳婦人經候

莖囊又有陰陽候

玉莖與陰囊伸縮堅強乃身中陰陽之機育陽火玉莖腫脹健裂不醴者紫青瀉肝湯濕熱下流者四苓散加山梔木通金鈴子莖囊腫大通明者木香流氣飲加木通煎吞青木香丸莖縮寒熱陰挺腫脹者龍膽瀉肝湯腫熱甚囊腫二便不通者三白散八正散腫痛者用小茴全蝎穿山甲木香等分為末每二錢空心酒下有陰寒濕腫痿弱者五苓散加茴香或八味丸腎大如斗者荔核散上熱下虛莖腫痛者清心蓮子飲陰腫大如升核者用馬鞭草搗爛塗之或乾地龍為末雞子清調敷囊敷者可治婦人陰腫便秘枳橘湯

通治忌甘與刺皮

凡陽水宜辛寒散結行氣苦寒瀉火燥濕陰水宜苦溫燥脾或辛熱導氣極忌甘藥助濕作滿尤忌

針刺犯之流水而死○通用二陳湯去甘草加蒼朮白朮為君佐以猪苓澤瀉山梔消濕熱麥門冬黃芩為使清肺制肝腹脹加厚朴瀉加肉豆蔻訶子喘急加桑白皮杏仁氣壅加香附食積加山查麥芽陽水便閉加甘遂少許陰水氣弱加人參風腫加羌活防風白芷夏月加香茹寒加姜桂氣腫加蘿蔔子枳殼血加歸芎痰加貝母上腫加紫蘇下腫加防己木瓜陰囊腫加小茴木香外腎如石引脇痛加巴戟○又太陽腫症加藁本赤小豆少陽加芫花雄黃木通陽明加茯苓椒白太陰加甘遂葶藶少陰加澤瀉連翹巴戟厥陰加大戟吳萸此推廣古法不可妄用蓋甘遂大戟芫花攢氣破血巴豆攢腎陰氣輕粉傷齒毒留腸胃土狗獨蒜消而復腫慎之○凡先腫腹而後散於四肢者可治先腫四肢而後歸於腹者難治若肌肉崩潰足腫流水唇黑耳焦缺盆下臍凸背平手足掌平肉硬腹多青筋大便滑泄者不治又面黑者肝死兩手無紋者心死臍突者脾死兩肩凸者肺死下注腳腫者腎死

鼓脹 與喘參看

鼓脹虛軟實則堅 鼓脹中空外堅有似於鼓又曰蠱者若蠱侵蝕之義虛脹陰寒為邪吐利不食時脹時減按之則陷而軟實脹陽熱為邪身熱咽乾常脹內痛按之不陷而硬大槩肥人氣虛多寒濕瘦人血虛多濕熱

都緣脾濕少運布 脾居中能升心肺之陽降肝腎之陰令內傷外感脾陰受傷痰飲結聚飲食之精華不能傳布上歸於肺下注膀胱故濁氣在下化為血瘀鬱久為熱熱化成濕濕熱相搏遂成鼓脹或在臟腑之外或在榮衛之分或在胸脇或在皮膚雖各臟腑見症亦總歸於脾也

煩喘嘔瀉腰脇疼胃痛癃閉小腹墜 心脹煩心肝脹脇痛脾脹善嘔噦肺脹咳喘腎脹腰痛胃脹胃脘痛大腸脹腸鳴飧泄小腸脹小腹引腰痛膀胱脹小便癃閉三焦脹氣滿皮膚膽脹口苦

外感寒鬱為裏邪 外感風寒傳至陽明裏分大實大滿者承氣湯古法下之脹已者是也○尋常感風脹者升麻葛根湯加蒼朮或升麻胃風湯感寒脹者不換金正氣散加檳榔枳殼乾姜風寒兩感脹者五積散暑脹二便不利者香茹散加滑石枳殼黃連二便利者六和湯濕脹腰重或嘔者除濕湯瀉者三白湯

內傷氣閉滯且利 七情鬱塞氣道升降失常腹脹大而四肢多瘦四七湯七氣湯四炒枳殼丸因怒傷肝勝脾者痞滿喘急平肝飲子甚者當歸龍薈丸虛者禹餘糧丸因怒傷肝乘肺傳大腸者腹鳴氣走有聲二便或閉或瀉六君子湯加蘇子大腹皮木香草菓厚朴枳實便閉者三和散四磨湯憂思氣鬱者木香枳朮丸木香化滯湯溫膽湯退熱清氣湯恐傷腎精氣怯却不上升而下焦脹者補中益氣湯加木香檳榔故紙

食脹有熱亦有寒 因食肉果菜不化曰食脹○初起多寒濕自利不食者胃苓湯加山查麥芽或人參養胃湯加香附砂仁甚者治中湯加丁香或厚朴附子二味煎服○久則濕熱乘脾大便乾燥者保和湯傷肉者黃連阿魏等分醋浸蒸餅為丸或三補丸用香附山查煎湯下傷雜果者古桂香丸或鹽湯探吐膏梁

厚味大便閉者大承氣湯加桂或厚朴湯積熱者牽牛丸虛者木香檳榔丸滋腎丸。穀脹痞滿心如醋。因穀食不化曰穀脹朝陽盛能食暮陽衰不能食者大異香散五膈寬中散濕熱者古萸連丸清膈蒼莎丸俱穀芽煎湯下或單雞醴散最妙。蟲積善食癥不眠。蟲積脹腹痛善喫茶鹽之物千金散雷公丸小兒史君子丸大人虛者木香檳榔丸靈檳散化蟲丸○積塊癥瘕心腹堅硬咳嗽不眠者廣朮潰堅湯保安丸紅丸子輕者枳朮丸龜甲丸。水脹漉漉血便瘀。因停水飲茶酒不散曰水脹腸中漉漉有聲怔忡喘息二陳湯加桔梗檳榔消飲丸酒脹桂苓甘露飲○瘀血脹便黑多跌撲及産後所致人參芎歸湯散血消腫湯。一般中滿症稍輕。俗云倒飽有氣虛者六君子湯加黃芪厚朴木香食積加山查麥芽挾濕熱加黃連青皮白芍木香清氣陷者木香順氣湯有血虛者四物湯加白朮木通厚朴挾濕熱加苓連有食滯者平胃散加山查麥芽或枳朮丸凡虛脹及久病瘧痢脹者俱依此分氣血調治。補中行濕法相共。凡脹初起是氣久則成水治比水腫更難蓋水腫飲食如常鼓脹飲食不及常病根深固必三五年而後成治腫惟補中行濕足矣治脹必補中行濕兼以消積更斷鹽醬音樂妄想不責速效乃可萬全若單腹腫大而四肢極瘦者名蜘蛛蠱古方雖有八物湯去地黃倍參朮加黃連厚朴及四桂散諸蠱保命丹蝦蟆煮肚法然此皆脾氣虛極本經自病更無相生相制乃真臟病也不治○補中六君子湯去甘草加大腹皮厚朴為君佐以澤瀉利濕黃芩麥門冬制肝朝寬暮急為血虛去參合四物湯朝急暮寬為氣虛倍參朮朝暮皆急血氣俱虛合八物湯肥人多濕合平胃散瘦人多火加香附黃連寒加附子厚朴熱加大黃食脹加砂仁神麯痰脹倍半夏加檳榔豬苓瘀血加桃仁五靈脂積聚堅硬加三稜莪朮大怒加蘆薈山梔氣脹及蟲積加木香檳榔氣下墜加升麻柴胡凡議下須脉實人盛按之堅者先與補藥次畧疏導後入補之否則縱快一時其脹愈甚經云臟寒生脹寒脹恒多熱脹恒少○通用中滿分消丸古龍虎丹寬中健脾丸禹餘粮丸單雞醴散內消散外敷神膏

赤白濁

赤白濁男女司皆因濕熱。脾胃濕熱中焦不清濁氣滲入膀胱為濁如夏月天熱則萬木流津○赤者血分濕熱甚心與小腸主之導赤散四物二陳湯加樗白皮青黛滑石○白者氣分濕熱微肺與大腸主之清心蓮子飲或五積散合四君子湯。濕痰濕火理一同。肥人多濕痰二陳湯加蒼朮白朮赤濁加白芍氣虛加參芪傷暑加澤瀉麥門冬人參傷風加防風挾寒加姜桂甚加附子有熱加知母黃柏山梔或星半蛤粉丸因七情生痰者四七湯○瘦人多濕火加味逍遙散四物湯加知母黃柏或真珠粉丸樗柏丸虛挾痰火腎氣丸補陰丸不可純寒藥傷血亦不可純燥藥助火蓋寒則堅凝熱則流通俱宜清上固下。間有虛勞下部冷。思慮勞心虛者妙香散十味溫膽湯金蓮丸房慾傷腎虛者萆薢分清飲小兔絲子丸腎氣丸八味丸心腎俱虛無火者還少丹虛冷小

腹痛不可忍者，酒煮當歸丸。久則升提歛胃宮。土燥水清，思亦傷脾，精生於穀，故久則宜升胃補脾。二陳湯加升麻、柴胡以升胃氣。素有痰火，恐升動痰火胸滿者，再加枳殼、香附、神麯、白朮。或用此吐以提之。如虛勞者，補中益氣湯。脾濕不歛者，蒼朮難名丹、四炒固真丸、白朮膏、威喜丸。久甚，古龍蠲丸、石蓮散、遠志丸。

腰痛

腰痛新久總腎虛　新痛宜疎外邪，清濕熱；久則補腎，兼理氣血。○腰者，腎之候，一身所恃以轉移開闔。然諸經貫於腎，而絡於腰脊。雖外感內傷種種不同，必腎虛而後邪能湊之，故不可純用涼藥，亦不可純用參芪補氣。痛甚，面上忽見紅點，人中黑者，死。

外感暴痛寒背拘　傷寒必依六經症用藥，詳三卷四十七葉。○尋常感冒暴痛不能轉側，如寒傷腎者，遇天寒發，連背拘攣，脈沉弦緊，五積散加吳萸、杜仲、桃仁。痛甚，加黑牽牛少許。肢厥者，古姜附湯。連肩背者，通氣防風湯、摩腰丹，屈伸導法。

濕痛重者熱煩燥　久處卑濕，雨露侵淫，為濕所着，腰重如石，冷如水，喜熱物，不渴，便利，飲食如故，着腎湯加附子。停水沉重，小便不利，五苓散、滲濕湯。腰重痛，單角茴散。久不已，單牛膝浸酒服，青娥丸加萆薢最妙。○濕兼熱者，長夏暑濕相搏，或因膏粱成濕熱者，亦同。實者，二妙、蒼柏散加柴胡、防風煎服。虛者，七味蒼柏散。溺赤者，五苓散、清燥湯、健步丸。有諸藥不効者，用甘遂、牽牛大瀉其濕而止，乃濕甚也。古方有以甘遂煮末三錢，和猪腰子煨熟，空心酒下。

風牽脚膝強難舒　風傷腎腰痛，左右無常，牽連脚膝，強急不可俛仰，以顧風熱敗毒散加杜仲。二便閉者，甘豆湯加續斷、天麻。風虛，小續命湯加桃仁，或烏藥順氣散加五加皮。風挾寒濕者，五積交加散，用全蝎炒過，去蝎，獨活寄生散、羗活勝濕湯、加味龍虎散，或單葳仙為末，酒調服。

內傷失志腰膨脹　失志則心血不旺，不能攝養筋脈，腰間鬱鬱膨脹不伸，令人虛羸，面黑，不能久立遠行。七氣湯倍茯苓，加沉香、乳香少許。虛者，當心腎俱補，人參養榮湯加杜仲、牛膝。

憂怒腰脇痛相須　○五臟皆取氣於穀，脾者，腎之倉廩也。憂思傷脾，則胃氣不行，腰痛連腹脇，脹滿，肉痺不仁，沉香降氣湯、木香匀氣散。飲食難化者，異香散。○宗筋聚於陰器，肝者，腎之同系也。怒傷肝，則諸筋縱弛，腰痛連脇，聚香飲子、調肝散。○七情挾外感有表者，人參順氣散、烏藥順氣散、枳甘散加葱白通用，七香丸、青木香丸、立安丸。

痰連背脇積難仰　濕痰流注經絡，背脇疼痛，脈滑者，二陳湯加南星、蒼朮、黃柏，風加麻黃、防風、羗活，寒加姜桂、附子，控涎丹。大便泄者，龜樗丸。○食積因醉飽入房，濕熱乘虛入腎，以致腰痛難以俛仰，四物、二陳湯加麥芽、神麯、葛花、砂仁、杜仲、黃柏、官桂、桔梗。痛甚者，速効散；積聚者，加味龍虎散；濕熱者，七味蒼柏散、清燥湯。

閃剉瘀逆夜偏呼　閃剉跌撲墜墮，以致血瘀腰痛，日輕夜重，宜行血順氣。實者，桃仁承氣湯，或大黃、生姜等分，水浸一宿，五鼓服之。久者，補陰丸加桃仁、紅花，或五積散去麻黃，加茴香、木香、檳榔。連脇痛者，復元通聖散加木香。

作勞血脉難調養　勞力傷腎

者黃芪建中湯加當歸、杜仲，或四物湯加知母、黃柏、五味子、杜仲，吞大補陰丸。熱者，宜獨活湯。○勞心者，妄授天王補心丹，杜仲煎湯下。**房慾悠悠或軟如。**房慾傷腎，精血不足養筋，陰虛悠悠痛不能舉者，杜仲丸、補陰丸。○陽虛腰軟不能運用者，九味安腎丸，加杜仲、鹿茸，百倍丸、八味丸加鹿茸、木瓜、當歸、續斷，或煨腎丸、豬腎酒。

疝氣

疝本濕熱標則寒。醉飽勞役，房慾忿怒，動火，火鬱久則生濕，津液凝為痰瘀，流入肝經。肝性急速，又暴為外寒所束，是以痛甚。有專言寒者，論其標耳。大要熱者遇熱則發，二便赤澁，小腹肛門俱熱，外腎累垂，玉莖挺急；寒者遇寒則發，二便皆利，腸腹清冷，外腎鱉縮。又有冷熱不調者，外腎小腹或冷或熱，二便或閉或利。**小腸膀腎總由肝。**○局方多以為小腸氣、膀胱氣、腎氣者，亦自其標末而言，其實主於肝也。蓋肝環陰器而上入小腸，又肝腎所屬於下，與衝任督相附，腎與膀胱為臟腑，其氣相通，連為外腎，系於睾丸，此三經相連相會。然肝主筋，睾丸雖名外腎，非厥陰環而引之，與玉莖無由伸縮。在女子則為篡戶。經云：邪在小腸，連睾系，繫於脊，貫肝絡肺，心系氣盛厥逆，上衝腸胃，熏肝，散於肓，結於臍，惟取厥陰以下之。及論三臟脈皆以滑為疝，每云風疝者，非外風也，乃肝木陽臟氣動之風。論三陽疝發寒熱，言膀胱非受病之處，必傳於肝而後為疝。又明堂穴法治疝皆厥陰部分，可見疝主肝經。小腸多氣少血之經，忿怒憂思起於肝，而心氣因之鬱結，心與小腸為表裏，臟外氣聚無出，攻及膀胱。腎納氣，房勞過度，敗精蓄為邪水，氣滯入裏，胞絡真氣，膀胱氣脹，然皆肝所主也。所以病發不特外腎小腹作痛，或攻刺腰脇，或游走胸背，或搶心痛，或連臍痛，男子遺精，女人不月，令人羸瘦少氣，洒淅寒熱，食少嘔吐吞酸，久則遂成暴吐，甚則角弓反張，咬牙戰汗，冷汗流不止者難治。**大綱囊痛引小腹。**疝有睾丸痛者，有連小腹痛者，感冷觸怒則塊物逆上囊根，心氣和平則塊物自循營系歸入囊中。**水筋氣血狐癩寒。**○水疝囊腫如水晶，或囊癢而流黃水，陰汗自出，小腹按之作水聲，得於醉酒行房，遇外邪結於囊中。○筋疝陰莖腫脹，或挺長不收，或痛癢至莖，得于房勞。○血疝如黃瓜在小腹兩旁，俗云便毒，得於春夏大燠，氣勞於使內，血滲入浮囊，結氣癰腫。○氣疝上連腎俞，下及陰囊，得於號哭忿怒，氣鬱而脹，或勞役坐馬，致核腫脹，偏有大小者難治。○狐疝狀如仰瓦，臥則入小腹，如狐之晝出穴而溺，夜入穴而不溺，亦與氣疝大同。○癩疝有四種，詳後。○寒疝陰冷結硬如石，陰莖不舉，或控睾丸而痛，得於寒濕，使內過勞，久而無子。此七疝之名，從經旨也。餘皆謬妄不取。凡疝久則成積，盤附臍之上下左右，為瘕為癥。**陰癩腫痛硬如石。**○此即癩疝，在婦人則為陰戶突出。寒勝則痛，濕勝則腫，寒濕相搏，熱毒又重，則腫硬如石。○腸癩即小腸氣弔，外腎偏墜腫癢。○卵癩玉莖腫硬，引臍絞痛，甚則陰縮肢冷，囊上生瘡成癰。二症出水不止者死。○氣癩素有濕熱，因怒激起相火，昏眩手搐，如狂，面黑，睾丸能左右相過。氣疝飲、萸連梔石丸；寒冷者，五積散、蟠蔥散、當歸四逆湯、木香勻氣散青木香丸，茱萸內消丸，黑錫丹。○水㿗外腎腫大如斗如升，不痛不痒，得於卑濕，五苓散加小茴韭汁為丸，單竹茹湯，熱者三白散、橘核散，久者橘核丸。硬木不通腫偏丸。此又言㿗疝之中有木腎者，有偏墜者。○木腎堅硬頑痺不痛，乃心火不降，腎水不溫，活腎丸、四製茱萸丸、四炒川練丸，或單用雄楮樹葉不結子者，是曬乾為末，酒糊丸梧子大，每五十丸，空心鹽酒下。又有跌傷驚氣與敗血攻入者，當消瘀血。○偏墜腫有大小，偏左多瘀血怒火，或腎氣虛，橫偏右多濕痰食積。是知㿗症症兼七疝，治宜詳審，故特抽言之。外治摩腰膏。○小兒偏墜，牡丹皮散。○婦人子宮突出，有寒濕者，澤蘭葉散、金液丹，有熱則不固者，小柴胡湯合四物湯加龍膽草、青皮。治詳內外宜疏利。症雖濕熱，然生於陰，起於下，四氣每先傷足三陰部分，所以遇外感而發。○風症小腸陰筋走注，痛甚有汗，身痛，烏頭桂枝湯；有泄者，四君子湯加羌活、附子。○寒症心痛筋縮，肢冷，食已則吐，古梔附湯、五積散加吳萸、小茴及食鹽少許，四製茱萸丸、硫荔丸。○暑症小腹脹急，溺澀，香茹散加瞿麥、木通。○濕症身重，小便不利，大便或濇，五苓散最妙。濕熱入裏，暴痛難當者，加減柴苓湯、加減八正散；濕甚者，導水丸、三白散，或復元通聖散加黑豆；虛者，十味蒼柏散；在裏有寒熱者，柴胡桂枝湯。○七情疝作滿作減，濕熱者，氣疝飲、古萸連丸；寒冷者，蟠葱散、生料木香匀氣散。○通用五苓散，豬苓、澤瀉分陰陽以和心與小腸，白朮利腰臍間濕及死血，茯苓利膀胱水，木得桂則枯，故用以伐肝木。風換桂枝，寒加紫蘇、生薑、鹽少許，暑加白芍，濕加白朮，小腸氣加小茴，膀胱氣加金鈴子、橘核，腎氣加檳榔、木通少許。消痰瘀積補虛頑。凡疝痛走注無形屬氣，痛有常處有形乃濕痰食積瘀血下聚而成。○痰疝，海石、香附二味，姜汁調服；痰飲食積者，守効丸。○食積瘀血者，梔桃枳查散、失笑散；食積挾熱者，積疝丸；食積挾虛者，八味茴香丸。○虛疝暴痒，四君子湯加川練子、茴香、枳實、山查、山梔；按之不痛者，加肉桂、姜汁；按之不定者，用桂枝、烏頭、山梔為末，姜汁糊丸，姜湯下，大能劫痛；久者，三萸內消丸。凡虛疝不宜預補，經云：邪之所湊，其氣必虛，留而不去，其病則實，必先瀉其所蓄之熱而後補之，所以諸方多借巴豆氣者此也。虛甚上為吐逆，下有遺精者危。要知濕熱為病，俱宜瀉南補北，不可妄用剛劑。○久成癥瘕，腹滿氣積加臂者，白葱散，或理中湯加阿魏；腹痛有塊盤臍旁者，聚香飲子、葫蘆巴丸；腹痛有塊附臍下者，金鈴丸；欲作奔豚者，茯苓桂甘湯；奔豚疝痛者，大七氣湯加炒牽牛。○通用二陳湯加姜汁，積加枳實、山查，熱加山梔，痛加橘核，瘀血加玄胡索、桃仁，鬱加木香、茴香、川楝子，痛甚加乳香、沒藥、荔枝核，腎大如斗加茴香、青皮、昆布、海藻為丸服。水疝加豬苓、澤瀉以逐水，筋疝加黃連、白朮、茯苓以降火，血疝合四物湯以調血，不愈，清肝益榮湯，或清暑益氣湯；氣疝加柴胡、青皮、香附行氣；狐疝加青皮、香附、蒼朮逐風流經，更以蜘蛛十四枚、桂枝五錢為末，蜜丸，米飲下；㿗疝加白朮、蒼朮、豬苓、澤瀉，煎調荔枝散；寒疝加吳萸、姜、桂溫散。○常用辛平破血消痰積之劑，橘核散；辛溫散氣溫散之劑，五妙川練丸、四妙川練丸、金鈴丸、四味茴香散、古主蝎散、辰砂一粒丹、神聖代針散選用。

脚氣

脚氣須知有濕乾。脚氣內經名厥兩漢名緩風初病不覺因他病始發或奄然大悶其症寒熱全類傷寒但初起則卒然脚痛發則旬月又作為異○濕者筋脉弛長而軟或浮腫或生臁瘡之類謂之濕脚氣宜利濕疎風○乾即熱也乾者筋脉踡縮攣痛枯細不腫謂之乾脚氣宜潤血清燥

內因食積外風寒。內因好食乳酪醋酒濕熱下流肝腎加之房勞故富貴之人亦有脚疾外因久坐久立濕地或貧苦跋涉山溪瘴毒夏月則感濕熱之氣發則四肢多熱冬月則感濕冷之氣發則四肢多冷加以當風取凉汗出洗足房後入房故成此疾外感止於下脛腫痛內傷或至手節遍身初起察其起處隔蒜灸之最妙

濕勝腫兮寒勝痛。濕勝則腫除濕湯加檳榔防己脛腫者紅花蒼栢丸肥人加痰藥赤裂腫痛甚者用甘遂為末水調敷腫處另用甘草煎湯服之立消或敗毒散加蒼朮大黃搜風順氣丸○濕兼寒則痛五積散不換金正氣散附子六物湯勝駿丸○濕兼風則走注不常烏藥順氣散地仙丹甚者用赤芍草烏等分酒糊丸服以劫之挾瘀血者復元通聖散合消風散○濕兼熱則腫痛異常加味蒼栢散二妙蒼栢散清燥湯○食積濕痰下注者檳榔蒼栢丸

虛火軟緩痺且頑。軟痺者乃膏粱火乘肝腎以致血氣澁則痺厥不仁虛則軟緩無力或麻木不舉三妙丸搜風順氣丸然腎主骨虛則骨軟陽虛附虎四斤丸陰虛虎潛丸腎氣丸脚軟筋痛者大補陰丸去地黃加白芍知母甘草倍牛膝肝主筋虛則脚膝頑麻養真丹肝腎脾俱虛者五獸三匱丹

在下升之衝上降。凡濕氣在下隨氣血痰藥中加防風蒼朮升提其濕衝心則恍惚嘔吐不食脉乍大乍小者死宜木香流氣飲或蘇子降氣湯吞養正丹有火者四物湯加黃栢以救之再用附子末津調塗湧泉穴引熱下行入腹不仁喘急欲死者木萸散腹脹煩燥者松節湯入肺喘咳小青龍湯加檳榔入肝頭目昏眩喘滿逼促烏藥平氣散入腎腰脚腫脹小便不利自額背黑左尺絕者死牛膝散加大黃救之如少陰腎氣入心乃水剋火也急宜八味丸救之有脚氣寒熱足腫心煩體痛垂死者杉節湯不食加砂仁青皮木瓜外用桃柳桑槐楮五枝煎湯洗之消腫住痛須先吃酒三五盃最忌熱藥蒸泡恐逼邪入經絡故治脚以疎通氣道為佳

表汗裏下任湯丸濕熱流注三陰經絡火鬱成毒腫上干三陽寒熱嘔惡身痛且重者左經湯主之或香蘇散加木瓜檳榔七情再加五加皮木香痛加赤芍忌冬藤婦人加當歸○三陰裏症胸滿怔忡遍體轉筋二便閉澁或自利者羌活導滯湯除濕丹導水丸挾風順氣丸挾痰者三花神祐丸挾食積者開結導飲丸裏虛者獨活寄生湯換腿丸表裏兼見者左經湯加大黃

○跟痛轉筋皆血熱亦有痰火及風寒。脚跟痛有血熱者四物湯加知母黃栢牛膝有痰者五積散加木瓜或開結導飲丸○脚轉筋有血熱者四物湯加酒芩紅花有筋動於足大指上至大腿近腰結了者此奉養厚因風寒而作又當加蒼朮南星感濕者除濕丹當用松節二兩乳香一錢慢火焙存性為末每一錢木瓜煎酒調服○有踝上生一孔約深半寸至

下半日疼，異者此濕毒注成漏也，用人中白炙出水滴入瘡口。

燥類

消渴

消渴先明氣血分經曰：二陽結謂之消渴。二陽者，手陽明大腸主津液，足陽明胃主血，津血不足，發為消渴。又有燥結者，肺與大腸為表裏也。有氣分渴者，因外感傳裏，或服食僭燥，熱耗津液，喜飲冷水，當與寒涼滲劑以清利其熱，熱去則陰生而渴自止矣。有血分渴者，因內傷勞役，精神耗散，胃氣不升，或病後胃虛亡津，或餘熱在肺，口乾作渴，喜飲熱湯，當與甘溫酸劑以滋益其陰，陰生則燥除而渴自止矣。**總是火炎不必問**消者，燒也，如火烹物，理者也。三消上中既平，不復傳下，上輕中重下急，總皆肺被火鬱蒸日久，氣血凝滯，故能食者未傳癰疽，水自溢也；不能食者未傳脹滿，火自炎也，皆危。**上消引飲便如常**熱在上焦，心肺煩燥，舌赤唇紅，少食引飲，小便數者，四物湯合生脈散加天花粉、地黃汁、藕汁、乳汁，酒客加葛汁；能食者，白虎加參湯；不食者，錢氏白朮散、清心蓮子飲。又膈滿者，謂之膈消，門冬飲子。火留肉分變為癰腫者，忍冬藤丸、黃芪六一湯、益元散。**中消善饑無尿黃**熱蓄中焦，脾胃消穀，善飢，不甚渴，小便赤數，大便硬者，四物湯加知母、黃栢、石羔、黃芩、滑石以降火；熱甚者，調胃承氣湯、三黃丸；初病寒中，陰勝陽鬱，後變為熱中者，升麻葛根湯、瀉黃散；濕積毒者，消渴痞丸；虛者，錢氏白朮散；便閉者，當歸潤燥湯；泄瀉者，白朮芍藥湯。上中二消者，蘭香飲子；心火乘脾者，黃連豬肚丸；肝侵氣衝，心熱，不食，食即吐蛔者，烏梅丸、鐵粉丸；有虫耗其津液者，單苦練湯；水停于下，變為附腫者，五苓散，或去桂加人參尤妙。**腎消濁陰莖強**熱伏下焦，腎分精竭，引水自救，隨即溺下，小便混濁如膏淋然，腿膝枯細，面黑耳焦，形瘦者，四物湯加知母、黃柏、五味子、玄參、人乳汁，善調水火；或補陰丸、腎氣丸，先坎離丸、八味丸去附子加五味子、玄兔丹、鹿兔丹、壺捉天王補心丹、威喜丸、妙香丸、單蘭糸湯，或十全大補湯去桂倍地黃加知母、黃柏；上熱下冷者，清心蓮子飲。有五石過度之人，真氣既盡，石氣獨留，陽道興強，不交精泄，名謂之強中。小便或油膩，或赤黃，或泔白，或渴而且利，或渴而不利，或不渴而利，飲食滋味入腹，如湯流雪，隨小便而出，落於溝中，結如白脂，肌膚日瘦者，無治法。**保肺滋腎脾自運**治渴初宜養肺降心，久則滋腎養脾。益本在腎，標在肺；腎煖則氣上升而肺潤，腎冷則氣不升而肺焦，故腎氣丸為消渴良方也。然心腎皆通乎脾，養脾則津液自生，參苓白朮散是也。三消通用單文蛤為末，水調服；回津止渴，單求葛根丸、消渴神藥、大忌半夏燥劑。仲論水包天地，人身臟腑亦津液真水所包，然有形者凡水也，坎也，坤也；無形者天一所生之水氣也，坎也，乾也。能以無形之水沃無形之火，是謂既濟。雜病渴多虛熱，實熱者少。凡渴後忌針灸。

令瘡日出水而死

燥結

燥結兩字亦有辨，燥有風燥熱燥火燥氣血虛燥，詳燥門。結有能食脈實數者，為陽結；不能食脈弦微者，為陰結；亦有年高氣血虛結者。燥潤結通無後患。燥屬少陰津液不足，辛以潤之；結屬太陰有燥糞，苦以瀉之。凡結後仍服潤血生津之劑，免其再結再通，愈傷元氣。濕鬱脹滿熱有時，濕熱怫鬱，心腹脹滿，有蟲積者檳榔丸。凡燥結有時者為實，無時者為虛。有藥石毒者，大小便閉，氣脹如鼓者，三和散合三黃湯；敗食毒者，香連丸；胃火者，白虎湯。津少臟寒七情憊。津少因發汗利小便過多，及產後失血等症，血液枯者，五仁丸、腎氣丸、大補陰丸，或導滯通幽湯加檳榔、條芩、陳皮；氣虛者，參仁丸、補中益氣湯；挾七情者，古蒞沉丸。〇臟寒則氣澁，臟冷則血枯，有痃癖冷氣結滯者，古半硫丸、古姜附湯、五積散，冰冷與之。其病雖宜服湯藥，若大便不通者，亦當暫與潤劑微通大便，不令閉結。〇七情氣閉，後因窘迫者，三和散、六磨湯。如脈浮晝便難者，用陳皮、杏仁等分蜜丸服；脈沉夜便難者，換桃仁。〇痰滯不通者，二陳湯加枳殼、檳榔。宿食秘喘審熱寒，傷熱物者，二黃丸；傷寒物者，丁香脾積丸。通用大黃備急丸。有脾胃伏火者，潤腸丸。流行肺氣無遲慢。肺與大腸為表裏故也。枳梗湯加紫蘇，或蘇子降氣湯，或蘇子麻仁煮粥。又如脾約症，胃強脾弱，約束津液不能四布，但輸膀胱，故小便數而大便難，此脾約丸之由制也。但脾屬陰，虛火燔金耗，則肺失傳化，尤宜滋陰養血。在西北壯實者，以約脾丸開結可也；東南氣血虛者，潤燥為主。〇通用冷熱熨法、掩臍法、麻油導法。

火類

脇痛

脇痛本是肝家病，痛引小腹善怒。宜分左右審實虛。左右者，陰陽之道路也。左肝陽血陰，右肺陰氣陽。實者，肝氣實也，痛則手足煩燥不安臥，小柴胡湯加芎、歸、白芍、蒼朮、青皮、龍胆草，或單黃連丸。虛者，肝血虛也，痛則悠悠不止，耳目䀮䀮，善恐，如人將捕，四物湯加柴胡稍，或五積散去麻黃，加青木香、青皮。虛甚成損，脇下常一點痛不止者，名乾脇痛，甚危。〇八物湯加木香、青皮、桂心；有火去桂，加山梔，或吳萸水炒黃連。左為怒火與死血，大怒氣逆，及謀慮不決，或外感風邪，皆令肝火動甚，脇痛難忍，古萸連丸、當歸龍薈丸；輕者，小柴加黃連、牡蠣、枳殼。〇瘀血必歸肝經，夜

上海埽葉山房校印

痛或午後發者是小柴胡湯合四物湯加桃仁紅花乳末痛甚者古枳芎散便堅黑者桃仁承氣湯或瀉青丸陡痛吐血者熱傷肝也小柴胡湯加芎歸生地外用韭菜炒熨脇及琥珀膏貼之**右食痰飲**

七情居食積脇下如杠梗起一條作痛神保丸枳實煎湯下輕者保和丸○痰飲流注肝經咳嗽引痛者二陳湯加南星蒼朮川芎柴胡白芥子或入青黛少許姜汁二匙痰甚者控涎丸如胸背脇痛喘急妬悶者瓜蔞實丸○飲水停滯脇下如種痛者濃煎蔥白湯調枳殼煑散甚者用傷寒水症治法○七情鬱滯如有物刺痛氣促嘔吐者分氣紫蘇飲流氣飲子調中順氣丸鬱氣挾食連乳痛者推氣散[illegible]煎散甚哀傷者枳殼煮散四味枳實散一塊氣丸兼有鬱者越鞠丸**兩脇常兼左右症**○濕熱盛則兩脇痛當歸龍薈丸諸脇痛皆效如痛不可舒伸者用此丸五錢半加姜黄桃仁各五錢蜜丸或煎服○外感脇痛寒熱者小柴胡加枳梗詳傷寒**久久成積還有餘**○脇痛二三年不已者乃痰瘀結成積塊肝積肥氣肺積息賁發作有時雖皆肝木有餘不可峻攻宜枳朮丸加官桂陳皮桔梗甘草蜜丸服或復元通聖散附脇膝方

夢遺

夢遺之病全屬心交感之精雖常有一點白膜裹藏於腎而元精以為此精之本者實在乎心日有所思夜夢而失之矣治宜黄連清心飲或十味溫膽湯妙香散定志丸**相火一動走精金**人身之精貴於金質初因君火不寧久則相火擅權精元一於走而不固甚則夜失連日亦滑溜不已先宜坎離丸有火盛精中多有紅絲令溺於桶登視之便見後生子一歲身生紅絲瘤不救宜斂陰丸腎氣丸**不信無夢而遺者念頭將動精先沉**○氣宜降精宜升慾心一動精隨念去凝滯久則莖中痒痛常如欲小便然或從小便而出或不從便出而自流者謂之遺精比之夢遺尤甚宜萆薢分清飲或八物湯真珠粉丸**日久**有虛無寒**水虧火益燥**滋陰降火湯**脾胃濕熱亦相侵**君火失權而相火乘脾濕與熱合脾土全是死陰少運飲食易於侵犯宜樗柏丸脾虛弱者三灰樗柏丸豬肚丸如原非心腎不交果因飲酒厚味乃濕熱內鬱中氣不清所化之精亦皆濁氣歸於腎中而水不寧靜故遺而滑也宜補陰藥中加人參升麻柴胡以升胃中清氣更宜節飲食以固命根也噫精字從米從青生於穀之清氣也養生者味之**固有年高**陽**虛脫者**○四十以後勞傷氣血不能固守者養榮湯加減香單樗皮丸或小兎絲子丸如早年慾過陽脫者究原心腎丸青蛾丸黑錫丹縮泉丸金鎖正原丹氣弱者神芎湯**卻無精滿溢而淋**○有曰年壯久不御女精滿而益者深為可笑人之[illegible]附惟氣與血神則主宰其中而無形迹可見精乃一時交感三焦之火吸撮而成豈先有蓄積於中耶惟節色氣血漸盛而精不清濁埋也其不御女而漏者或聞淫事或見美色或思想無窮所願不得或曾入房太甚宗筋弛縱發為筋痿而

精自出者謂之白淫蓋腎藏天一以慳為事至意內治則精全而固去思外淫居室太甚宜乎滲漏而不振也單黃柏丸最妙**服藥滋陰戒酒色清心先要斷真淫**亦有清心靜坐養精神者但好色種子猶在不免有時發露或被盲人指示房中補益之說以為可以止精不漏泄對景忘情實際不復戀乎陰衰之事矣故曰學仙不斷淫蒸砂飯不成養生者慎之通用單五味子膏金櫻膏水陸二仙丹金鎖思仙丹茨實丸秘石固真丸固精丸單韭子散威喜丸石蓮散金櫻丸

淋

五淋氣血石膏勞淋小便澁痛欲去不去不去又來滴滴不斷○氣淋澁滯餘瀝不盡沉香散或益元散加茴香木香檳榔○血淋澁痛遇熱則發白薇赤芍等分為末酒調服二錢或犀角地黃湯單車前飲四物湯加知柏選用色鮮者心與小腸虛熱也導赤散去甘草加黃芩色如豆汁者腎與膀胱火也五淋散又有一種小便見血而不痛者為溺血非淋也四物湯加山梔滑石牛膝或單苦蕒菜飲單髮灰散單琥珀散○石淋溺有砂石莖强痛甚單牛膝膏單鱉甲為末酒調服○膏淋血凝如膏用黑豆一百廿粒甘草一寸水煎臨熟入滑石末一錢空心調服或海金沙散○勞淋痛引氣衝遇勞則發痛墜及尻透膈散勞傷四物湯加知柏滑石琥珀虛甚者鹿角霜丸○熱淋暴淋痛甚八正散或五苓散合敗毒散加味石羔湯急痛者六一散二錢加木香檳榔小茴各一錢為末服○冷淋必先寒慄而後溲便澁數竅中腫痛生附散二朮散○淋皆屬熱間有冷者外因當風取涼冒暑濕熱鬱滯胞內瘙痺神不應用內因七情心腎氣鬱小腸膀胱不利或忿怒房勞忍溺酒肉濕熱下流膀胱干於肝經廷孔鬱結初則熱淋血淋久則火爍為砂石淋如湯罐煎久生礆**渴不渴間差氂毫**熱在上焦氣分渴而小便不利者肺中伏熱火不能降宜氣薄淡滲之藥清金瀉火以滋水之上源清肺飲子熱在下焦血分不渴而小便不利者腎與膀胱無陰而肺氣不化水枯火升宜氣味俱陰之藥除熱瀉閉以滋水之下源滋腎丸腎氣丸前消渴以渴為主而分氣血故血分亦有渴者此以淋為主而分氣血故血分以下渴者但渴而多汗亡津又未可以輕滲也**清熱利便人人曉**治暑淋熱淋血淋山梔仁一味足矣凡淋發渴則死**開行滋破東垣高**治膏砂石淋鬱金琥珀開鬱青皮木香行氣蒲黃牛膝破血黃柏生地滋陰東垣用藥凡例小腹痛用青皮疎肝黃柏滋腎蓋小腹小便乃肝腎部位**小腸澁痛脾經濁**小腹脹滿甚者瀉腎湯火府丹凡小腸有氣則脹有血則澁有熱則痛又土燥水濁宜四君子湯加滑石澤瀉麥門冬淡竹葉痛者六君子湯加知柏石葦琥珀**肝家莖腫刺如刀**肝經氣滯有熱者用甘草稍五錢青皮黃柏澤瀉各一錢水煎服或三味葶藶散莖痛引脇者參苓琥珀湯腸痛引腰背者磁石湯虛者清肝解鬱湯清肝益榮湯**腎虧惡症精敗竭**腎虛淋瀝莖中澁痛者加減八味丸以補陰小便頻而黃者四物湯加參朮麥門冬

上海埽葉山房校印

五味子以滋補腎。小便短而黃者，補中益氣湯加麥門冬、五味子、山藥，以補脾腎。熱結膀胱者，五淋散以清熱；脾肺氣燥者，苓梔二味以清肺；若膀胱陰虛，陽無生者，滋腎丸；膀胱陽虛，陰無以化者，腎氣丸。○精敗竭者，童男精未盛而御女，老人陰已痿而思色，以降其精，則精不出而內敗，莖中痛澀為淋者，八味丸料加車前子、牛膝煎服。若精已竭而復耗之，則大小便中牽疼，愈疼則愈欲大小便，愈便則愈疼，倍附子救之。凡此當滋化源，不可誤用知柏淡滲等劑，既竭真陽，復損真陰。**中虛總難利膀胱。**中氣既弱，不能運通水道，下輸膀胱者，補中益氣湯。凡汗多亡津，瀉久胃乾，諸瘡失血，俱宜滋補，不可過利小便。**痰飲**阻滯**轉脬何足異。吐提一法免呼號。**積痰在肺，以致膀胱不通，譬之水壺上竅閉則下竅不出，宜二陳湯探吐，或灸百會穴，皆以開上竅也。蓋膀胱雖主水道，而肺金為水之化源也。○脬系轉戾，臍下併急而痛，小便不通，名曰轉脬。有因熱逼，或強忍小便，氣逆脬轉者，二白散加車前子、木通等分，水煎，外用炒鹽熨臍，冷即易之。○因氣者，先用良薑、葱白、蘇葉煎湯熏洗小腹、外腎、肛門，拭乾，伸腳仰臥，後用葵子、赤茯苓、赤芍、白芍等分，入鹽一字，煎，調蘇合香丸服之。○忍尿疾走，及忍尿飽食者，二陳湯探吐。○忍尿入房者，補中益氣湯提之。陰虛兩尺脈絕，服諸滑利藥不效者，腎氣丸；陽虛者，八味丸，或附子、澤瀉等分，燈心煎服。此危症也。體薄性急人多有之。姙孕轉脬見婦人。

小便不通

小便不通本實熱。經曰：膀胱不利為癃，候其鼻頭色黃者，小便必難。腎主水，儲於膀胱，泄於小腸，實相通也。然腎應於心，心火盛則小腸熱結，熱微則小便難而僅有，熱甚則小便閉而絕無。宜清熱生津為主。單朴硝散、五苓散。臍下脹者，加琥珀，或單琥珀為末，蜜丸，人參茯苓煎湯下；或搗生車前子自然汁入蜜一匙調服。有利大便行而後小便利者，八正散加木香。熱盛莖中澀痛者，導赤散加山梔、大黃，或麻子仁丸，冷熱熨法。**有虛有痰有氣結。**虛損久病，自汗，五內枯燥，及諸瘡失血過多者，人參養榮湯；有精竭不痛莖癢者，八味丸；有胃弱不能通調水道，下輸膀胱，及氣虛者，四君子湯加黃芪、升麻；有脾枯亡血，及勞傷血虛者，四物湯；氣血俱虛者，八物湯。○痰涎阻滯氣道不通者，導痰湯加升麻。○忿怒氣結，閉遏不通者，二陳湯加木香、香附、木通，俱先服一盞，後煎查探吐，以提其氣，氣升則水自降矣。實熱，砂糖調牽牛末一二錢探吐。**尋當赤澀宜清心。**上熱者，導赤散加黃連、燈心；下虛者，滋腎丸；上盛下虛者，清心蓮子飲。**胞痺腸痺分利訣。**胞痺即寒淋，小便痛引臍腹，上有清涕，著腎湯；熱者，瀉腎湯。○腸痺乃飧泄，小便閉澀，津液偏滲，後便宜分利而已。

小便不禁

小便不禁不自覺赤者為熱白者虛實熱乃膀胱火動四苓散合三黃湯加五味子山茱萸少許虛熱四苓散合四物湯加山梔升麻虛乃腎與膀胱氣虛十全大補湯加益智仁或縮泉丸大兔絲子丸二苓丸遇夜陰盛愈多內虛自汗者秘元丹內虛濕熱者腎氣丸八味丸減澤瀉附子加五味子杜仲故紙倍山茱萸內虛寒冷者古桂附湯大兔絲子丸加肉桂心脾勞者頻頻少輕於不禁勞心者妙香散桑螵蛸散勞役傷脾者補中益氣湯脾約症見傷寒不約多遺或瀝餘下虛內損則膀胱不約便溺自遺或尿後餘瀝皆火盛水不得寧治宜補膀胱陰血瀉火邪為主而佐以牡蠣山茱萸五味子之類不可溫藥古方補陰丸最妙婦人產後傷胞小兒胞冷雞膍胵散主之

脫肛

脫肛全是氣下陷難經曰病之虛實入者為實出者為虛肛門脫出非虛如何勞倦房慾過度及產育用力久病久瀉小兒叫呼耗氣俱有此症宜參芪芎歸升麻水煎服血虛加芍藥地黃虛寒加炒黑乾姜虛挾熱者縮砂散間有熱者病乃暫熱則流通意也氣熱者用條芩六兩升麻一兩麪糊丸服血熱者四物湯加黃柏升麻風邪者敗毒散暑熱者黃連阿膠丸薄荷煎大補肺腎兼升提肺與大腸為表裏肺熱則肛門閉結肺寒則肛門脫出必須溫肺臟補腸胃宜補中益氣湯加訶子橘皮少許或升陽舉經湯蝟皮散釣腸丸挾濕熱者升陽除濕湯有兼痢者四物湯加槐花黃連升麻有腎虛者腎氣丸八味丸外治敷藥洗藥亦可攙

內傷類

傷食

傷食惡食分上下次審寒熱行吐瀉胸滿有物噎噯心口腹疼發熱胃有伏火或似瘧痢皆因食不化停於上脘氣壅痰盛者宜吐如傷冷食腹脹氣逆噫氣吞酸惡心欲吐不吐宜平胃散入鹽少許探吐如傷熱物或酒麪發熱心口刺痛停痰停飲伏火宜二陳湯加黃連枳實探吐瀉重填塞胸中下部無脈體實年壯者方敢瓜蒂散吐之等常飲食過飽在膈以手探吐為好停宿中下脘者宜下以逐之如傷冷物腹脹滿痛者木香見睍丸丁香脾積丸感應丸如傷熱物痞滿者三黃丸日晡潮熱盛者小承氣湯寒熱兩傷者大黃備急丸除原散體弱者下藥兼補保和丸凡傷食乃中焦血病如牽牛猛烈傷氣及一切峻攻反傷胃氣又現有吐者二陳湯加砂仁黃連青皮枳實現有瀉者胃苓湯加山查麥芽或三白湯隨時令寒暑選用如身受寒氣口又

傷冷初得便宜辛溫理中稍久鬱而為熱當兼辛涼散之**吐下未淨消導之**。紅丸子枳朮丸保和丸大安丸平補枳朮丸單山查丸**吐下已虛補益散**。四君子湯六君子湯補中益氣湯

酒客分消與調中飲酒與水過者宜上汗下滲分消其濕葛花解酲湯微汗即愈滲劑五苓散調中二陳湯如久固於酒或傷於酒成積腹痛大便窘迫者酒蒸黃連丸香連丸如傷酒嘔逆眩暈頭痛如破者補中益氣去白朮加半夏白芍苓柏乾葛川芎有塊者更加莪朮木香如善飲每早長噯不吐者小調中湯最妙一月三五次服之亦可為丸如醉飽行房以致蓄血胃口時痛者大調中湯或八物湯加砂仁之類有痛飲不醉忽糟粕出前竅尿血出後竅者四物湯加海金砂木香檳榔木通桃仁數服可安○喫茶成癖者星才丸

憂思鬱抑藥嫌霸憂思傷脾不思飲食者清六丸加香附炒黃連白芍姜汁蒸餅糊丸服全不食者溫胆湯神效憂思兼傷食者木香化滯湯○瘦倦氣抑不食者三妙蒼柏散加香附白芍陳皮半夏黃連扁柏等分白朮為君姜汁麯丸服濕痰氣滯不食者三補丸加蒼朮倍香附

積聚

五積六聚皆屬脾經曰積聚癥瘕痞滿皆太陰濕土之氣始因外感內傷氣鬱醫誤補而留之以成積）積者陰氣五臟所主脉沉伏或左或右發有根痛有常處肝積左脇下曰肥氣言風氣有餘而血隨氣不行也令人脇痛瘧痎心積臍上曰伏梁言如梁之橫架心下令人煩心乃火之鬱也忌熱藥與灸又腸癰與此相似但身股背腫環臍而痛為癰脾積胃脘稍右曰痞氣言陽氣為濕所蓄也令人黃疸倦怠飲食不為肌膚仍忌熱藥肺積右脇下曰息賁言喘息奔而上行也令人痰嗽肺癰腎積發於小腹或湊心下曰奔豚言若豚之奔衝上下無時也令人喘逆骨痿最為難治諸積勿輕吐下徒損真氣積亦不去奔豚尤不可吐五積古有五方令增損五積丸更妙○聚者陽氣六腑所成脉沉結或隱或見發無根痛無常處散聚湯七氣湯香稜丸大阿魏丸大安丸加參

左右中間移不移氣不能作塊成聚塊乃痰與食積死血有形之物而成積聚癥瘕一也有積聚成塊不能移動者曰癥言堅硬貞固也或有或無或上或下或左或右者曰瘕言假血而成蠢動之形且有活性

左死血兮右氣積治左破血為主海石丸或當歸龍薈丸料五錢加桃仁姜黃各一兩蜜丸○治右調氣清皮湯木香分氣丸有積者消積正元散紅丸子小阿魏丸或當歸龍薈丸保和丸俱加鵓鴿屎

當中痰結一團而中乃水穀出入之路飲食七情鬱積成痰石礞丸白芥丸凡痞塊在皮裏膜外俱宜二陳湯加補氣行氣藥

有餘消導分新久。積初為寒宜辛溫消導大七氣湯烏白丸大小溫中丸退黃丸阿魏撞氣丸久則為熱宜辛寒推蕩木香檳榔丸通玄二八丹消塊丸通用蠶積丹生漆膏有蟲者妙應丸外治三聖膏三稜煎神効阿魏散

不足平補是上醫

陽虛有積易治，惟陰虛難以峻補。瘀積又忌滯藥，止宜早服滋補藥中加鱉甲、龜板、秋石丹，午服枳朮丸、大安丸或醋鱉丸，善消融化之妙。若瘀積滯冷貫臍，誤為沉寒痼冷，投以姜附熱藥，初服甚與病情相宜，久則瘀積益甚，真氣傷而陰血爍矣。但硫附固不可服，如知柏、門冬寒冷傷脾滯氣亦所不宜。古云：衰其大半而止。又云：養正積自除。皆為虛損有積而言也。平補之外，更能斷厚味，節色慾，戒暴怒，正思慮，庶乎萬全。

蠱瘴

皆因飲食起居而得，故附。

中蠱害人俗不妍。據方書蠱有數種，皆妖魅變惑之氣，其怪使然。人有造作而得之者，多取虫蛇之類，以蠱惑之，使其自相啖食，其間一物獨存者，則以酒肉祭之，取出放毒於酒餚中，以害人。毒發令人面目青黃，力乏身痛，唾吐鮮血，小便淋瀝，大便膿血，唇口乾燥，胸脇妨滿，腹痛如蟲齧，又如蟲行。病人所食之物，皆變化為蟲，侵蝕臟腑，蝕盡則死。死則病氣流注，復染傍人，人死則精魂反為其家代力致富，不知有此事。否蠱病解毒丹、東坡雄礬丸主之。或於足小指尖處灸三壯，即有物出。酒飯得之，隨酒飯出；肉菜得之，隨肉菜出。凡中蠱毒，不論年月遠近，但煮雞卵一枚，去殼，以銀釵插入卵中，併入口中含一飯頃，取出視之，釵卵俱黑，即為中毒。一法令患人唾津於水，沉則是蠱，浮則非也。又法口含大豆，豆脹爛而皮脫者是蠱，否則亦非也。如出外，須用須知子置衣領中，遇毒則有聲。凡中蠱之人，用藥已瘥，自後飲食永不得喫冷。若飲食帶冷，則鬼氣乘之，毒蠱復生，竟不能救。

更有挑生及毒泉。嶺南多有挑生毒者，乃能毒於魚肉菜菓酒醋之中，以害於人。其候初覺胸腹作痛，次則漸漸攪刺，滿十日則物生能動，行上胸痛，沉下腹痛。在上膈者，用膽礬末五分，投入熱茶內溶化，通口服之，探吐。在下焦者，用鬱金末二錢，米湯調服，瀉下惡物，後以四君子湯去甘草調之。如脇下忽腫，頃刻生癖，大如碗許者，宜用升麻末二錢，冷熱水調連服，瀉出如蔥根，其腫即消，後以平胃丸兼進白粥調之。○江南溪澗中有射工毒，或因雨潦逐水而入人家，含沙射人之影，得之寒熱悶亂，頭目俱痛，亦如中屍，卒不能語。又有水毒蟲，一名溪溫，得之病同射工，但有爛瘡為射工，無瘡為溪溫。又有沙風，細如疥蟲，遇陰雨則行出草間，著人則入皮裏，痛如針刺。是三者為病，朝輕暮重，手足冷至肘膝，二三日腹中生蟲，食人下部，臍中生瘡，不痛不痒，急視下部，有瘡赤如截肉者為陽毒，最急；如鯉魚齒者為陰毒，稍緩。要皆殺人，不過二十日也。用蒜擂漬汁，煎溫洗之。是水毒，身體當發赤斑，否則非也，當以他病調治。消水毒飲子主之。

瘴氣寒溫分內外。東南兩廣，山峻水惡，地濕漚熱，如春秋時月外感霧毒，寒熱胸滿不食，此毒從口鼻入也，宜清上焦，解內毒，降氣行痰，不宜發汗，平胃散加芩連、升麻、柴胡、桔梗、枳殼、木香、木通，姜煎服。如寒月外感風寒，氣閉發熱，頭疼，自汗如瘧，南人氣壯，或胸滿痰塞，飲食不進，與北方只陽表而裏自和者不同，宜解表清熱，行痰降氣，二陳湯加柴胡、黃芩、蒼朮、羌活、川芎，水煎服，微汗即止。如內傷飲食得者，理脾

卻瘴湯補中益氣湯不換金正氣散枳朮丸虛甚或挾房勞者一粒金丹熱者柴苓湯承氣湯三黃湯合竹葉石羔湯或三黃枳朮丸

不服水土與瘴同源平洋土堅水熱山谷土潤水冷俱以平胃散為主隨水土風氣冷熱加減或變瘧痢黃疸瘡癬俱於各類求之然以扶脾胃為本凡縱酒色及食魚肉時新菜果筍蕨生冷糯飲燒酒及油炒醬煿雞鴨麪食過饑過飽歇臥處有濕氣半夜失蓋早行沾露空腹出外皆能發瘴仕宦商賈游外俱宜節飲食謹起居以防之

氣類

氣滯

此即諸氣專抽氣滯一邊詳言之耳

氣滯不行辨久新濕熱痰積是其因。蒼天之氣清淨不息變為雲霧為雷雨者山澤濕熱熏蒸也人身元氣與血循環無端彼衝擊橫行於臟腑之間而為疼痛積聚痃癖壅逆於胸臆之上而為心腹刺痛等症多因七情飲食鬱為濕熱成痰與積初起宜辛溫開鬱行氣豁痰清積久則宜辛寒降火以除根

滯膈痞滿滯下秘氣滯上膈為嘔咳痞滿枳橘湯枳梗湯橘皮二物湯枳實韭白湯沉香降氣湯苦烏附湯濕熱者清膈蒼莎湯實熱者解毒湯加知母枳殼痰火者瓜蔞實丸食積者枳朮丸加木香二錢氣滯下焦為腰痛脹墜者七氣湯加橘核或木香勻氣散吞青娥丸便閉者四磨湯六磨湯木香順氣丸木香檳榔丸

滯中刺痛或週身氣滯於中則心腹脇肋刺痛伏梁痞塊者神保丸一塊氣丸木香分氣丸阿魏撞氣丸古枳巴丸濕熱古萸連丸萸連梔石丸○氣刺於外則週身刺痛流氣飲子主之或手足浮腫者三和散合五苓散或五皮散加桂青木香丸

散火破氣雖古法古法散火之法必先破氣氣降則火自降矣但枳殼青皮破滯要藥多服損人真氣虛者慎之

養血補虛同婦人男子虛勞失血及婦人產月後因氣者四物湯加木香檳榔陰虛氣滯者去木檳加玄參黃柏或炒黑山梔一味入姜汁煎服開五臟結益少陰血最妙○有婦人平時性急適月事不行氣塡胸膈嘔惡全不入食食則吐痰或有一塊室胸喉而痛或一塊如卵墜綳心下疼痛或腹中塊物動作攻刺腰背時發潮熱四肢乏力腳不能行小便白濁帶下日就瘦弱全似虛勞若穀食不入却喜果子雜物者乃有孕也產前安胎產後調氣俱以四物湯主之○通用二陳湯上焦氣滯加枳梗香附砂仁中焦加厚朴枳實三稜莪朮下焦加青皮木香檳榔因怒者加山梔香附痞滿加黃連枳實痰盛加瓜蔞脇痛加青皮柴胡芍藥草龍膽刺痛加枳殼氣實加烏藥香附氣虛加參朮木香喜動心火加黃連怒動肝火加柴胡思動脾火加芍藥悲動肺火加黃芩恐動腎火加黃柏成鬱不解者煎吞交感丹

血類

吐血

此即諸血特分言之耳

吐血屬胃分陰陽陽盛身熱陰盛涼內傷外感及飲食房勞墜閃五臟有傷血聚膈間從胃脘出者則為嘔吐從鼻出者則為衄陽盛身熱多渴陰盛身涼不渴然血陰也身涼者易愈陽多積熱併怒火陽盛多因飲食辛熱傷於肺胃嘔吐出血大薊飲子主之因酒者古葛連丸小調中湯吐膿血者名肺疽桔梗湯〇大怒氣逆上衝暴甚者四物湯加蘇子陳皮沉香童便或茅根煎湯磨沉香服之若血聚滿膈間則吐者蘇子降氣湯加人參阿膠或暴吐紫黑成塊者瘀血也雖多亦不妨四物湯合解毒湯調之覺胸中氣塞者桃仁承氣湯下之五志火動熱者解鬱湯虛者保命散陰為心力暴勞傷陰盛多因勞力傷氣吐血鮮紅心腹絞痛自汗者四君子湯加黃芪紫胡山藥百合前胡姜棗煎服或用蓮心糯米等分為末溫酒下〇勞傷氣虛挾寒陰陽不相為守血亦錯行所謂陽虛陰必走者是也外症必有虛冷之狀法當溫中使血自歸經絡如胃虛不能化食其氣逆上吐衄者理中湯加木香胃寒不能約血者甘草乾姜湯或七氣湯加川芎自汗者小建中湯古桂附湯下虛極而氣壅喘嗽血不歸元者黑錫丹金液丹〇勞力傷肺唾內有血咽喉不利者雞蘇散如心肺脈破血若湧泉口鼻俱出者不治〇勞心過度不能統血反上令人煩悶倦怠者茯苓補心湯歸脾湯古方治血多以茯苓茯神為佐者心主血故也〇思色強力入房勞傷心腎陰虛火動者加減四物湯凡血越上竅皆是陽盛陰虛有升無降俱宜補陰抑陽氣降則血自歸經矣陰盛陽虛者間有之耳

先痰帶血皆痰熱先痰嗽後見血多痰火積熱化痰降火為急不可純用血藥恐泥痰也山梔地黃湯〇痰帶血者多胃中清血熱蒸而出重者山梔輕者藍實先血後痰虛火倡先見血後痰嗽多陰虛火動四物湯加貝母天花粉化痰山梔牡丹皮麥門冬降火蓋吐血火病也雖挾痰者亦只治火則止陽熱涼血與行氣陰虛補澁自歸藏凡血不可單行單止蓋血來未多必有瘀於胸膈必先消瘀而後涼之止之然血熱則行宜苦寒涼血為君辛味行氣開鬱為臣升提俾復其位為佐酸澁止塞其源甘溫收補其後〇涼血犀角地黃湯黃連解毒湯陶氏生地芩連湯四生丸〇行氣枳梗湯三陳湯枳橘湯古烏附湯〇滋補血虛加減四物湯古芎歸湯氣虛單人參湯扶脾生脈散清肺生脈飲虛甚者十全大補湯〇止澁古參柏糊狗膠丸單京墨丸或單用炒乾姜為末童便調服善能止血降火〇久者升提三黃補血湯斷根天門冬丸大阿膠丸安貞丹〇還血歸元參苓白朮散四君子湯腎氣丸瓊玉膏〇抑論血疾陰火誤用陽燥熱藥則血枯瘦怯勞瘵成矣勞傷誤用寒藥則胸膈痞病血愈鬱矣墜墮閃挫誤行補澁則瘀蓄於胃心下脹滿食下即吐名曰血逆古法以三陳湯去茯苓甘草加赤芍等分救之此血疾難調最宜斟酌

嘔血

嘔血與吐無大異成盆無聲者為吐成碗有聲者為嘔怒人暴甚不可當。怒氣逆甚血溢口鼻當抑怒全陰熱者解鬱湯虛者保命散氣虛發熱咽喉痛。甘桔湯加參芪歸地荊芥黃柏水煎入童便韭汁姜汁鬱金少許或單黃柏蜜炙為末麥門冬煎湯下血虛熱熾滋降良。加減四物湯主之

衄血

衄血熱溢肺與胃肺竅於鼻鼻通於腦血上溢於腦又行清道所以從鼻而出兼以陽明熱鬱上行則口鼻俱出大熱衄血者用萱草去根搗汁一盞生姜汁半盞和勻服涼血行血治同吐血古人方初宜黃芩湯加鬱金或茅花冬青子止之久宜清肺清脈飲鬱梅丸古天地膠有鬱者古沙芎散因鼻流涕久成衄者防風散或犀角地黃湯凡初衄不可遽止去多恐暈急用百草霜末三錢水調服仍取一捻吹鼻中或用人中白末湯調服更加髮灰一錢麝一分仍用少許搐鼻立止或將患人頭髮分開井水濕紙頂上搭之亦好如鼻乾燥以麻油滴入潤之如吐衄太盛不止防其血暈用茅根燒烟將醋洒之令鼻嗅氣以遏其勢或驀然以水噴面使帶驚則止此法非特衄血雖上吐下便九竅出血者亦効止後隨症虛實調之諸般血藥不能止必然氣鬱血無藏涼血散火藥不効者古沙芎散燥者單天門冬膏

嗽唾咯

嗽痰帶血本脾經虛者六君子湯加桑白皮黃芩枳殼五味子有火者加減逍遙散有咳屬肺恐難嘸火升痰盛身熱者龍腦雞蘇丸雞蘇散滋陰降火湯古百花膏黃連阿膠丸虛者三陳芎歸湯八物湯或二陳湯加嫩桂桑白皮杏仁桔梗知母貝母阿膠生地山梔子蓋嫩桂枝能治上焦故也愈後調理玄霜膏咳血咽瘡者不治血蹟唾出自腎來。滋陰降火湯痰血聚肺火相爍唾中紅絲乃是肺痿難治咯出血屑疙瘩為咯血或帶紅絲細如線有血在咽下咯不出者甚咯則有之者此精血竭也四物湯加竹瀝姜汁童便青黛或聖餅子地黃膏蓄血在上關塞清道喜忘者犀角地黃湯此是肺腎真臟傷滋陰降火非偏見

溺血

溺血純血全不痛血從精竅中來乃心移熱小腸四物湯加山梔芩連髮灰散入麝半釐淡苦酒湯下單苦蕒菜飲單琥珀散暴熱實熱利之宜暴起熱者山梔一味水煎服實熱者承氣湯如當歸下之或小薊飲子後以四物湯加山梔調之心經熱者導赤散暑熱者益元散升麻煎湯下或五苓散虛損房勞兼日久滋陰補腎更無疑久虛者四物湯加山梔牛膝或單牛膝膏房勞傷精火動溺血者膠艾四物湯腎氣丸小兎絲子丸虛甚病久者鹿角膠丸秋石固真丸金櫻膏痛不可忍者單豆豉一撮煎湯溫服甚効此疾日久中乾非清心靜養不可救也

便血

便血須先分內外自外感得者曰腸風隨感隨見所以色鮮多在糞前自大腸氣分來也自內傷得者曰臟毒積久乃來所以色黯多在糞後自小腸血分來也又有不拘糞前後來者氣血俱病也皆因七情六淫飲食不節起居不時或坐臥濕地或醉飽行房或生冷停寒或酒麪積熱以致榮血失道滲入大腸經曰結陰便血一陰結一升二陰結二升三陰結三升蓋邪犯五臟則三陰脉絡不和而結聚血因停留溢則滲入大腸陰非陰寒之謂也針經云陽絡傷則血外溢而吐衄陰絡傷則血內溢而便溺風清熱紅甚則烏寒黯毒濁濕不痛此屬外感風者色青或純下清血實者人參敗毒散加槐花荊芥虛者不換金正氣散久虛者胃風湯古樗參散苦參丸結陰丹熱者鮮紅用黃芩秦艽槐角升麻青黛等分水煎服酒蒸黃連丸香連丸蒼地丸龜柏丸扶風者臟頭丸暑月黃連香薷散熱甚則黑者解毒湯合四物湯加大黃有瘀血者桃仁承氣湯寒者色黯平胃散合理中湯加葛根升麻益智神麯當歸地榆姜棗煎服、毒者病邪蘊久色濁後重疼墜四物湯加木香縮砂或四味香連丸濕者直來不痛白柏丸濕兼熱者古連殼丸濕癖血箭最難除原因傷風犯胃飱泄久而濕毒成癖注於大腸傳於少陰名曰腸癖俗呼血箭因其便血即出有力如箭射之遠也又有如篩四散濺下者初起濕熱或發當長夏者當歸和血散涼血地黃湯加木香檳榔久而色紫黑者濕毒甚也升陽除濕和血湯升陽補胃湯或補中益氣湯去柴陳加芩連川芎槐角枳殼內傷食積糟粕混內傷飲食脹必脹痛糟粕與血同來平胃散加槐角枳殼當歸烏梅甘草或通玄二八丹虛者六君子湯加芎歸神麯或六神丸勞傷氣陷鬱陽拘內傷勞傷元氣下陷者補中益氣湯脫肛者榆砂湯內傷中氣虛弱者四君子湯或單人參湯加炒乾姜少許古卷柏散古烏荊丸剪紅丸陽虛甚者礬附丹內傷陰虛血弱者四物湯加乾姜龜柏丸活龜丸腎氣丸內傷脉絡下血者古連殼丸虛者十全大補湯主之內傷憂思怔忡少寢盜汗者歸脾湯或寒熱脇痛小腹悶墜拘急者逍遙散六君子湯俱加柴胡山梔或木香少許已上糞前俱加吳茱萸糞後俱加黃連二味須用熱湯同浸拌濕再頓滚湯半日久合藥氣相和方妙各陳出若生則偏寒偏熱 **初起和血祛風濕**（當歸和血散）或（涼血地黃湯）實者（槐角丸）（黃連阿膠丸）虛者（加味槐角丸）（四物坎離丸）（二通用）（四物湯）祛風加柏葉防風荆芥秦艽槐花蝟皮黃芩地榆枳殼甘草久者加升麻柴胡提之解毒加槐花柏葉荆芥枳殼芩連近血加檳榔枳實槐花條芩濕大腸火逆血加木通吳萸炒黃連瀉小腸火熱者加山梔槐花黃連大下不止加血見愁少許姜汁和服虛者加炒乾姜濕熱加蒼朮秦艽黃芩芍藥扶氣加香附枳殼或單（香附丸）又（古芎歸湯）調血上品熱加茯苓槐花冷加茯苓木香凡大小便血俱不可純用涼藥宜辛味爲佐兼升舉及酒炒藥○婦人胎前患者（古芩朮湯）（古芎歸湯）（六一散）三方合服產後患者（補中益氣湯）加吳萸黃連或（八物湯）隨症選用 **久只補脾澁劑俱** 補劑（補中益氣湯）（參苓白朮散）（厚朴煎）蓋補氣血皆生於穀氣胃氣一復血自循軌○（不受補者宜澁劑）（香梅丸）（腸風黑散）單方臭前酸石榴皮爲末一錢荔枝煎湯下糞後艾葉爲末生姜汁下或乾柿燒灰爲末米飲下亦好○抑考腸風臟毒血有腸臟中來蟲痔之血肛門傍生小竅射如血綫夫肛門既脫瀝血侵淫化爲蟲蝕傷腸口滴血淋瀝當以蕪荑艾葉苦楝根等化蟲或燒鰻鱺骨熏之內服（黑玉丹）

痰類

喘

喘急先分肺實虛 呼吸急促者謂之喘喉中有響聲者謂之哮虛者氣乏身涼冷痰如水實者氣壅胸滿身熱便硬 **其次當知有火無** 經曰諸逆衝上皆屬火虛火宜滋補降氣實火宜清肺瀉胃 **火炎得食喘暫止** 火炎肺胃喘者作進作退得食則墜下稠痰則止食已入胃反助火痰上喘反大作宜降火（清金）（導痰湯）加芩連山梔杏仁瓜蔞如胃有實火膈上稠痰者導水丸 **痰喘喉似水雞吹** 痰喘必有痰聲風痰千緡湯或合導痰湯痰氣蘇子降氣湯四磨湯食積濕痰古（二母散）（神保丸）大蘿皂丸 **七情氣急無聲響** 憂恐氣鬱暢暢悶悶引息鼻張氣喘呼吸急促而無痰聲者（四七湯）（枳梗湯）（分氣紫蘇飲）（四磨湯）因服補藥喘者（三拗湯） **外感裏逆只氣粗** 外感表邪傳裏寒實不受則氣逆上詳見傷寒○孕常感風寒相干肺脹逆而喘者隨時令祛散風喘（金沸草散）（麻黃杏仁飲）寒喘加減三拗湯（藿香正氣散）加五味子杏仁或（蘇沉九寶飲）暑月（香薷湯）熱症（小柴胡湯）（涼膈散） **水喘怔忡或腫脹** 水喘水氣漉漉有聲怔忡者（小青龍湯）（古葶藶散）（古前湯）（二水腫水氣脹肺而喘然喘必生脹脹必生喘二症相因皆小便不利肺主氣先喘而後脹者宜清金降火而行水次之脾主濕先脹而後喘者宜燥脾行水而清金次之 **已上諸喘皆有餘陰虛火從臍下起** 陰虛喘者血虛則陽無所依附而上奔宜四物湯倍芍藥加人參五味子以收之有小腹下火起衝上而喘者宜降心火

補真陰四物二陳湯加知栢枳殼黃芩。**氣短不能續呼吸**久病氣短不能接續，似喘非喘者，單人參湯；扶脾，生脉散、調中益氣湯；勞役過者，杏參散；飲食勉者，葶藶散；痰阻短氣者，導痰湯。遏陰在上，清陽陷下，咳喘嘔吐者，加味瀉白散。**腎冷元氣不能納**下元虛冷，腎氣不得歸元者，九味安腎丸、八味丸；甚者，黑錫丹以鎮壓之。煩燥無脉，身冷神昏者死。**擡肩擷肚胃虛孚**胃虛極則氣上逆，擡肩擷肚，生脉散加杏仁、陳皮、白朮，或理中丸加胡椒救之。仲景云：髮汗如油，汗出如珠不流，擡肩擷肚，喘而不休，及胸前高起，脉絡散張，手足厥冷，脉散及數者，皆死。但婦人喘病尤亟，產後榮竭，衛氣無依，獨聚於肺，發喘者死速。**未發扶症治其本**血虛補血，氣虛補氣，兼以清金降火，順氣化痰。**已發辟邪痰火踈**喘非風寒乘肺，則痰火脹肺。風寒祛散，痰火踈導。但火急甚者，亦不可純苦藥，宜溫以劫之，用椒目五六錢為末，姜湯下，喘止後，因痰治痰，因火治火。諸喘不止者，小蘿皂丸定息，餅子含奇丸定喘，化痰散。久者人參清肺飲，倍粟殼澁之。○抑考內經云：夜行喘出於腎，淫氣病肺；有所墮恐，喘出於肝，淫氣害脾；有所驚恐，喘出於肺，淫氣傷心；渡水跌仆，喘出於腎，淫氣傷肝。又云：邪入六腑，身熱喘呼不得臥。喘之名同，而所感各異。

哮

即痰喘甚而常發者。

哮促喉中痰作聲，吐法必須量體行體實者用紫金丹二十丸，吐去其痰；虛者止服二三丸，則不吐。臨發時用此劫之。丹溪方去豆豉更妙。一法用二陳湯加蒼朮、黃芩，下小胃丹。體虛者吐下俱忌，須帶表散之。**挾水挾寒須帶表**水哮者，因幼時被水停蓄於肺為痰，宜金沸草散、小青龍湯倍防已，或古葶棗散、導水丸；有寒包熱者，麻黃湯加枳梗、紫蘇、半夏、黃芩；有風痰者，千緡湯，或用雞子一枚，略敲殼損，勿令膜破，放尿缸中三日夜，取煮食之效。凡哮須忌燥藥，亦不宜純涼，須常帶表。**斷根扶正金宜清**欲斷根者，必先淡滋味，然後服清肺金扶正氣之劑，如定喘湯、黃芩利膈丸是也。遇厚味發者，清金丸。久不得睡者，兜鈴丸。單方：貓兒頭骨燒灰，酒調服二三錢，一服即止。

惡心

惡心欲吐不得吐，一見飲食心便惡二陳湯加白豆蔻、香附、砂仁。**不渴胃虛與胃寒**胃寒，理中湯加陳皮、半夏、生姜各等分；胃虛，六君子湯加砂仁。挾火加姜汁炒黃連少許。**煩渴胃家痰火聚**痰盛者，大小半夏湯；火盛者，二陳湯加姜汁炒芩連。舡暈惡心治同。

嘈雜

心嘈似饑又煩雜似饑非饑似痛非痛或兼噯氣痞滿惡心漸至胃脘作痛乃飽逆嘈胃之由也緣食多憂痰火合食鬱者枳朮丸加山查麥芽有熱更加芩連停飲者麴朮丸胸滿者大安丸保和丸憂鬱者越麴丸香連丸濕痰氣鬱不喜食者三補丸加蒼朮倍香附索食者三聖丸○痰因火動者治痰為先二陳湯加姜汁炒芩連山梔為君南星半夏為佐熱多加青黛○火動其痰者二陳湯加姜炒芩連山梔火鬱更加撫芎蒼朮痰火俱盛者袪痰火丸五更嘈者思慮傷血分稍虧宜補接四物湯加香附貝母山梔黃連甘草

噯氣

噯轉食氣名噯氣有痰有火滯於胃胃中鬱火膈上稠痰飲食鬱成宜袪痰火也潤下丸古萸連丸實噯食罷噯方形氣盛實噯食罷噯轉腐氣甚則物亦噯轉多傷食濕熱所致二陳湯加蒼朮神麴麥芽姜炒黃連或保和丸虛噯濁氣填胸次不因飲食常噯者虛也蓋胃有濁氣膈有濕痰俱能發噯六君子湯加沉香為君厚朴蘇子為臣吳萸為使久者勻氣丸或蘇合香丸甚者靈砂以鎮墜之

嘔吐

嘔吐須知胃冷熱大槩肥白肉寒多寒濕瘦黑骨露多熛熱更參脈症○胃冷面青手足厥食入乃吐二陳湯加姜桂甚加丁附或丁香半夏丸○胃熱面紅手足熱食已即吐二陳湯加姜炒芩連山梔暴甚暑加檳榔木香胃口痛加姜汁或葛根竹茹湯加味橘皮竹茹湯或小柴胡湯加竹茹如時常口吐清水冷涎自下湧上者此脾熱所致也二陳湯加白朮白芍升麻炒芩連山梔神曲麥芽乾生姜等分或丸或煎服次分三焦有妙括眩暈不食氣上攻上焦吐者氣衝胸痛食已暴吐而渴治當降氣和中六君子湯加木香藿香桔梗枇杷葉或七氣湯熱氣沖者古荊防湯加人參甘草檳榔胸滿酸悶食作孼中焦吐者食積與氣或先吐而後痛或先痛而後吐治當以木香檳榔等分為末調服行氣紫沉丸消積尋常半胃散二陳湯加青皮砂仁白豆蔻山查神麴調之厥冷下焦停有寒下焦吐者寒也朝食暮吐暮食朝吐久則小便清利大便不通乃陰氣偏結不與陽和治當溫其寒而通其閉復以中焦藥和之附子理中湯木香勻氣散合理中湯四逆湯丁胡三建湯古丁半湯養口用古半硫丸三陽熱壅大便結咽吐不可下者常也如喜冷煩渴胸滿腹痛甚而大便閉者大小腸膀胱結也熱者大柴胡湯下之虛者潤之痰火不已水怔忡嘔吐痰火為多二陳湯加姜炒芩連或小調中湯主之肝火出胃者單黃連丸或單人中白姜汁化服脾經濕痰嘈滯上中二焦時時惡心吐出清水或如豆汁者胃苓湯加半夏

挾飲水停心下怔忡先渴後嘔者赤茯苓湯先嘔後渴者猪苓湯水入即吐者五苓散腥臊薰心多痰血腥氣臊氣薰炙與心嘔吐雜以涎血此臟血聚於經中所謂嘔家有癰膿不須治膿盡自愈四物湯倍赤茯苓牡丹皮虛者八珍湯加陳皮客風翻翻暑渴煩風邪在胃翻翻不定或嘈酸水全不入食者藿香正氣散參天湯安脾丸不宜輕用參朮補住邪氣反甚惟久病脇痛者木尅土也方散用六君子湯加青皮芍藥柴胡升麻川芎砂仁神麯治水熱者小柴胡湯加青黛姜汁浸餅為丸服暑吐煩渴黃連香薷散六一散加砂仁或枇杷葉散錢氏白朮散氣虛痞滿蟲痛切久病胃氣虛弱全不納食聞食氣則嘔者四味藿葉湯或四君子湯去茯苓加香附炙沉胸痞短氣者調中益氣湯胃虛寒痰作嘔者增半湯蟲吐時常惡心胃口作痛口吐清水得食暫止飢則甚者胸中有蛔也二陳湯加苦楝根史君子白朮烏梅或用錫灰檳榔等分米飲調服亦可凡吐如青菜汁者死此是作熱嘔吐非翻胃比也又眩暈大吐渴飲水者多死惟童便飲之最妙

飽逆

飽逆分不足有餘不足因內傷脾胃及大病後胃弱多面青肢冷便軟有餘因外感胃燥及大怒太飽多面紅肢熱便閉有餘可治不足者危不足火炎陰氣虛火乃元氣之賊人之陰氣依胃氣而養胃土受傷則水氣侵之陰火所乘不得內守木挾相火直衝清道而上乃虛之甚也胃弱濕熱者十味小柴胡湯吞單黃柏丸或調益元散胃火善食者小半夏湯加山梔黃芩吐之火盛者益元散加黃連黃柏自利更加參朮白芍陳皮火病滯下及婦人產後從臍下逆上皮分轉甚者皆屬陰虛四物湯加知柏陳皮竹茹勞役傷脾故有此食苦大勞火動濁升清道者補中益氣湯或合生脈散加黃柏附子少許挾虛勞者瓊玉膏腎氣不歸元者九味安腎丸久病寒搏火為辜極是危症脈數為火刑金必死凡傷寒吐下及雜病久每飽逆者皆火欲上行為胃中寒邪所遏故搏而有聲俱宜丁香柿蒂散羌活附子湯理中湯倍參久者三香散或木瓜根煎湯呷之中虛昏瞶脈結者炙甘草湯救之有餘飽食失升降飽食填塞胸中二陳湯加枳殼砂仁痰鬱何由得泰舒痰閉於上火動於下無別症忽然發飽從胸中起者芩連二陳湯或只陳皮半夏姜煎服或人參蘆煎湯吐之停痰或因怒鬱痰熱者亦宜益參蘆湯瀉肺肺衰氣降而火土復位矣　七情氣鬱者木香勻氣散用韭菊煎湯下蘇子降氣湯陽症失下多潮熱地道不通因而飽逆宜寒藥下之大柴胡湯極脈微將脫者宜涼膈散解毒湯養陰退陽不可大下汗吐下後胃熱未除小柴胡加橘皮竹茹或橘皮竹茹湯單瀉心湯有餘須吐泄平人食物太速飲水入肺喜笑太多亦屬有餘食飽笑飽以紙撚鼻嚏或久閉氣可止水飽小陷胸湯小青龍湯去麻黃清之利之而已不足補補有溫平涼莫拘凡汗吐下服涼藥過多者當溫補脾胃陰火上衝者當平補挾熱者宜涼補局方率用丁附溫燥助火損不足

而益有餘，宜乎飽逆之必死也。

膈噎

三焦枯槁成膈噎 飲食不下而大便不通，名膈噎。疏云：膈有相格意，即隔食反胃也。玉机云：噎塞大便不通，通幽湯。故以膈噎為題。局方以噎近咽，膈近胃，而遺下焦，又妄分十膈五噎，皆非經旨。病因内傷憂鬱，失志，及飲食淫慾，而動脾胃肝腎之火；或因雜病，誤服辛香燥藥，俱令血液衰耗，胃脘枯槁。其槁在上焦，賁門者，食不能下，下則胃脘當心而痛，須臾吐出乃止，賁門即胃脘上口，言水穀自此奔入於胃而氣則傳之於肺也。其槁在中焦，幽門者，食物可下，良久復出，幽門與中脘相近，言其位幽僻，胃中水穀自此而入小腸也。其槁在下焦，闌門者，朝食暮吐，暮食朝吐，闌門膈下，攔約水穀，分入膀胱大腸而為糞溺，是大小腸膀胱乃氣血津液通流之道路也。

陽火上升有虛熱 經曰：三陽結謂之膈。小腸熱結則血脈燥，大腸熱結則不能便，膀胱熱結則津液涸，三陽熱結，脈必洪數有力，前後閉塞，下既不通，必反而上行，所以噎食不下，縱下復出，乃陽火上行而不下降也。○實火，黃連解毒湯加童便、姜汁，或益元散入姜汁，登白脚為小丸，時時服之，溫六丸尤妙。甚者陶氏○六一承氣湯、人參利膈丸。○虛火衝上，食不入者，枳梗二陳湯加厚朴、白朮及木香少許，或古黃連丸。渴者，錢氏白朮散。大便閉者，導滯通幽湯，或參仁丸、麻子仁丸。當噎未至於膈之時，便宜服此，防之膏肓之疾，豈可忽忽。間有身受寒氣，口傷冷物，以脾胃火衰，膈上苦冷，腸鳴，脈必滑微，宜暫用丁香煮散、五膈湯、五噎湯、單附子散以劫之，若不求其本，偏認為寒，槩用辛香燥藥，必致燥陰不救。

為痰為積本七情 古云：膈噎神思間病，惟内觀養之。蓋七情火起，薰蒸津液為痰，為痰為積，積久則血愈衰。針經曰：怒氣所至，食則氣逆不下，鬱氣所致為膈噎喘促，思氣所至為中痞，三焦閉塞，咽嗌不利。○痰飲，脈滑或伏，二陳湯、古參夏湯、化痰丸、瓜蔞實丸，或用黃連、吳萸、貝母、瓜蔞仁、牛轉草，水煎。○食積，脈滑而短，枳朮丸加黃連、陳皮、半夏，或約米、平胃丸、琥珀平胃丸，或用保和丸二錢加姜炒黃連三錢、山查二錢為丸，麻仁、大臟脂為衣，每六十丸，人參煎湯入竹瀝下。○七情鬱結，脈沉而濇，飲食喜靜，胸背痛者，四七湯、溫膽湯。痞滿煩悶，微喘，二便不利者，分心氣飲、四磨湯，或木香檳榔二味等分為末，白湯下。陽神不睡者，十味溫膽湯、硃砂安神丸。腹脹腸鳴者，木香勻氣散。有積聚者，阿魏撞氣丸。惡聞食氣者，五膈寬中散。

氣血兩虛多口沫 沫大出者死。○氣虛不能運化生痰者，脈必緩而無力，四君子湯，大便閉加蘆根、童便；氣虛甚者，六君子湯加附子、大黃；酒毒加甘蔗汁；單人參湯、人參膏尤妙。○血虛不能滋潤生火者，脈必數而無力，四物湯加童便、竹瀝、姜汁，大便閉加桃仁、紅花，有瘀血加牡丹皮、韭汁，防生虫加驢尿，血虛甚加乾姜，血燥加牛羊乳汁，不可以人乳代之，蓋人乳反有七情飲食之毒火故也。○氣血俱虛者，八物湯主之。

金水二臟須扶持 陰血主靜，内外兩靜則臟腑之火不起，而金水二氣有養，陰血自生，津液傳化合宜何膈噎之有腎氣丸主之補陰養胃是總訣不問虛實俱以益陰養胃為主庶免後患○通用二陳湯加童便竹瀝姜汁韭汁有熱加土炒芩連水蔞桔梗七情加香附川芎木香檳榔不納食加麥芽神麯熱結食反上奔加大黃桃仁氣虛合四君子湯血虛合四物湯○雜方燒針丸杵糠丸紫金錠霞天膏神仙奪命丹古阿魏散或靈砂燒酒下或五十歲後血枯糞如羊屎及年少不淡薄飲食斷絕房室者不治

關格

與嘔吐膈噎淋症參看

關不小便格吐逆○經云人迎脈大於氣口數倍名曰格氣口脈大於人迎四倍名曰關上寒下熱中焦窒關乃陽不下以寒在胸中塞而不入格乃陰不上以熱在下焦塞而不出上下不通三焦撩亂中氣不足陰陽不能相榮故既關且格○中虛者補中益氣湯加檳榔以升降之中虛痰盛者六君子湯去朮加柏子仁及麝少許虛甚吐利俱不得者既濟丸吐提其氣非為痰○關格與噎稍異胃中濁氣有礙欲升不升欲降不降欲食不食宜二陳湯加木通吐其橫格之氣不必在出痰也或治下焦不可執古云關格死在旦夕但治下焦可愈經云少陽所至為嘔湧溢食不下言火逆上而為嘔吐非膈上所生獨為關非格也大承氣湯下之若但吐而不得小便者胃苓湯有膏粱積熱損傷北方真水者滋腎丸主之忌用淡滲利水之藥詳前淋症凡關格見頭汗者死

痓

痓症虛柔實則剛陽極則為剛痓多類風症宜清熱化痰祛風陰極則為柔痓多類厥症宜溫補化痰降火此丹溪謂實則為剛虛則為柔皆危症也參詳傷寒口噤不醒通身強痓病發則身強不醒癇病發則身軟時醒痓癇相似而實不同內外皆因挾痰火或外因風邪或內因七情皆必伏痰火而後發痓痰壅發痓不醒或只手足搐搦左右動搖宜祛風導痰湯加竹瀝姜汁○風痰盛者敗毒散加防風天麻黃芩全蝎生姜薄荷或通聖散加人參柴胡間服導赤丸姜汁竹瀝下○火盛則遍身戰草猶火炎而旋轉也火能燥物而使氣液不足宜四物二陳湯加芩連知柏竹瀝童便補而散之○實火則胸滿口噤咬牙脚攣臥不着床大便閉者大承氣湯下之仍忌風藥蓋火為風燥之本能治其火則風自散而燥自潤矣鬱悶諸虛甚則亡七情鬱悶者烏藥順氣散八味順氣散主之○諸虛絕無風邪而筋脈攣急角弓反張者乃氣血虛脫無以主持養筋此等尤不可純用風藥經曰諸痓強直皆屬於濕濕極反兼風化制之實非風也虛也故又有言曰虛

為本，痰火外邪為標。氣虛者，補中補氣湯加竹瀝，或六君子湯加黃芪、附子、柴胡；血虛者，四物湯加防風、羌活，或大秦艽湯。痓病比癇更重，甚則因而昏死者有之。

癇 癇與顛狂相似，但癇病時發時止，邪流五臟；顛狂經久不愈，邪全歸心。

癇有陰陽只是痰 內傷最多，外感極少。蓋傷飲食，積為痰火，上迷心竅；驚恐憂怒，則火盛神不守舍，舍空痰塞。丹溪云：癇因痰塞心竅，發則頭眩卒倒，手足搐搦，口眼相引，胸背強直，叫吼吐涎，食頃乃醒。病先身熱，脈浮在表者，陽癇，屬六腑，易治；病先身冷，脈沉在裏者，陰癇，屬五臟，難治。若神脫目瞪如愚痴者，不治。

時師何必究五三 癇久必歸於五臟。肝癇面青，搖頭，喜驚，作雞鳴狀；心癇面赤，口張，搖頭，馬嘶；脾癇面黃，下利，吐舌，羊叫；肺癇面白，吐沫，腹脹，牛吼；腎癇面黑，直視如尸，豬叫。此五癇內狀偶類之耳，其實痰火與驚三者而已。○小兒風、驚、食三癇，見五卷。

痰挾火與驚多少 肥人多痰，動則有聲沫出，風痰星香散加全蠍三枚，姜煎服，或追風祛痰丸、五生丸。○驚痰紫石散、驚氣丸、抱龍丸、三癇丸、引神歸舍丹、壽星丸。因怒者，順氣導痰湯加菖蒲、辰砂；因憂思者，妙香散。○食痰醒脾散。○瘦人火盛面赤，防風當歸飲，或小調中湯加南星，或滾痰丸、瀉青丸、牛黃清心丸、龍腦安神丸、千金龍膽湯。○痰火俱盛者，豬心丸，溫酒下，上吐下利，去頑痰老痰為妙。○通用斷癇丹、活虎丹、蝙蝠散、四涎丸、紫金錠。

調中補北瀉東南 癇本痰熱挾驚，宜寒藥清心降火化痰為主，故古法用二陳湯加瓜蔞、南星、黃連探吐，吐後必服硃砂安神丸以降南方之火，當歸龍薈丸以平東方之木。但化痰必先順氣，順氣必先調中，補痰膠固，非辛溫熱藥為佐，何以開導？是以古方治驚癇皆有溫劑。又如錢仲陽治小兒癇，經吐瀉及服涼藥過多，身冷閉目不食，後用益黃散補中，能食，次服腎氣丸補北方腎水，能語。此須從權以救癇之壞症，亦可以為成法。

顛狂

顛狂痰火閉心堂，都緣喜怒太無常 素問註云：多喜為顛，多怒為狂。喜屬心，怒屬肝，二經皆火有餘之地。但喜則氣散，畢竟謀為不遂，鬱結不得志者多有之。大概痰迷心竅者，葉氏清心丸、金箔鎮心丸、硃砂安神丸。心風顛者，牛黃清心丸、追風祛痰丸，虛者加紫河車一具為糊。怒傷肝者，寧神導痰湯、瀉青丸、當歸龍薈丸。因驚者，抱膽丸、驚氣丸。丹溪云：五志之火，鬱而成痰，為顛為狂，宜以人事制之。如喜傷心者，以怒解之，以恐勝之；憂傷肺者，以喜勝之，以怒解之。

陽明熱結膏粱味 陽明發狂，見傷寒雜症。胃與大腸實熱燥火鬱結於中，大便閉者，涼膈散加大黃下之。○膏粱醉飽後發狂者，止用鹽湯吐痰即愈，或小調中湯。○服芳草石藥熱氣慓悍發狂者，三黃石膏湯加黃連、甘草、青黛、藍板根，或紫金錠。

謾議重陰與重陽 難經云：重陰者顛，重陽者狂。河間以顛狂一也，皆屬痰火重陰之說非也。但世有發狂一番妄言妄語而不成久顛者，又有痴迷顛倒縱久而不發狂者，故取河間合一於前，難經分析於後。○顛者異常也，平日能言，顛則沉默，平日不言，顛則呻吟，甚則僵仆直視，心常不樂，此陰虛血少，心火不寧，大調中湯主之，不時倒暈者，滋陰寧神湯。言語失倫者，定志丸。悲哭呻吟者，燒蠶退故紙，酒調二錢，單麻仁煎湯常服，可以斷根。○狂者凶狂也，輕則自高自是，好歌好舞，甚則棄衣而走，踰墻上屋，又甚則披頭大叫，不避水火，且好殺人，此心火獨盛，陽氣有餘，神不守舍，痰火壅盛而然，小調中湯、三黃丸、控涎丹，單苦參丸。狂則專於下痰降火，顛則兼乎安神養血。經年心經有悄者不治。

妄言未見如神鬼邪祟由來痰作殃

視聽言動俱妄者，謂之邪祟，甚則能言半生未見聞事及五色神鬼，此乃氣血虛極，神光不足，或挾痰火壅盛神昏不定，非真有妖邪鬼祟，大驚內服傷寒瘟疫。條人中黃丸，照依氣血痰湯藥為使，或單人中黃亦好服，或單石菖蒲末，豬心血為丸服亦好。有婦人夜夢鬼來交者，定志丸料加赤小豆水煎服。有婦人月水崩漏過多，血氣迷心，或產後惡露上衝而言語錯亂，神志不守者，此血虛神耗也，宜寧神膏，但亦不可純服補心斂神藥。血熱者，小柴胡湯加生姜、生地煎服，百餘帖即安。血迷心胞，踰墻上屋，歌唱無時者，逍遙散加遠志、桃仁、紅花、蘇木，服後病退，用平胃散少用厚朴，倍加蒼朮、升麻常服，以絕病根。又男子挾痰血者，陶氏當歸治血湯。有卒中屍惡，吐利如亂雲亂狀，或狂譫如醉人，有起心先知其聲，或已死口噤不開者，急用陽寒門追魂湯灌之，即醒，外法辟邪丹灌鼻法。

驚悸怔忡健忘

驚悸悒悒不自定如人將捕曰怔忡

思慮過度及因大驚大恐，以致心虛停痰，或耳聞犬聲，目見異物，臨危觸事，便覺驚悸，甚則心跳欲厥，脈弦濡者虛也。血虛，四物湯從神湯、妙香散、硃砂安神丸。氣血俱虛，人參養榮湯、養心湯。時作時止者，痰也，二陳湯加白朮、黃連、遠志、竹瀝、姜汁。心怔忡因驚悸久而成，痰在下，火在上故也，溫膽湯加黃連、山梔、當歸、貝母。氣鬱者，四七湯加茯神、遠志、竹瀝、姜汁，或十味溫胆湯、金箔鎮心丸。停飲胸中漉漉有聲，怏怏不安者，二陳湯加茯神、檳榔、麥門冬、沉香，或朱雀丸。

又有健忘非質鈍精神短少痰相攻

怔忡久則健忘。三症雖有淺深，然皆心脾血少，神虧，清氣不足，痰火濁氣上攻，引神歸舍丹主之，亦有所稟陰氣不足善忘者，當大補氣血，及定志丸。如老年神衰者，加減固本丸。三症通用歸脾湯、仁熟散、參棗天王補心丹、壽星丸、朱棗丸。

咽喉 附失音 骨鯁

種種咽喉總是火

咽喉氣之呼吸食之出入乃人身之門戶也一十八種雖後世強名亦不可不知一左單蛾二右單蛾風形圓如小筋頭大生於咽喉關上可治生於關下不見者難治三雙蛾風兩筒生於喉閒關下難治四蟬舌風舌下再生一舌五牙蜞風牙齦腫毒成瘡六木舌風舌腫大如老款猪舌不能轉動七舌黃風舌上腫痛黃色八魚口風口如魚吸水不治九塞喉風喉痺聚毒涎唾稠實而發寒熱關上可治關下難治十懸蜞蠱毒風上腭腫水食不下形腫如鷄卵十一搶食風因食鯉鱠惡物發泡十二纏頰風頸頰結腫牙盡處腫破十三纏喉風自顋纏繞赤色寒熱十四松子風口內滿喉赤如猪肝張口吐物則氣逆關閉飲食不能十五崩砂府口風自舌下牙齦上腫赤口內作瘡如湯熱牙齦衝爛亦能脫齒十六連珠風自舌下起初起一箇又起一箇甚者三五七九箇連珠生起十七蜂子毒或在臉腮洋爛或在喉關舌下作瘡色黃如蜂十八走注瘰癧風頸項結核五七箇皮膚赤腫作寒熱身常咽瘡痛者多是虛火噫種數雖多同歸於火蓋少陰君火少陽相火二脈並絡于咽喉君火勢緩則熱結而為疼為腫相火勢速則腫甚不仁而為痺痺甚不通而痰塞以死矣故曰一陰一陽結謂之喉痺一陰肝與心胞一陽少陽三焦四經皆有相火火者痰之本痰者火之標故言火則痰在其中矣言咽喉則牙舌亦包在其中矣

火有虛實從何知實火便閉脈必緊

實火因過食煎炒蘊熱積毒煩渴二便閉澁風痰上壅將發喉痺必先三日胷膈不利脈弦而數治宜先去風痰而後解熱毒涼膈散加黃連荊芥石羔或古荊防湯防風通聖散三黃丸含化又風燥咽喉乾枯常如毛刺吞嚥有碍敗毒散加黃芩半夏倍桔梗薄荷生姜煎服痰盛加石羔丸服此藥子服午攻午服子攻如嘔吐咯傷肉食熱物及穀芒刺痛風熱併結血氣相搏腫痛者消風散加薄荷玄參全蝎或射干湯牛蒡子湯木舌重舌者如聖金錠舌瘡腫者麝香硃砂丸時行咽痛者普濟消毒飲

虛火便利脈亦微

虛火因飲酒則動脾火忿怒則動肝火色慾則動腎火火炎上攻咽膈乾燥必二便如常少陰脈微治宜補虛降火血虛者四物湯加桔梗荊芥知母黃柏氣虛者四君子湯加甘草桔梗玄參升麻甚則乾姜附子以為向導徐徐服之如痰甚者二陳湯料入青魚膽一箇其膽先以糯米入內陰乾為末姜汁調服亦可探吐或千緡湯曾服涼藥自利或聲音有壞者秘傳降氣湯救之暴感風寒則咽喉緊縮妨碍者紫梗半夏湯猪膚湯腎傷寒及陰症者半桂湯蜜附子通用甘桔湯利膈湯冰梅丸犀角琥珀膏或單百草霜為末蜜丸彈子大每三丸新汲水化服凡咽喉不可純用涼藥草藥取効目前上熱未除中寒復起毒氣乘虛入腹胸前高腫上喘下泄手足指甲青紫七日以後全不入食口如魚口者死

纖吐引痰真捷法

纖法用青魚胆末纖三次紅腫即散吐法用冬月青魚膽以枯礬入內臨用加百草霜炒鹽少許醋調以鴨毛蘸藥引吐痰盡如無魚膽用白礬半斤巴豆肉十枚同枯過去巴用引吐痰神効吐後用金鎖匙吹之常服甘桔湯最妙如牙關緊者用後開關藥或二仙散不省人事者一字散

急用神針一發之

火鬱發之謂矣汗也咽瘡忌汗最不誤人惟砭針出血即汗之之義也血出多則愈有針瘡者姜汁調熟水時時呷之畏針者委曲針之凡關上血泡最宜關下不

見者今病人含水一口，用蘆管削尖入鼻孔刺出血妙。惟腎傷寒及咽中腫者忌針。用蛇床子於瓶中燒烟，令病人吸入喉中即愈。

毒結開關還可救。雄黃解毒丸、龍腦破毒散、玉鑰匙，或用巴豆壓油紙上，取油紙撚成條子，點燈吹滅，以烟熏入鼻中，一時口鼻涎流，牙關自開。一方用巴豆肉以綿裹定，隨左右塞於鼻中，左右俱有，左右俱塞，立透。益方中以巴豆治走馬喉痺者，以熱攻熱，熱則流通之意也。

喉失音者卻難醫。喉痺失音者，秘傳降氣湯去陳皮加黃芩。風寒失音者，甘桔湯加訶子、木通，入生地汁潤之，或訶子散。血虛受熱，咳嗽聲嘶者，用青黛、蛤粉蜜調含化，或潤肺丸、蜜脂煎。尋常聲音不清者，加味固本丸。內傷虛損，咽瘡失音者，無治法。○骨鯁，用朴硝為末，對入龍腦雞蘇丸內為丸，彈子大，噙化，不過三五丸自然消化。魚骨鯁，食橄欖，或以核為末，順流水調服。外用鸕鷀爪爬之自下。

餘詳七卷急救。

虛類

發熱 附惡寒

發熱原無表裏症，明是內傷虛損病。外感發熱，人迎緊盛，隨表裏見症，汗下即解。惟內傷虛熱，經久不解，無表裏二症。雖食積類傷寒，初症右脈氣口緊盛，身節不痛為異。

勞役力倦慾昏神。內傷勞役發熱，脈虛而弱，倦怠無力，不惡寒，乃胃中真陽下陷，內生虛熱，宜補中益氣湯。○內傷色慾，陰虛發熱，便硬能食者，滋陰降火湯、加味逍遙散、清骨散。○內傷思慮，神昏恍惚，眼燒者，歸脾湯、茯神湯。

生冷鬱遏四肢甚。內傷生冷，鬱遏陽氣，及脾虛伏火，只手足心熱，肌膚不甚熱，自汗不食者，火鬱湯。

晝熱口淡是陽虛。凡饑飽勞役，傷胃陽虛，口中無味，晝熱夜輕者，俱宜補中益氣湯；甚加附子。上盛下虛者，清心蓮子飲。

夜熱晝輕陰弱定。凡房勞思恐傷腎陰虛，口中有味，夜熱晝輕者，俱宜四物湯加知、柏、黃芩；甚者加童便、龜板、酸補其陰。有鬱抑者，下甲丸。

陰陽兩虛熱無時。陰陽兩虛，晝夜發熱，煩渴不止，症似白虎，而無目痛鼻乾者，古歸茋湯。如臘冷藥熱，脈浮者，人參地骨散。久虛積損者，八物湯、人參養榮湯。甚者，既濟湯去半夏，加五味子、當歸、地黃，入童便少許，或二至丸、八味丸、二神交濟丹。○抑論肥人及脈弦大無力者，氣虛於血，宜甘溫補氣，氣旺則能生血。若瘦人及脈弦帶濇者，血虛於氣，止宜苦寒為主，佐以甘溫。若氣血平補，復舊氣旺而陰愈消矣。凡虛熱皆因精神外馳，嗜慾無厭，陰氣耗散，陽無所附，遂至浮散肌表而發熱，實非有熱也。

骨蒸傳變須防命。骨熱因氣虛不能化血，血乾則火自沸騰，內如針刺，骨熱煩疼，或五心俱熱，或兩肋如火，或子午相應，或晝纖惡寒而夜反大熱。雖腎經所主，傳受不常。蒸上則見喘咳痰血，唇焦舌黑，耳鳴目眩等症；蒸下則見遺精淋濁，泄瀉腰疼，脚痠陰物自強等症蒸中則見腹脹脇痛四肢倦怠等症古云脾症發熱肉下骨上寅卯尤甚瀉青丸人中白丸心症發熱在血脈日中則甚單瀉心湯導赤散硃砂安神丸脾症發熱在肌肉遇夜尤甚瀉黃散三白湯肺症發熱在皮毛日西則甚瀉白散甚者凉膈散腎症發熱在骨亥子時甚兩手足心如火滋腎丸主之大要脉弦而濡者秦艽扶羸湯加味逍遥散脉弦而數者節齋四物湯通用五蒸湯丸二參湯香連猪肚丸大胡連丸補髓丹大造丸

虛煩內煩不得眠○虛煩頭昏口燥乃心內煩躁無外熱也乃分氣虛血虛或大病後津液枯竭煩而有渴者人參門冬湯温膽湯不眠者六一散甚加牛黃瀉心者妙香散脾弱者三白湯詳見傷寒

挾痰挾積尤難淨挾痰發熱者二陳湯加乾葛升麻人參白芍五味子挾濕痰發熱者宜清膈蒼沙丸濕熱甚者皮枯肢疼唇燥面赤痰嗽飲食少味者宜量體吐出痰涎然後服清熱化痰開鬱之藥古方蒼芩丸蒼梔丸蒼連丸蒼芎丸選用○積病最能發熱多夜分腹肚熱甚二陳湯加山查麥芽乾葛久者保和丸枳朮丸間服清骨散陰虛發熱黃白丸勞熱食積痰者上下甲丸因酒發熱者宜青黛瓜蔞仁入姜汁每日服數匙最効凡發熱人極忌飲酒

惡寒陽虛不自任○尋常外感惡寒頭痛微汗即止內傷表分衛虛惡寒者黃芪建中湯或調中益氣湯加黃芪桂枝內傷陽虛自汗全不任風寒者四君子湯減茯苓倍加黃芪桂枝或附子如晝夜惡寒甚者單用參芪桂附峻補其陽如久病陽氣鬱遏惡寒者升麻葛根湯去芍加參附白芷草豆蔻蒼朮葱煎服

洒淅陰虛痰火盛○陰虛微惡寒而發熱者二陳四物湯加知母黃柏地骨皮○挾痰濕惡寒者宜苦參赤小豆各一錢為末韭汁調服探吐吐後以川芎南星蒼朮黃芩麴丸白湯下冬月去芩加薑汁為丸調之○素病虛熱忽覺惡寒須臾戰慄如喪神守乃火炎痰鬱抑遏清道不能固密腠理四物湯加黃芪黃連黃柏或合二陳湯如火鬱肺洒淅惡寒者甘桔湯加酒芩山梔麥門冬五味子惡寒糞燥者四物湯加大黃下之久病過服熱藥惡寒者先探吐痰後以通聖散加生地當歸或四物湯去芎倍地黃加白朮黃柏參芪甘草通一炒熟煎服如酒熱內鬱惡寒者黃芪一兩葛根五錢煎服大汗而愈○抑考內經論陰虛因勞倦氣衰則火薰胸中而生內熱陽虛則不足衛護皮虛而外寒陰盛則血脉不通而中寒陽盛則腠理閉塞而外熱仲景謂陽虛陰盛宜汗散其陰邪陰虛陽盛宜下瀉其陽邪東垣謂晝熱陽氣旺於陽分夜熱陽氣下陷陰中皆名熱入血室重陽者晝夜俱熱夜寒陰血旺於陰分晝寒陰氣上溢陽中重陰者晝夜俱寒丹溪謂惡熱非熱明是虛症惡寒非寒明是火症壬水謂熱之不熱是無火也當治其心寒之不寒是無水也當治其腎噫寒熱陰陽虛實醫家大分幸四公發明經旨善學者必合而玩之始得

汗

自汗偏傷屬氣虛，汗者元陽真液，因飲食驚恐房勞行動出汗者，曰多汗；不問昏醒，朝夕偏傷出汗者，曰自汗。乃陽氣不足，衛虛發熱者，補中益氣湯加麻黃根、浮小麥，但升柴俱宜蜜水炒過，以殺其升發之性，又殺其引參芪至肌表，故不可缺也。發厥者，古芪附湯、順元散。間有氣血俱虛者，黃芪建中湯。**亦有痰濕外邪初**。痰症自汗，頭眩嘔逆，宜川芎、白朮、陳皮、甘草水煎服。多汗身軟者，濕也。心主熱，脾主濕，濕熱相搏，如地之濕蒸氣為雲霧為雨，谷爛皆令有汗。獨心與脾胃為濕熱主耳，宜調衛湯、玉屏風散。火炎上蒸，胃濕作汗者，涼膈散。胃熱者，二甘湯。是知自汗亦有實者，故外感初症亦多自汗。風症，桂枝湯加附子；寒症，古桂附湯；暑症，五苓散；風熱相搏，防己黃芪湯。凡自汗久用參芪附子不效，宜養心血，或汗發仍熱者，必外感風，宜參蘇飲，病止住服，是反治也。**盜汗全是陰分弱，腎火脾濕心勞動**。睡着出汗，醒則漸收。蓋睡則胃氣行於裏而表虛，醒則氣散於表而汗止。心火炎盛，以致肺失衛護者，當歸六黃湯。陰虛火動者，四物湯加知柏，兼氣虛者加參芪、白朮。腎火動甚者，正氣湯。脾濕者，四製白朮散。肝熱者，用防風、龍膽草等分為末，米飲調服。心虛者，用人參、當歸各二錢半，先用豬心血煮湯澄清，以汁煎藥服。思慮過度，以致心孔獨有汗出者，用艾湯調下茯苓末一錢，或青桑第二番葉帶露採，陰乾或焙為末，米飲調服，或古芷砂散。通用黃芪六一湯加浮小麥、牡蠣、麻黃根。外用五倍子、白礬為末，津液調封臍中，一宿即止。或用牡蠣、麥麩、麻黃根、藁本、糯米、防風、白芷等分為末，周身撲之。

痿

諸痿不痛火尅肺，經曰：諸痿皆生於肺熱。肺熱葉焦，脾弱着足，痿躄，色白毛枯，曰皮痿。五臟受之，發為諸痿。悲哀失志，上發喘而下泄血，乃心熱下虛也，曰脈痿，則膝脛筋脈縱緩而不能任用於地。思色無窮，或入房太甚，白淫，乃肝熱膽津滲也，曰筋痿，則筋脈乾急蹙攣。居處卑濕，肉蠕動而口渴，乃脾熱胃燥也，曰肉痿，則肌肉麻痺不仁。有所勞行，大熱而渴，則陽氣內伐，熱舍於腎，水不勝火，骨髓空虛，色黑齒槁，名曰骨痿，則腰膝與脊不舉。骨痿不能起於床者死。**肺傷木旺肢體廢**。肺被火傷，則木寡畏而侮土，則脾亦為之傷矣。肺傷則不能管攝一身，脾傷則不能運用四肢而痿發矣。五痿總屬陽明，陽明者宗筋之會也。陽明實則宗筋潤而機關利矣。**瀉南補北是大經**。瀉南則肺金清而東方不旺，脾不傷而宗筋潤矣。補北則心火降而西方不虛，肺不焦而榮衛通矣。清燥湯、虎潛丸、腎氣丸，調利金水二臟，治痿之大經也。**慎勿溷同風痺治**，痺乃風寒濕合，腳氣寒濕而成，緩風邪深，手足肢體緩弱而痛。是知痛則為風為實，不痛為痿為虛。**風因外感宜發散，痿屬內傷補血氣**。血虛者，四物湯合生脈散，加蒼朮、黃柏、牛膝，下補陰丸。氣虛者，四君子湯加蒼朮、黃柏、黃芩，下鹿茸四斤丸，加五味子，或五獸三匱丹。又有瘀血妨礙者四物湯加參朮黃柏紅花**或兼濕熱或兼痰**有濕多者有熱多者有濕熱相半者健步丸四製蒼柏丸痰火起於手足之內者二陳湯加蒼朮黃柏白朮黃芩竹瀝姜汁**又恐食積**妨礙升降**陽明滯**減味清燥湯如食全少者白朮膏**五痿旺時病易安**隨各症旺月調補則易間有挾寒者五積散合獨活寄生湯挾風者大秦艽湯何首烏丸**天產作陽戒厚味**助火發熱故也素不能淡薄者搜風順氣丸

厥與麻木條參看

厥症不獨手足厥宗筋脾胃合為尊內經氣厥篇厥者氣逆也凡移寒移熱或伏熱深而振慄或虛寒甚而發躁皆謂之厥不但手足厥冷而已宗筋陰器也厥陰所主脾胃脉皆輔近宗筋寒厥則陰縮而四肢冷熱厥則津乾不禁四肢溺赤而手足熱是六經之厥皆統於肝與脾胃也**太陽眴仆足難行**經曰巨陽之厥腫首頭重足不能行發為眴仆而僵仆倒弛**陽明腹滿顛狂發**陽明之厥則顛疾欲走呼腹滿不得臥面赤而熱妄見而妄言**少陽耳聾脇肋疼**少陽之厥則暴聾頰腫而熱脇痛䯒不可以運**太陰䐜脹作嘔吐**太陽之厥則腹滿䐜脹後不利不欲食食則吐不得臥**少陰心痛口舌乾**少陰之厥則口乾溺赤腹滿心痛**厥陰莖縮膝腰折**厥陰之厥則小腹腫痛腹脹涇溲不利好臥屈膝陰縮腫䯒內熱**又或咽腫咳不寧腸癰項強衄吐血**太陽厥逆僵仆嘔血善衄少陽厥逆機關不利機關不利者腰不可以行項不可以顧發腸癰不治驚者死陽明厥逆喘咳身熱善驚衄嘔血手太陰厥逆虛滿而咳善嘔沫手心主少陰厥逆心痛引喉身熱死不可治手太陽厥逆耳聾泣出項不可以顧腰不可以俛仰手陽明少陽厥逆發喉痺嗌腫痓若三陰俱逆不得前後使人手足寒三日死**外感寒泣暑相煎**寒泣血發厥脉沉微者理中湯四逆湯暑耗氣發厥脉虛者白虎湯或香茹散加羌活夏月勞役犯房以致陽氣煩擾目盲耳閉內經謂之煎厥言熱氣煎逼攝腎與膀胱而成也宜四君子湯加遠志防風赤芍麥門冬陳皮凡外感發熱者宜解散藥中加姜汁**內傷薄厥痰火挾**內因喜怒傷氣傷志氣逆而不下行則血積於心胸內經謂之薄厥言陰陽相薄氣血奔并而成古法暴厥氣逆身冷者蘇合香丸八味順氣散怒氣逆甚嘔血衄血發厥者四物湯去地黃加赤茯苓人參桔梗陳皮麥門冬蘇梗姜煎服或六鬱湯氣實多怒怒大叫發厥者乃痰閉於上火起於下而上衝用香附五錢川芎七錢生甘草三錢童便姜汁煎服又青黛人中白香附為丸服稍愈用導痰湯加黃連香附煎吞當歸龍薈丸因勞役飲水被驚致成者六君子湯加芩連竹瀝姜汁○內傷痰火發厥脉弦滑者二陳湯加竹瀝挾寒加生附子挾火加芩連山梔竹瀝肥人加人參姜汁凡厥症為顛為眴仆為妄見或腹脹二便不利或嘔或心痛皆痰火鬱氣病

也總因濕色陰陽衰。熱厥因醉飽入房濕熱鬱於脾土不能滲榮四肢陽氣獨盛故手足心熱宜補中益氣湯升陽散火湯火鬱湯寒厥多因慾奪精元陽大有所損不能滲營經絡陰氣獨在故手足皆寒宜十全大補湯加附子或當歸四逆湯尋常氣虛發厥者四君子湯血虛發厥者四物湯有火加知母黃柏虛寒加附子但厥冷多以不勝乘其所勝如腎移寒於脾則為寒厥心移熱於腎則為熱厥六經皆然仰論陽症煩渴譫語身熱陰症不渴靜倦身涼與傷寒陽厥陰厥大同但雜病多因酒色七情痰火所致外感者少故經曰陽衰於上則為寒厥陰衰于下則為熱厥陽極似陰陰極似陽與傷寒因衰不同而病狀變化亦相似也尸厥亦是下虛懝凡有吊死問疾或入廟登塚卒中外邪與臟氣相忤氣遏不行經絡脈伏昏不知人忽手足逆冷頭面青黑牙關緊急昏暈卒倒或錯言妄語洪不可作風治先宜蘇合香丸灌之候醒以木香勻氣散合平胃散調之素虛者用焰硝五錢硫磺二錢為末作三服用陳酒一盞煎攪焰硝起傾於盞內蓋着溫服如人行五里又進一服如無前藥用古參附湯入姜汁酒煎服外炙百會穴如菉豆大艾丸壯氣海百壯身溫者生暴死者追魂湯灌之○然厥見傷寒血厥見產後接補陰陽本內經陰陽氣不相接則厥熱厥補陰寒厥補陽正經所謂壯水之主以鎮陽光益火之源以消陰翳也吐下還為實者設凡卒厥未辨先以蘇合香丸灌醒痰壅口噤者瓜蒂散吐之或搐鼻亦可熱甚者大承氣湯雙解散下之

癆瘵

癆瘵癆極曰瘵先須辨陰陽。熱癆陽病口乾舌瘡咽痛涕唾稠粘手足心煩疼小便黃赤大便燥結虛癆陰病唾痰白色胃逆口惡飲食難化小便多遺精白濁大便溏泄又有嗽痰仰臥不得者必陰陽兼病也多因十五六歲或二十前後血氣未定之時酒色虧損精血而成全屬陰虛間有因外感久瘧久嗽而成者多屬陽虛熱癆咽瘡失音者死虛癆泄不止者死陰陽傳變最無常不問陰病陽病日久皆能傳變男子自腎傳心肺肝脾女子自心傳肺肝脾腎五臟復傳六腑而死亦有始終只傳一經者有專着心腎而不傳者大要以脈為症驗潮汗咳或見血或遺精泄分輕重輕者六症間作重者六症兼作蓋火蒸於上則為咳血為潮熱火動於下則為精濁為泄瀉若先見血止血為本其餘流傳變症雖多亦必歸重於一經敘如現有精濁又加之腿酸腰背拘急知其邪在腎也現有咯血多汗加之驚悸口舌生瘡知其邪在心也現有喘咳嗽血加之皮枯鼻塞聲沉知其邪在肺也現有夢遺加之脇痛多怒頸核知其邪在肝也現有泄瀉加之腹痛痞塊飲食無味四肢倦怠知其邪在脾也當隨其邪之所在調之○勞熱清骨散內熱保真湯骨熱黃芪鱉甲湯勞血咯血太平丸嗽吐咳咯保和湯血去多三黃補血湯血不止十灰散單花蕊石散○癆嗽乾咳人參劉肺丸保和湯太平丸寧肺湯肺痿知母茯苓湯肺癰桔梗湯單白芨散○癆世白朮膏八珍湯腎氣丸○心勞汗黃芪散更當於各病本條參究初與開關起胃房勞者倦也氣血勞倦不運則凝滯疎漏邪

氣得以相乘又飲食勞倦所傷則上焦不行下脘不通熱蒸胸中而生內熱凡頸上有核腹中有塊或當臍水冷或無力言動皆痰涎結聚氣血凝滯之所致也故以開鬱越胃為先蓋鬱脈閉則氣血乾枯胃氣弱則藥無由行但陽虛不可偏用辛香丁附之類陰虛不可偏用苦寒知柏之類水立有開關散定胃散今亦難用竊其意推之○陽病開關清熱利便宜瀉白散加銀柴胡秦艽桔梗木通澤瀉當歸芍藥木香以小便多為病去○陰病開關行痰利氣宜二陳湯加便製香附貝母牡丹皮當歸山查蘇梗及生地木香少許以氣清痰少為病減○陰陽俱用參苓白朮散三白湯或二陳湯加白朮神麴麥芽以健脾胃如有泄者尤宜多服久服候胃氣轉然後依症用藥○古方以生犀散防風當歸飲或三補丸單黃連丸治熱勞症然必初起體實而後敢用之也

久則平補火自熄

久虛積損成勞陽虛劫勞散十全大補湯人參養榮湯補中益氣湯單人參湯○陰虛加味逍遙散滋陰降火湯節齋四物湯補陰丸大造丸補天丸虛甚者瓊玉膏白鳳膏○古云服涼者百無一生飲溲溺萬無一死惟脾胃虛及氣血弱者必以滋補藥中量入童便以代降火之藥今俗非偏用知柏生地滯脾則又偏用人參桂附助火治咳輒用兜鈴紫菀款冬青黛牡蠣收澁肝經治血輒用京墨金石寒涼傷其氣血退潮輒用銀柴胡胡黃連消其肌肉遺精輒用龍骨石脂澁燥其精皆不治其本耳

扶正袪邪蟲亦亡

蟲亦氣血凝滯痰與瘀血化成但平補氣血為主加以烏梅青蒿硃砂之類而蟲自亡矣紫河車丹紫河車丸青蒿膏蛤蚧散天靈蓋散選用傳屍之說不必深泥歷觀勞瘵皆因酒色財氣損傷心血以致虛火妄動醫者不分陰陽用藥病家不思病因自取往往歸咎前人積惡甚則疑及房室器皿墳墓且冤業飛屍遞相傳疰古人亦云勞瘵三十六種惟陰德可以斷之不幸患此疾者或入山林或居靜室清心靜坐當焚香叩齒專意保養節食戒慾庶乎病可斷根若不遵此禁忌服藥不效

我有一言真藥石改酒色財氣過遷善篤信天理回穹蒼

諸蟲

九蟲皆因臟氣弱濕熱薰蒸痰瘀成

諸蟲皆因飲食不節或飢飽失宜或過飡腥鱠乳酪或鱉莧同食以致中脘氣虛不運而成積積久成熱濕熱薰蒸痰與瘀血凝結隨五行之氣變化而為諸般奇怪之形若腐草為螢是也九蟲一曰伏蟲長四寸許為諸蟲之長二曰蛔蟲長一尺許貫心即殺人三曰白蟲長一寸母子相生其形轉大而長亦能殺人四肉蟲狀如爛杏五肺蟲其狀如蠶六蝟蟲狀如蝦蟇七弱蟲又名膈蟲狀如瓜瓣八赤蟲狀如生肉九蟯蟲狀如菜蟲形至細微

心煩咳嗽多嘔噦

肉蟲令人心煩滿悶肺蟲令人咳嗽蝟蟲令人嘔吐飽逆喜噦嘈雜愛喫泥炭生米茶鹽薑椒等物弱蟲令人多唾

瘡癰痔漏與腸鳴

蟯蟲居廣腸多則為痔劇則為癩癰疥癬多蟲之為害赤蟲令人腸鳴

又有感觸蠢動物心腹刺痛

蠱不靈或山澗蛇虺水蛭遺精誤飲其水或草木果品蟲聚其毒誤食以致心腹赤痛或引腰脇時作時止諸藥不効乃蠱症也雄黃丸主之婦人鬼胎兒血蠱婦人經閉腹大僅一月間便能動作乃至過期不產或有腹痛此必蠱症雄砂丸或萬應丸主之○血蠱小兒最多大人間有蓋蠍因積瘀而成故也追蟲打蟲丸不敢下者鈎蟲黑白丸亦妙但鈎後須服調脾和胃藥眼鼻下黑蟹爪明凡蟲症眼瞼鼻下青黑面色痿黃臉上有幾條血絲如蟹爪分明飲食不進肌肉不生沉重寒熱若不早治相生不已貫心殺人傳尸瘵蟲十八種傳尸自上注下病與前人相似故又曰疰化精血歸於元陽之內幻變種類最多古謂第一代蟲如嬰兒或如鬼或如蝦蟇遇丙丁日食起醉歸心俞第二代蟲如亂髮或如守宮或如蜈蚣或如蟻遇庚辛日食起醉歸肺俞第三代蟲如蚊如蟻或如蜣蜋或如刺蝟遇庚辛日食起醉歸厥陰第四代蟲如亂絲或如豬肝或如蚯蚓如蛇遇戊己日食起醉歸脾俞第五代蟲如鱉龜或有頭無足或有足無頭或如鼠或如精血遇申乙日食起歸醉肝俞第六代蟲如馬尾有兩條一雌一雄或如鱉有頭有尾或如爛麪或長或短遇丑亥日食起醉歸腎俞週而復始凡取瘵蟲依五臟方選用必候其大醉日方可取之取後隨補各臟如取脾蟲後則補脾取腎蟲後則補腎若病甚者不勞臟腑只用追病丹以斷其根又有輕者只用鰻鱺魚煮食或紫河車丹陽虛者金液丹最妙○取瘵蟲法先令病家用皮紙糊一密室不留些縫隙擇一老成人過遞以安息香水洒其過遞之人身以雄黃雌黃塗耳目口鼻上安排鑷鉗一把布巾一幅用香油二斤以鍋盛頓微煎令沸仍用高桶一箇以石灰在桶內生布巾蓋桶口候月初蟲頭向上却服取蟲藥五更初一服五更三點時一服服藥後腹中疼痛如刀斧劈不妨至已初必須下蟲或取下臭穢如膠漆或吐瀉膿血瘀塊皆於灰桶中其蟲或從汗出紫蠶苗狀或從耳鼻口中出或小便中出異般形狀不一或青黑或黃紅大者急用鑷鉗取入油中煎當日將油紙裹蟲入瓦罐內石灰填實埋於深山遠僻之處免再染人其患人衣被床蓆並皆棄去醫人分付藥後亦須遠避其取下蟲色白者食臟腑脂膏可三十日服藥補之蟲色黃赤者食人血肉可六十日服藥補之蟲色紫黑者食人精髓病傳至腎可謂極矣冀其萬一或為子孫除害則可又蟲頭白者亦難治此危氏說也丹溪謂不必深泥居肺咯血必損聲瘵蟲雖分五臟當居肺間正所謂膏之上肓之下針之不到藥之不行只宜早灸膏肓四花為佳若蝕肺系則咯血吐痰聲嘶思食無厭病患至此未易治療○又有應聲蟲每語喉中如有物作聲相應者有人教誦本草至雷丸則無聲乃頓服數枚而愈孫或蟲症見各條虛先溫補後追逐體虛者俱宜先用溫補扶其元氣然後用王道之藥佐以一二殺蟲之劑如化蟲丸史君子丸五膈下氣丸之類或追蟲後而變以溫補亦可不然則蟲去而元氣亦散矣實則吐下量體行體實蟲攻上膈心腹瘕痛用樟木屑濃煎湯服之大吐吐蟲痛減後煎甘草湯與之和胃如有積自吐蟲者用黑錫灰檳榔等分為末米飲下○下蟲用追蟲丸取積藥苦練根湯萬應丸萬病解毒丹量體選用

求嗣

求嗣之理非玄微山無不草木，人無不生育。婦人要經調，男子要神足。男子陽精微薄，雖遇血海虛靜，流而不能直射子宮，多不成胎，皆因平時嗜慾不節，施泄太多所致，宜補精元，兼用靜一存養，無令妄動，候陽精充實，依時而合，一舉而成矣。女人陰血衰弱，雖投真精，不能攝入子宮，雖交而不孕，雖孕而不育。是以男女配合，必當其年，未笄之女，陰氣未完，慾盛之婦，所生多女。性行和者，經調易挾；性行妒者，月水不勻；相貌惡者，形重顏容；媚者，福薄；太肥，脂滿子宮，不能受精；太瘦，子宮無血，精不能聚，俱不宜子，不可不知。**精血無病交合時。**男精女血皆兼氣血陰陽，總屬腎與命門，精血充盛，別無雜病，宜交會得時，乃成胎孕。凡經盡一日至三日，新血未盛，精勝其血，男胎成矣；四日至六日新血漸長，血勝其精，女胎成矣；六日至十日，鮮有成者，縱成亦皆女胎。欲求子者，全在經盡三日以裏，於夜半子時生氣，瀉精受胎必男。斯時男女無暴怒，毋醉飽，毋食炙煿，身熱，毋用他術，皆益陰陽和平，精血調暢，交而必孕，孕而必育，育而為子，且壽。娠後宜內遠七情，薄五味，大冷大熱之物皆在所禁，蓋子食母氣以成形，食母味以養精，苟無胎動胎痛漏血，及風寒外邪，不可輕易服藥，亦不得交合，觸動慾火。生後攝養一如胎前，蓋母食熱則乳熱，母食寒則乳寒，母食膏粱爨烈之物，則乳毒，有是數者，子受其害矣。**寡慾清心為上策。**寡慾則不妄交合，積氣儲精，待時而動，故能有子。凡心有所動，即是慾心，主血而藏神；腎主精而藏志，心神外馳，則腎志內亂，其於交會之際，殊無靜一清寧之氣，所泄之物同歸腐濁而已，安能發育長養於其間哉。慾寡神完，不惟多子，抑亦多壽，故養生莫善於寡慾。**服藥陰陽貴得宜。**若見命門脈微細或絕，陽事痿弱，法當補陽；若見命門脈洪大，鼓擊陽事，堅舉，是為相火妄動，法當滋陰。若或腎脈浮大芤緊，遺精尿血，法當補陰；若帶洪數，兼以瀉火。若見腎脈微甚欲絕，別無相火為病，法當陰陽雙補。陽脫痿弱，精冷而薄，或來慢不能直射子宮，命脈微細者，還少丹、打老兒丸；精清淡者，雀卵丸；陽痿不舉、命門脈虛欲脫者，巨勝子丸、壯陽丹；腎氣欠旺，來慢不能直射子宮者，續嗣丹、溫腎丸；精漏無火者，金鎖思仙丹；陰虛有火者，大造丸、腎氣丸、補陰丸、虎潛丸；四十以後，縱有火動者，只宜小兔絲子丸、天門冬膏，忌用知柏苦藥寒涼。陰陽兩虛者，八味丸、二神交濟丹，通用種子大補丸、玄牝太極丸、五子衍宗丸、十子丸、加味蒼朮膏、何首烏丸。○女宜鼓動微陽，女金丹、螽斯丸、大小烏雞丸，調養經血，四製香附丸、七製香附丸、十味香附丸、墨附丸、單醋附丸、百子附歸丸、琥珀調經丸、加味養榮丸、加味益母膏、滋陰百補丸、大造丸、補陰丸，依症選用，不可慕方名之美，珍藥之貴，而先自傷根板，木亦不可過服熱藥，以遺子患。古云父吞剛劑，子患熱淋，且性燥多火，男女皆然，況造化之妙，豈可以恃藥餌必也。改過遷善，懲忿窒慾，人倫日用無所欺，肆買賣交易不致刻剝，自然德可動天，生子必賢且壽。勉之。

養老 附鬚髮

老人無非血液衰 兩腎中間白膜之內一點動氣大如筋頭鼓舞變化開闔週身薰蒸三焦消化水穀外禦六淫內當萬慮晝夜無停年老精血俱耗平日七竅反常啼號無淚笑如雨流鼻不嚏而出涕耳無聲而蟬鳴喫食口乾寐則涎溢溲不利而自遺便不通而或泄晝則對人瞌睡夜則獨卧惺惺此老人之病也

火動風痰百病摧 陽虛氣盛兩手脉大緊數飲食倍進臉紅神健雖時有煩渴腦熱大便閉結但以平和湯藥消解切不可用苦寒疎瀉○火症風症戰掉氣亂目直口噤筋急者通聖散 痰症二陳湯 三子養清湯 清氣化痰丸 節齋化痰丸 凡年老若小水短少即是病進宜却病延年湯 小便頻數者腎氣丸去澤瀉加茯神益智五味子 大便燥者搜風順氣丸 陰虛筋骨痿弱足膝無力者加味補陰丸

亦有脾虛多積滯 若是從來無虛陽之氣一向纔之之人全在斟酌湯劑當知溫補調停饘粥以為養治宜補中益氣湯 枳半枳朮丸 平胃散 竹瀝枳朮丸

溫和丸散可扶培 任有外邪忌大吐汗下宜平和藥調之往是衰老不宜峻補古方固真飲子 神仙訓老丸 遐仙益壽丹 秘金丹 七仙丹 及諸虛門養性延年之藥皆可選用厭服藥者只宜食治詳前二卷

鬚屬少陽髮腎水精不上升白似灰 膽榮在鬚腎華在髮精氣上升則鬚潤而黑六八以後精華不能上升秋冬令行金削肺枯以致鬚髮焦槁如灰白色養生者宜預服補精血藥以防之染掠亦非上策 染鬚方 用大烏雞一箇餓一二日將飯與肉骨果子烟火之物飼之三五日後夜間以漆盞盛之用薄竹片置盞綫口通氣外放燈一盞盞內作熱氣龜在內旋轉不已自然撒尿緊急只用麻油烟薰鼻其尿即出先用五棓子炒醋如膠若龜尿得一小鐘入五棓醋半鐘同入磁器內以一滚即止牛角罐收貯每用新筆畧蘸搽鬚表上多用則面黑○又方 炒五棓一兩銅末四分生食鹽生白礬白蘞各二分為末濃茶調膏搽鬚上候鬚乾以手撚下○ 內服烏髮丸 胎髮青鹽各四兩共入罐內封固火煅三炷香久冷定取出為末用何首烏冬青子丸蒸九晒旱蓮草枸杞子生地當歸白茯苓各四兩人參一兩以水十碗煮汁五碗去查熬膏將前二味入內攪勻分作幾小罐盛之每空心滚水酒調下三五茶匙 因下血多而鬚髮易白者尤宜秘金丹亦妙○ 因吐衄失血多者瓊玉膏○ 因房室損精易白者還元丹 還元秋石丸 女貞丹 有火者大造丸○ 因酒痰癧病等疾衰白 單蒼朮膏 加味蒼朮膏 皮膚肌骨有風痛痒者 何首烏丸 陽虛者 却老烏鬚健陽丸 延年益壽不老丹 有火者 八仙添壽丹 是知烏鬚亦必因症用藥若不顧臟腑專務鬚髮而妄投丸散是剖腹而藏珠也噫

鬚髮脫落非因老內風血燥亦奇哉 年老髮落鬚長常也少壯有髮落或鬚亦落者腎枯火炎肺痿內風妄動故也 腎氣丸 單天門冬膏 主之 內風甚者 柏葉煎 單方用自己髮或胎髮童男女髮洗淨泥固煅過為末空心酒下一二分兼烏鬚髮入補藥尤妙外用黑附子蔓荊子栢子仁等分為末烏雞脂

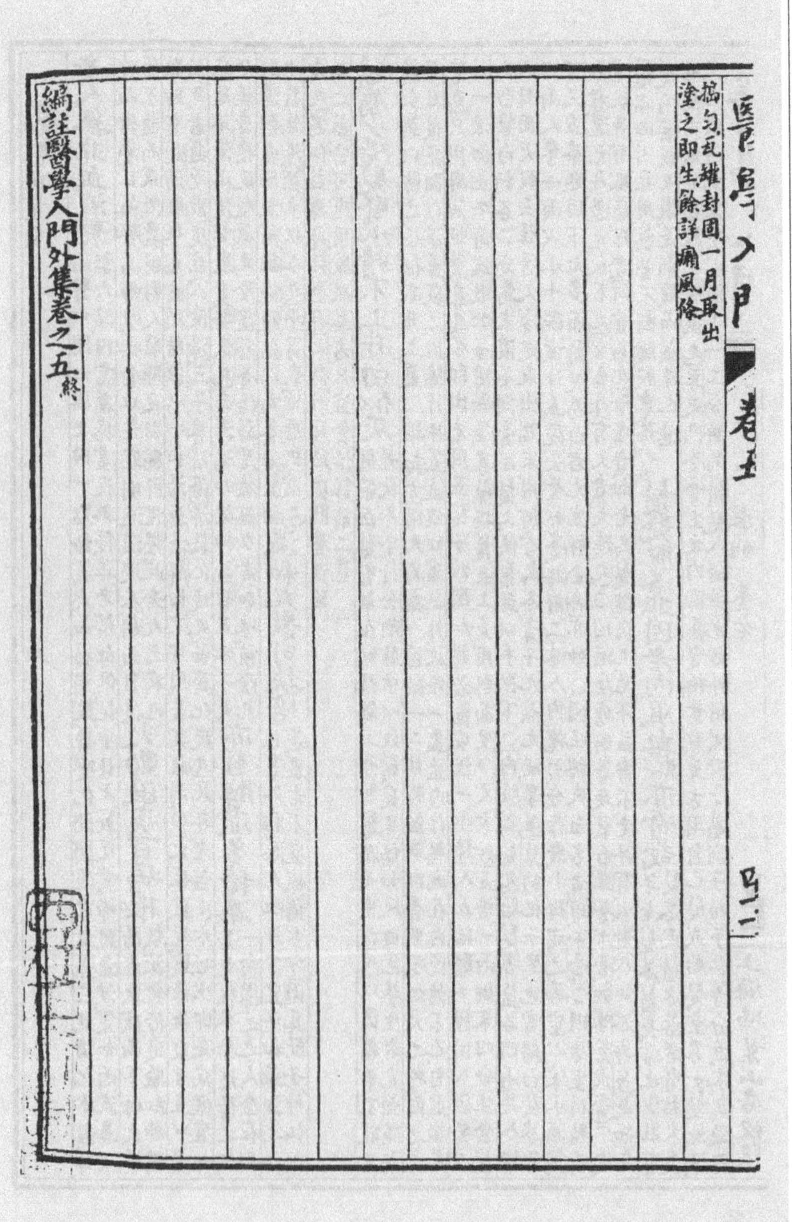

搗勻，瓦罐封固，一月取出塗之即生。餘詳癧風條

編註醫學入門外集卷之五終

編註醫學入門外集卷之六

婦人門

經候

經病百端血滯枯婦人以血為主天真氣降壬癸水合腎氣全盛血脈流行常以三旬一見以象月盈則虧故曰月經經行與產後一般若其時餘血一點未淨或外被風寒及濕冷暑熱邪氣或內傷生冷七情鬱結為痰為瘀凝積於中曰血滯或經止後用力太過入房太甚及服食燥熱以致火動邪氣盛而津血衰曰血枯良方云經後被驚則血氣錯亂妄行逆於上則從口鼻而出逆於身則水血相搏變為水腫恚怒則氣血逆於腰腿心腹背脇手足之間重痛經行則發過期則止怒極傷肝則有眩暈嘔血瘰癧血風瘡瘍等病加之經血滲漏於其間遂成竅穴生瘡淋瀝不斷濕熱相搏遂為崩帶血結於內變為癥瘕凡此變症百出不過血滯與枯而已但血滯亦有虛熱血枯亦有虛熱故重則經閉不通以滯枯分言輕則經水不調止言虛與熱而已滯宜破血枯補虛血滯經閉宜破者原因飲食熱毒或暴怒凝瘀積痰直須大黃乾漆之類推陳致新俾舊血消而新血生也若氣旺血枯起於勞役憂思卻宜溫和滋補或兼有痰火濕熱尤宜清之涼之每以肉桂為佐者熱則血行也但不可純服峻藥以虧陰道至於耗氣益血之說雖女科要法但血為氣配氣熱則熱氣寒則寒氣升則升氣降則降氣行則行氣滯則滯如果鬱火氣盛於血者方可單香附丸散抑氣散當加木香檳榔枳殼以開鬱行氣若氣亂則調氣冷則溫氣虛則補男女一般陽生則陰自長氣衰則血亦涸豈可常耗其氣耶論者多泥叔和血旺氣衰不知叔和論肝肺二脈則宜肝旺於肺其寔氣血平和有孕故經曰兩臟通和但婦人見偏性鄙婢妾志不得伸鬱怒無時不起故香附為女人仙藥經曰邪氣盛則寔正氣奪則虛可不悟諸滯因外感傷冷鬱經行登廁風寒入內以致凝澁者小溫經湯經行適來續得寒熱就閉不通或寒或暑俱謂之熱入血室小柴胡湯加生地或黃芩芍藥湯加生地經行過食生冷或外被冷濕以致瘀血凝結者五積散去麻黃加牡丹皮紅花○七情心氣鬱結不行者分心氣飲去羌活半夏桑皮青皮加川芎當歸香附莪朮玄胡索有火者更加黃芩或小調經散單香附丸也有盛寔是次宣疏氣血盛寔經絡適閉或時挾痰者單大黃膏或馬鞭草取汁熬煎為丸或燒存性紅花當歸煎湯下枯傷勞食或作泄內傷飲食勞倦損傷脾胃氣弱體倦發熱腹痛腸鳴飲食減少而不生血者補中益氣湯加川芎生地天花粉有腸鳴月水不來者病在胃胃虛不生血氣宜單厚朴五錢空心水煎或單蒼朮膏水泄少食者升陽益胃湯無泄少食者二陳湯加白术黃芪便製香附當歸芍藥牡丹皮麥門冬山查麥芽因飲食積者更加莪朮枳殼濕痰胃熱分肥癯○濕痰

粘住血海地位經閉者導痰湯加川芎黃連不可服地黃泥膈故也如用須薑汁炒過○胃熱消渴善食漸瘦津液為熱燥渴者宜為胃熱四物湯合調胃承氣湯名玉燭散再合涼膈散名三和散輕者小柴胡湯合四物湯去人參半夏加天花粉○素虛形瘦口燥善食厚味鬱為痰火有潮者逍遙散加黃芩無薄荷四物湯加桃仁紅花或加味養榮丸大槩肥人多氣弱有濕痰瘦人多血怯有火

脫血入房胞氣竭少年大脫血或醉後入房氣竭肝傷月事衰少者烏賊丸或多產育過勞動墮胎及多產育傷血或誤服汗下尅伐之藥以致血衰氣之不行者十全大補湯

不通天癸只如此虛熱痰氣四症而已不調亦大相同隨症調治飲食調和自然血氣流通更有凝滯然後可用紅花當歸散紫葳散通經丸導經丸之類虛者只用當歸散以通之通後又須養血益陰使津液流通苟不務氣血充和而惟以毒藥攻逼是求千金於乞丐必死而後已○以上言經水不通以下言經水不調

不調前後色何如以期言之對期者性和血足易挾或只差一二日者亦不為害以色言之心主血陰從陽故以色紅為正雖不對期而色正者易調

後期來少血不足○後期三五日者為血虛四物湯加參芪白朮陳皮升麻瘦人只是血少四物湯倍歸地少加桃仁紅花肥人多痰二陳湯加南星蒼朮滑石芎歸香附○來少色和者四物湯點滴欲閉潮煩脈數者四物湯去芎地加澤蘭葉三倍甘草少許十味香附丸內寒血澁來少或日少五六日以上者四物湯加桃仁紅花牡丹皮葵花

先期來多血有餘○先期三五日者為血熱四物湯加芩連肥人加痰藥先十數日者血氣俱熱也四物湯加黃芩柴胡香附肥人青海蒼莎丸加黃連白朮○來多或日多五六日以上者內熱血散也四物湯加芩朮瘦人有火者固經丸肥人多痰者青海蒼莎丸

或前或後氣血亂○或前或後或多或少或逾月不至或一月再至當歸散調經散單丹參散

淋瀝不斷邪來踈○時行時止淋瀝不斷腹中作疼乃寒熱邪氣客於胞中留滯血海外疼也如有積下利不定有所去則愈臍下逆氣上攻胸膈欲嘔者桃仁散或用當歸四錢乾漆三錢蜜丸服如腰臍腹痛者牛膝散或行或止心痛者失笑散經水適來適斷往來寒熱者先服小柴胡湯加地黃後以四物湯和之有月事頻數者四物湯倍芍藥加黃芪有經行不止者四物湯加地榆阿膠荊芥熱者倍黃芩或吞固經丸

風熱色紫甚則黑淡因痰滯濕糢糊○色紫者風也黑者熱甚也淡白者虛也或挾痰停水以混之也如煙塵水如屋漏水如豆汁或帶黃混濁糢糊者濕痰也成塊作片色不變者氣滯也或風冷乘之也色變紫黑者血熱也○大槩紫者四物湯加防風白芷荊芥黑者四物湯加芩連香附淡白者古芎歸湯加參芪白芍香附有痰者二陳湯加芎歸如煙塵者二陳湯加秦艽防風蒼朮如豆汁者四物湯加芩連成塊者四物湯加香附玄胡索枳殼陳皮隨症選用○通用琥珀調經丸百子附歸丸黑附丸

外症潮熱內腹痛○月水踏環纖病不作而有子若兼潮疼重則加之咳血汗嘔或瀉有潮汗則血愈消耗有咳嗽則氣往上行瀉則津偏於後疼則積結於中是以必先去病而後可以滋血調經就中潮熱疼痛尤為婦女常病蓋血滯積入骨髓便為骨蒸血滯積瘀

於中與日生新血相搏則為疼痛血枯不能滋養百骸則骨熱於外血枯胞絡火盛或挾痰氣食積寒冷外邪則為疼痛○朝熱有時為內傷為虛無時為外感為實虛者大溫經湯熱者四物湯加柴芩經閉者滋血湯骨蒸者大胡連丸大烏雞丸五心潮者四物湯加黃連胡黃連無汗者茯苓補心湯有汗者逍遙散經前潮者血虛有滯逍遙散加牡丹皮桃仁玄胡索經後潮者血虛有熱逍遙散去柴胡換地骨皮加生地便炒黃芩此乃能加減退熱聖藥有咳加桑白皮貝母桔梗知母麥門冬咳血加生地山梔牡丹皮嘔血加陳皮半夏旋覆花嘈雜加薑炒黃連或芩連二陳湯尋常潮熱者腎氣丸大造丸或四物湯料加便炒黃芩各一兩四製香附一斤蜜丸服

痛滯經前虛後呼。此言腹痛也經事欲行臍腹絞痛者為血滯四物湯料四錢加玄胡索苦楝木香檳榔各一兩痛甚者萬痛丸經水臨行時痛者為氣滯烏藥丸氣滯血瘀者大玄胡索散或四物湯加桃仁紅花莪朮玄胡索香附木香發熱加柴芩經水將來陣痛陣止者為血實四物湯加玄胡索木香黃連香附腿腹痛者內補當歸丸經水將行被風冷相搏繞臍疝痛者乃寒氣客於血室大溫經湯桂枝桃仁湯經水日來時痛者四物湯加陳皮玄胡索牡丹皮甘草○經後痛者為血虛八物湯小烏雞丸歷年血寒積結胞門嘔吐涎唾臍腹疝痛陰冷徹引腰脊而痛者酒煮當歸丸大溫經湯○通用交加地黃丸滋陰百補丸七製香附丸

水腫經前血腫後。經水斷而後腫名曰血分乃瘀血化水閉塞胞門比水腫更難治但能調其經則水自消調經散葶歸丸先浮腫而後經水不通名曰水分乃脾不能制血與水并浮肌肉為之虛腫紅礬丸通用腎氣丸水分君澤瀉加防已葶藶木通血分君牡丹皮加牛膝紅花有經閉腳腫者桑皮散

血風身痛痒皮膚。血風乃氣血虛而襲風冷身體歷節痛者大芎藭散麒麟竭丸趁痛散血風丸經閉身痛瀰溢陰虛濕熱甚也四物湯加蒼朮陳皮牛膝甘草水煎頭眼間用蒼莎丸加蒼耳白芍經先期者蒼莎丸加蒼耳白芍龜板金毛狗脊經後期者逍遙散皮膚搔痒者四物湯加荊芥或古烏荊丸肌肉頑麻者烏頭丸上攻頭目暈倒者單蒼耳散頭項脊痛者柴胡調經湯頭身痛寒熱咳嗽怔悸一切雜症人參荊芥散素虛者安全丹史國公浸酒方胎前產後皆同

養胃通心真要法。經曰二陽之病發心脾蓋衝為血海任主胞胎二脈起於胞內為經絡之海與手太陽小腸手少陰心為表裡主上為乳汁下為月水月水乃經絡之餘衝任氣枯則血依時而下憂思耗傷心血以致火炎血不歸肝而出納之用已竭母令子虛脾亦不磨而食少食少則肺金失養水絕生化之源而經閉不調治者須知心為氣血之主心氣鬱結者宜調心血通心經而血自行脾胃為氣血之運飲食勞倦損其中氣以血少不行或行之間斷者只宜平胃散四君子湯之類補養脾胃而氣血自生自運乃標本兼治法之良者也

室女扶陰抑寡居。女子十四衝任盛而月事下必近二十方可匹配可見陰氣之難成也或恣食鹹酸煎炒熱燥以致氣血上壅不通者紅花當歸散紫葳散單大黃膏如適年未嫁或年未及而思男思傷心血火炎脾虧肺燥腎枯而血閉成癆者十分難治宜四物湯加黃芩柴胡或逍遙散加山梔芩連以養血涼血降火或腎氣丸加子芩紅花養陰梔子丸亦好因怒逆者四製香附丸加黃芩生地因驚

上海埽葉山房校印

者，抱胆丸。經絶不通者，瓦松散。○寡婦鬱悶百端，或慕夫不能頓忘，或門户不能支持，或望子孫昌盛，心火無時不起，加之飲食厚味，遂成痰火，其症惡風體倦，乍寒乍熱，面赤心煩，或時自汗，肝脉弦長，當抑肝之陰氣，柴胡抑肝湯、抑陰地黄丸、越鞠丸。如貧苦淡食者，四製香附丸主之。有每日上午神思昏憒，怕見明處，惡聞人語，至午後方可，及頭昏腹痛，驚惕，稍涉勞動與月經來時其症尤劇，此不得遂志之故也，宜清神養榮四物湯加人參、茯神、陳皮、柴胡、羌活、甘草、香附。有與鬼交通者，由神不守舍，或時獨笑，或泣，脉遲伏，或如雀啄，不知度數，顔色不變者，宜茯神、羌活、蔓荆子、防風、薏苡仁、黄芪、五味子、麥門冬、石菖蒲、黄芩、甘草，水煎服。

崩漏

崩漏有虚亦有熱，熱則流通虚溜泄。血熱則流，虚則溜。凡非時血行，淋瀝不已，謂之漏下；忽然暴下，若山崩然，謂之崩中。有五色以應五臟。虚多房勞挾火邪。經行犯房，及勞役過度，損傷衝任，氣血俱虚，不能制約經血，忽然暴下，宜大補氣血，大温經湯。氣虚者四物湯加參、芪；血虚者四物湯加膠、艾、炒乾薑。久不止者，百子附歸丸、墨附丸。虚寒臍腹冷痛者，伏龍肝散。一切虚症，內灸散。虚火，涼血地黄湯、生地黄芩湯、補陰丸。久者當歸部骨丸、大小烏雞丸。熱則飲食不調節。有因膏粱厚味，以致脾濕下流於腎，與相火合為濕熱，迫經下漏，其色紫黑腐臭，宜解毒四物湯、涼血地黄湯、膠艾四物湯加黄芩，或單芩心丸、四物坎離丸、固經丸。○有因飲食失節，火乘脾胃下陷，顔容似無病者，外見脾困倦煩熱不卧等症，經水不時暴至，或適來適斷，只宜舉養脾胃，加以鎮墜心火之藥，補陰瀉陽，經自止，升陽調經湯、升陽舉經湯。或因四氣苦相侵。子宮為四氣相搏，則血亦難停。大抵風冷搏動者，五積散去麻黄，入醋煎服，或不换金正氣散加川芎、官桂，或四物湯加荆芥。○寒冷所乘及年老久崩者，伏龍肝散加附子、鹿茸、阿膠、蒲黄，糯米糊丸服。○暑月單芩心丸，或益元散加百草霜。○濕者升陽除濕湯。或為悲憂心痛切。悲哀甚則胞絡絶，胞絡絶則陽氣内動，發則心下崩，數溲血也，宜備金散、四製香附丸、烏藥湯，或橘歸丸。○憂鬱因先富後貧，先順後逆，心事不足，鬱火旺於血脉之中，宜四物湯加香附、白术各一錢，地榆、黄芪、人參各五分，升麻二分。甚者加棕櫚灰，酒調服。○心痛甚者名殺血心痛，小産後血過多心痛者，亦同用烏賊魚墨炒為末，醋湯調服。勢急須宜止且行。經曰：陰搏陽謂之崩，言屬熱者多也。崩乃經血錯亂，不循故道，淖溢妄行，遽止便有積瘀凝成窠臼，不止又恐昏暈，必先服五靈脂末一錢，其性能行能止，然後分虚熱用調和氣血之藥一二貼，後再服單五靈脂散，去故生新。如更不止，烏紗帽散、千斤散、舌黑神散、單夏枯草膏。有火者，固經丸。虚者，女金丹。養胃安心還舊血。血崩已後，宜四物湯加炒乾薑調之。氣弱加參、芪，有鬱加香附，挾火加芩、連少許，更服三宜丸、四物湯以還舊血，免致孤陽防其再

發如脾胃氣弱者補中益氣湯心神不安者益神膏滋陰益神湯此疾有心血不足者有心火亢甚者若不早治變爲白濁白淫血枯發熱不可治矣

帶下

帶下赤白皆濕熱臍腹痛甚濕熱結經曰小腹冤熱溲出白液冤者濕熱屈曲凝滯結於小腹自胞上而過帶脈出於大小腸之分淋瀝以下故曰帶下赤屬血白屬氣其症頭昏目眩口苦舌乾咽嗌大便或閉或溏小便澀皆熱症也如赤白痢濁一般但不痛耳間有痛者濕熱怫鬱甚則肚腹引痛婦人服食燥熱性行乖戾以致肝旺脾虧而生濕熱熱則流通古人有用導水丸下之繼以淡劑滲之或苦練丸大玄胡索散調之如臍腹痛者暫以辛溫開導如大溫經湯補經固真湯樗柏姜梔丸是也熱多瘦婦必潮煩瘦人多熱脈數外症潮煩乃陰虛火盛也芩柏樗皮丸帶不止者用地骨皮一兩生地五兩酒十盞煎至三盞分三次服或白芷散單益母丸○白帶兼痛風者三陳湯加蒼柏南星牛膝川芎兼頭風鼻涕者蒼柏辛芎散兼七情者側柏樗皮丸濕勝肥黃痰作孽肥人多濕身黃脾緩陰戶如水或痛白帶升陽燥濕湯四炒固真丹○濕痰流下滲入膀胱宜二陳湯加二术升麻柴胡或蒼柏樗皮丸如結痰白帶淋瀝不已者先以小胃丹半飢半飽津液下數丸候鬱積開服苓朮芍葵丸○通用五苓散合四物湯或單樗白皮炒爲末酒糊丸血虛加四物湯氣虛加參朮陳皮火動加黃柏滑久加龍骨赤石脂性燥加黃連腹痛加乾薑間有虛寒帶臭腥陰中冷痛何曾歇症因月水淋瀝不已或崩中暴下或經後去血過多以致陰虧陽竭榮氣不升經脈凝泣衛氣下陷精氣累滯於下焦蘊積而成白滑如涕下流腥臭者黃芪建中湯去桂加當歸水煎吞苦練丸久不止臍腹引陰冷痛者東垣固真丸虛中有火者補經固真湯大烏雞丸常用氣虛四君子湯血虛四物湯有火加黃柏有寒加桂附○寒始因亡血復亡其陽七氣虛極帶下腥臭多悲不樂附桂湯臍腹痛陰冷者四物湯加桂附常用酉者當歸丸小烏雞丸鱉斬丸琥珀調經丸外感風邪傳各經風邪入於胞門或中經脈流傳臟腑若傷肝經青如泥色心經赤如紅津肺經白形如涕脾經黃如爛瓜腎經黑如衃血宜胃風湯或五積散去麻黃主之通用單地榆散一種白淫思慮切思想無窮所願不得意淫於外入房太甚發爲筋痿久爲白淫謂白物淫如白精之狀不可誤作白帶過服熱藥又有日夜流津如清米泔或如膠者謂之白崩與白淫大同多憂思過度所致誠難治療宜平補鎮心丹因思傷脾胃者四七湯下白丸子或歸脾湯痞悶少食者沉香降氣湯因勞傷腎氣心腎不交者金鎖正元丹小兔絲子丸威喜丸硫苓丸室女胎産法相同室女經水初下一時驚悸或浴以冷水或當風取涼故經水止而即患帶下宜琥珀硃砂丸○孕婦帶下全是濕熱宜芩朮樗皮丸○平時陰陽過多産後亡血及下虛風邪乘虛入於胞絡宜暖宮丸加薑附吳萸或黃芪建中湯去桂加當歸水煎吞苦練丸補衛調脾循故轍

凡崩中帶下，或用升提，如升陽調經湯；或用収澁，如伏龍肝散、白芷散。然暫止而終不止者，蓋衝司開闔而為榮血之主，脾胃為血海、水液之會，衝氣與胃氣俱虛，則血液無所約制。是以古方有用桂枝湯加附子以固衛氣者，四君子湯加草果、丁香、木香以燥水健脾者，或用理中湯加陳皮、半夏，或單半夏丸，用芎歸煎湯下，或補中益氣湯、平胃散，皆補衛厚脾，使氣血日循故轍，而不專於收澁以劫奪之也。

癥瘕 與男子積聚條參看

癥瘕冷熱都是瘀，或因食積或鬱怒。癥者，堅而不走；瘕者，堅而能移。七癥八瘕，經亦不詳，雖有蛇、蛟、鱉、肉、髮、風、米等名，偶因食物相感，積血而成形耳。瘕比癥稍輕。其為病所以異於男子者，皆曰疾發及經水行時，或飲食生冷，以致脾虛，與臟氣相結；或七情氣鬱生痰，皆必挾瘀血而後成形。要知癥瘕痃癖，有瘕腸覃，食癥血癥，食瘕血瘕，種種不一，盡皆痞塊之異名耳。○經云：大腸移熱於小腸，小腸移熱於大腸，兩熱相搏，則血溢而為伏瘕，月事不和。以此推之，癥瘕皆有熱者，蓋瘀血亦有熱燥逼成，況陽氣怒火蘊聚，飲食濕熱，怫鬱結成，未可專以寒冷論也。大概虛冷者，內炙散、琥珀丸、溫白丸；熱者，消塊丸、連蘿丸，外貼三聖膏、神仙阿魏散；久不愈者，猪肝丸、辰砂一粒丹、神聖代針散。○瘀血，四物湯加桃仁、韭汁，甚者加蜀血根入玄明粉下之，故桂枝桃仁湯外，以韭菜搗餅熨痛處，或萬痛丸、地奴散。○食積，三稜煎、得和丸、紅丸子；虛者，白朮膏、補中益氣湯；熱者，大承氣湯加黃連、芍藥、川芎、乾薑、甘草，或單黃連丸、小調中湯加貝母、薑汁糊丸服。○鬱氣，白芷散、蟠葱散、七製香附丸、當歸龍薈丸。○痰飲，潤下丸，或二陳湯加香附、枳殼、桔梗。瘀痰食積者，白芥丸、海石丸。

腹痛經閉如懷胎，面黃寒熱夢無數。癥瘕得冷則發，腹痛支滿，胸腸腰背相引，四肢疼痛，月事不調，如懷胎之狀。邪氣甚盛，令人恍惚，夜多異夢，寒熱往來，四肢不舉，陰中生瘡，甚者小便淋瀝，或兼帶下，小腹重痛，面色黃黑。入於子臟，則絕產；入於胞絡，則經閉。宜人參荊芥散、小溫經湯、逍遙散、通經丸、古班玄丸選用。○血與氣併，心腹痛連腰脇背膂，甚則搐搦，經候不調，謂之血瘀，玄胡索散、手拈散、失笑散、單乾漆丸。數症因痰瘀氣積者，與上諸方通用。

痃癖病治頗相同，痃者，在腹內近臍左右各有一條筋脈急痛，如臂如指如弦之狀，名曰痃；癖者，偏僻在兩肋之間，有時而痛，名曰癖。皆陰陽不和，飲食停滞，冷氣相搏而成，亦得冷則發。腹脹不食亦可攬。紅丸子、猪肝丸、小烏雞丸、蔥白散。

腸覃可按血自通。腸覃乃寒氣客於大腸，與胃相搏。大腸為肺傳送，肺主氣，氣得熱則行，得冷則凝，凝則清氣散而濁氣結而為瘕。覃延日久不已，瘜肉乃生，始如雞卵，久如懷胎，按之堅，推之則移，月事時下，或多或少，氣病而血未病也。宜二陳湯加香附以開之，或香粉丸。

石症塞胞經無路。女子癥瘕症，氣發則腹痛，逆氣上衝，乃胞中傷損，瘀血結成，久則堅硬如石，塞於子門，大如懷胎，月事不下，乃先感寒氣而後血壅不流所致。血瘕，石礦丸、氣血瘕散聚湯。症瘕癖，香丹、古硝黃膏。石瘕，見晛丹主之，或通經丸加紅花尤妙。

氣蠱血蠱堅如石，水蠱腫滿俱難

治蠱者，三蟲聚而食血之象，即癥瘕之甚者，肚腹急硬如石，腫滿如水，乃瘀結胞門，或產後為水與血搏通用四香散、千金桃仁煎、內消散、蝦蟆煮肚法、抱瓮丸、黃米丸，單腹蠱脹者大腹皮飲救之，詳男科蠱脹類調氣破血漸消除，虛者還宜補脾胃。善治癥瘕者，調其氣而破其血，消其食而豁其痰，衰其大半而止，不可猛攻峻施，以傷元氣，寧扶脾正氣，待其自化，此開鬱正元散之由名也。愈後宜大小烏雞丸、八珍湯、交加散、交加地黃丸調之。凡攻擊之藥，病重病受，病輕胃氣受之而傷矣。或云待塊消盡而後補養，則胃氣之存也幾希。

胎前

胎前清熱與養血。婦人無病，月事時下，乃能受孕，氣血充實，則可保十月分娩，子母無虞。若衝任不充，偶然受孕，氣血不足，榮養其胎，宜預服八珍湯補養氣血，以防之，免其墜墮。或原有熱，而後受孕，或孕後挾熱，及七情勞役動火，輕則胎動不安，重則過三五七陽月必墮，尤能消物故也。宜安胎丸常服，以清其熱。熱清則血循經而不妄行，所以養胎也。諺云：胎前不宜熱，良有以哉。月分依經善調燮。各經氣血多少，虛實不調，則胎孕不安，依經調之，免墮胎患。大忌男女交合。一足厥陰二少陽夫人之有生也，母之血室方開，父之精潮適至，陰幕既翕，如布代衣紋紐而精血乘沖氣自然，旋轉不息，如蜣螂之裹糞吞啖，含受成一團圓，旋璣九日，一息不停，然後陰陽大定，宣著相包，外似纏綿，瑪瑙其中，自然虛成一竅，空洞虛圓，與雞子黃中一火相似，而團圓之外，氣自凝結為胞衣，初薄漸厚，如彼米飲豆漿，面上自結一皮，中竅日生，從無入有，精血日化，從有入無，九日之從次九又九，凡二十七日，即成一月之數，竅自然凝成一粒，如露珠然，乃太極動而生陽，天一生水，謂之胚，足厥陰脈所主也。此月經閉無朝，無痛，飲食稍異平日，不可觸犯，及輕率服藥。○又三九二十七日，即二月數，此露珠變成赤色，如桃花瓣子，乃太極靜而生陰，地二生火，謂之腪，足少陽脈所主也。此月腹中或動或不動，猶可狐疑，若逆吐思酸，名曰惡阻，有孕明矣。或偏嗜一物，乃一臟之虛，如愛酸物，乃肝臟止能養胎而虛也。二三箇月間，忽心腹痛不安者，用當歸三錢，阿膠、甘草各二錢，葱四莖，煎服。三四胞絡三焦訣。又三九二十七日，即三月數，百日間變成男女形影，如清鼻涕中有白絨相似，以成人形，鼻與雌雄二器先就，分明其諸全體隱然可悉，斷謂之胎，乃太極之乾道成男，坤道成女，手厥陰脈相火所主。胎最易動，古芩朮湯或為丸頓服最妙。如無惡阻等症，胎有可疑者，用驗胎法，以川芎為末一錢[illegible]更艾湯調服，服後腹中不覺動者，則為經病；如覺微動者，則為有孕。或因驚恐墜墮，胎氣不和，轉動不能臍腹疼痛者，鹽酒調下二錢，加當歸尤妙。如胎不安及腰背痛不可忍者，古桂殼丸。○四月男女已分，始受水精以成血脈，形像具六腑，順成手少陽脈所主，多心腹膨脹，飲食難消，甚者用平胃散換白朮加香附、烏藥、大腹皮。如因驚怒動胎，下墜，小腹痛引腰脇，小便疼痛下血者，當歸湯。四五個月忽心腹瘕痛者，用大棗十四枚，炒黑鹽一錢，燒赤為末，取一撮，酒調服之立愈。五脾六胃七肺金五月

上海埽葉山房校印

始受火精以成陰陽之氣筋骨四肢已成毛髮始生足太陰脉所主○六月始受金精以成筋口目皆成足陽明脉所主五六月胎不安者安胎飲固胎飲選用○七月始受木精以成骨皮毛已成遊其魂能動左手手太陰脉所主如胎氣不安常處者亦名阻病宜旋覆花散

八手陽明成竅穴

○八月始受土精以成皮膚形骸漸長九竅皆成遊其魄能動右手手陽明脉所主如胎不安者單砂仁畧炒為末米飲下止痛行氣甚捷但非八九箇月內不可多服如胎肥大者束胎丸

九腎十膀神氣完

○九月胎受石精以成皮毛百節畢備三轉其身足少陰脉所主○十月受氣足五臟六腑齊通納天地氣於丹田使關節人神皆備足太陽脉所主惟手少陰太陽經無所專主者以君王之宮無為而已此兩月素難產者達生散素肥盛及奉養安逸太過者枳甘散素怯弱者益氣救生散

半產須防三七月

半產多在三五箇月及七箇月內若前次三箇月而墮則下次必如期復然凡半產後須多服養氣血固胎元之藥以補其虛損下次有胎先於兩箇月半後即服清熱安胎藥數貼以防三月之墮至四個半月後再服八九貼防過五月又至六箇半月後再服五七貼以防七月及至九箇月可保無虞

間有傷感并雜症

姙婦傷寒詳見三卷○尋常感風咳嗽頭痛發熱參蘇飲去半夏熱服令肌體微潤而已風熱甚者雙解散去硝黃麻黃石羔○感寒胸滿欲嘔苦腹滿痛大便青者大正氣散去半夏加吳茱阿膠　感暑脘胃煩渴尿赤驚惕嘔吐臍下苦急者香茹散合古芩术湯或十味香茹散○感濕腹脹身重者平胃散泄者三白湯加砂仁厚朴蒼术內熱加黃芩○內傷七情氣滯不行者紫蘇飲○內傷勞役以從小腹常墜遙刺子宮墜出者氣陷也補中益氣湯如因房勞者八物湯加酒炒黃芪為君防風升麻為使○內傷飲食胸膈滿痛者平胃散換白术加山查麥芽黃連○內傷薑椒熱酒腥羶炙煿以致胎熱令母兩目失明頭痛腮腫項強者消風散或四物湯加芩連荊防○內傷生冷水血或外又感寒以致胎冷不轉臍腹絞痛腸鳴泄瀉者宜從權以理中湯之劑治之泄甚加木香訶子陳皮白芍粟米中病即止○因感傷以致胎虛寒者八物湯加吳茱阿膠病原謂風冷傷於子臟而墮者此類間亦有之非常法也○雜病與男子一同但孕婦服藥禁忌不犯則不動胎如子癎熱多清脾飲去半夏寒多人參養胃湯去半夏久不愈者勝金丹截之胎痢熱者古芩术湯黃芩湯虛者胃風湯香連丸傷冷瘧疾交作者醒脾飲子胎驚心中怔忡睡臥不寧熱者硃砂安神丸虛者定志丸餘可類推

調治須知三禁法

婦人天癸未行屬少陽天癸已行屬厥陰天癸已絕屬太陰胎產之病治厥陰經者是祖化之源也治無犯胃氣及上二焦為三禁不可汗下利小便是也汗則痞滿下則傷脾利小便則亡津液舊以四物湯為主如傷寒各經加減法例莫若外感時氣從四物湯合小柴胡湯陰症四物湯合理中湯古芩术湯傷寒最妙雜病四物湯四君子湯二陳湯加減間有服毒藥而不致胎動者乃病邪重胎元實也豈可視為常法且陰陽和而後有胎凡胎家有病亦不必太攻也經曰婦人重身毒之有故無殞然衰其大半而止如陰陽調和者不可妄服藥餌三五箇月前一毫辛散滑利禁用七八月間倘有秘結乃敢滑利又當審其素慣墮胎及難產斟酌用之

胎動心腹腰作疼○

甚則下血如經行，或因七情氣不順，或因外感風寒凝。受胎不堅，或因驚恐，或因喜怒不常，或因衝任二經原挾風寒而受胎，或因登廁風冷乘入陰戶，以致胎動，而母心腹作痛，甚則腰痛下血，當安胎而母自定。○胎動因七情氣逆，心腹脹滿疼痛者，紫蘇飲；因外感發熱，頭痛嘔逆，胸脇脹滿者，安胎飲加柴胡、大腹皮；氣血虛者，安胎飲倍參、朮；服熱者，固胎飲。○腹痛服安胎藥不止者，須辨寒熱虛實。寒者，理中湯加砂仁、香附；熱者，黃芩湯；血虛胎痛者，四物湯或平胃散加蘇、鹽煎湯，吞二宜丸；氣虛痛者，四君子湯加芍藥、當歸；氣實心腹脹痛者，用香附、枳殼等分為末，空心白湯下。○心痛寒者，艾葉、小茴、川楝等分，空心水煎，或單豆蔻丸；熱者，二陳湯去半夏，加山梔、黃芩。○心腹痛，素有冷氣腹痛衝心，如刀刺者，四物湯去地黃，加茯苓、厚朴、人參、吳萸、桔梗、枳殼、甘草，水煎服。心腹大痛，氣欲絕者，古芎歸湯加茯苓、厚朴等分，水煎服。單方用鯉魚如食治，入大棗十四枚、炒鹽一錢、酒少許，煮汁飲之；不飲酒者，用鯉魚和粳米、薑、葱煮粥，十日一食，善能護胎長胎。○腰痛最為緊急，酸痛者，必欲產也。因七情者，紫蘇飲加杜仲、續斷；因閃挫者，用破故紙二錢為末，胡桃肉一個，研勻，空心酒調服；素虛痛者，青娥丸；腰痛如折，不能轉側者，用鹿角五錢，火煅酒淬，再煅再淬，以碎為度，研末，酒調服。○胎動下血者，膠艾芎歸湯，或加砂仁、秦艽、卷柏、桑螵蛸、桑寄生、杜仲。下血腹痛難忍，或下黃汁如漆，如豆汁者，用野苧根、金銀花根各五錢，水酒各半盞煎服。下血產門痛者，用單黃連末一錢，酒調服。

或因母病或墜墮。有因母病以致胎動者，但治母病而胎自安矣。如母有宿疾而胎不旺者，長胎白朮丸；有羸瘦劫痰，氣血枯竭，胎終不可保者，用牛膝四分，木香、桂心、蟹爪各二分，為末，空心溫酒調服下之，免害其分娩。又用紅酒麴五兩，清酒十盞，煎二沸，去渣，分五服，隔宿再服，次早再服，其子如糜，令母肥盛無疾，或參芽神麴煎服，尋常古芎歸湯最妙。○孕婦或從高墜下，重物所壓，致動胎元，心腹痛甚，下血者，用砂仁畧炒，勿焦，為末，熱酒、鹽湯、艾湯皆可調服，覺腹中熱，其胎即安。胎家無所不治，功同芩朮。如去血過多者，古芎歸湯加膠艾。

健脾養血總安寍。通用古芩朮湯加阿膠。風邪加生薑、豆豉；寒加葱白，或乾生薑少許；熱加天花粉；寒熱加柴胡；項強加葱白；濕熱腹痛加白芍；腹脹加厚朴；下血加艾葉、地榆；腰痛加杜仲；驚悸加黃連；煩渴加麥門冬、烏梅；思慮過加茯神；痰嘔加旋覆花、半夏麴；勞役加黃芪；氣喘去白朮，加香附；便燥加麻子仁；素慣難產加枳殼、蘇葉；素慣墮胎加杜仲；素血虛加芎歸。此安胎之聖藥也。凡卒有所下，急則一日三五服，緩則五日十日一服。常服安胎易產，所生男女又無胎毒。蓋姙婦脾土運化遲滯，則生濕，濕則生熱，故用黃芩清熱以養血，白朮健脾以燥濕。安胎丸、金匱當歸散、加味養榮丸，皆此方而推之也。

胎漏下血腹不痛，心腹痛而下血者為胎動，不痛者為胎漏。血多為熱少為虛。熱者下血必多，內熱作渴者，四物湯加白朮、芩、連、益母草，或金匱當歸散、加味養榮丸；血黑成片者，三補丸加香附、白芍。○血虛來少者，古膠艾湯或合四物湯、長胎白朮丸。○氣虛者，四君子湯加黃芩、阿膠；因勞役感寒，以致氣虛下血欲墜者，芎歸補子湯；或下血如月信，以致胞乾，子母俱損者，用熟地炒乾薑各二錢為末米飲調服。惟有犯房難救亡。胎漏亦有肥盛婦人月水當來者或因登厠風攻陰户者雖不服藥亦或無恙但作胎漏處用澁藥治之反墮惟犯房下血者乃真胎漏也八物湯加膠艾救之。

偶然尿血莫糊糢。尿血自尿門下血胎漏自人門下血姙娠尿血屬胞熱者多四物湯加山梔髮灰單苦蕒菜飲亦妙因暑者益元散加升麻煎湯下稍虛者膠艾四物湯久者用龍骨一錢蒲黃五錢為末酒調服。

惡心阻食名惡阻或大吐或時吐痰水惡聞食臭由子宮經絡絡於胃口故達食氣引動精氣衝上必食吐盡而後精氣乃安亦有娛交合而子宮藏盛者過百日則愈。瘦人多熱。

肥人痰。二陳湯加竹茹生薑熱加芩連因怒者單黃連丸茯苓煎湯下。亦有無陰并氣弱無陰則嘔者陰脉必弱頭痛全不入食者八物湯合二陳湯加枳梗氣弱者四君子湯加陳皮麥門冬厚朴竹茹日久水漿不入口吐清水者並加丁香惡聞食氣多卧少起者旋覆花散。或因胎動別症兼。三四個月病惡阻者多因胎動不安或兼腰腹疼痛者保胎飲兼癨痢口中無味及會傷風冷者醒脾飲子兼傷食者二陳湯加砂仁香附或單白术為丸或單砂仁為末米飲下甚者紅丸子極效。

子煩燥悶亂心神。火盛尅肺好生嗔。姙孕心煩燥悶謂之子煩多受胎四五個月間相火用事或應天令五六月間君火大行俱能乘肺以致煩燥胎動不安大抵相火盛者單知母為末蜜丸茯寔大每三丸酒下日月未足欲產及難產者亦效君火盛者單黃連丸心神不安者硃砂安神丸煩甚恐傷胎者單胎散切不可以虛煩藥治。或有停痰胸膈滯。亦令煩燥不宜人。或有積痰積飲滯於胸膈之間亦令煩燥胎動不安者用茯苓防風麥門冬黃芩等分竹葉減半水煎入竹瀝調服。

子懸心腹脹滿痛。胎氣湊心相火鬨。姙婦四五個月以來相火養胎以致胎熱氣逆湊心胸膈脹滿疼痛謂之子懸宜紫蘇飲有欝心腹脹滿甚者加茯术及丁香少許不食者古芩术湯倍白术加芎藥。甚則悶絕欲傷人。火盛極一時心氣悶絕而死紫蘇飲連進救之。誤藥子死不能動。此症兩尺脉絕者有誤服動胎藥子死腹中則增寒手指唇爪俱青全以舌為症驗古芎歸湯救之。

胎水遍身虛腫浮。姙孕經血閉以養胎胎中挾水濕與血相搏濕氣流溢挾冷面目肢體遍身浮腫名曰胎水又曰子腫多五六箇月有之原因煩渴引飲太過或泄瀉損傷脾胃脾虛不能制水血化為水所制宜五皮散倍加白术為君氣喘小便不利者防已散濕熱盛者單山梔炒為末米飲調服或單山梔丸。腹大異常亦堪憂。姙孕五六箇月腹大異常高過心胸氣逆不安胎中畜水所致若不早治必然具子手足軟短形體殘疾或生下即死子母難保宜鯉魚湯服至腫消水散為度仍常煮鯉魚粥食之。又有脚腫或出水。

胞漿大盛故下流妊婦七八個月以來兩脚浮腫頭面不腫乃胞漿水濕下流微腫者易產名曰皺脚腫甚者平胃散加木瓜挾外感者檳蘇散自脚而腫至膝腿喘而妨食甚至足指間有黃水出者謂之子氣宜天仙藤散如脚腰腫者腎著湯手脚腫者用赤小豆桑白皮等分水煎服重者加商陸

妊孕中風名子癇只因體薄受風寒發則口噤痰涎壅有時昏暈胎難安體虛受風而傷太陽之經絡後每遇風寒相搏發則口噤背强痰涎壅盛昏暈不識人時醒時作謂之鬼暈又曰子癇又曰痙甚則角弓反張小續命湯如畫者異羊角湯輕者四物湯加葛根牡丹皮秦艽細辛防風竹瀝痰加貝母陳皮茯苓甘草或古芎活散如中風寒犯觸身體盡疼乍寒乍熱胎不安常苦頭疼痛遶臍下寒時時小便白如米泔或青黃寒標腰苦冷痛目視䀮䀮者四君子湯去茯苓加當歸厚朴韭白薑煎入酒調服○不省人事者單荆芥散

子淋溺澁膀胱熱妊孕飲食積熱膀胱以致小便閉澁又謂之子淋宜古芎歸湯加木通天門冬人參甘草燈心臨月加滑石為君熱甚者五淋散○原因房勞內傷胞門膻任虛者四物湯合六君子湯或腎氣丸甚則大小便閉結臟腑積熱大便不通者用赤茯苓枳殼等分大腹皮甘草或半蔥白煎服或四物湯加黃芩厚朴枳殼○胞熱小便不通身重惡寒頭眩者用冬葵子赤茯苓等分為末米飲調服轉脬溺閉痛難當轉脬者脬係轉戾臍下急痛小便不通多稟弱性急厚味者有之○妊孕脬為胎壓展在一邊脬係轉戾但升舉其胎脬轉水道自通宜四物湯合六君子湯去茯苓探吐以提之無他者亦同不可專用滑滲之藥○有素肥盛怒瘦兩尺脈絕者陰虛也腎氣丸主之甚者冬葵子赤茯苓赤芍等分水煎入髮灰少許○有熱者古芩术湯合益元散服之○一法將妊婦倒豎起其胎不墜其溺自出○産後有脬轉或脬出者搗蔥白於臍上灸之立効如欲服藥與胎前大同

遺尿赤白宜分別妊孕遺尿古方用白薇白芍等分為末每三錢酒調服然亦有虛有熱赤者屬熱古芩术湯加山茱萸五味子少許白者屬虛安胎飲或雞肶胵散

子瘖腹鳴自笑悲妊孕三五箇月以來忽失音不語者胞絡脉絕也胞繫於腎腎脉貫舌非藥可療分娩後即自能言○腹中作鐘鳴或哭者多年空房下鼠穴中土為末酒下或乾噙之即止○腹中兒啼者黃連煎濃汁呷之或青黛亦可○有臟燥悲傷懍戚嘔下者大麥甘草棗煎服○有自哭自笑者紅棗燒存性米飲調服

發痘動胎命必絕胎前患痘用瑞藥動胎去血泄氣必死詳痘疹

諸症濕痰風熱壅去邪保胎真口訣孕婦脾土不運而生濕濕生痰痰生熱熱生風如子腫濕也惡阻痰也子煩子淋熱也子癇風也子懸氣也轉脬虛也清熱滲濕逐痰順氣疎風補虛或兼雜症去邪保胎二法並行子母俱安

飲食禁忌亦須知雞肉合糯米食令子生寸白虫食犬肉令子無聲鮎鯉同雞子食令子生疳蝕瘡食兔肉令子唇缺食羊

肝令子多厄。食醬肉令子項短縮。鴨子同桑椹食令子倒生心寒。鮮魚同田雞食令子多瘖瘂。雀肉同豆醬食令子生雀子斑。食螃蟹橫生。食薑芽令子多指。食水漿令絕產。食雀肉飲酒令子多淫無恥。食茨菇消胎氣。食驢馬肉過月難產。豆醬合雀菜食墮胎。食山羊肉令子多病。食鰍鱔無鱗魚難產。食諸般菌生子驚風而夭。食雀腦令子患雀目。勿妄服湯藥。勿妄用針灸。勿過飲酒漿。勿舉重登高涉險。心有大驚子必顛癇。勿多睡臥，須時時步步動和血脉。勿勞力過傷，使腎氣不足，子必解顱臟破不合。衣毋太溫，食毋太飽，若脾胃不和，榮衛虛損，子必羸瘦多病，戒之。

轉女求男皆古訣。生男生女陰陽造化玄妙。古法於胎成兩月之內，以斧置孕婦床席下，懸弓矢於壁，蓋弓矢斧斤男子事也，勿令人知，此意恐不信者，令待雞抱卵之時，以斧置窠下，盡是雄雞，故胎教常令見王公大人，亦此意也。更佩雄黃一二兩於孕婦身左，或萱花亦可，三法皆驗，用其一可也。又後有月日時遊胎殺，雖不可泥，然門戶床竈寔不可輕易移動，求嗣者尤宜慎之。

臨產

臨產切不可慌忙。十月氣足，胎元壯健者，忽然腹痛，或只腰痛，須臾產下，何俟於催。此易生天然之妙。喜服單益母膏，免產後之患。中間有體弱性急者，腹痛或作或止，名弄霜，漿水淋漓來少，名試水。雖臍腹俱痛，發動露顯，而腰不痛者，切莫愴惶，切禁洗母動手於腹上揣摩，直待日子已到，腹痛陣密，破水已後，并腰痛，眼中如火，方可坐草。須待兒頭直順，且正逼近產門，方可用力一送。如坐草太早，用力太過，產母困倦，及至產時，乃用催生之藥。凡難產皆孕後縱慾及驕恣，全不運動，又食生冷硬物，凝滯，或矮石女子交骨不開，或腹大甚，胎水未盡，或臨產鬧雜之人驚恐，產婦恐則精怯，精怯則上焦閉，閉則氣逆，下焦脹而不行，紫蘇飲最妙；氣寔者瘦胎枳甘散，氣弱者達生散。

活血安胎未破漿。如腹痛，漿水未破，止宜用古芎歸湯以活其血，或漿水已破而少痛，雖痛而不密，宜安胎飲或達生散以固胎元，切不可輕用峻藥，徒滲水道，反傷胎氣，而產愈難。產母亦聽其眠食自如，但不可過飢過飽耳。

破漿已久猶難下。破水多則血乾澁，必用古黑神散；血虛者古芎歸湯下，名芎歸黑神散；氣弱者四君子湯下，名四君黑神散。橫逆側產，每加麝一厘。此時如舟在砂上，須湧水而後可通，服此藥後，外用葱二斤，搗爛鋪於小腹上，用急水灘頭砂一斗，炒熱，將布袱於葱上，輕輕熨揉。

滑利迅速要相當。催生有露頂順正，而生猶遲滯者，恐外感風冷寒暑所阻。夏月熱產則氣散血沸，宜五苓散加葵子，或三退六一散。冬月凍產則血凝滯，常令房中火燒，宜催生五積散。有水道乾澁不能下，及服黑神並藥，又多者，用清油、白蜜等分，猪肝煮汁調服；或六一散七錢，加葵子五錢，為末，每二錢熱服。有產難日久，水乾及觸犯惡氣，心煩燥悶者，兔腦丸；腰痛心煩者，用人參、乳香各二錢，辰砂五分，為末，雞子清調，薑汁化開，冷服。○已上正產催難之法，已下橫逆側偈之法。

橫生露手逆露足，徐徐推上任洗娘。橫者兒先露手，原因腹痛兒身未轉，產母用力一逼，遂至橫來。

當令產母安然仰卧，洗母輕手徐徐推兒稍上，漸漸以中指摩其肩推上，又攀其耳而正之，服芎歸黑神散，固血生血，須待兒身正直，且順臨門，服阿膠滑石葵子為末，温酒入蜜攪勻服之，然後方可用手送下。○逆者先露其足，因母氣乏，關健不牢，用力太早，致見逆來，當令產母安然仰卧，洗母徐徐推足入去，分毫不得驚恐，服芎歸黑神散，固血活血，候兒自順。若經久不生，卻令洗母輕緩用手推足，令就一邊直上，令兒頭一邊漸漸順下，多服芎歸等藥，直待兒身轉，門路正當，然後用三退散調服，方可用力送。

坐產露臀高攀手。○坐者先露其臀，當高處牢繫手巾一條，令產母以手攀之，服固血藥，輕輕屈足良久，兒即順生。

噀面貼頂救盤腸。○盤腸者，小腸先出，急用熱水浸軟，舊布蓋住小腸，不可包托，外用醋半盞、新汲水七分碗，調停，噀產母面，每一噀令一縮，三噀三縮，當收盡為度。又以如聖膏貼住母頭頂中心，腸上即拭去，內兼服芎歸參茋大補之藥，加升麻、防風以提之，未有不收者。又有久而為風吹乾不能收者，用磨刀水少許，火上温過，以潤其腸，後用好磁石煎湯一盞服之，其腸自收。

碍產兒肩臍帶絆。○碍者因兒身番轉，臍帶絆住其肩，雖露正頂而不能生，當令產母仰卧，洗母輕輕推兒近上，徐徐引手，以中指托起兒頭，下其臍帶，服固血藥，仍須候兒身正順，方可用力送下。

露額側來墜腿尻。○側者因兒方轉身，被產母用力一逼，以致兒頭偏墜左腿，忽偏墜右腿，或露左額角，或露右額角，兒頭偏墜一畔，多服芎歸黑神散，令產母仰卧，洗母徐徐推兒近上，以手正其頭，直向人門，然後用力送下。若是兒項後骨偏墜穀道，即令兒已露額，當令洗母以綿衣炙令温煖，用手於穀道外畔輕按，推兒頭上而正之，服催生藥後，即令產母用力送下。此非洗母輕手巧妙不能。

傷產驀然口翻噤。○當產誤用催生峻藥，傷母氣血，急用安胎過日而產。有種一年、二年至四年、五年而產者，盡皆倉皇用力太早之過，或因于欲生時兒枕先破，敗血裹住，宜鹽豉一兩，以青布包了，燒存性，入麝香一錢為末，用秤錘燒紅淬酒調服一盞。倉卒只以新汲水磨京墨服之，墨水裹兒身出，或芎歸益母草葵心，皆能逐瘀以開產路。○有坐草之時，驀時口翻口噤吐沫者，霹靂丹。○有厪石女子，交骨不開，難產者，龜殼散，或古芎歸湯。○通用無憂散、來甦散、兎腦丸。

胎死母舌黑非常。○外症指甲青黑，脹悶不食，口中極臭，用平胃散加朴硝五錢，水酒煎服，其胎化成血水而下。便閉脉寔者，大黃備急丸，或單鹿角為末，葱豉煎湯調服。昏沉脉微者，養正丹濃煎乳香湯下一百廿丸，血乾或有寒者，四物湯下古桂香丸。氣弱者，催生五積散加麝一厘。○雙胎一死一活者，用蟹爪一盞、甘草二兩、東流水十盞，煎至三盞，去渣，入阿膠三兩，分二三次頓服，能令生者安、死者出。○通用霹靂丹、奪命丸，外用如聖膏貼足心，仍服催生藥及通關散吹鼻即下。

胞衣不下因血脹，消瘀和氣信古方。○皆因用力太早，產下不能更用力送出，胞衣停久，被外冷所乘，則血澁脹胞而不出，腹滿衝胸，喘急疼痛者危。急將臍帶以小物繫墜，然後截斷，不然則胞上抱心而死。只要產母安心，不可輕信洗母用手，宜內服牛膝湯、催生五積散，或用真血竭為末，酒調服。甚者奪命丹，外用如聖膏貼脚心。昏暈危甚，八味黑神散、黑龍丹。

產後

產後必須先逐瘀正產體寔無病不藥可也但難產氣衰瘀血停留非藥不行古法一產後古芎歸湯加童便一半服之如無童便以淡醋磨墨一小盞入煎湯藥亦可服藥後且閉目少坐然後上床仰臥不得側臥宜竪膝不可伸足高枕厚蓐四壁無風時以人為從心揺至臍下如此三日又不可太睡熟宜頻喚醒時置醋炭或燒乾漆與舊漆器以防血迷血暈夏月房中不可太熱亦不可人多氣盛以致熱過則氣耗散而不能送血又不可太飽時與白粥飲之日漸加與一月之内針線勞役當時不覺大害月後必成蓐勞手脚及腰腿酸痛亦不可脱衣洗浴強起離床太早以致外感身強角弓反張名日蓐風如交合陰陽令下部終身虚疾將息百日以過乃可須知產後百病皆血虚火盛瘀血妄行而已矣間有内傷飲食外感風寒然亦必先逐瘀補虚為主

瘀消然後堪補助瘀消後方可行補如左脉弱加補血藥右脉弱加補氣藥如不逐瘀遽服參芪甘炙停滯之劑有瘀血攻心即死者食肉太早亦然

瘀衝眩暈腹心疼去血過多眼花頭眩昏悶煩燥或見頭汗者古芎歸湯入童便甚者加炒乾薑人參汗多加黄芪或八味黑神散單五靈脂散返魂丹○胃弱血虚發厥倉公散白薇湯臨產用力勞心氣虛而暈者用人參一兩蘇木五錢水煎入童便調服○氣血俱虚痰火之上作暈者八物湯合二陳湯去白芍○火載血上昏暈或挾風邪者清魂散○被驚者抱胆丸硃砂安神丸○腹心疼痛全是瘀血八味黑神散四味散失笑散有寒熱者當歸鬚散○虚寒心痛者桂心湯感寒者理中湯七情心痛者木梹湯○食滯寒熱心腹痛者熟料五積散加莪术○小腹痛者名兒枕痛[illegible]五靈脂散或加桃仁醋糊為丸氣虚四君子湯下血虚四物湯下○產門臍下疞痛者大温經湯羊肉湯通用女金丹加味益母丸

血虚火動寒熱互產後血虚發熱氣虚惡寒氣血俱虚發熱惡寒切不可發表○陰虚血弱者四物湯小熱加茯苓為君熱甚加炒乾薑為使去血過多外熱心煩短氣悶亂者人參當歸散蒸乳發熱者四物湯加參芪白术天花粉發熱晝靜夜劇者四物湯去芍藥量加柴胡氣血俱虚寒熱者補虚湯產後真不宜涼也

内傷勞役漸虚羸產後勞役過度名曰蓐勞其症虚羸乍起乍臥飲食不消時有咳嗽頭目昏痛發渴盜汗寒熱如瘧背膊拘急宜十全大補湯去芍加續斷牛膝鱉甲桑寄生桃仁為末猪腎一對去脂膜薑一片棗三枚水二盞煎至一盞入前末二錢葱三寸烏梅半箇荊芥五穗同水煎空心服○身痛寒熱者當歸羊肉湯腰子湯

食滯脾家瀉且吐凡寒熱有腹痛者為瘀血如腹痛胸滿嘔瀉必兼傷冷○食肉太早瘀滯者熟料五積散痛甚加莪术嘔加砂仁瀉加姜附人參泄瀉不止臍腹痛者理中丸加肉豆蔻○挾寒腹痛腸鳴小便清白不渴者四君子湯合五苓散加肉豆蔻炒白芍○挾熱腸垢便澁痛一陣瀉一陣口渴者四君子湯合四苓散加酒炒黄連及木通少許或益元散○挾濕身重腹脹者胃苓湯○嘔吐因敗血乘虚入胃脹滿者六君子湯加澤蘭葉赤芍泡生姜腹脹胃氣不和者桔梗半夏陳皮等分薑煎服脾秘澁者

三白湯加乾薑陳皮黃芪滑石甘草。飲食成積痞者，內炙散、脘皖丸。霍亂吐瀉煩渴厥冷者，理中湯加陳皮麥門冬煎服。厥冷者加附子，渴者五苓散，轉筋者朮萸二外感寒熱無時停。○補

中帶表無過度。○產後外感，離床太早，或換衣襲風冷入於下部，令人寒熱似瘧，頭痛不歇。血虛者，古芎歸湯加人參紫蘇乾葛。血氣虛者，補虛湯加陳皮乾薑。寒熱甚者，熟料五積散。熱不止者，黃龍湯主之。如體盛發熱惡寒及瘧痢者，小柴胡湯合四君子四物湯加黃芪各三分服。切不可以傷寒治法。曾誤服熱藥過多，熱症大見，久而便閉者，柴胡破瘀湯，或四物湯加大黃芒硝暫服，即調補之。產後傷

寒詳二卷。身痛筋攣虛渴煩。因產走動，氣血升降失常，留滯關節，筋脈急引，或手足拘攣，遍身肢節走痛者，趁痛散。或餘血不盡，流於遍身，腰腳關節作痛者，五積散去麻黃加人參香附導待

桃仁木香等分，姜煎服。○產後諸風痿弱，筋攣無力者，血風丸或煎服。○煩渴氣虛者，生脈散。血虛者，四物湯加天花粉麥門冬。氣血俱虛作渴，頭眩腳弱，飲食無味者，用人參二錢，麥門冬一錢半，熟地二錢，天

花粉三錢，甘草五分，糯米姜棗煎服。○虛煩者，用人參麥門冬小麥茯苓各一錢，竹茹一彈丸，半夏八分，甘草五分，薑煎服。心虛驚悸者亦宜。汗多大便偏閉固。○產後發熱自汗者，古歸芪湯。汗

甚加白朮防風牡蠣麥門冬熟地茯苓甘草，或黃芪建中湯。自汗兼腫滿者，大調經散。自汗肢體疼痛者，當歸羊肉湯。○發熱盜汗者，用豬腰子一枚，糯米半合，葱白二莖，同煮熟，取清汁一盞，入人參當歸各一

錢煎服。○大便閉者，古芎歸湯加防風枳殼甘草。閉澀者，麻子仁丸或蘇麻粥。蓋產後去血多則營胃，胃則多汗，多汗則大便閉，皆血虛也。營胃多血暈。○小便不通，腹脹滿者，用鹽填臍中，葱白一束切作一

指厚於鹽上，以艾炷灸之，熱氣入腹即通。熱者，六一散加檳榔枳殼木通麻子仁葵子水煎服。不語敗血濕痰迷。○產後敗血停蓄，上干於心，心氣閉塞，舌強不能言語者，七珍散、四味散。○有臨

產服湯藥過多，胃濕使然者，熟料五積散、六君子湯。○痰熱迷心不語者，導痰湯。或痰氣鬱滯，閉目不語者，用生白礬末一錢，熱水調服。乍見鬼神非邪忤。○產後乍見鬼神者，由血虛勞動肝心，

敗血攻沖，邪淫於心，胡言亂語，非寒風，非見熱也，宜小調經散加龍腦少許，或妙香散加當歸地黃黃連。○瘀血迷心，妄言妄見，及心虛譫妄昏暈者，八物湯去芍藥，加琥珀柏子仁遠志硃砂金銀煎服。甚者，黑

龍丹。○產後血少，怔忡，睡臥不寧者，十味溫膽湯，或寧神膏、定志丸。又有惡露常淋淋，或因脬損尤難住。○產後五淋，白茅湯。敗血淋瀝不斷者，烏金散。淋久不止，四肢乏力，沉

困者，牡蠣散。○有生產時被洗母誤損尿脬，以致日夜淋瀝者，四君子湯加黃芪陳皮桃仁，用豬尿脬者青汁煎溫服。血虛者加芎歸。任是蓐風并腫浮。○產後中風，名曰蓐風。口噤牙關緊急，

手足瘈瘲，及眩暈強直。○心眼倒，吐瀉欲死者，單荊芥散、古荊歸湯。血虛勞碌太早，風邪乘虛而入者，小續命湯、羌活愈風湯。如口噤反張，涎潮多者，交加散。或大黑豆半升，炒令煙起，以酒二碗沃之，入磁器用

每用酒半碗，入獨活五錢，同煎溫服。○產後汗多，風搏成痙者難治。○產後敗血停蓄，化水循經，流入四肢浮腫者，小調經散。而氣虛者，四君子加蒼朮，或安金丹。血虛者，補虛湯少加蒼朮茯苓，使水自利。忌鹹

上海掃葉山房石印

剤攻利

一切雜症補榮衛產後雜病與男子一同但常兼補兼逐瘀則病無不愈丹溪云大補榮衛為主雖有雜病以末治之是也假如月裡痢疾惡露未盡者多瘀凝滯腸胃與經隧血滯作痢一同四物湯加桃仁黃連木香主之裡急甚者通玄二八丹○咳嗽多是瘀血入肺古二母散加桃仁杏仁人參茯苓水煎其餘以意會之可也

惟有鼻衄黑如煤產後氣血散亂入於諸經不得還元故口鼻黑起乃變鼻衄皆因產後虛熱所致胃絕肺敗犀角地黃湯救之

發喘聲高難救護產後氣喘由榮血暴竭氣無所主獨聚於肺喘急脈陽絕陰不治之症單人參湯或加蘇木少許救之若敗血停滯脹肺喘者用血竭沒藥等分為末酒入水調服兼用奪命丹

陰門腫突腸不收產後陰肉兩旁腫痛手足不能舒伸者用四季葱入乳香末同搗成餅安於陰戶兩旁良久即愈○因產用力過多陰門突出者四物湯加龍骨末少許連進二服外用草麻子搗爛貼頂少收即去草麻○產後生腸不收八物湯加防風升麻須用酒炒黃芪為君外以荊芥藿香樗皮煎湯薰洗

子宮脂膜休羞惡產後下一物如合鉢狀有二岐者子宮也補中益氣湯去柴胡連進二三大劑一響而收後以四物湯加人參調理○產後下一物如帕約重斤餘者因臨產勞役或肝痿所致有粘席不得上者乃脂膜無妨補中益氣湯去柴胡連進二貼即收○臨產驚動用力太過以致脂膜有傷垂出肉線一條約三四尺長牽引心腹痛不可忍以手微動之則痛若欲絕先服失笑散數貼仍用生姜三斤洗淨搗爛以清油二斤拌勻炒令油乾焦為度卻用熟絹五尺摺作數層方令穩重婦人輕輕盛起肉線使之屈曲作一團納在水道口卻用絹袋兜前由薑稍溫傳在肉線上薰之覺薑冷又用熨斗火熨熱常使有暖氣如薑氣已過又用打薑如此溫熨一日一夜其肉線已縮入一半再用前法越兩日肉線盡入卻再服失笑散古芎歸湯調理不可使肉線斷作兩截則不可治矣

乳汁不通氣血虛氣滯塞者戒鬱怒產後氣血虛弱乳汁少者用鍾乳粉二錢漏蘆煎濃湯調理或用豬懸蹄一隻通草五兩煮汁食或鯽魚木通煮汁食亦好○氣滯乳少者漏蘆散氣塞乳少者涌泉散○無子食乳要消者用麥芽二兩炒為末四物湯調服即止○凡乳母但覺小水短少即是病生便須服藥調理脾胃肝腎如不愈者必氣滯且逆也蓋婦人凡事不得專行多憂思忿怒憂思過則氣結而血亦結忿怒過則氣逆而血亦逆甚則乳硬胸痛煩熱要之女病皆因氣血鬱結所以古方多用香附砂仁木香檳榔青皮枳殼者行氣故也

怪疾乳長尺有餘先賢治法仍詳具產後瘀血上攻忽兩乳伸長細小如腸直過小腹痛不可忍名曰乳懸危症用川芎當歸各一斤水煎濃湯不時溫服再用二斤逐旋燒煙安在病人面前桌子下令病人曲身低頭將口鼻及病乳常吸煙氣未甚縮再用一料則瘀血消而乳頭自復矣若更不復舊用草麻子搗爛貼頂上片時收即洗去

附胎殺禁忌凡胎殺所在不宜修整雖鄰家興動孕婦當避猶不墮胎令兒破形色青體攣竅塞夭殞

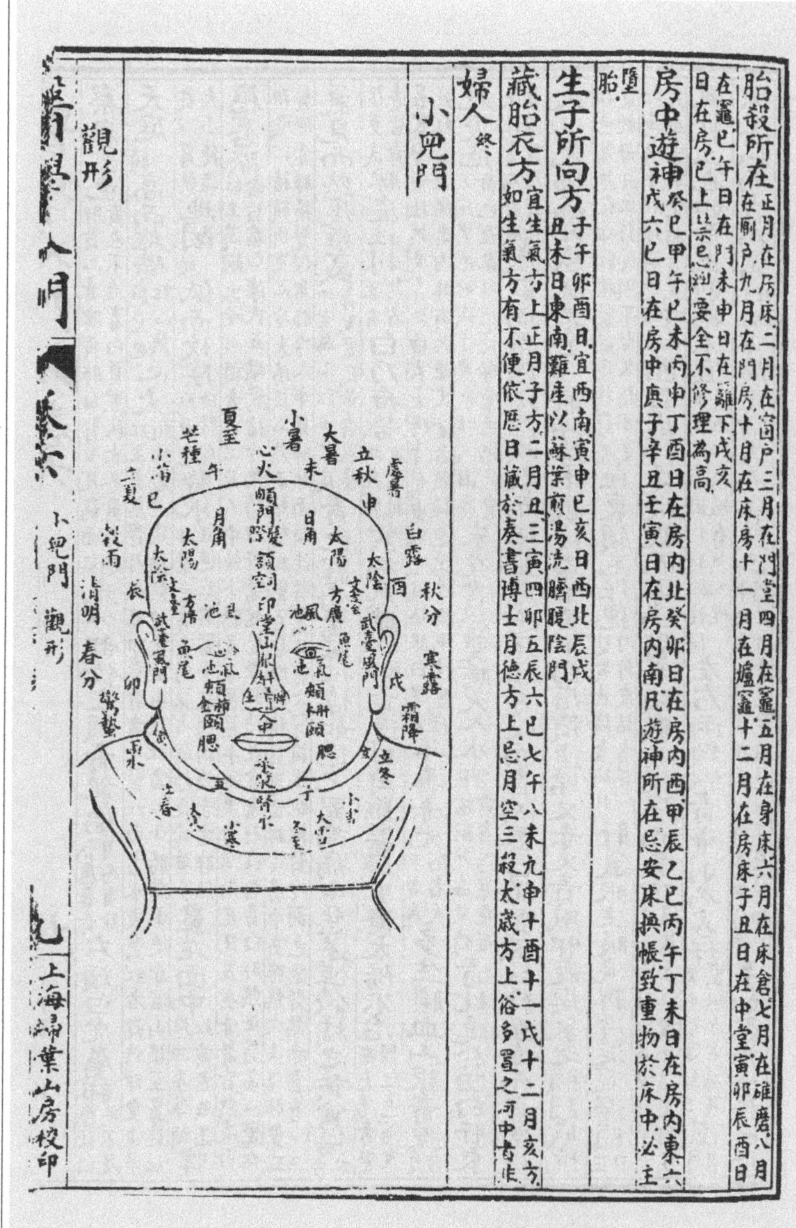

胎殺所在 正月在房床，二月在窗戶，三月在門堂，四月在竈，五月在身床，六月在床倉，七月在碓磨，八月在廁戶，九月在門房，十月在床房，十一月在爐竈，十二月在房床。子丑日在中堂，寅卯辰酉日在竈，巳午日在門，未申日在籬下，戌亥日在房。已上禁忌之，要全不修理為高。

房中遊神 癸巳甲午乙未丙申丁酉日在房內北，癸卯日在房內西，甲辰乙巳丙午丁未日在房內東，六戊六己日在房中，庚子辛丑壬寅日在房內南。凡遊神所在，忌安床換帳，致重物於床中，必主墮胎。

生子所向方 子午卯酉日，宜西南；寅申巳亥日，西北；辰戌丑未日，東南。難產以蘇葉煎湯洗臍腹陰門。

藏胎衣方 宜生氣方上：正月子方，二月丑，三寅，四卯，五辰，六巳，七午，八未，九申，十酉，十一戌，十二月亥方。如生氣方有不便，依歷日藏於奏書博士月德方上。忌月空三殺太歲方上。俗多置之房中者非。

婦人 終

小兒門

觀形

醫學入門 卷六 小兒門 觀形

上海掃葉山房校印

察兒氣色肝青心赤脾黃肺白腎黑凡病面無黃色不治春白夏黑秋赤冬黃者逆先分部位左頰青龍屬肝下應春青為有餘右頰白虎屬肺下應秋白為不足天庭額高而離陽應夏色紅心熱心火紅主大熱青乃肝風印堂青者人驚紅白者水火驚紅者痰熱印堂連準頭紅者三焦積熱印堂至山根紅者心小腸熱小便赤澁山根至鼻柱紅者心胃熱大小便澁地閣頦低而坎陰應夏色白腎虛腎水承漿色青食時驚或頰燥夜啼黃多吐逆紅者腎中氣病兩頤赤者肺熱鼻在面中應四季準頭紅黃者無恙脾應脣際紅主渴蛔虫咬心頭者脣必反人中候小腸喜深長至平滿黑者瀉痢死凡五岳赤者皆熱次白者皆虛陳氏五臟驚積冷熱詩曰肝驚起髮際肝積在食倉肝冷脣青白肝熱正眉當心驚在印堂心積額角荒心冷太陽位心熱面頰裝脾驚在髮際脾積脣應黃脾冷眉中岳脾熱穴太陽肺驚紅髮際赤肺積髮際當肺冷人中見肺熱面頤滂背驚耳前穴腎積眼胞相腎冷額色紫腎熱赤食倉点氣見而熱痰癰盛印堂屬心紅色熱痰青黑驚痰黃青風痰青色露而驚風怔悸如煤之黑為痛中惡逆傳似橘之黃食傷右太陰文武臺皆青脾虛吐利亦有熱者白乃疳勞為寒肺氣不利紫為熱熾宜實者死青遮口角難醫驚任黑掩太陽不治左太陽青驚桯紅色傷寒鼻塞變蒸壯熱黑青乳積右太陽青驚重紅色一點油眼白黑者死紅至太陽者內外有熱連文臺者熱極連武臺者漸生變症年壽赤光平者壽陷者夭多生膿血山根青黑頻見災危必死黑色痢疾赤黑色吐瀉因驚黃色霍亂紅色夜啼紫色傷飲食朱雀貫於雙瞳火入水鄉脾臟熱毒黑睛黃者傷寒危症青蛇逸於四白肝乘肺部青為肝風黃乃食積驚痢而帶陽須防咳嗽而拖藍可忌疼痛方脫面青而脣口撮驚風欲發面赤而目竄視火紅光熖熖外感風寒金黃氣浮浮中藏積滯乍黃乍白疳積連綿又赤又青風邪瘛瘲氣之顖門成坑紅色驚熱疙峭紅癰驚風痰熱前顖虛軟母氣血弱後顖不堅父精不足血衰頭毛作穗髮黃焦稿者有熱肉折皮枯者死肝氣眼生眵淚脾冷涎流滯頤口正紅色為平乾燥脾熱白主失血青黃驚積青黑者死面目虛浮定腹脹而上喘眉毛頻蹙必腹痛而多啼夕病兩眉紅者夜啼紫色口風黃赤紅者死潑波痢疾風氣二池如黃土則為不宜風池紅有風痰將發搐氣池紅傷風有熱入裡左右兩頰似青黛則為客忤黃色痰盛紅主驚風赤者傷寒風門黑主疝而青為驚紅主吐瀉方廣光滑吉而昏黯凶中庭天庭司空印堂額角方廣皆命門部位青黑驚風惡候亦忌滯暗手如數物兮肝風將

發將手抱頭者死。面若塗硃兮，心火似炎；坐卧愛煖，風寒之入；伸縮就冷，煩熱之攻；肚大脚小，脾欲困而成疳；目瞪口張，勢似危而必斃。噫！五體以頭為尊，一面惟神可恃。小兒諸病，但見兩眼無睛光，黑睛無轉運，目睫無鋒芒，如魚猫眼狀，或兩眼閉而黑睛朦昧者死。或外若昏困而神藏於內，不脫者生。黑珠滿輪，睛明者少病；眼白多，睛珠或黃或小者，稟弱多病。目紅內赤者心熱，淡紅者心虛熱，青者肝熱，淺淡者肝虛，黃者脾熱，無睛光者腎虛，白而混者肺熱。況乎聲有輕重之不同。聲輕者氣也弱也，重濁者痛也風也，高喊者熱欲狂也，聲急者神驚，聲塞者痰，聲戰者寒，聲噎者氣不順，喘者氣促，噴嚏者傷寒，驚哭聲沉不響者重，聲濁沉靜者疳積，如生來不大啼哭，聲啾唧者夭。啼有乾濕之顛異。直聲往來而無淚者是痛，連聲不絕而多淚者是驚，慈煎聲煩燥者難愈，燥從聲音者感寒。病之初作，必先呵欠。肝所主也。面赤者風熱，面青者驚風，面黃者脾虛，多睡者內熱，心神不安者氣熱，聲瘂者傷風。火之大發，忽然驚叫。乃火動氣虛，必死。夜半發叫者，多有口瘡，宜即看之。藜藿不同於膏粱，韋布自殊於綺縞；雖因外以識中，勿刻舟而求劍。相兒壽夭歌：身軟陽痿，頭四破，臍小，臍高，肉不就，髮稀，色脆，短聲啼，遍體青筋，俱不壽；尻腫，臍骨若不成，能踞能行能立，死；臍深色老，性尊持方，是人家長命子。

察脈小兒初生至半歲看額脈，週歲以上看虎口三關，男子五歲、女人六歲以大指上下滾轉，分取三部，診寸口三部脈。

額脈三指熱感寒。額前眉上髮際下，以無名指、中指、食指三指按之，如俱熱，感寒邪，鼻塞聲粗。俱冷三指吐瀉臟不安。食指若熱胸中滿，無名熱者乳消難。上熱下冷食中熱，食指為上，名指為下，若食中指熱，則上熱下冷。夾驚名中指詳看。若無名中指熱，便是夾驚之候。

食指風氣命三關。男左女右，以左陽右陰故也。然陰陽男女均有兩手，亦當深驗。左應心肝，右應肺脾。於此變通消息可也。故有以左手紅紋似線者發熱兼驚，右手紅紋似綠者脾積兼驚。三叉者肺熱風痰夜啼。風關無脈則無病，有脈病輕；氣關病重；命關脈紋短小而色紅黃，外症又輕，則無妨；若直射二關，青黑，外症又重者死。五色惟有紅黃安。五色紅黃紫青黑，由其病盛色能加變，如紅黃之色紅盛作紫，紅紫之色紫盛作青，紫青之色青盛作黑，青黑之色至於純黑者不治。又白色主疳，黃而不光者主脾困。淡紅寒熱在表，青驚積。深青色或大小曲者四足驚，赤色大小曲者水火飛禽驚，紅色大小曲者人驚，青帶黃者雷驚，或紅或青如絲一直者是母傷食所致，紫絲青絲或黑絲隱隱相雜，似出不出，主慢脾風。深紅疹痘是傷寒。赤紅傷寒痘疹，空紅

醫學入門 卷六 察脈

上海埽葉山房校印

泄瀉。錢氏歌紫風紅傷寒青驚白色疳黑時因中惡黃即困脾端紋彎停食。紋細腹痛。多啼乳食不消紋多則主氣不和紋亂者病久紋曲者風熱盛紋麄黑射驚風頑。紋麄直射指甲必主驚風惡候紋黑如墨因重難治懸針青黑風關水驚氣關疳熱。命關人驚多傳慢脾風不治餘倣此魚刺。因又有此樣刺青色風關驚氣關虛勞艱。水字風關肺咳嗽驚風或疳疾膈痰積。乙字風氣二關驚風盡屬肝。曲虫風關肺病疳積氣關大腸穢。玗風關胃氣關多吐疳積總如環。回流珠紅點膈熱三焦、霍亂。吐瀉腸鳴自利煩燥啼哭。長珠寒熱、腹痛夾積團。來蛇乾嘔臟腑滯。左手則為肝病去蛇昏睡瀉淒淒。弓反裡形感寒熱、頭目皆重。心神驚悸倦怠。四肢稍冷。小便赤色。反外心神恍惚悶夾驚夾食風癇症候紋細彎曲入裡者病雖重而症順猶可用力若紋勢弓反出外駁駁靠於指甲者斷不可回其有三關紋如流珠流米三五點相連或形於面或形於身危症尤甚氣疳向裡風疳向外。斜左傷風斜右寒。雙鉤三曲傷冷硬。脉亂如虫疳蛔攢。鎗形痰熱驚風搐。雙字食毒驚積難。

孩兒三歲至五歲。一指三關定其息。浮洪浮緩傷風洪緊傷寒人迎緊盛傷寒氣口緊盛傷食風盛數多驚。急促虛驚虛冷沉遲細寔有積。脉緊如索弦是風癇。沉緩須知乳化難。腹疼緊弦牢寔大便秘。沉而數者骨中寒。弦長多是膈干風。弦緊者氣不和緊數驚風四肢掣。浮洪胃口似火燒。單細疳勞洪虫嚙。虛濡有氣不和更兼驚。神不守舍脉亂多痢大便血變蒸。脉亦隨時移。伏遲寒嘔無潮熱、伏結為物聚。前大後小童脉順。前小後大必氣咽小大不均者鬼祟四至洪來苦煩滿。沉細腹中疼切切。滑主露濕冷所傷。弦長客忤分明說。五至夜甚浮大晝。六至夜細浮晝別。純陽六至號平和。五至虛四至病三至脫七至八至病輕九至十至劇十一十二至死此是聖人傳妙訣、脉過寸口入魚際主遺尿驚搐脉浮數身溫順沉細肢冷逆夜啼脉微小順洪大身冷逆吐乳。脉浮大身溫順沉細身冷逆。疳勞脉緊數臟寔順沉細脬泄小逆。重痛脉緊滑身溫順浮大昏青逆。餘病順逆同大人。

五臟形症虛實相乘

肝風氣熱為外傷風氣温為内生風目直熱則兩皆俱緊不轉凡目直兼青者必發驚咬牙甚者亦發驚手搐捻肝主謀故搐衣領亂捻物風甚身强反張力大瀉青丸心乘風火相搏則發搐導赤散瀉喘瀉白散虛則咬牙阿欠兼心不受熱目連劄不搐或發搐力小俱當補腎治肝腎氣丸如心乘肝實邪壯熱而搐利驚丸涼驚丸肺乘肝賊邪氣盛阿欠微搐法當以腎氣丸補肝瀉白散瀉肺脾乘肝微邪多睡身重發搐先以瀉青丸定搐然後隨所見症調治腎乘肝虛邪增寒阿欠發搐羌活膏所謂乘者猶乘車之乘五臟相乘莫測如肝病必先治肺補腎然後審肝臟虛實而調之餘臟倣此。

心驚搐難言合面卧下項熱上竄舌强欲言不能叫哭胸熱故欲合卧就涼單瀉心湯導赤散小生犀散虛則困卧驚悸温驚丸肺乘心喘而壯熱瀉白散肝乘心風熱大羌活湯下瀉青丸脾乘心身熱瀉黄散腎乘心恐怖惡寒硃砂安神丸。

脾困倦身熱渴不食實則困睡不露睛身熱渴欲飲水或閉或泄黄赤色瀉黄散虛則吐瀉風生痰虛則吐腥泄瀉白色多睡露睛四肢漸次生風或有痰錢氏白术散異功散理中丸肝乘脾風泄而嘔二陳湯加黄芩心乘脾壯熱體重而瀉羌活黄芩蒼术甘草湯主之肺乘脾能食不大便而嘔嗽痰涎大黄煎湯下牽牛丸腎乘脾[illegible]寒而泄理中丸。

肺燥喘嗽鼻乾手搐目實則喘而氣盛或渴瀉白散潤之手搐眉目鼻面者甘桔湯主之肺只傷寒則不胸滿肺熱復有風冷胸滿短氣喘嗽瀉白散大青膏主之虛則唇白色少氣喘無厭氣硬長出少氣先服益黄散而後阿膠散心乘肺熱而喘嗽先腎氣丸次導赤散阿膠散肝乘肺惡風眩冒喘嗽人參羌活散腎乘肺增寒嗽清利百步丸脾乘肺體重痰嗽泄瀉四君子湯加藿香乾葛木香甘草。

腎寒畏明顱自解腎只不足惟病瘡腎實則黑陷小兒腎虛由胎氣不充則神不足目多白睛畏明顱顖自解面晄白色皆難養或夭有因病而致虛者可補下竄足熱火欲炎下竄者骨重惟欲墜下而縮身也足熱不喜衣覆心火下於腎部腎氣丸或正氣湯心乘腎内熱不惡寒桂枝湯加黄芩為丸肺乘腎喘嗽皮澁寒百部丸肝乘腎拘急氣搐身寒理中丸脾乘腎體重泄瀉身寒理中丸凡本臟虛弱皆畏賊邪害當補本臟正氣假令肺病咳嗽當春補腎當夏救肺當秋瀉肺當冬補心瀉本臟乃名寒瀉大抵五臟各至本位即氣盛不可更補到所尅位不可更瀉又肺病重見肝虛症易治見肝熱症難治蓋肺病久則虛冷所深實而反勝也經曰受所制而不能制謂之真强法當先補脾肺而後瀉肝肺勝者當補肝瀉肺然嗽久虛羸不可服瀉白散宜腎氣丸又肝病見秋肝勝肺也宜補肺瀉肝經者病退重者昏白如枯骨者死肺病見春肺勝肝也心病見冬心勝腎也腎病見冬腎勝心也脾病見四臟順者易治逆者難治五臟病機不離五行生尅制化之理所以有臟腑虛實乘勝之病世俗不審此理往往卒指為外感内傷而用藥枉死此錢氏潔古之功大矣哉

死症

眼上亦脉下貫瞳人水火困絶顖門腫起兼及作坑心絶鼻乾黑燥肺絶肚大青筋脾絶氣不榮目多直視五臟俱絶覩不轉睛止注指甲黑色肝絶忽作啞聲氣有出無入脉絶也虛舌出口心絶嚙齒咬人腎絶魚口氣急口如魚呷水之狀是氣急肺絶啼不作聲肺絶蚘虫既出消食虫是脾胃冷熱皆出來必是死形殘泄手足寒難已手足溫易已凡病困汗出如珠不流者死頭毛皆开上逆者死唇口乾目皮反口中氣冷手足四垂具卧如縛掌中冷者死

乳子調護

養子須調護，看承莫縱馳。乳多終損胃，食壅即傷脾。被厚非為益，衣單正所宜。無風頻見日，寒暑順天時。初生三五月宜繃縛令卧勿豎頭抱出六個月方可與稀粥亦不可將乳同吃五歲方可吃葷腥○養子十法一要背煖二要肚煖三要足煖四要頭凉五要心胸凉六要勿見異物七脾胃常要溫八啼未定勿便飲乳九勿服輕粉硃砂十少洗浴

小兒病機大半胎毒小半內傷乳食十分之一外感風寒大率屬脾與肝多因脾胃嬌嫩乳食傷積則生濕濕生痰痰生火濕熱結滯而然且真水未旺心火獨炎故肺金受制肝常有餘脾胃不足

胎毒類初生 撮口 噤口 臍風 夜啼 諸驚 急驚 慢驚 慢脾 馬脾 癇痓 客忤 天釣 內釣 疝氣 變蒸 龜胸 龜背 解顱 滞頤 五軟 丹毒

初生

初生何故便需醫，生下啼聲未出急用綿裹手指蘸生甘草汁[illegible]和黃連汁拭口去其惡穢稍定更以黃調硃砂末一字抹入口中鎮心安神解毒○延生方初生臍帶落取置新瓦上用炭火四圍燒存性若臍帶有五分入飛過辰砂二分半為末用生地當歸煎濃汁調勻抹兒上腭間及乳母乳頭上一日至晚服盡為度次日遺下穢濁之物終身永無痘疹諸疾十分妙法胎熱胎寒胎瘦肥。胎熱因母食熱胎寒因母感寒或傷生冷○胎瘦扶面黃白睛多啼哭身肌肉消大便色白屬脾宜預服長生丸檳榔枳殼各一兩木香五錢砂仁半夏丁香肉豆蔻全蝎各什錢為末飯丸黍米大每五十丸乳汁下寬上寬下補脾化痰止瀉○胎肥生下肌膚血紅五心煩熱大便難宜用浴體法白礬青黛烏蛸虵各一錢半天麻五分蝎梢硃砂各二分半麝香一字桃枝一握水煎十沸溫熱浴之勿洗

背腹疼者亦宜。胎寒身冷多瀉利，盤腸內釣痛無時。生後身冷，日氣亦冷，腸鳴瀉利青黑，盤腸內釣，心腹絞痛，不語者，木香勻氣散，或白羌散：白羌、木香、官桂、陳皮、檳榔、甘草各等分。嘔，加木瓜、丁香；面青肢冷，去檳榔，加川芎、當歸。水煎，量兒大小，以綿蘸灌之。或不能啼或腎縮。有生下不能啼者，必因難產冒寒所致，急以綿絮包抱懷中，未可遽斷臍帶，且將胞衣置灰火中煨之，仍作大油紙撚點燈於臍帶上往來遍帶燎之，蓋帶連兒臍，得火氣由臍而入，更以熱醋湯澆洗臍帶，須臾氣回，啼哭如常，方可洗浴，并斷臍帶。○有腎縮者，乃初生受寒，用硫黃、吳萸各五錢為末，研大蒜汁澄塗臍上，仍以蛇床子燒煙熏。生泡或身或無皮。生下遍身如魚泡，如水晶，碎則成水流滲者，乃胎受寒濕也，用蜜陀僧為末摻之，仍服蘇合香丸。○生下遍身無皮，俱是紅肉者，乃脾氣不足也，用早米粉撲之，候生皮方止。胎熱懸癰落地死。有生下即死者，急看兒口中懸癰前腭上有泡，以手指摘破，用帛拭血令淨，若血入喉即死。穀道無孔事亦奇。初生穀道無孔者，乃肺熱閉於肛門，急用金銀玉簪看其端的處刺穿，或用火針刺，不可深，以蜜導法套住，緊急只以油紙撚套住，內服四順清涼飲，免其再合。二便不通因不乳。有生後面紅氣急，眵淚阿欠，二便不利，或有血水，甚則手足常搐，眼常邪視，身常掣跳，宜連翹飲、五福化毒丹、梨漿飲。○有不能飲乳者，用黃連、枳殼、赤茯苓等分，蜜丸，乳汁下。○有生下面赤眼閉，二便不通，不飲乳者，釀乳方：澤瀉五分，生地四分，豬苓、赤茯苓、天花粉、茵陳、甘草各二分，水煎，令乳母捏去宿乳，服之良久乳兒。此釀乳法，餘皆倣此。○有單小便不通者，乃心氣積熱，併於小腸，急用生地龍數條，蜜少許，研勻，數陰莖上，內用蠶退燒灰，入硃砂、腦麝少許為末，麥門冬、燈心煎湯調服。○有不乳小便難者，用乳汁四合，葱白一寸，煎三沸灌之。若兼腹脹難支持。大便不通，腹脹欲絕者，令婦人以溫水漱口，吸咂兒前後心并臍下手足心共七處，吸咂三五處，以紅赤為度，便即自通。生赤如丹生黃疸。有生下身如丹塗者，犀金散：犀金、桔梗、甘草、天花粉、葛根等分為末，薄荷煎湯入蜜調服五分，後用藍葉、浮萍、水苔同研絞汁，調朴硝、土硃，塗赤處。○有生下肌肉紅白，二臘後遍身面目小便皆黃，大便不通，謂之血疸，因母受濕熱，或衣被大煖所致，宜四物湯加天花粉等分，水煎服，兼以黃栢煎湯洗之。鵝口口瘡急拭之。白屑滿舌，如鵝之口者，心脾熱也，用髮纏指頭蘸薄荷自然汁拭淨，如不脫，用保命散：枯礬、硃砂各一錢，馬牙硝五錢，為末，每一字，取白鵝糞搗水調塗舌上及頷頰內。○口瘡者，心臟積熱也，用淡醋調南星末貼兩腳心，乳母服洗心散，輕者用黃連或細茶為末，少加甘草，蜜調敷之，甚者用黃栢、青黛、片腦為末，竹瀝調敷，或前保命散去鵝糞丸妙，如滿口生瘡糜爛者，用黃栢、細辛、青鹽為末，噙之吐涎，三日即愈，大人亦宜。○有口爛不能吃乳者，用巴豆二粒，入硃砂或黃丹，土炒少許，同搗爛，剃開小兒顖門貼之，如四邊起粟米泡，急用溫水洗去，恐成瘡，用菖蒲煎湯洗之立效。重舌木舌牙齦白。重舌，心脾熱盛，附舌根而重生一物，如舌短小而腫，曰重舌；着頰裡及上腭，曰重腭；着齒齦曰重齒。當刺出血，再生再刺，不爾則脹滿塞口，有妨乳食，宜丹黛散：黃連、黃栢各一錢，青黛牙硝、長砂各二分，雄黃、牛黃、硼砂各一分，片腦二厘，為末，先用薄荷汁拭口，後以藥末少許摻之。咽瘡腫塞者亦宜。木舌，心脾熱壅，腫硬不和，漸日塞滿口中，亦能害人，用黃栢為末，以竹瀝調，點舌上，甚者加朴硝、白鹽。二症通用百草霜、芒硝、滑石為末，酒調敷之。○又弄舌，舌絡微緊，時時舒出，亦脾熱也，不可冷藥，當與瀉黃散漸服之。面黃肌瘦，五心煩熱者，胡連丸。大病後弄舌者凶。○有初生舌不生膜，如石榴子連於舌根，令兒聲不能發，急摘斷之，微有血，以髮灰摻之。○連口內并牙齦生白點者，名馬牙，不能食，與鵝口不同，少緩不能救，急以針挑出血，用京墨磨薄荷汁，以母油髮裹手指蘸墨遍口擦之，勿得食乳，令兒睡一時，醒後與乳，再為擦之即愈。盡皆母熱遺於兒。

撮口

撮口聚面氣喘急，胎家熱毒入心脾。撮口風，面目黃赤，氣喘啼聲不出，胎熱流毒心脾，則舌強唇青，撮口聚面，飲乳有妨，用薑蠶二枚，略炒為末，蜜調，敷唇中，或大利驚丸，或蝎稍散。蝎稍四十九箇，每箇用生薄荷葉捲定，以綿扎之，砂鍋內慢炒，薄荷乾酥為度，再入姜蠶四十九箇、腦麝少許，為末，用紫雄雞肝二片，煎湯調服，治一切胎風，及百日內撮口臍風，如胎虛冷者，加川烏、熱者另用辰砂膏。○有初生七日患此者，急看見齒齦之上有小泡如粟米狀，急以清軟布裹手指蘸溫水輕輕擦破，即開口便安，不用服藥。亦有脾肺虛寒者。撮口，氣不和也，肺主氣，口屬脾。脾虛不能榮于，故撮口氣急，保命丹、益黃散主之。口沫肢冷不可為。口出白沫，四肢冰冷，最為惡候，一七見之必死。

噤口

噤口不乳不能啼，胎熱復為風搏之。噤口風，眼閉啼聲清，小舌上聚肉如粟，先伏吮乳不得，口吐白沫，二便皆通，由胎中受熱毒流心脾，故形見於喉舌，或生下復為風邪搏之所致，宜瀉黃散、辟銀丸。○有初生口噤不開，不收乳者，用金頭赤足蜈蚣一條，炙焦為末，每五分，以猪乳汁二合和勻，分三四次灌之，或用竹瀝調牛黃末一字灌之，更以猪胆汁點口中。此症皆因裡氣鬱，吐痰引驚最得宜。噤口、撮口、臍風三者一種，同因裡氣鬱閉，宜先用控痰散吐痰，蝎稍、銅青各五分，硃砂一錢，膩粉一字，麝香少許，為末，每一字，茶清調服，或甘草煎湯探吐，尤穩，却以猪胆汁點入口中即瘥，次用人參養胃湯去蒼术、半夏，加木香、蘇子，與乳母服，再用辰砂膏利驚，即愈。吹鼻噴嚏還可治。吹鼻法：蜈蚣一條，蝎稍四箇，姜蠶七箇，瞿麥五分，為末，每一字吹入鼻中，噴嚏可治，仍用薄荷煎湯調服。七朝見此十分危。七朝見此症者危，百日內見此症，手足踡者亦不治。

臍風 附胎風

臍風風冷濕氣流。臍風因斷臍後為尿乳所濕，風冷入臍，流於心脾所致。臍腫腹脹四肢柔。其症臍腫突，腹脹滿。或多啼搐防撮喋。若日夜多啼，不能飲乳，甚則發搐，撮口，喋口，是為內搐，不治。凡臍邊青黑，爪甲黑者俱死。古方大刹驚丸主之，或用喋口條吹鼻法，有嚏可治。甚者金烏散：金頭蜈蚣半條，川烏尖三個，生麝香少許，為末，每半字，金銀煎湯調服。或外科賽命丹、一捻金，妙。如風搐稍定，多啼煩躁者，大溫驚丸。間有熱者生可求。亦有熱在胸堂，伸引努氣，亦令臍腫，千金龍膽湯、涼驚丸。○洗臍腫法：用荊芥煎湯洗淨，後以蔥葉火上炙過，候冷，指甲刮薄，貼腫處，次日便消。方服通心飲：木通、連翹、瞿麥、山梔、黃芩、甘草各三分，燈心、麥門冬各少許，水煎服。通心氣，利小便，退潮熱，分水穀，兼治筋螺眼。風加防風、蟬退；夏加茯苓、車前子；秋加牛蒡子、升麻；冬加山梔、連翹；行氣加鈎藤、川楝子；口瘡加生地、野苧根。○通用安臍法：治臍中血水汁出，或赤腫痛，當歸為末，或白石脂末，蝦蟆、冲頭髮燒灰，皆可敷之。○炙肚筋法：兒生七朝，患此者必自發出青筋一道，行至肚，必生兩岔，待行至心，不治。知者常視其青筋初發，速照青筋頭上炙三炷，或行至生兩岔處，亦照兩岔頭上截炙六炷，青筋自消，兒必活矣。○煉臍法藥方見第一卷。凡初生下時，用綿裹臍帶，離肚三寸處以綫扎住，却於綫外將臍帶剪斷，片時去綫，待血流盡，看近肚處臍有兩小孔，一大孔，用鵝毛管送煉臍藥一二分入大孔內，以手指輕輕揉散，艾炙臍頭三炷，結作紇縒，軟帛腰裹，切不可時常揭看，待臍落去自無風矣。又法：落胎之時，視其臍軟者不須治，如臍硬直者，定有臍風，急用銀簪於臍根傍刺破一二處，入麝香末少許，艾炙三炷，極妙。

胎風癇症多嘔吐。生者紅色注眉頭。胎驚癇風，乃孕婦嗜慾忿怒驚撲，或外挾風邪傷胎，子乘母氣，生下即病，嘔吐搐掣，口眼喎邪，驚啼聲短，腮縮顖開，或頰赤，或面青，噤口咬牙，眼合潮涎，筋骨拘攣，身腰强直，臍腹腫起，與噤撮同症，但胎風合眼，與慢脾異，不可妄用溫藥。視其眉間氣色，紅赤鮮碧者生，青黯黑者死。治法解散風邪，利驚化涎，調氣辰砂膏最妙。○太乙散：天漿子、南星、白附子、天麻、防風、茯苓各二錢，全蝎、硃砂各一錢，麝香少許，為末，每五分，乳汁化下，治胎驚。

胎驚夜啼

上夜驚啼多痰熱，仰身有汗赤面頰。月內夜啼驚惕搐掣者，乃胎中受驚所致，宜豬乳膏：琥珀、防風各一錢，硃砂五分，為末，用豬乳汁調一字抹兒口中。或保命丹、金箔鎮心丸。驚有痰者抱龍丸；驚有熱者涼驚丸、龍膽安神丸。尋常邪熱夜啼者，用燈花二顆為末，燈心煎湯調抹兒口中，以乳汁送下，日二服。大概有痰熱者，多上半夜仰身有汗而啼，面赤心躁，小便赤澁，口中與腹皆熱也下夜曲腰必虛寒。甚則內釣手足拳。夜啼氣虛者四君子湯加山藥扁豆挾熱加黃連竹葉血虛焦啼者用當歸為末乳汁調服氣血俱虛腹痛夜啼者用黃芪當歸赤芍木香甘草等分為末每挑少許看乳頭上使吮乳服之○有胎寒及衣被過涼以致臟寒盤腸內釣肚腹脹痛啼則眼目上視手足搐掣蓋夜則陰盛寒則作痛甚則陰盛發躁所以夜啼宜保命丹輕者益黃散外炒麥麩熨之凡下半夜曲腰而啼而目青白捫腹覺冷必胃氣腹痛也○有因驚受風邪而啼者二活散羌活獨活各二分檳榔天麻麻黃甘草各一分水煎服或加南星為末蜜調可貼顖門○有傷乳食作痛而啼者消乳食丸客忤中惡哭黃昏。有日夜驚啼必黃昏前後尤甚者乃客忤中惡治詳後客忤條飲乳方啼爛口舌。有欲飲乳到口便啼身額皆熱者看其口若無瘡必喉舌腫痛宜朮梅丸薄荷煎治之○凡初生月內多啼者吉胎熱胎毒胎驚得散且無奇疾要知頻浴凍臍便成臍風不忌生人異物則為客忤噤口驚啼乳食重服則吐瀉痰逆過煖則口舌瘡瘍過涼則臟寒釣氣調理之法適中而已。

諸驚

神驚痰聚發風搐。或因內熱風生肝。小兒元氣未充神魂未定或見生人異物或聞厲聲響氣觸人心之胞絡火炎舍空而聚痰痰生熱熱生風心肝脾病也又有心內積熱而驚傷肝內生風而發搐痰涎壅盛風熱併作所以暴烈緊急心肝病也蓋心主熱脾主痰肝主風相因而發謂之驚風痰熱可也謂之驚熱風痰亦可也大要驚熱者硃砂安神丸熱甚者涼驚丸虛者溫驚丸痰盛者辰砂化痰丸抱龍丸痰熱者滾痰丸驚風痰熱全者天麻防風丸古蒙石丸○又有驚積者受驚日久而積成之也其症額汗喘息煩渴潮熱往來肚熱睡中覺腹內有物跳動瀉下如白膿辰砂是也治法量與辰砂膏踈導仍與調氣和胃而愈內外夾驚成假搐。不比真搐閉牙關。其有搐搦反張斜視而牙關不緊口無痰涎者多是外感風寒內傷飲食夾驚而成謂之假搐非真搐內生驚癇也○內傷飲食壅熱或因食後遇驚謂之傷食夾驚身熱溫壯或吐不思食大便酸臭先用人參羌活散加青皮紫蘇取表消積次用瀉青丸加辰砂蝎梢祛風鎮驚食癖挾驚熱者寬熱飲痰積者白玉餅○驚食兩重四肢搐搦痰壅盛者先與利驚丸消導次服啟脾散調脾○外感因驚虛風邪乘入心肝二經或內有積熱外又感風俱謂之傷風夾驚神困昏憒頭疼口中氣麄而熱先用惺惺散參蘇飲人參羌活散或大青膏選用微表次與天麻防風丸○通用導赤散五福化毒丹瀉青丸腎氣丸凡驚風用水銀輕粉巴豆芒硝鉛霜腦麝蟾酥蜈蚣等劑往往由此變成慢驚難治況驚搐發熱若因內傷外感痘瘡而作其害尤速宜用細辛羌活青皮乾薑荊芥之類以代腦麝發散獨活柴胡山梔枳殼大黃之類以代銀粉巴硝通利瀉青丸治肝熱尋衣直視或搐或不搐或臟腑滑泄諸藥不止等症如驚熱出於心肺者，宜桑白皮、葶藶、赤茯苓、車前子、山梔、甘草，姜棗煎服，從小便利之。導赤散能瀉肝風、降心火，最利驚熱，或加山梔、羌活、大黃。又有驚癎、驚癎挾一切雜症者，又當以意會之，參用各門藥焉亦可也。

搐有虛實有順逆。驚風痰熱四症，輕者四肢搐搦而已，重者牙關緊急，搖頭竄視，張口出舌，角弓反張，身體掣顫，手足搐搦，四肢跳攣，局方謂之八候。凡髮際印堂青筋，三關虎口紋紅紫青，皆驚風之候。實熱為急驚，屬肝木風邪有餘，陽症；虛熱為慢驚，屬脾土中氣不足，陰症。慢驚本無熱，所以熱者，虛使然耳，故曰熱分虛實。○男搐左視左，眼上竄；女搐右視右，眼下竄。男握拳大指出外，女握拳大指入裡。五指交如羌把者死。男引手挽左直右曲，女引手挽右直左曲，凡此皆順，反之則逆。亦有先搐左而後雙搐者，但搐順則無聲，搐逆則有聲。其指紋形細彎弓入裡者順，出外者逆，出入相半者難痊，故曰症別逆順。

治分先後與易難。治搐先於截風，治風先於利驚，治驚先於豁痰，治痰先於解熱。其若四症俱有，亦當兼施並理，一或有遺，必生他症，故曰治有先後。○急驚屬腑易治，慢驚屬臟難治。

雖然五臟多傳變，無非痰火併其間。驚邪入心則面紅臉赤，夜啼；入肝則面目俱青，眼竄；入脾則面色淡黃，嘔吐不食，虛汗多睡；入肺則面色淡白，喘息氣之；入腎則面黑，嚙孔咬牙。○寅卯辰時搐者，肝木旺也，當以腎氣丸補腎，瀉青丸瀉肝。巳午未時搐者，心火旺也，當以腎氣丸補肝，導赤散、涼驚丸瀉心。申酉戌時搐者，肺金旺也，當以益黃散補脾，導赤散抑心，瀉青丸抑肝。亥子丑時搐者，水土俱旺之時，水虛不旺，惟土旺也，當以益黃散補脾，導赤散、涼驚丸抑心。要知五臟傳變，皆痰為患，蓋痰乃風道，火靜則伏於脾，火動則壅於肺，痰火交作，則為急驚，或成喉痺；痰火結滯，則為癇釣，或為咳嗽；痰火來去，則為瀉青，皆由脾濕而來。所以驚風忌純用風藥，不問急慢，當以養血藥為使。古方保元湯加白芍，為慢驚美劑也。

急驚發搐牙關緊，潮熱秘渴壅痰涎。急驚八候俱全，加以面赤唇紅，渾身壯熱，口中氣亦熱，作渴引飲，大便秘，小便赤，脈浮數洪緊。原因內有實熱，外感風邪，風熱併作，氣亂痰壅，所以百脈凝滯，關竅不通，發時暴烈，發過如故。百日內見此症，二三發不愈者亦死。

先與和氣通關竅。凡搐痰因氣鬱，氣順則痰化而搐自止矣。先宜蘇合香丸，薄荷煎湯入姜汁化下，順氣下痰通竅；或星香散。開關用前吹鼻法，或用天南星一錢，片腦少許，為末，生姜汁調蘸藥，於左右大牙齦上擦之，牙熱即開。

次截風搐清心田。截風丸：天麻、姜蠶、南星各二錢，蜈蚣一條，白附子、防風、硃砂、全蝎各一錢，麝香少許，為末，蜜丸梧子大，每一丸，薄荷煎湯化下，治驚風痰搐。○定搐散：蜈蚣一條，麻黃、南星、白附、姜蠶、羌活、代赭石、蝎梢、姜黃、硃砂各一錢，麝香五分，為末，每一字，荊芥、紫蘇煎湯下，治急驚定搐。如搐不止，加烏蛇肉。○牛黃清心丸。

搐定痰熱尚不退，下之只用抱龍丸。膽星一兩，天竺黃五錢，辰砂、雄黃各二錢半，麝香一錢，為末，蜜丸芡實大，甘草薄荷煎湯化下一丸。虛瘦較甚，姜湯下；心虛，揚人參、琥珀煎湯下。蓋抱者保也，龍者肝也，肝應東方青龍，主臟魂魄，安則驚自定理。小兒諸驚，四時感冒，瘟疫濕痰邪熱，以致煩燥不寧，痰嗽氣急，瘡疹欲出發搐，常服袪風去痰鎮驚解熱和脾胃益精神又治蠱毒中暑及室女白帶用須少許細嚼一二丸新汲水下○牛黃抱龍丸膽星八錢雄黃人參茯苓各一錢半辰砂一錢二分姜蚕三分鈎藤一兩半天竺黃二錢半牛黃二分麝香五分為末用甘草四兩煎膏和丸芡實大金箔為衣陰乾藏之勿泄氣每近微火邊每服一丸或半丸薄荷煎湯磨服治一切急慢驚風及風熱風痫等症○有熱者涼驚丸忌巴豆及諸熱藥○僵仆不醒者用初生條浴體法

利後溫膽與定魄驚悸頑痰者溫膽湯加酸棗仁或硃砂安神丸○驚風已退神魄膽志未定者定魄丸人參琥珀茯苓遠志硃砂天麻菖蒲天門冬酸棗仁甘草各等分為末蜜丸如皂子大硃砂為衣每一丸燈心薄荷煎湯化下

醒脾防變慢驚纏醒脾散人參白术茯苓甘草白附子姜蚕天麻木香各五分全蝎二分半姜棗煎湯服或為丸服治小兒脾困昏沉默默不食吐瀉不止痰作驚風

慢驚吐瀉涎喘鳴神緩眼開睡露睛○搐搦乍靜又乍發○身熱或冷面黃青○眼半開半合似睡不睡十指或開或合似搐不搐又時口眼手足牽制其脈或浮或沉身或涼或熱或吐或瀉或不吐瀉或食乳或不乳名半陰半陽合病即如傷寒半表半裡也

陰症自陽宜細認陰症慢驚自陽症急驚傳來纔經吐瀉便是慢驚男子以瀉得之為重女子以吐得之為重

隨症生胃截風多○因吐瀉得者理中湯加木香或五苓散○脾困不食者醒脾散○因臟寒洞瀉得者加味术附湯附子白术各一兩肉豆蔻一個木香甘草各五錢每二錢姜棗煎服治吐瀉後脾虛變成慢驚身弓髮直吐乳食睡汗多宜此溫寒燥濕行氣健脾○因下積取轉得者先與木香勻氣散因外感寒邪得者先與桂枝解肌湯輩因夏月脾胃伏熱大吐瀉得者常解暑熱不可專一回陽其他久欬久痢傷寒變陰過服涼藥之類可以類推

尚有陽症蟬蝎散○初傳尚有八候陽症在者但於生胃氣藥中加以截風定搐如全蝎花蛇姜蚕白附子天麻南星輩可冷可熱均平陰陽不必專一回陽方傳慢驚者蟬蝎散全蝎七個蟬退廿個南星一個甘草二錢半每五分姜棗煎服○不省人事者保命丹吐瀉痰壅者來復丹

若是純陰烏蝎星已傳慢驚外無八候但吐瀉不止者烏蝎散人參白术茯苓甘草川烏全蝎南星各一分姜棗煎服如再服即去川烏

厥冷回陽硫附進○硫附丸生附子大二個蝎梢七個熟硫黃一錢為末生姜汁為丸菉豆大每十丸米飲下兼治慢脾風肢冷或蝎梢餅○金液丹靈砂丹或四君子湯加附子助胃回陽

身煖礞石與五靈○風痰壅盛者古礞石丸青礞石搗碎一兩同焰硝五錢入砂鍋內炭火煅紅候冷為末蒸餅丸菉豆大每二丸急驚薄荷煎湯下慢驚慢脾木香煎湯下但礞硝雖能利痰非胃家所好故以木香佐之能裹痰隨大便出而無糞來不動臟腑始知藥妙○痰搐忌下者靈脂丸五靈脂白附子木香姜蚕各一分全蝎半分硃砂一錢南星五錢為末醋煮生半夏糊丸麻子大每三分薑湯下○安神散全蝎四個塘水浸一宿用南星一個開一竅入蝎在內以南星末蓋口

麵包火煨赤色，埋土中一宿，去火毒，取出，去南星，用全蝎為末，每一字，磨刀水調服，亦治搐搦。○皆迷有痰者，白玉餅。○凡方中麝香、銀、龍腦、輕粉、下涎、硃砂、涼心，皆為純陽實熱者設，症者全要斟酌用之。○

慢脾風微搐眼全閉，由慢驚後吐瀉損脾已極，故曰脾風。逐風則無風可逐，療驚則無驚可療，但脾間痰涎症熱往來眼合者，脾困神迷，痰涎凝滯，難療。亦有不由急慢風傳次而至者。頭低搖睡額汗多，舌短或吐頻頻嘔，口噤咬牙身冷不和。以手摸人聲又小，生胃回陽奈若何。初傳慢脾，陽氣未甚脫者，歸姜蚕丸：南星二錢，姜蚕、地龍、全蝎、五靈脂各一錢，為末，煮半夏麯為糊丸，如麻子大，每五丸，姜湯下。○凡盛四肢厥冷者，黑附湯：附子三分，木香一分半，白附子一分，甘草半分，姜煎服，得手足溫蘇者為度。次以四君子湯加附子，或異功散，以溫中正氣。○脾困不食者，醒脾散。吐瀉者，加味木香湯送附丸。重者，來復丹、金液丹。

馬脾風因肺寒甚，痰嗽鼻齁症最危。寒邪停留肺俞，寒化為熱，亦生痰喘，飽逆上氣，肺脹齁鼻，俗云馬脾風。若不速治，立危。宜抱龍丸，或馬脾風散：辰砂二錢半，甘草五分，甘遂一錢半，為末，每一字，用溫漿水少許，上滴香油一點，抄藥在油花上，沉下，卻去漿水，灌之，神效。若只痰嗽將發搐，惺蘇保命便能痊。先宜惺惺散、參蘇飲、人參羌活散，次服保命丹：全蝎十四個，防風、南星、蟬退、姜蚕、天麻、琥珀各二錢，白附子、辰砂各一錢，麝香五分，有熱加牛黃、片腦，一方加羌活，為末，粳米飯為丸，皂子大，金箔十片為衣。初生兒半丸，乳汁化下；十歲已上兒二丸，釣藤燈心煎湯，或薄荷金銀煎湯化下。治初生臍風撮口，夜啼，胎驚，內釣，肚腹堅硬，目竄上視，手足搐掣，角弓反張，痰涎壅盛，一切急驚及慢驚尚有陽症，常服安神化痰。如天釣，加犀角、天漿水、雄猪胆汁為丸，井水調化一丸，入鼻內，令嚏，次以鈎藤煎湯調服。○凡外感夾驚，亦宜此法防之。

癇痓

驚風三發則為癇，惡症病關五臟以驚風。心癇面赤目瞪，吐舌，心煩驚悸，金箔鎮心丸，或鎮心丸：遠志、雄黃、鐵粉、琥珀各二錢，辰砂二錢，麝香五分，棗肉丸，黃豆大，金銀箔廿片為衣，每一丸，麥門冬煎湯化下。○肝癇面青上竄，手足拳抽掣反折，散風丹：胆星二錢，羌活、獨活、防風、天麻、人參、荊芥、川芎、細辛、柴胡各一錢，為末，蜜丸梧子大，每三丸，大者三四丸，紫蘇煎湯化下，亦治剛痓。○脾癇面黃直視，腹滿自利，妙聖丹：代赭石、雄黃、蝎梢、辰砂、杏仁各二錢，輕粉、麝香各一字，巴豆二粒，為末，棗肉丸梧子大，每一丸，杏仁煎湯下。○肺癇面白反視，驚掣吐沫，潮涎，天星丸：胆星、全蝎、蟬退各二錢半，防風、白附子、天麻、姜蚕各一錢半，麝香五分，為末，棗肉丸，菉豆大，每三丸，荊芥生姜煎湯下。○腎癇面黑晦，振目視人，口吐清沫，如尸不動，腎癇湯：獨活、麻黃、川芎、大黃、甘草各六分，姜煎服。○體素時醒與痓別風驚食癎治不同小兒血氣未斂氣骨不聚為風邪所傷者名風癎屈指如數有熱生痰宜先疎風熱從清痰散熱安神定搐散風丹○因驚者名驚癎駭啼積驚啼叫恍惚宜先治驚熱後清三焦去熱化痰紫石散或定魄丸用青黛一錢為衣金銀薄荷川芎煎湯化下○因食者名食癎或食時遇驚停乳大便酸臭或結痞先寒後熱宜先消積然後治癎又有痰火作癎者宜吐痰瀉火安驚紫霜丸用蝎梢煎湯下之或醒脾散為丸服○諸癎通用荆芥穗二兩白礬一兩半生半枯為末麪糊丸黍米大硃砂為衣每百丸姜湯下○急驚三癎丹蜈蚣一條南星二錢全蝎防風遠志白附子蘆薈玄胡索辰砂各一錢麝香一字金銀箔各三片為末糊丸梧子大每一丸紫蘇薄荷煎湯下○慢驚來復丹薄荷泡湯化下一二丸得利即愈凡驚風對症用藥已効若覺未甚蘇省可再諺數丸○凡癎症方萌起耳後高骨間必有青紋紛紛如綫見之急為爪破須令血出啼叫尤得氣通凡流流兒衣不可夜露恐為雕鳥落羽所污染觸其間未有不為癎也挾邪症者其色變易不常見人羞怕

陽癎身熱陰癎冷陽癎身熱搐掣啼叫仰卧面光脈浮病在腑易治陰癎身冷不搐不啼伏卧面黯脈沉病在臟難治陽癎忌溫藥陰癎忌涼藥古方治陰陽癎用代赭石火煅醋淬為末每五分金銀煎湯入金箔少許調下

清心豁痰是上工血滯心竅邪氣在心積驚成癎並以調平心經氣血豁痰為要也○通用豬心丸或竹瀝丸白术蜜炒厚朴甘草木香各二錢半附子犀角各一錢全蝎七個每國用薄荷葉兩葉各切泡一時炙黃為末竹瀝丸黑豆大每一丸金銀薄荷煎湯隨兒大小加減化服○癎後痞不能言者用南星濕紙煨香為末每一字雄豬胆汁調服効○癎愈後復作者斷癎丹久癎氣血不足者活虎丹

一身強硬為痓經終日不醒分剛柔先譫語而發者名剛痓當發汗先厥冷而發者名柔痓當解肌

柔痓理中剛麻葛柔痓理中湯三生飲剛痓麻黃葛根湯

通用斷癎續命投斷癎丹小續命湯詳雜病及傷寒門

客忤

客忤異物暴觸驚心氣不足遇人客或異物則驚忤而驚啼臟冷而痛多夜啼狀若癎風眼不竄吐沫瘈瘲喘腹疼雄麝千金龍胆瀉雄麝散雄黃一錢乳香五分麝香一字為末每一字剌雞冠血調灌之仍以母衣覆身即愈或鉤藤散千金龍胆湯保命丹外用竈心土蚯蚓等分為末醋調為丸摩兒頭及五心詳前夜啼條○有中馬汗氣臭忤或馬鳴驚忤者用馬尾燒烟熏兒面以瘥為度或先用姜湯調下蘇合香丸次用豆豉水濕搗丸雞子大摩兒顋上及足心各五六遍次摩臍心及上下良久擘開自有毛即擲之

天釣

天風外觸內熱痰痰因乳母愛酸鹹天釣屬陽由乳母酒食煎炒鹹酸過度毒氣入乳遂令牙兒心肺生熱痰鬱氣滯加之外感天風觸動卒然目直身強如魚上釣之狀故曰天釣搐熱眼翻如邪祟壯熱驚搐手足抽掣眼目翻騰或啼或笑喜怒不常如邪祟狀甚者爪甲亦青藍通用鉤藤併保命鉤藤散人參犀角各五分全蝎天麻各二分甘草一分水煎溫服○風熱勝者保命丹痰盛者抱龍丸熱痰者滚痰丸挾食疎通和胃兼。夾積受驚肚熱脹硬睡中腹內跳動宜寬熱飲泄下惡臭然後與調和脾胃之藥治之此等不可誤作驚風

內釣

內釣內臟抽掣痛即釣腸氣原因胎驚胎風動胎中風氣壅結兼驚而得眼有紅筋血點身反張唇黑偃啼外腎腫吐瀉方子外搐來內外兼攻寔可悲。誰知至寶鉤藤膏調氣鎮驚疎風內外共。驚風內釣腹中極痛偃啼面青肢冷脉如來潛者鉤藤膏乳香沒藥各三錢木香姜黃各四錢木鱉肉一個為末蜜調成劑收砂罐內量兒大小加減鉤藤煎湯或四磨湯化下次服五味木香散川楝肉七個用巴豆卅五粒去皮同炒豆黃去巴豆木香史君子玄胡索茴香各一錢為末量兒大小加減米飲調下○內釣冷痛者古芎歸湯加乾姜肉桂等分丁香沉香青皮小茴減半水煎服○痛甚者魏朮散莪朮五錢阿魏一錢先用溫水化阿魏侵莪朮一晝夜焙乾為末每一字紫蘇煎湯或米飲調下○內釣腹痛驚啼者乳香丸乳香五分沒藥沉香各一錢蝎梢十四個檳榔一錢半為末蜜丸梧子大每一二丸菖蒲鉤藤煎湯化下○內釣陰腫便秘者歸牛散○已上皆調氣疎風之劑若驚重者宜定魄丸以鎮之盤腸腰曲虫嘔攻盤腸痛因寒鬱小腸亦腹痛多啼與內釣相似但痛則曲腰乾啼額汗為異古方用白豆蔻砂仁青皮陳皮香附莪朮甘草等分為末紫蘇煎湯下虫症亦與內釣相似但虫痛攻心叫哭合眼嘔吐涎沫清水四肢羸瘦面青黃或寒或熱沉默不知痛處發作有時為異化虫丸主之○一切積痛盤腸虫痛者通用沉乳感應丸沉香乳香杏仁木香丁香各一錢肉豆蔻一個百草霜一分巴豆十四粒為末酒煮過黃蠟和丸菉豆大每四丸姜湯或鉤藤煎湯下痢疾亦宜中風不語似三種。盤腸虫症中風三種俱似內釣但中風不語為異治與大人一同小兒有中風後瘖者不能言用木香陳皮甘草煎湯吞肥兒丸內有黃連能去心竅惡血故也有肺風痰促涎潮竄視者用阿膠紫蘇烏梅人參煎服蓋阿膠能育神驚風後眼中瞳子不正者最宜

疝氣

疝氣亦因胎患得有因父服熱藥以致風滯於下者有因孕婦傷啼哭冷氣入胎中而成此疾者有久坐濕地而得者多啼冷氣傳腎經有因兒多啼不已冷氣吸入小腸釣痛傳流腎經而得者又有木腎有腎腫有腎癖有偏墜有癩疝有奔豚有疝瘕與大科同面青吐沫陰囊腫甚則小便淋澁陰囊腫痛者用甘草汁調地龍糞塗之○風熱外腎掀赤腫痛日夜啼叫不數日退皮如雞卵殼愈而復作者用老杉木燒灰入膩粉青油調敷神効小腹痛連腰背傾諸疝皆因腎虛寒邪冷濕之氣侵入膀胱之經留而不散故陰核腫硬沉墜治法先宜疏利次用逐寒温臟之藥按穴灸之惟木腎腎癖瘡毒之氣入於腎經久則成膿治法外用拔毒之藥敷貼内服消散癖毒排膿利小道等藥先宜疏導歸牛散肉桂牽牛各五錢當歸大黃桃仁各二錢半全蝎一錢每一錢入蜜煎服利後以青皮陳皮茯苓木香砂仁甘草生薑煎服和胃唇青者死治疝氣便閉小腹陰囊牽引痛甚夜啼次與和胃羨金鈴散金鈴肉一兩砂仁七錢半蓽澄茄木香各五錢為末每一錢大者二錢鹽湯或酒調服治疝痛時先曲腰乾啼腳冷唇乾額汗或外唇釣上陰囊偏大通用鈎藤膏魏术散

變蒸

變則氣升蒸則熱變者變生五臟蒸者蒸養六腑故變則上氣蒸則體熱八蒸十變長氣血小兒初生形體雖具臟腑氣血尚未成就而精神志意魂魄俱未生全故三十二日一變六十四日一蒸凡遇一變即覺性情有異於前上唇中心有一點白者是也初生至三十二日一變生癸水屬足少陰腎主精至六十四日一蒸二變生壬水屬足太陽膀胱其發耳與尻冷至九十六日三變生丁火屬手少陰心主藏神其性為喜至一百二十八日二蒸四變生丙火屬手太陽小腸其發汗出而微驚至一百六十日五變生乙木屬足厥陰肝主藏魂喜笑至一百九十二日三蒸六變生甲木屬足少陽胆其發兩目不閉而赤至二百二十四日七變生辛金屬手太陰肺主藏魄生聲至二百五十六日四蒸八變生庚金屬手陽明大腸其發膚熱而汗或不汗至二百八十八日九變生己土屬足太陰脾主藏意與智至三百二十日五蒸十變生戊土屬足陽明胃其發不食腸痛而吐乳又手厥陰心胞絡與手少陽三焦二經俱無形狀故不變而不蒸十變五蒸者天地之數以生成之然後生意志能言語知喜怒故天始全也十變後六十四日為一大蒸計三百八十四日長其經脉手足故手受血而能持物足受血而能行立又六十四日為二大蒸計四百四十八日則言語意志有異於前又六十四日為三大蒸計五百一十二日變蒸既畢學語倚立扶步能食血脉筋骨皆牢稟氣成者暗合而無外症稟氣弱者乃有蒸病輕則潮汗微似驚輕則發熱微汗似驚五日乃解重則壯熱吐

且渴，重則壯熱煩亂而數，或吐或汗，或煩啼躁渴，七八日始解，與傷寒相似，亦有變蒸之後續感寒邪者。如蒸於肝則目昏微赤，蒸於肺則噴嚏毛聳，隨症調治。治貴平和汗下微。不汗而熱，鬱發其汗；若吐哯者，微止之，不可妄治。宜平和飲子：白茯苓一錢半，人參、甘草各五分，升麻二分，稟受弱者加白朮一錢，水煎服。變蒸前後三日各進一服，可免百病，及百日內亦宜。○吐瀉不乳多啼者，和氣散：木香、香附、厚朴、人參、陳皮、藿香、甘草各等分，姜棗煎服。○宿乳者，紫霜丸。○痰熱者，惺惺散。柴胡當歸寒熱過。骨熱心煩啼叫不已者，柴胡飲：柴胡、人參、麥門冬、甘草各二分，龍膽草、防風各一分，水煎服。○有寒無熱者，當歸湯：當歸四分，木香、辣桂、人參、甘草各二分，姜棗煎服。○蒸熱甚者，紫陽黑散。○積熱寒熱如瘧者，梨漿飲。

龜胸龜背 附解顱顖填顖陷滯頤

龜胸肺熱百合丹。姙孕及乳子時多食五辛炙煿淹藏，生下嬰兒或胸前高起，形如龜狀，此肺經受熱也。行動喘之，但遇風寒或多食則痰嗽氣急，喘滿肢體瘦弱，久而不治，將成痼廢之疾。百合丹主之：大黃三分，天門冬、杏仁、百合、木通、桑白皮、甜葶藶、石膏各五錢，為末，煉蜜丸如菉豆大，每服一十五丸，食後臨卧熟水吞下。龜背客風松蕊驗。嬰兒生下不能護背，客風吹背入於骨髓所致，或小兒坐早，傴僂背高如龜，多成痼疾。間有灸肺俞、膈俞，炷粟米大，艾三五壯收功。內服松蕊丹：松花、枳殼、防風、獨活各一兩，麻黃、前胡、大黃、桂心各五錢，為末，煉蜜丸如黍米大，每服十丸或三十丸，粥飲下，量兒大小加減用之。或外以烏龜尿點脊骨縫中妙。解顱原是腎家虛。小兒年大，頭縫開解而不合，腎主髓，腦為髓海，腎氣有虧，腦髓不足所致。凡腦髓欠少，如木無根，不過千日，終成廢人。宜腎氣丸或八物湯加酒炒芩連，外用南星、白斂為末，醋調攤紅帛上，烘熱貼之。或顱頭骨風缺，燒灰油調敷縫中，外作頭布遮護。其父母宜服腎氣丸、虎潛丸，俾精血足充，後育子女，無是患也。顖填脾虧陷。顖填者，顖門腫起也。脾主肌肉，乳哺不常，飢飽無度，或寒或熱乘脾，以致臟腑不調，其氣上衝，填脹顖高而突，毛髮短黃，自汗。若寒氣上衝則牢鞕，宜溫之；熱氣上衝則柔軟，宜涼之。劑量輕重，兼與調氣。又有肝盛風熱交攻，以致顖填突起者，瀉青丸。如因驚熱者，驚風即至。○顖陷者，顖門成坑也。如因臟腑有熱，渴飲水漿，致成泄利，久則氣血虛弱，不能上充腦髓，故顖陷如坑，不得平滿。宜黃狗頭骨炙黃為末，雞子清調敷。滯頤熱者胃火炎，冷涎胃弱不收斂。滯頤者，口涎流出而漬於頤間也。熱涎稠粘者，乃胃火炎上也，宜通心飲或瀉黃飲加減。○冷涎自流者，乃胃虛不能收約也，宜木香半夏丸：木香、半夏、丁香各五錢，白姜、白朮、青皮、陳皮各二錢半，為末，蒸餅丸麻子大，一歲十九，二歲倍之，米湯灌下。

五軟五硬

五軟皆因禀受虧。行遲語遲齒髮遲五軟者，頭項軟、手軟、脚軟、身軟、口軟是也。○頭軟，頭不能主，詳醫[illegible]條。項軟，天柱倒也。有吐瀉久弱者，宜補脾胃。有傷寒不及發表成者，難治。○有肝胆伏熱，面紅唇紅肌熱者，羊角散。羚羊角、白茯苓、虎脛骨、酸棗仁、桂心、熟地、防風、甘草各等分，為末，每一錢，酒調服。或涼肝丸。防風三錢，人參、赤茯苓各一錢半，黃芩、茺蔚子、黑參、大黃、知母各一兩，為末，蜜丸菉豆大，量兒大小，食後茶清下。兼治痘後目赤腫痛。○有風氣入肝，筋舒頭項軟者，天柱丸。蛇含石一塊，火煅醋淬七次，鬱金、麝香各少許，為末，飯丸龍眼核大，每一丸，荊芥煎湯或金銀薄荷煎湯化下。○通用健骨散。單姜蠶炒為末，每三五分，薄荷泡酒調服。治久患疳疾，體虛不食，及諸病後天柱骨倒。外用生筋散。木鱉子六個，草麻子六十個，俱去殼，研爛，先把起兒頭，摩項上令熱，後用津液調勻，貼之效。○貼項方。生附子、南星等分為末，生姜自然汁調敷頸項軟處。○手軟無力，以動也，所受肝弱，兩手筋縮不能舒伸，薏苡丸。薏苡仁、當歸、秦艽、酸棗仁、防風、羌活各一兩，為末，蜜丸芡實大，每一丸至二丸，麝香荊芥煎湯化下。○脚軟行遲，乃骨髓不滿，氣血不充，筋弱不能束骨，宜腎氣丸，加牛膝、五加皮、鹿茸。五六歲不能行者，羊角丸。羚羊角、虎脛骨、生地、酸棗仁、白茯苓各五錢，桂心、防風、當歸、黃芪各二錢半，為末，蜜丸皂子大，每一丸或三丸，溫酒化下。三歲不能行者，用五加皮一兩，牛膝、木瓜各五錢，為末，每二錢，米飲入酒少許調服。○有脚指踡縮無力，不能展伸者，海桐散。海桐皮、牡丹皮、當歸、熟地、牛膝各一分，山茱萸、補骨脂各一分，姜煎服。○有鶴節風，俗云鼓槌風，乃腎虛精髓內耗，為風邪所襲，皮膚不榮，日漸黏瘦，如鶴脚之節，宜腎氣丸，加五加皮、鹿茸、牛膝。○身軟肉少，皮膚自離，飲食不為肌膚，四君子湯、鱉皮丸、追身筋軟者，鹿茸四斤丸，加當歸、青鹽各等分。○口軟語遲，嬰兒在胎，母卒有驚怖，驚氣乘胞絡之經，使生子心神不足，舌本不通，四五歲猶不能言，菖蒲丸。石菖蒲、人參、麥門冬、遠志、川芎、當歸各二錢，乳香、硃砂各一錢，為末，蜜丸麻子大，每十丸，米飲下。○諸病後不能語者，雞頭丸。雄雞頭一個，鳴蟬三個，俱炙焦，大黃、川芎、甘草各一兩，人參、木通各五錢，當歸、黃芪、遠志、麥門冬各三分，為末，蜜丸小豆大，每五丸，空心米飲下，久服取效。○齒遲因禀氣不足，則髓不能充骨，宜腎氣丸，或十全大補湯加知母、黃柏，外用當歸、川芎、芍藥、山藥、沉香、甘草各等分，為末，擦齒齦上，仍用白湯調服。單方：雄鼠屎廿粒，每日用一粒揩齒齦上，至廿一日當生。○髮遲乃血氣不能上榮，蓯蓉丸。肉蓯蓉、川芎、當歸、芍藥、熟地各等分，胡粉減半，為末，蜜丸黍米大，每十丸，黑豆煎湯下，仍磨化抹頭上。○已上皆因禀受不足，或因吐瀉後致者，可以補助脾胃。失治必成無辜馬疾。

五硬強直本風症，若兼腹硬兼積醫。五硬者，頭項四肢強直冰冷，乃外受風邪也，宜小續命湯、烏藥順氣散主之。○腹大骨痛不寬者，五積散加烏藥、姜蚕，積消氣和則愈，若心腹俱硬面青者死。

丹毒附胎瘡

丹毒遊行走遍身，病因濕熱逼心君。丹名不一，皆由母食五辛及烘炙衣乘熱或下甚乾，即着濕熱侵淫，心火驟成，以致毒與血搏而風乘之，所以赤腫遊走遍身，不定其始。發於手足或頭面胸背，令人煩悶腹脹，其熱如火，痛不可言。若人小腹陰囊如青傷者死。拔毒涼肌審起處。治法先用針砭去血，外用拔毒涼肌之藥敷。○從頭頂上起，用葱自然汁塗。○從頂上紅腫痛，用赤小豆為末，雞子青調塗。○從面上赤腫，用竈心土末，雞子青調塗。○從背起，用桑白皮末，羊脂調塗。○從惡背赤腫黃色，柳木燒灰水調塗。○從兩脇虛腫，用生鐵對末，入猪糞水調塗。○從臍上腫起，用檳榔為末，米醋調塗。○從兩脚赤腫起，用乳香為末，羊脂調塗。○從兩脚赤白點起，用猪槽下土為末，清油調塗。○從陰上起，用屋漏處土為末，羊脂調塗。○錢氏通用朴硝上硃為末，藍葉、浮萍、水苔同研絞汁調塗，或用朴硝一兩，大黃五錢，為末，新汲水調，時時塗掃。○凡丹毒變易非輕，如經三日不治，攻入臟腑即死。入裡內消可救人。毒氣入裡，腹脹則死，紅內消散救之。紅內消：當歸、茄片，或茄蒂亦可，甘草、羌活、黃芩各五錢，麝香五分，為末，每二錢，生地黃煎湯調服。○通用五福化毒丹、犀角消毒飲、四順清涼飲、人參敗毒散加紫草，或升麻葛根湯加白朮、茯苓、木香、枳殼。大抵以清心火、去濕熱為主，勿令毒臨。有不可服涼藥者，惺惺散妙。胎瘡必先化其毒，次用父便刷如神。一二歲生瘡遍身，先服五福化毒丹或犀角消毒飲，外用父小便鵝翎蘸刷，濕者青黛末乾搽。更與丹毒通用條參看。

內傷乳食類

吐瀉　五疳　諸積　癖病　腹脹　脹痞　脹黃　腹痛　八痢　乳嗽　喘　尿白　汗多

吐瀉

吐瀉初生怎可當。脾虛則瀉，胃虛則吐，脾胃俱虛，吐瀉不止，久則變成慢驚與疳。○初生惡物未下，但嘔黃汁者，木瓜丸：木瓜、膩粉、木香、檳榔、麝香各等分，為末，麪糊丸小豆大，每一二丸，甘草煎湯下。○初生吐瀉不止者，硃砂丸：硃砂、南星、巴霜各等分，為末，糊丸黍米大，每二丸，薄荷煎湯灌服，下之後以硃沉煎調之：硃砂二錢，藿香三錢，滑石五錢，丁香十四粒，為末，用新汲水一盞，麻油滴成花，抄藥五分在上，須臾墜下，澄去水，別用溫水下。○初生吐瀉壯熱，不思乳食，大便色白，或不通者，停乳也，先宜紫霜丸下之，後用香橘餅：木香、橘皮、青皮各二錢半，厚朴、神麯、麥芽、砂仁各五錢，為末，蜜丸芡實大，每一丸，紫蘇煎湯、米湯任化下，或加肉豆蔻、訶子。一切冷積泄瀉俱効。治者先分身熱涼，寒吐腥臊瀉青白，熱吐酸臭瀉色黃。初生及稍長嬰兒吐瀉，以身涼面黃、瀉青白、吐腥臊者，為內傷寒乳或外感風寒；以身熱面赤、瀉黃赤、吐酸臭者，為內傷熱食或外感暑熱。○古方吐瀉身涼者，觀音散。○吐瀉身熱作渴者，錢氏白朮散。○吐瀉身溫，或乍寒乍熱，不思乳食，或食乳難化，大便青白，此上寔下虛也，先宜益黃散，後宜四君子湯，隨主臟見症加減。如吐瀉厥顱陷，加藿香、丁香；脾虛生風多困，加半夏麯、沒石子及冬瓜子少許；驚啼瘈瘲，睡卧不安，加全蝎、鈎藤、白附子；赤白痢加歸芍、粟米；白痢加乾姜、粟；泄瀉加陳皮、厚朴；傷風加川芎、防風、羌活、細辛；發渴加乾姜、枇杷葉及木瓜少許。**挾風必定增寒熱**。○傷風多作吐瀉，風木好侵脾主故也。外症必增寒壯熱，時有頭疼咳嗽氣促，大概熱者宜先服大青膏或鈎藤散發散，後服益黃散補脾；冷者先服益黃散補脾，後服大青膏或鈎藤散發散。如吐驟或瀉完穀者，乃傷風甚也，大半夏湯。**被濕腹脹溺不長**。濕多身重，腹脹，小水不利，平胃散主之；虛者異攻散。○吐瀉作渴，溺澁者，五苓散。○壯熱體重，吐酸瀉濁者，濕兼熱也，羌活、黃芩、蒼朮、甘草等分，水煎溫服。**寒多腹痛暑必瀉**。○寒月吐瀉白色不渴者，益黃散；腹痛者，理中丸；肢冷加附子。○久不止者，沒石子丸：沒石子一個，白豆蔻五個，訶子二個，木香、黃連各一錢，為末，飯丸麻子大，每十五丸米飲下。兼治痢釀瀉。○暑月吐瀉色黃引飲者，誘行丸或玉露丸：石膏、寒水石各一兩，甘草五錢，為末，糊丸黃豆大，每一丸冷水下；吐不止，姜湯下。○久不止者，古連栢丸：黃連、黃栢各一兩，為末，入猪胆汁內煮丸菉豆大，每廿丸米飲下。○抑論二症多見於夏秋。如立夏前後濕熱時行，暴吐瀉者，蘇葛湯；夏至後吐瀉身熱，或傷乳食瀉深黃者，益元散合四苓散加蒼朮為末，溫水調服；大暑後吐瀉身溫，或傷乳食瀉黃白者，食前服益黃散，食後服益元散；立秋後吐瀉身涼，不食多睡，多噦不渴者，頻服益黃散，少服益元散；秋分後吐瀉身冷，不食，瀉青瀉水者，益黃散。**瀉臭哯乳食必傷**。○內傷乳食不化，面黃腹脹，瀉如抱壞雞卵臭者，消乳食丹：丁香、木香、青皮、肉豆蔻、三稜、莪朮各等分，為末，糊丸麻子大，每五丸米飲下。○小便不清者，胃苓湯加肉豆蔻為丸，米飲下。○腹痛吐乳者，平胃散合蘇合香丸，蜜調米飲下。○挾痰者，二陳湯加山查、麥芽、白朮、烏梅；熱加黃連，寒加乾姜。○危甚者，燒針丸：黃丹一兩，或加枯礬等分，為末，棗肉丸芡寔大，每服一丸，用針挑於燈焰上燒存性，乳汁或米泔冷水任化下。此藥清鎮，專主吐逆及瀉，大人亦宜。**內虛失音為腎怯**。○吐瀉五內俱虛，有失音者，乃腎怯也，腎氣丸主之。凡人病後失音者同。**食少氣陷損胃陽**。○吐瀉久不止者，乃清氣下陷，胃口陽虛，飲食少進，四肢無力，升陽益胃湯主之，或異攻散；虛渴者，錢氏白朮散。**但食即吐先除積**。內傷乳食，面色青白，發熱，四肢逆冷，腹脹，當先用消乳食，再取積消導，寬利胸膈。如嘔甚者，只用白豆蔻、砂仁等分，甘草減半，為末，乾掺牙兒口中，凡吃乳吃物飲水不下者宜；或燒針丸亦妙。○冷氣入胃，嘔吐不已者，四君子湯加白豆蔻、砂仁、肉豆蔻、山藥，為末，或蜜丸，每一錢，木瓜、紫蘇煎湯下。○脾胃虛逆，弱痰含哭，飲乳食物停滯不散，腹滿嘔吐哯乳者，四君子湯加南星、砂仁、丁香、藿香、冬瓜子，姜煎服，或啟脾丸。○嘔而不止，痰涎在喉，有聲將作驚者，二陳湯加丁香、藿香，或抱龍丸主之。○因驚前逆而吐者，大溫經丸。○吐而湯水不納者，五苓散。○吐涎痰逆者，白玉餅下之。○冷者溫之。有吐沫或白綠水者，胃冷也，理中丸，或半夏、陳粟米等分，姜煎服。○吐稠涎及血者，肺熱也，久則肺虛，阿膠散加減。○吐沫水者，後必虫痛，安虫丸：乾漆二分，雄黃、巴霜各一錢，為末，糊丸黍米大每五七丸或廿丸發時取東行石榴根煎湯痛甚苦練根或蕪荑煎湯下量兒大小服之〇經年吐乳眼捏糞穢有根蔕者乃父母交感時吃乳所致宜益黃散五疳保童丸凡晛乳因驚因積因氣滯因外感與治吐同

瀉滑青者慢驚防滑者或出不知或直射激流或穀食不化或下之如桶潑清四君子湯加訶子木香陳皮肉豆蔻薑煎服兼進固腸丸或真人養臟湯或沒石子丸加乳香肉豆蔻選用〇瀉青色者乃夾驚木尅土也益黃散大溫經丸主之有初起黃變青或瀉藥物直過者尤為寒瀉三五次即困危用附子理中湯或肢冷口鼻氣亦冷欲作慢驚慢脾者觀音散加全蝎天麻防風羌活甚者用金液丹為末煎生薑米飲調灌少服乃効候胃氣已生手足漸煖瘈瘲猶在者却用金液丹合青州白丸子等分服之兼用異功散理中丸鈎藤散轉驚丸調理雖至危者往往死中得生金液丹真小兒吐瀉之妙劑也蓋小兒吐瀉皆當溫補若已虛損尤當速生胃氣惟尋常時行瀉症不可遽服熱藥吐瀉止痢作無疑若患瘡瀉青乃毒去無害不必服藥

五疳

五疳由積虛而成疳者乾也瘦瘁少血也五疳病關五臟二十歲以下曰疳二十歲以上曰癆始因乳食太過或乳母喜怒房勞後即與兒乳或飯粥肉食太早肥甘不節而成間有傷寒病後久吐久瀉久渴瘧積疹症雜症妄施吐下內亡津液而成者要皆脾胃虛弱血氣枯滯生積生熱生疾乘臟氣之虛傳入為疳間有熱者亦虛熱耳故治熱不可妄表過涼治虛不可峻溫驟補

內熱中滿病初萌經曰數食肥令人內熱數食甘令人中滿言病之始也凡嬰兒乳食停滯稍覺飽滿內煩不安虛者必須扶胃而兼消導實者必先疎利而後和胃不可因循以致積久成疳又有熱滿未甚便施蘆薈胡連龍膽苦寒傷胃反致疳者

內疳痞結漸黃瘦外鼻赤爛瘡痍生疳症初患中滿久則結痞初患內熱久則外潮令人肌膚黃瘦或耳鼻生瘡或遍身生瘡爱吃泥炭土米酸鹹雜果食不消化小便不清大便反利大概熱疳多見外症冷疳多見內症〇疳症鼻頭有瘡不着痂漸遶耳生瘡宜用白芨輕粉各二分烏賊魚骨三分為末先以漿水洗拭乾摻或鼻下赤爛自搔者用蘭香葉燒灰二分銅青半分輕粉少許為末乾摻〇疳症遍體生瘡不歇乃虫內耗精髓外蝕皮膚宜連肚丸黃連七兩水浸透納雄豬肚內用線縫緊飯上蒸十分爛取出和少蒸飯搗丸小豆大每二三十丸米飲下仍以川芎生地茯苓茯神與之調血清心或蘆薈丸肥兒丸生犀散選用間服外以大腹皮苦參白芨煎湯洗後却用訶子蔕皮核燒灰入麝香輕粉少許為末敷之自効小以至弱冠皆同

熱疳身熱大便祕疳病初起人未瘦怯但臉赤口臭唇焦煩渴潮熱如火大便秘澀者為熱疳宜胡連丸胡黃連川黃連各五錢辰砂一錢半為末入猪胆內繫定懸於銚內用淡漿水煮一炊久取出入蘆薈末二錢麝香少許粳米飯丸麻子大每五七丸茶清下一方有青黛蝦蟆灰各二錢〇熱疳黃瘦雀目遇夜不見或生瘡者五福化毒丹陳粟米飲下

冷疳身涼瀉不停疳病久則

上海掃葉山房校印

目腫而黄體瘦煩渴多汗腹脹滑瀉無常或青或白或如垢膩者為冷疳宜至聖丸丁香丁皮各一錢木香厚朴史君子陳皮肉豆蔻各二錢為末神麯糊丸麻子大每七丸米飲下

冷熱相兼泄且秘或時便血或潮熱

○冷熱二症交互非新非久不内外因者宜消積和胃滋血調氣淡薄飲食久則自然堅牢如聖丸主之胡黃連川黃連蕪荑史君子各一兩麝香五分為末用蝦蟆五個搗碎酒炙成膏和丸麻子大每五七丸或二十丸人參煎湯下常服錢氏白术散以生津液蓋疳本濕熱久則寒瀉全在臨時會意

驚疳面赤盜汗渴安神退熱滋衛榮

驚疳即心疳原因心虚血弱神不守舍更加乳食不調心臟積熱所致外症臉赤唇紅口舌生瘡胸膈煩悶小便赤澁五心皆熱盜汗發渴齒牙驚悸宜茯神丸茯神蘆薈琥珀黃連赤茯苓各三錢遠志用黑豆水煮去骨鈎藤皮蝦蟆灰各二錢菖蒲一錢麝香少許為末粟米糊丸麻子大每十丸薄荷煎湯下○輕者硃砂安神丸大溫經丸

風疳涼血與順氣搖頭揉目便多青

風疳即肝疳多因胎風更加乳食不調肝臟受熱或乳母外感內傷邪氣未散遽與乳兒所飲外症搖頭揉目白膜遮睛或赤腫眵淚爛澁痛痒雀目昏暗甚至經月眼合名曰疳眼汗流合面而卧肉色青黄髮立筋青腦熱羸瘦宜生熟地黃丸加當歸煎服或黃連肥兒丸山查煎湯下○疳眼壯熱體瘦腸疼便青一切肝症風疳丸青黛黃連天麻五靈脂夜明砂川芎蘆薈各二錢龍胆草防風蟬退各一錢半全蝎二枚乾蟾頭三個為末猪胆汁浸糕丸麻子大每十丸薄荷煎湯下如腸硬眼角見黑氣者難治

食疳痞脹多溏泄磨積退黄脾漸盈

食疳即脾疳由乳食傷而復傷脾氣弱或乳母恣食生冷肥膩或酒飯後即與乳兒久則變為乳癖腹脇結塊名曰乳疳外症黃瘦腹脹氣促瀉臭合瞳食減吃泥宜益黃散消乳食丸或肥兒丸加莪术青皮陳皮○肚大青筋者小胡連丸胡黃連五分去果積阿魏一錢半去肉積神麯去食積黃連去熱積各二錢麝香一粒為末猪胆汁和丸麥米大每卅丸白米煎湯下

氣疳咳血或聲啞退熱化痰肺自清

氣疳即肺疳原因傷寒傷風汗後勞復更加乳食不調以致肺氣受傷外症鼻下兩傍瘡痒不痛或鼻流臭汗內生瘜肉或汗所流處隨即成瘡名曰疳䘌不時咳嗽氣逆寒熱喉紅泄瀉多啼揉鼻咬甲與癆症大同宜先服清肺湯黃芩當歸麥門冬連翹防風赤茯苓桔梗生地紫蘇甘草前胡各五分桑白皮一錢水煎服次服化䘌丸蕪荑蘆薈青黛川芎白芷胡黃連川黃連蝦蟆灰各等分為末猪胆汁浸糕丸麻子大每廿丸食後臨卧杏仁煎湯下其鼻常用熊胆泡湯小筆蘸洗俟前藥各進數服再用青黛當歸赤小豆瓜蒂地榆黃連蘆薈各等分雄黃少許為末入鼻斂瘡○疳啞不能發聲者用黃連肥兒丸十五粒蘇合香丸二粒上硃五靈脂各[illegible]許為末菖蒲煎湯乘熱調服

腎疳耳焦天柱倒齒脫手足冷如冰

腎疳又名急疳言五疳為腎為最急也多因症後餘毒未淨更加乳食不調甘味入脾而生虫狀似傷寒熱或上蝕齒齦則口瘡出血臭氣甚則齒齦潰爛齒黑脫落顋有穴者名曰走馬疳言陽明熱氣上奔如馬然下蝕腸胃則下痢肚爛即後疳肛外症腮熱肌削手足如冰脈黑面黧身多瘡疥寒

熱時作甚者天柱骨倒俱宜腎氣丸加史君子川楝肉○走馬疳并痘毒牙痛者溺白散或用白芷五錢馬牙硝一錢銅青五分麝香一字為末乾敷口角及擦齒上妙又有諸般難治症曰疳
乾疳渴疳癆疳瀉疳痢疳腫皆五疳之危症曰蛔疳瘡疳脊疳無辜疳丁奚疳哺露疳皆五疳死症所以然者五臟俱痛故也疳乾五臟俱不平心疳舌乾多啼肝疳乾啼眼不轉睛脾疳腊口
衄眼口乾作渴肺疳聲焦皮燥大便乾結腎疳身熱脛冷小便乾澁古方通用連胆丸黃連五錢猪胆汁浸瓜蔞根烏梅連肉杏仁各二錢為末牛胆汁浸糕丸麻子大每下五丸烏梅薑蜜煎湯下如五乾俱見
身上粟生色斑黑者必死疳渴遇夜還稍止疳渴臟下宿有疳氣加之乳母恣食五辛炙煿酒麪以致小兒心肺壅熱日則煩渴引飲乳食不進夜則渴止宜連胆丸如飲水不止舌黑者即死
疳癆潮汗咳瀉成疳癆骨蒸五心潮熱盜汗咳嗽泄瀉肚硬如石而色如錫斷不可治古方八物湯去白朮加黃芪柴胡陳皮半夏史君子蝦蟆灰鱉甲各等分薑棗煎服或連胆丸香連猪肚
丸加蝦蟆灰救之如氣促者即死疳瀉額上青紋見疳瀉毛乾唇白額上青紋肚脹腸鳴瀉下糟粕忌用熱藥止之宜香蔻丸黃連三錢木香肉豆蔻訶子砂仁茯苓各一錢為末飯丸黍米
大每五丸米飲下如滑瀉脫肛脈逆者死連疳痢五色濕邪縈疳痢見有疳疾如之傷食及感冷熱不調以致痢下五色裡急後重宜香砂丸黃連三錢木香厚朴夜明砂砂仁各二錢訶子
一錢為末粳飯丸麻子大每十五丸薑棗煎湯下如人中平滿者必死疳腫中虛毒氣併疳腫脹者虛中有積積毒與脾氣相并故令肚腹緊脹由是脾復受濕故令頭面手足浮腫宜退黃
丸肥兒丸腫甚者褐丸子蘿蔔子一兩陳皮青皮檳榔黑豆五靈脂赤茯苓莪朮各五錢木香二錢半為末麪糊丸菉豆大每十五丸桑白皮紫蘇煎湯或蘿蔔煎湯下治小兒乳食不消心腹脹滿嘔逆氣急
或腸鳴泄瀉腹中冷痛食癥乳癖痃氣痞結積聚腸胃或秘或利頭面浮腫兼治五疳八痢肌瘦腹大者如神一方有胡椒黃連三稜苦楝根各二錢半○疳脹腹皮緊者大異香散加五靈脂為末紫蘇煎湯下
少吞紫霜丸蛔疳虫出難為情蛔疳因缺乳粥飯肉食太早腸胃停蓄甜膩化為蛔虫多啼嘔沫腹痛唇紫腸頭及齒痒蛔雖食虫却不可動動從口鼻出者難治凡疳積久莫不有虫形狀
不一黃白赤者可醫青黑者死腦疳頤腫髮作穗腦疳因胎中素挾風熱生下乳食越常或臨產犯房以致滿頭餅瘡腦熱如火髮結作穗頤腫顋高遍身多汗宜龍胆丸龍胆草升麻苦楝根
防風赤茯苓蘆薈油髮灰青黛黃連各等分為末猪胆汁浸糕丸麻子大每廿丸薄荷紫蘇煎湯下食後仍以蘆薈末入鼻脊疳蝕脊鋸齒形脊疳虫蝕脊膂骨如鋸齒拍背如鼓鳴十指皆
生瘡頻咬爪甲煩熱黃瘦下利宜蘆薈丸無辜項核虫如粉或因鳥羽古方評無辜疳腦項邊有核轉動軟而不疼中有虫如米粉不速破之則虫隨熱氣流散淫蝕臟腑以
致肢體癱瘓便利膿血壯熱羸瘦頭露骨高初起可用針破膏藥貼之或因浣兒衣時夜露簷下為飛鳥落羽所汙兒着此衣虫入皮膚故也其衣用火烘之則無此患宜月蟾丸用癩蝦蟆一個打殺置桶中以

屎浸之却取糞蛆一杓入內任蛆食一日夜取出以布袋繫於急流水中浸一宿瓦上焙乾入麝香一字為末飯丸麻子大每卅丸米飲下一服虛煩退再服渴止三服瀉住亦治諸疳

丁奚腹大手足小丁手足與項極小伶仃也奚腹大也甚者尻高肉削臍突號哭胸陷或生穀癥愛吃生米

哺露翻食骨稜層。哺露疳虛熱往來頭骨分開翻食吐虫煩渴嘔噦骨瘦稜層露形者死蓋丁奚哺露皆因脾胃久虛不能消化水穀以致榮衛氣弱肌肉消爍腎氣不足復為風冷所傷形體瘦露亦有胎中受毒臟腑少血所致盡皆無辜種類難治宜十全丹救之。

保童消食堪通用五疳保童丸白鱔頭蟾頭熊膽麝香夜明砂天漿子黃連龍膽草青皮五棓子苦楝根雄黃青黛蘆薈胡黃連各等分為末糯米糊丸麻子大每十丸米飲下治五臟乾疳五疳消食丸史君子麥芽陳皮蕪荑木香神麯草龍膽黃連山查各等分為末陳米飯丸黍米大每十丸米飲下消疳殺虫退熱磨積進食

蘆薈肥兒美且靈蘆薈丸胡黃連雷丸蘆薈蕪荑木香青黛鶴風黃連各一兩蟬退廿個麝香一錢為末猪胆汁浸糕丸麻子大每廿丸米飲下消疳殺虫和胃止瀉○肥兒丸黃連神麯各一兩麥芽肉豆蔻史君子各五錢檳榔木香各二錢為末猪胆汁浸糕丸麻子大每服四十丸米飲下治身黃肚急疳塊泄瀉瘦弱一切疳症一方去檳榔豆蔻木香加蕪荑青皮名黃連肥兒丸治諸疳及疳眼

壞症十全與布袋十全丹青皮陳皮莪朮川芎五靈脂白豆蔻檳榔蘆薈各五錢木香史君子蝦蟆灰各二錢為末猪胆汁浸蒸餅丸麻子大每廿丸米飲下熱者薄荷煎湯下治丁奚哺露無辜疳症○布袋丸夜明砂蕪荑史君子各二兩蘆薈人參白朮茯苓甘草各五錢為末湯浸蒸餅丸彈子大每一丸用絹袋盛之次用猪精肉二兩同煮候肉爛熟提起藥掛風前陰乾只用肉和汁與兒食之次日依前煮服藥盡為度治諸疳腹大頸小面黃虫痛飲食不為肌膚

佩服單方羨夜明單夜明砂炒為末入諸飲食中服之治諸疳○又有魃病者因孕婦被惡祟導其腹中令兒下利寒熱去來毛髮不澤或因婦人有兒未能行時復有孕使兒飲乳亦成此疾宜十全龍胆湯仍以紅紗袋夜明砂與兒佩之

諸積

諸積雖分虛與寔虛者熱微寔熱多。諸積腹脹腹痛甚結癖痞浮腫黃疸以至八痢等症總皆積之為害虛者渾身微熱或夜間有熱少食神倦飽起如醉寔者壯熱肚熱尤甚便閉腮腫喉塞涎鳴壅盛熱毒發瘡俱宜木香丸主之虛者少用寔者倍服其或變症面黑瀉黑久瀉氣促手心生瘡虛軟者不治

乳積吐瀉極其臭吐乳瀉乳其氣酸臭皆由啼叫未已飲乳停滯不化得之雖未吃穀而有痞是為乳積

氣積觸忤叫啼過腹痛啼叫利如蟹渤或發熱肚脹體瘦飲食不為肌膚皆由觸忤其氣榮衛不和淹延日久得之是為氣積

食積面黃肚腹硬腹硬啼熱渴瀉或嘔面黃皆傷飲食無度食後過飽從即睡得之是為食積

行氣消乳食自磨行氣丸木香檳榔丁香枳殼甘松史君子神麯麥芽各二錢半三稜

莪术青皮陳皮香附各五錢胡黃連一錢為末蒸餅丸黍米大每廿丸米飲下治氣積如有汗者去青皮或五味木香散亦好。○消乳食丸砂仁陳皮三稜莪术神麯麥芽各五錢香附一兩為末糊丸麻子大每廿丸紫蘇煎湯下治乳積食積甚者消積丸感應丸紅丸子下之。

要知小兒腸胃軟，切戒猛峻傷元和。小兒有積腸胃脆軟忌用毒藥攻擊久則脾虛食少或吐或利變生他症。取積之法調脾和胃緩急次序攻之。切勿傷其胃氣。有因下積湯脾反生潮熱變為慢驚者有之。

癖病不食但飲乳，凡小兒不食但飲乳飲乳而又咳嗽吐痰者必腹中有癖。寒熱如瘧因停水。惟癖能發潮熱或寒熱原因乳食失調以致中脘停水不能宣行為癖為痰冷氣搏之結而為癖所以久瘧多有之。藏於隱僻腸腹疼。即痞塊與大人積聚同多藏腸腹隱僻之處時時作痛。取癖保安還是主。輕者木香丸重者取癖丸甘遂芫花牽牛辣桂莪术青皮木香桃仁五靈脂各二錢為末入油巴豆一錢和勻飛麪糊丸麻子大每一二丸薑蜜煎湯下泄後冷劑補仍與和胃。○秘傳保安丸白术土炒三兩神麯木香檳榔茯苓三稜史君子厚朴荸薺甘草各一錢蒼术二兩陳皮枳寔人參莪术各一兩半黃連猪胆汁浸砂仁麥芽益智仁肉豆蔻藿香白豆蔻各五錢為末蜜丸龍眼大每一丸米飲化下嘔吐薑湯下治小兒五疳八痢吐瀉肚大青筋面黃肌瘦疳積等疾有肉積加山查喘加蘿蔔子瀉加澤瀉猪苓各一兩。○化痞丸木香人參黃芪當歸桔梗黃連三稜莪术鱉甲夜明砂綠礬枳寔史君子苦楝根訶子各一兩蝦蟆灰七錢半為末蜜丸菉豆大每卅丸米飲下忌生冷雜果發脾之物大人癥瘕去夜明砂蝦蟆黃連為丸梧子大服治疳消癖進食止瀉和胃追虫。○揭脾散海蛤粉黃丹硫黃各等分初伏日修合為末用醋調成膏攤瓦盆內晒乾再研為末一歲兒服一分空心米飲下取下脾積如藍汁為效。○貼痞膏水紅花子二錢大黃朴硝山梔石灰各一錢酒酵一塊雞子大共搗成膏用布攤開貼痞塊上再用湯瓶熨手帕勤之三日後揭起肉黑如墨是其効也。

腹脹由中虛氣作，有積寔者喘氣惡。有積悶亂喘滿為實宜紫菌丸白玉餅消積丸褐丸子選用以利其積若氣短喘急者分氣紫蘇飲換蘇子。無積不補虛宜溫。無積不喘為虛可以溫散六君子湯加白芍乾薑厚朴或大異香散如五靈脂為末紫蘇煎湯下或五苓散分上下分消其氣不可妄下仍忌香燥熱藥。誤下面腫及手腳，誤下脾氣內陷虛氣附肺外行肺主面目胞腫脾主四肢故作浮腫。腫脹通共塌氣丸。胡椒一兩蝎稍五錢為末麪糊丸粟米大每五七丸米飲下如腹大加蘿蔔子。大喘氣麤胃氣索。腎虛水氣乘肺大喘者危益黃散塌氣丸救之。

陰腫多因地氣抽，或啼怒傷小腸絡。陰核氣結腫大釣痛謂之癩疝有因坐石冷氣凝之或近地風濕傷之俱宜五苓散有風熱囊腫便閉者三白散。有因啼叫不止致冷陰氣下結水竇不行或孕婦啼泣過傷令兒生下小腸氣閉血水凝聚水上乘肺故多先喘而後腫痛有稀軟者有木硬者宜行心氣逐腎邪利二便更無補去宜桃仁丸：桃仁三錢，辣桂、大黃、牽牛、[illegible]、牡丹皮各二錢，為末，蜜丸麻子大，每五七丸，葱白、木通、青皮入鹽煎湯下，或煎流氣飲子下，青木香丸。○外治腎囊腫大，塗物通明，用牡蠣為末，先以津唾塗腫處，次用乾糠。○坐地被風及虫蟻吹着，囊腫，用蟬退煎湯頻洗，或葱地蚯蚓糞為末，甘草汁調敷。○風熱外腎暴腫且硬，或生瘡者，用生地黃為末，先以葱椒煎湯於避風處洗淨，次用津唾調敷。外腎熱者，雞子清調敷，或加牡蠣少許，餘詳大科疝氣。

脹久不通痞塞胸，芩連枳梗當斟酌。痞結因熱聚腹，不得宣通，上攻胸膈，按之則痛，時發壯熱，宜芩連枳梗湯：枳殼、桔梗各五分，半夏、黃芩、瓜蔞仁、黃連各三分，生姜、麥門冬煎服，利去黃涎即安。熱甚加大黃少許。○虛氣痞塞胸膈，留飲聚於腹腸，或加脹滿，手不可近，枳實理中丸去芩，渴加瓜蔞根，瀉加牡蠣。

脹久虛濕熱生黃，深黃為熱，淡黃胃弱。脹久中虛，停濕生熱，熱生黃，名曰黃疸，治與大人一同。有熱者，小柴胡湯加麥芽、枳實、山梔、茵陳；胃弱者，四君子湯或理中湯加茵陳。○通用萬金丸：蒼朮二兩，陳皮、厚朴、夜明砂各一兩，為末，用綠礬一兩化水，入醋少許，煮麪糊，或煮棗肉搗丸，菉豆大，每五十丸，米飲下，磨積去黃。一方加史君子一兩，枳實、黃連、訶子各五錢，用巴豆十粒同炒令紫色，去巴豆不用，再入蝦蟆灰五錢、苦楝根皮二錢半，為丸，治疳消癖，進食止瀉，和胃追虫。

腹痛面黃只是積。腹痛面黃，口中氣溫，多睡畏食，大便臭者，消積丸，甚者白玉餅下之，下後以錢氏白朮散和胃。○尋常輕者，只用平胃散加山查、麥芽、砂仁、青皮、甘草，為末，每一錢，米飲下。熱加黃芩，寒加吳萸。

間有寒熱邪相擊，面赤為熱面白寒。感熱作痛者，面赤壯熱，四肢煩熱，口中氣熱，宜四順清涼飲加青皮、枳殼，或黃芩芍藥湯。○感寒作痛者，面白或青，四肢冷甚，宜小建中湯，或大七氣湯加肉桂，調蘇合香丸。

冷熱不調多嘔逆。宜枳殼、桔梗、青皮、陳皮、當歸、甘草各等分，木香減半，姜煎服。

心腹俱痛面皝白，光口中吐沫虫攻的。虫動心痛，與癇酌相似，但目不斜而手不搐耳，化虫丸主之。

八痢本與大科同，惟有驚疳屬幼童。八痢：冷痢白，積熱痢赤，積冷熱不調積下赤白，疳痢黃白，積或見五色下無時度，驚痢青積下臭，休息痢糞黑如魚腸，愈而復作，醸痢停積又來，腹脹便臭肚痛。蠱毒痢下紫黑血如猪肝。

白冷挨積溫脾胃。紅白者，積冷毒也，宜感應丸，先去其毒，然後用參苓白朮散之類，溫和脾胃。

赤白順氣與和中。順氣則腹痛自止，和中則裡急自除。○純赤者，積熱毒也，宜導滯湯。○或赤或白，冷熱不調，腹痛後重，腸胃虛滑，食少困倦，宜小駐車丸：黃連六兩，乾姜一兩，當歸二兩，阿膠三兩，為末，醋糊丸黍米大，每卅丸，米飲下。大人亦宜。○久不止，及醸痢，查沒石子丸，雞子煎服下。

妄下腫脹渴隨至。脾虛有積，積化成痢，妄下脾胃重虛，變成浮腫、脹滿、作渴，不可為矣。

誤補脫肛色瘀紅。○熱者黃連

阿膠丸薄荷煎湯下有服涼藥過度或久痢臟寒脫肛者釣腸丸木香煎湯下或真人養臟湯○有痢頻脫肛黑色生疙者用巴豆殼燒灰芭蕉自然汁煮入朴硝少許洗軟用清油點三滴於三角白礬煅過龍骨少許為末乾糝肛頭用芭蕉葉托上勿令便去出入令大兒抱定

乳嗽百日內不宜戀**膈損胃肺孤危**或因啼叫未定吃乳或飲食過度以致停蓄胸膈胃口上干于肺故發咳嗽䬸逆肺胃俱病百日內見者為惡候**熱嗽面赤丸葶藶**其有四時感冒嗽者當用參蘇飲惺惺散之類微表如挾熱暴嗽面赤壯熱便閉者宜葶藶丸下之**虛者阿膠散可醫**阿膠七分半白茯苓馬兜鈴糯米各二分半杏仁十粒甘草二分水煎治久嗽肺虛氣促有痰惡心

二三歲時欲斷乳夜靜用藥畫兒眉畫眉膏山梔炒黑三個雄黃硃砂輕粉各少許為末清油調勻候兒睡着濃抹畫兒兩眉上醒來自不吃乳未効再畫仍墨搽乳

喘因吃乳啼未定或挾風冷肺家病或因啼叫未定吃乳與鹹酸以致氣逆不下或因飲乳過度內挾風冷傷肺而喘或齁齁䬸逆者宜紫蘇子湯訶子蘇子蘿蔔子杏仁木香人參各等分甘草青皮各減半姜煎溫服

嘔吐不食胃家虛痰壅發熱火炎盛嘔吐驚悸困倦自汗者為虛面赤氣麤痰盛發熱者為實俱以二陳湯主之虛加參朮熱加芩連

尿白成疳積中熱尿白如泔脾經有積久則成疳亦兼心膈伏熱得之宜茯苓散赤茯苓三稜莪朮砂仁各五錢青皮陳皮滑石甘草各二錢半為末每一錢麥門冬燈心煎湯調服**淋瀝有驚氣下結**十餘歲因驚之後心氣下行小便淋瀝日夕三四十次漸覺黃瘦宜順經散韭子琥珀益智仁金毛狗脊白茯苓石燕各五錢石韋一錢為末每一錢韭湯調日二服

汗多胃怯兼驚惕胃怯出汗上至頭下至臍者益黃散有因驚惕心虛以致脾弱少食心液汗多者大溫驚丸驚熱者小凉驚丸俱牡蠣麻黃根煎湯下全因驚惕溢汗者古芷砂散脾胃弱者錢氏白朮散**或有氣弱心血溢**溢汗不止氣弱體瘦乃心血溢盛為汗非虛也宜人參當歸各一錢半猪心一大片水煎服以收斂心血如手掌心汗多者亦効**顱汗陽虛甑扇灰**頭汗過頸而止本屬陽虛但小兒純陽或因厚衣被而顱汗多或睡中溢出者用故甑扇燒灰為末每三錢溫酒調服輕者不藥自止如滿口生瘡及久病顱汗如油者不治**遍體香瓜痰火熄**遍身汗出者痰火盛也宜香瓜丸胡黃連大黃柴胡鱉甲黃柏黃連蘆薈青皮各等分為末用大黃瓜蔞一個去頭填入諸藥至滿却蓋口用柴插定慢火內煨熟取出搗爛入麵糊丸菉豆大每三丸或五七丸食後冷漿水下臍下手足掌心陰汗煎地骨皮湯洗白礬石爐底末敷之

外感

小兒傷寒夾驚食，(治與大人無異，所異者夾食夾驚而已，雜病亦然。)陰陽表裡大科同。傷寒左額青紋見，肢冷無汗慘顏容。(錢氏云：男子面黃體重，女人面赤喘急，其呵欠煩悶，手背熱，人迎脈盛則一也。)若手足溫又有汗，面光發熱是傷風。(亦左額青紋，與人迎脈盛。)夾食肚熱兼嘔逆，右額角青似小蔥。(右額角青筋，發熱，頭額肚腹熱，甚或兼嘔吐腹痛者，傷食也。如傷寒夾食者，人參羌活散加青皮、紫蘇，或藿香正氣散，合敗毒散。便閉加大黃。如內傷生冷，外感風寒，寒熱如瘧，惡心少食者，人參羌胃湯。)夾驚手掌心有汗，青紋先見額當中。(額正中青紋，面色青紅，手掌心有汗，時作驚惕，夜睡不安，手絡脈微動，發熱者，驚熱也。脫甲散、紅綿散，或人參羌活散加姜蠶、蟬退、南星、全蝎、白附子、麻黃，便閉加大黃煎，調辰砂安神丸，或溫驚丸。驚輕者先發表而後安心神可也。)傷寒表初喜隈煖，(傷寒惡寒，初起未發熱時，喜隈人藏身密衣被，若發熱者，晝夜不止，俱宜量體汗之。大概太陽症見羌活沖和湯，陽明症見葛根解肌湯，少陽症見小柴胡湯。)裡熱掀衣便不通。(入裡內熱者，必揚手擲足，口中氣麁壯熱，作渴，大便不通，方敢與調胃承氣湯，或大柴胡湯微下之。大概太陰症見羌活沖和湯加枳實、厚朴，少陰症見羌活沖和湯加枳梗、知柏，厥陽症見羌活沖和湯加川芎、柴胡。○有表復有裡，及驚風症見雙解散，加羌活、天麻、姜蠶、白附子、蟬退。)額冷肢厥面色慘，瀉青陰病裡虛空。(理中湯、甘草乾姜湯，甚者四逆湯。)汗吐下溫俱從緩，免動驚痰與蛔虫。(傷寒溫補大過，以致生痰，變作驚風者有之。或汗下涼藥太過，以致胃寒，漸之成慢驚，及蛔虫上攻者有之，危哉！)傷風鼻塞氣促亂，身熱咳嗽忌大汗。(初起仍喜隈人，引衣惡風故也。凡傷風治與傷寒亦同，但傷風有汗，只宜解肌，身熱咳嗽，聲重氣促，體弱者惺惺散，咳熱盛者參蘇飲，發熱甚者人參羌活散、天麻防風丸，壯熱者升麻葛根湯。此傷風表藥，不可誤用麻黃。)入裡能食渴且煩，便閉大黃方可灌。(入裡與傷寒一同，但傷風能食為異。如煩渴大便赤黃者，四順清涼飲合小柴胡湯，二便閉者大柴胡湯，風熱內實者大黃丸。○風與滯血留蓄上焦，胸膈高起，大便不通者，沒藥散。沒藥、大黃、枳殼、桔梗各二分，木香、甘草各一分，姜煎服。)兼脾肢冷吐瀉攻，益黃補後大青散。(風主肝兼脾，則必四肢清冷，吐瀉不思乳食。不渴者當先以益黃散，或理中湯補脾，後以大青膏發散；如身熱能食作渴者，當先以大青膏，或鈎藤散發散，後以益黃散補脾。如作喘脹者，兼用瀉青丸；虛渴者，兼用錢氏白朮散。)肺喘心驚腎畏明，各臟見症依此斷。(兼肺則喘息，兼心則驚悸，兼腎則畏明。各從補母，臟虛選用。)尋常感冒必從輕，暑濕大科尤可玩。(惟幼書云：雙解散能治風寒暑濕勞倦，然貴加減得宜耳。)

諸熱

諸病發熱辨其初有發熱不歇鼻塞聲重者為外感表熱屬三陽經有潮熱者似潮有信為表熱屬胃有壯熱者遍身向熱不已合睫咬牙甚則發驚屬心有風熱者身熱口中氣熱屬肝有痰熱者面赤或腫身熱喘咳胸膈不利屬肺有溫熱者但溫而不甚熱屬脾有腎熱者陰囊赤腫釣痛大便閉溢屬腎有驚熱者時間發熱即退來日依時發熱或面青狂叫有積熱者五心發熱肚熱至夜則甚有疳熱者骨蒸盜汗咳嗽有瘧熱者寒熱一日一發或二三日一發有血熱者晝靜夜熱有變蒸熱者上唇微腫如卧蠶或有珠泡子背尻豆熱者耳鼻脚梢中指冷腮赤噴嚏唇紅眼膚潤潮發熱種種相類初起當先詢父問母已出痘未如未患痘仔細認症蓋痳痘誤用下藥必變且真傷寒症亦必兼症已罷日晡潮熱方敢下之陽症為寔陰症虛凡寔熱面赤氣粗口渴唇腫便閉暴啼煩渴露衣傷寒陽症宜人參羌活散參蘇飲通心飲導赤散瀉白散瀉黃散涼肝丸連翹飲甘露飲生犀散四順清涼飲八正散等宜選用○凡虛熱面色青白神慢口冷泄瀉多尿夜出虛汗似傷寒陰症宜惺惺散虛煩自汗者保元湯去朮加芍藥浮小麥姜棗煎服又有乍清乍溫症上熱下冷不自如上熱驚搐拂鬱不得自如下冷泄瀉不常敗毒散加當歸木香若升降陰陽來復丹薄荷煎湯化下三丸虛陽浮外熱不退和胃元氣自歸與凡發熱表裏已解忽陽浮於外頻熱大作者當與和其胃氣使陽氣斂而歸元身體自涼參苓白朮散錢氏白朮散太乙丸選用

骨蒸多因熱有餘間有稟賦榮衛虛因大病後得者榮衛虛弱宜滋養血氣或藥餌弱者宜謹避風寒以護其外調飲食以養其內俱生犀散或四君子湯隨症加減食積痰熱濕火盛因飲食得者腹有積痞面色淡黃潮熱腹痛宜磨積調脾順理三焦其熱自退枳朮丸肥兒丸或宿滯蘆薈丸因積生熱生痰者二陳湯加升麻葛根白芍人參五味子姜煎服或枳朮丸加陳皮半夏黃連山查神麴為丸服亦好通用秦艽飲最宜秦艽飲青蒿童便浸一宿曬乾柴胡人參黃芩前胡秦艽甘草各一分生梨或生藕各一片薄荷二葉地黃一寸水煎服治潮熱骨蒸瘧熱及脾積寒熱者青蒿飲亦妙

痘

痘症不過氣血毒毒乃胎家淫火食穢停蓄臟腑生後啼聲一發悉歸命門遇歲火運時行傳染或冬煖遇春夏而發或因傷寒熱病夫汗下而變成或因外感風寒內傷生冷而發或因跌撲

竄恐□血而發，發則命門火動，煎熬左腎，夾脊逆流，自頭額而下，魁丙火不聚於面，今散于胞所禀氣血寔則勝毒為順，氣血虛則毒勝為逆，氣血與毒相等則險。凡言順者不必藥治，逆者治之無功，險者必用藥救。

首尾一十二日間，除初熱三日不算，有熱發三五日或十餘日故也。自報痘至收靨首尾一十二日中間，有不守禁戒，以至淹纏；又有氣血和者，不及一十二日而愈。初不甚拘日數，以後分日為初學較言耳。

症有初症并雜症，陰陽常變類傷寒，任他壞症并瘥症，無非邪與毒相殘。初熱三日類傷寒，初症自初熱至報痘類傷寒。六經三陰三陽症，六日已後謂之雜症。報痘後至收靨常症也，異常謂之變症。水痘斑疹謂之類症。不治謂之壞症。餘毒謂之瘥症。其間纖毫微似傷寒，但痘毒自裡出表，非若傷寒自表入裡，所以治法微異。至如痘中百病，皆外感內傷，邪穢與毒相搏。大法痘未盡出，見三陽症宜儕肌解毒；痘已出齊，見三陰症宜溫中托裡。○太陽病惡寒身熱，氣急尿赤，出不快者，防風荊芥甘草湯三味等分水煎服。少陽病下寒作熱，出不快者，連翹防風甘草湯三味等分水煎服。陽明病身熱目赤，便秘，瘡過肌肉出不快者，升麻葛根湯加紫草；四肢出不快者，防風芍藥甘草湯三味等分水煎服。太陰病腹滿自利，四肢厥逆，已出者附子理中湯、木香散、理中丸。少陰病痘出黑陷，口舌腐爛，四物湯加紫草紅花。厥陰病舌卷囊縮，[illegible]青，時發厥逆，異功散、十全大補湯加附子。凡陽症見於春夏及天晴則順，陰症見於秋冬及陰雨則逆。

痘象豆形色豆色，惟有黑陷最驚人。痘者豆也，大小不一無妨，惟欲圓滿硬實，不宜尖薄有皮嫩易破。他如菉豆者險，如麻子如蚕種如浮萍不分個數者逆，故曰順其形則順，逆其形則逆。○色者五臟精華，紅黃綠者為佳，痘乃脾土，及君相二火所主，黃綠乃脾胃正色，毒將出也。紅亦深色，桃紅三分紅中一分白，毒始出也；鮮紅則為血熱；初起紫者大熱；全白者氣虛毒未出也；初起白者大虛；灰白者血衰而氣滯也；黑者毒滯而血乾也；焦渴者氣血結也。

形屬氣兮色屬血，形貴充頂色潤身。○頂形圓滿者天之象也，氣陽也，故形屬乎氣；暈色紅潤者地之象也，血陰也，故色屬乎血。頂尖圓滿而不破陷，則氣體天而常親乎上；根窠紅潤而暈外明淨，則氣體地而常親乎下，種其順也。

形色得半要根活，根地圖暈點有神交，會不明形色反燈影，過旋眼法新。○氣可盈而血不可盈，苟或形溢休而不錠，此則氣不足以收毒而反親乎下；色之溢而不斂，則血有餘而反親乎上。又有氣多血少者，痘雖乃而四圍無色；血多氣少者，痘雖陷而四圍紅紫；毒有餘而氣血不足者，其痘不發不紅，此氣血之辨也。根即圓暈，痘疤曰窠，疤周圍暈曰根，圓暈外曰地。皮白無紅，是為交會。用白圈暈乃氣血之會，形色之神也。蓋色血而成圓者，氣之形；然必氣與血會而後圓形周淨。附氣而成暈者，血之形；然必血與氣交而後暈色分明。雖然一元流行而已，自氣血凝滯而言謂之形，自氣血光華而言謂之色，此中有色，色中有形，運用鼓舞形色而言謂之神。○燈影過旋者，痘形色雖微，以燈光照與痘根圓暈相為過旋，根窠紅活，燈影深淺，雖微次及紫者可治。若根窠不紅不起，血死不治；黑無影者，雖輕難治，故雖白日亦必用燈。

油紙燃照之，自始至終，全以根地為主，眼法新巧，全在於此。**痘與症亦恒相因**，痘善而症惡者，必外感風暑；症善而痘惡者，必先觸穢汙。痘為主，症為輔，雖無他症而痘惡者死。**表寔難出虛易出**。症以身熱無汗為表寔，症以紅突為表寔，症以灰陷為表虛。蓋無汗則膚腠閉密，所以痘稍難出，出則紅活綻突；多汗則腠理空疎，所以痘反易出，出則灰炎頂平。有言表寔易出者，必裏寔甚也；表虛難出者，必裏亦虛也。**裏寔順壓虛倒壓**。症以便秘能食為裏寔，吐瀉少食為裏虛。裏寔則正氣收毒，自痘頂而下，漸次結痂者順；裏虛則氣血不能收毒而痘先壓者逆。**不綻或淡表裏密**。症既吐瀉汗多，痘又灰白陷伏，表裡俱虛。**輕者從頭至足稀，能食便調不須治；重者不食二便秘**，或秘或瀉。**脚先頭上或齊至**。凡出壓從頭至足為順，從足至頭為逆，頭脚齊出齊壓者險。所以輕者壓出俱從頭至足，痘亦稀少；重者稠密，頭上未出未壓，脚上先出先壓。然痘以脾上為主，自始至終以能食者順。脹貫時宜食雌雞補氣，收壓時宜食雄鴨收毒，或猪精肉。肥者助痰滯氣，始終忌魚腥。二日一便者為順，三四日不便者為秘，一日三四便者為痢。**輕變重者非有外感內傷犯汙穢**。忌風寒恐損表，忌暑恐生煩燥，忌溫恐濃不乾，忌生冷與蜜恐泄中，忌肥膩恐[illegible]識恐昌，忌酒恐血，手鹽等恐痒，炙食為佳，忌煮雞鵝鴨，如病人聞氣害目，忌柿棗砂糖恐豆瘡入眼，忌茶醋猪肝猪血恐靨黑，忌諸香薰室以燥血，只宜常燒蒼术、茶葉、乳香以避惡氣，忌酒色淫人，酒淨冷水閉其皮膚，大忌父母房室、月水、乳母腋氣、人畜糞汙、房內炙煿、對梳掃地、生人往來一切惡穢。以至氣滯益氣，聞香則行，聞臭則止故也。自報痘至收壓，一有感傷穢汙，便令當出不出，當壓不壓，或變黑陷作痛發痒一切雜症。○大概外感冬時五積散去麻黃加桂心、柴草；春時不換金正氣散加芎、芷、防風；或風邪為所襲者，消風散加紫草；暑月六一散、清暑益氣湯；體薄清貴者，只用保元湯隨症加減。○內傷乳食氣壅過者，二陳湯加山查、升麻、白术；四君子湯加砂仁、木香、川芎、紫草；或枳术丸；宿食重者，感應丸；傷生冷涼藥者，益黃散、治中湯。○內傷兼外感者，調解散、加味四聖散。○穢汙觸者，避穢丹：蒼术、細辛、甘松、川芎、乳香、降真香各等分，為末，列火焚之。將出者，用胡荽酒噴帳幃，及懸胡荽於帳中。甚者以胡荽泡湯化下○蘇合香丸。○但胡荽能通心竅，利大腸，惟便滑者忌之。○穢毒入內黑陷者，再甦丹：白礬、生地龍炒各等分，為末，每五分，用小猪尾血調，新汲水下，不拘時服。如體薄者，四物湯去地黃，加人參、黃芪、消、連翹、白芷、甘草、捎、木香。

類症水痘熱二三日。出壓俱易眼光華。水痘似正痘，仍身熱二三日而出，初出即如赤小豆大，皮薄痂結中心圓暈更少，易出易壓，被溫則難結痂，亦不為害。外症兩眼如水，宜小麥湯：滑石、甘草、地骨皮各一分，人參、麻黃、大黃、知母、羌活、葶藶各二分，小麥七粒，水煎服。如瘢瘡水痘煩熱弱澀，口舌生瘡者，入正散。**鬭熱發瘢成丹毒**。斑紅痕如錦紋，或如蚊迹，與傷寒傷毒發斑，同熱桃則發，宜敗毒散表之，下後身凉，紅痕自退。再越二日，或報痘反少，又有報痘時熱盛發斑者，透肌散加紅花、黃芩、升麻，咽痛加玄參，磨犀角和服，或玄參升麻湯加減。熱盛者，解毒湯加芎歸、白芍、防風。若見黑斑即死，水泡膿泡後發斑者亦死，斑少者可救。○報痘時有紅丹如雲頭突者，敗毒散加紫草、紅花、黃芩解之；如腫高紅紫痕者，透肌散加黃芩、地骨皮、蟬退。

頂平有水是疹痲

疹如粟米微紅，隱隱皮膚不出，作痒，全無腫痛。麻即如麻，頂平軟不礙指，即有清水痘，多夾疹同出，麻亦多夾疹同出，故曰痘疹。麻疹但豆或膿泡後出疹者反順，水泡後出者逆。又有先發疹而後發斑者亦無害。治疹宜消風熱，用敗毒散加葛根、升麻、白芷表退肌熱，則疹自無矣。又有報痘後麻疹稠密如蚕種者，透肌散加柴胡、紅花解之。若色好，不可過用凉藥，必傷脾胃，易致陷伏也。

麻有夾痘同出者。麻沒痘存色愈加

麻夾痘出者，治痘為主，麻必先沒而痘獨存。蓋痘屬五臟為陰，難出難靨；麻屬六腑為陽，易出易沒。麻沒後痘必起發，形色愈加者順；如形色已虧者，四君子湯加芎歸、黃芪；黑陷者，去茯苓，更加紫草、木香、糯米入酒煎服。

麻急理麻痘急理**痘，麻痘源頭共一家**

雜症熱毒頭亦痛

凡雜症皆因榮衛不和，以致毒不泄於肌膚，而反入攻臟腑，或上攻咽膈頭面，多挾內外邪穢。○頭痛初起為風，以後多熱毒上攻，毒甚則腫。

眼紅舌胎唇託訛

眼角流紅，或目黃，肝熱；舌上白胎，心熱；口唇乞噴，欲怒，肺熱。

口瘡咽痛驚多啼

○口瘡痛不能食，脾熱，五福化毒丹或蜜漬黃栢汁飲之。○咽乾澁痛，口爛齒腫，心胃熱也，甘露飲或甘桔湯加牛蒡子、麥門冬、竹葉煎服。小[illegible]不入[illegible]，宜抱龍丸、消毒飲；如能食便溏者，又當清上溫下，不可純用凉藥。○多啼當察外症，驚毒在表在裡調之。如果因心熱痰驚者，辰砂六一散；痘未出，葱白煎湯下；痘出盛，燈心煎湯下；黑陷者，加龍腦半錢，紫草煎湯下。

貫脹極忌咳與喘

初熱咳嗽氣急，氣寒在表故也；痘出時咳嗽，腸痛，吐食不下者，表裡邪也，小柴胡湯加五味子、枳殼、桔梗；小便赤者加山梔、赤茯苓；如服冷藥太過，咳嗽腹冷嘔吐者，甘草乾薑湯。脹貫時呵欠、噴嚏、打屁亦忌；如咳嗽氣喘，乃毒攻肺，脹悶高聲啞而死。果係外感者，亦必痘好乃吉。○初起煩躁喘急者，麻黃湯加桑白皮；及靨一塗，或黃芩湯加麻黃、桂枝；便秘者，前胡枳殼湯。凡無痰喘急不能卧者死。

大渴不止忌陰虛

口渴，毒火炎上者，用甘草、瓜蔞根等分，水煎服；或黑豆、菉豆各一合，烏梅二個，水煎澄清服。飲水小便少者，恐濕漬脾土，後難收靨，宜六一散參之。內虛津乏者，保元湯加麥門冬、五味子，或參苓白朮散、黃芪六一湯；如湯虛偏盛，好飲冷者，木香散溫；丁香、官桂；陰寒偏盛，好飲熱者，異攻散加木香、當歸；惟血虛痘黑、火動發渴者難治，凡虛痘見渴者皆死。

胸緊煩躁安眠少

胸膈緊滿者，桔梗湯或二陳湯加枳殼。○煩躁動止不寧，初起報痘時躁者，表未解也，宜清內解肌，黃芩竹葉湯和之；起脹時燥者，毒欲散未散也，宜生黑豆一味煎湯，徐徐冷飲，解毒散熱，及復咽氣，或抱龍丸、生犀角磨汁、單甘草煎湯，俱能解毒；貫膿時燥者，毒衝心臟也，宜利小便；大便不通者，宜潤之；結痂後燥者，解其餘毒可也。痘

出及筋毒煩燥小便不利者用燈心一把鱉甲二兩煎服○煩燥不得眠者酸棗仁湯

腹痛有塊或堅硬　初熱時腹痛甚手足稍冷尻陰冷為痘毒作痛無疑外感宜藿香正氣散升麻葛根湯參蘇飲俱加山查內傷生冷飲食腹痛自利者理中湯加陳皮木香砂仁如痘出腹痛便調者無妨便秘身熱痛甚痘出不快體冷甚發厥者獨聖散或四磨湯服之則毒氣泄而四肢溫腹痛自止已出厥痛者亦宜

腹脹初症尚可表　初熱腹脹毒與邪摶升麻葛根湯加山查牛蒡子微汗即散一切異症隨症加減由人但此湯乃初起及結痂後解毒涼肌之藥惟內虛胃弱及紅點見後無表症者忌之如大小便難者四聖散紫草散

失血肺胃被熱侵毒併大腸便瘀了　痘出陰分極忌動血口鼻失血肺胃熱甚宜解毒湯加生地大黃輕者黃芩湯痘熱者單人中白為末蜜水調服○便血糞黑毒併大腸犀角地黃湯或小柴胡湯加生地○痘出下利黃赤膿血身熱作渴者薤白湯三黃熟艾湯解其毒而痘自出○便血神昏不醒者抱龍丸救之蓋痘雖內毒運之者血心主血藏神今便血神昏宜乎危矣如大小便血及七孔流血者即死○有因服涼藥以致毒陷蕩血有如豆汁黑者急用理中湯胃風湯得便閉瘡紅活者生若脹貫時便血而瘡壞無膿者胃爛必死○痘愈後便血或下腸垢身熱者升麻葛根湯加黃連生地身熱煩渴者解毒湯熱勢盛者小承氣湯下利者黃連阿膠丸小駐車丸

內外毒蘊便不通煩脹汗渴言譫者　活人謂首尾不可下者蓋痘未出有表有裏痘既出表盛裏虛所以首尾忌下奈其間有因外感裏熱及內傷熱食熱藥以致熱毒蘊結便秘煩燥腹脹手掌心并腋下有汗作渴譫語寔熱裏症悉具腸胃壅塞脉絡凝滯壅遏痘毒不出不起不靨必用下藥通其榮衛而後毒得起發從權去下利藥中加以升提俾邪熱去而痘毒升痘未出者升麻葛根湯消毒飲加大黃熱甚者涼膈散以其有連翹薄荷輕清上升發也雖痘出不快亦有此裏邪寔熱者亦宜痘已出或將靨有熱毒便秘者小柴胡湯加生地或四順清涼飲犀角地黃湯俱加大黃尋常熱輕而無煩脹狂譫痘未出者只宜敗毒散連翹飲紫草飲紫草木通湯痘已出者四物湯加苓連桃仁麻仁或麻子仁丸以潤之苟非外感邪入裏深極內傷濕熱蘊結與毒相拒斷不敢下惟痘後餘毒量體下之可也故曰痘疹下之早則為陷伏倒靨猶傷寒下之早則結胸也○又痘瘡利藥忌用丸丹及巴豆水銀輕粉此三味但能去臟中蟲涎積熱非痘家所宜

小便赤澁腹心膨熱微熱甚有分曉　小便赤澁以致心腹膨滿由胃熱心火不降陰氣不能升也痘未出者紫草飲發出其痘即愈痘已出者四聖散加黃芪○小便澁赤熱并大便亦秘不敢下者五苓散導赤散紫草木通湯連翹散以滲之如熱微又不敢滲小便恐損真氣者只宜獨聖散紫草飲以解其毒古云大熱利小便小熱和解是也又回漿內臟化毒瀉多則順稍有閉者宜善調之

熱甚狂喘或發驚誤投驚藥禍非小　痘已出狂叫多怒喘呼者為熱甚而無陰以斂之也犀角地黃湯○痘毒驚搐雖亦由於心熱肝風旺而脾土虛則火炎為搐宜瀉肝則風自去利小便則熱不炎若概用驚風涼藥如銀粉腦麝青黛硃砂硝石令心寒而毒氣內服當出不出已出不靨如先

驚後痘者輕，先痘後驚者逆。痘色粒分明，驚來即去者無害。○痘未出，因外感與內熱相搏發驚者，惺惺散、消毒飲加減，紅綿散、大青膏、紫草膏兼服，勻氣散毒泄而心神自定，氣勻而痘瘡自出矣。又有暑痛昏冒者，六一散；痰盛神昏不醒者，抱龍丸；或睡中手足常搐掣發驚搐者，急用導赤散利小便，或四聖散以解毒。○痘已出虛者，保元湯加芍藥最妙；熱者，五福化毒丹、瀉青丸、古牛蚕散；熱甚搐毒攻心以致黑陷者，從權以涼驚丸，或豬尾膏暫服可也。○抑考熱症譫語妄言屬心，搐搦驚搐屬肝，腫脹便秘屬脾，喘渴咳嗽屬肺，蓋皆四臟所發痘症可以類推。

遍身作痛毒外行，痛乃痘之善症，或遍身痛或只幾顆痛，有外邪所搏者，初見紅點時宜參蘇飲加木香；輕者消毒飲，或升麻葛根湯倍芍藥；甚者更加蟬退、山查、羌活。有痘出身痛肉皺痘密者，勻氣散、小活血散；稚脹貫時作痛不治。

熱痒清內虛寔表。○諸痛為寔，諸痒為虛。虛寔於形色辨分之，色不灰白，便難而痒者為寔，有因風寒者消毒飲，有因食毒及食鹽者，四君子湯加酒芩連，或大黃微潤之，通用蟬退湯時時服之；痒甚者水楊湯浴之，或用食鹽和百草霜水溫略炒過，置火內燒烟薰之，其痒立止。虛痒亦效，或用蜜水調滑石末塗之。且令痒痂易落無痕。○色淡甚則倒靨，便溏而痒者為虛，宜保元湯倍加黃芪，寔表少加芍藥活血；痒甚遍體爪破膿血淋漓不能坐卧者，內托十宣散去桂倍黃芪，加白芷止痒，當歸和血，木香調氣，氣行血運，其痒自止；或小活血散合四君子湯加黃芪、枳殼。有痒氣陷內痒塌者，木香散加丁香攻裡，官桂寔表以救之。凡手足常搖動者，將發痒也。

虛症腹脹身必涼。痘已出，虛脹有二：有因內傷生冷涼藥，與內熱毒相拒，不得發越，故令腹脹，宜蘿蔔子、紫蘇梗、陳皮各一錢，乾姜、甘草各五分，水煎服。食減者加白朮；甚者發寒，腹脹，瘡白無血色，多致不救，急用木香散溫中逐冷，甚則異攻散。○有毒氣陷伏作脹者，宜溫中解毒，人齒散、小活血散；稚腹脹目閉口臭者死。

吐瀉口出最難當。○初起吐瀉無妨。痘出脾胃冷者，胃愛散；因外感者，寒月理中湯、五積散、異攻散，暑月六和湯、胃苓湯；因內傷者，四君子湯加砂仁、陳皮，理中湯去參加厚朴；宿食重者，感應丸。○痘出後極忌泄瀉，起脹尤忌。有瀉皆屬虛冷，急用保元湯加桂、芍，或木香散。泄滑者用肉豆蔻一個、乳香一豆大，為末，米飲下，或固腸丸。因泄頂陷者，內托千宣散、四聖散加減。如吐瀉喘渴、蛔虫已出、目直、便流利、腸垢者死。

自汗氣弱難收靨，虛熱薰蒸神朮方。○痘出後切忌汗多，以致氣虛，必難作漿收靨，急用保元湯止之。如初起濕熱薰蒸者，用白朮二錢，黃連一錢，浮小麥煎服。若傷風自汗，量用桂枝、防風可也。惟身寒汗緻如珠，神昏者死。

痘出寒熱內虛甚，寒戰火鬱必發痒。○已出痘而寒熱者，偏內虛；七日前後獨熱者，氣血與毒俱盛之過；七日前後獨寒者，氣血偏而毒火內鬱，難治。○寒戰咬牙，足脛冷如水，聳耳。凡熱脹貫靨時極忌，乃氣血虛極，宜保元湯加桂；甚者異攻散。

變症冷秘熱吐瀉。○臟腑熱則便秘，脾胃冷則吐瀉，常也。有嘔吐不食面青瘦者為冷秘；又不大便而無裡急後重者為虛秘，俱宜內托十宣散；氣虛者四物湯、麻子仁丸。又有能食結澁下如栗塊者，為風秘；胸膈腹引痛者，為氣秘。○熱毒攻胃吐瀉，手掌心并臍下熱而滅滅有汗，臉赤渴欲飲乳，乳滿胸膈不化則吐以门又渴急欲飲乳是熱吐也小便赤澁而渴者熱瀉也俱宜五苓散竹葉石膏湯加陳皮痰壅吐食者二陳湯濕熱吐者葛根竹茹湯加黃連濕熱瀉下臭穢者解毒湯加白朮○大吐身熱腹滿二便赤澁面赤喘悶者當利小便四苓散導赤散不應者宣風散下之

熱甚四肢仍發厥凡痘症身寒不治但其間有患熱症而忽發厥肢冷者猶傷寒伏熱深而厥亦深也宜隨症用清內解毒藥毒出而身體自温矣如痘未出猪尾膏最妙

大便不通小便血遍身肌肉盡破裂初熱誤用熱藥發痘又以胡荽葡萄人齒服之症者猶宜裏者令毒攻臟腑肢絡灌注耳目口鼻咽喉閉塞大便不通小便如血或為癰瘡肌膚破裂皆陽盛無陰也宜猪尾膏犀角地黃湯解毒湯三黃丸服後瘡出紅活者吉倒靨者死○暑月痘爛生蛆乃熱毒盛也內服清熱之藥外以芾葉柳枝鋪地臥之或水楊湯沃之亦可

痘變倒靨與陷伏痘色初出紅紅變白白變黃者吉初出鮮紅紅變紫紫變黑者逆○痘形陷伏倒靨自其內陽氣虛而外能起發而言謂之陷伏宜温中托裡令脾胃強而榮衛通也甚至疏泄亦可暫服自其外感及穢污而言謂之倒靨外感宜温散寒邪而榮衛復行犯穢宜葷解之凡當出不出當脹不脹當貫不貫當靨不靨俱以照涼為氣血旺退藏均謂之倒靨陷伏

惟有黑陷當詳究黑乃北方寒水之色然火勢反兼水化色亦能黑故變黑當究寒熱寒症變黑者因風寒歸腎宜温散因內虛毒陷宜温補熱症有毒盛火炎宜涼心清解有臟燥無陰宜潤血化痰噫痘變不出陷伏倒靨黑陷壞爛四者黑陷最危可不究諸

初出黑色狀如蚊秘燥皆因瘀血蓄初出狀如蚊咬色黑者因毒氣暴出瘀熱搏之故血凝不行遂成黑陷大小便閉腹脹喘急煩躁宜山梔仁湯人齒散加味四聖散單蟬退湯加紫草茸不決者宣毒膏猪尾膏

出不能快如炭焦表分大熱還宜透表熱如炭焦黑陷伏見熱症者透肌散加紅花地骨皮或單犀角磨水服之或獨聖散小活血散腹痛者單蟬退湯乾枯倒陷甚者單麻黃五錢用蜜水拌炒水煎去沫再煎乘熱服之其痘復起

青乾紫黑身熱微便秘急下去陳垢痘出不快已出者青乾紫黑身不大熱大小便閉是熱滯於內毒氣無由發泄宜宣風散氣怯者木香枳殼丸俱令先下黑糞次下褐糞後以四君子湯加厚朴木香陳米和胃良久糞黃瘡自出透若表大熱者不可大下如青乾紫黑稀昏汗出不止煩躁熱渴腹脹啼喘二便秘者危

入裡熱極身紫黃毒瀉膿痂惡臭毒毒氣入裡心神昏悶或出不快或雜結痂乃毒火燥盛以致黑陷者猪尾膏涼心通氣散則氣和神清而痂自結矣○痘出黑陷反當結痂不結痂便秘腹脹身黃紫腫變黑濕熱最重者急以單大戟丸利去膀胱邪水猶傷寒木賊土脹急下之可保五死一生如所下水穀不消身冷戰便多汗尻耳熱者為水溢土崩必死若下後身熱氣温飲水尻耳冷或瀉膿血瘡痂者為毒氣盡去胃氣尤強瀉後仍宜四君子湯加厚朴木香温脾為妙

臟燥至極已亡陰痰盛發驚狂叫吼毒歸臟燥無陰以守狂叫喘呼痰盛欲發驚風者四齒散加蟬退古半蚕散以解毒遂成黑陷者犀角地黃湯以養陰门龍丸以降痰若發驚狂譫語者

長砂六一散用燈心紫草煎湯磨犀角玳瑁汁調服或髓心散益涼血則不致紅紫解毒則免黑陷失治不日聲啞而死**果係虛寒二便清滑脾胃兼補加訶蔻。**痘出裡虛心煩惡熱以致黑陷者八物湯去地黃恐滞血去芍藥恐伐胃加木香和脾胃大補氣血益脾胃暢而不致內陷氣血盛而不致痒塌。寒冷多因乳母恐飢受冷以致芽兒寒冷歸腎痘變黑陷寒月木香散異功散發之天溫時內托十宣散去桂木香加紫草蟬退**帶紫為熱帶白虛黑如烏羽猶可救。**帶紫者為血熱四物湯加芩連紅花帶白者為氣虛保元湯去甘草加紫草通用靈砂三五粒磨酒服能起黑陷凡痘變黑如烏乃光潤不發寒而尻耳冷者為血活可救紫草飲合小活血散**外黑裡白赤者輕**凡痘外黑裡白者輕外黑裡赤者微重外白裡黑者太重瘡頂陷黑中有眼如針孔紫黑者死**輕甚一個大黑痘。**頭面上忽生三五個或只一個高大紫黑微似疔痘者名曰飛痘有此瘡出最輕或只此一痘再不出痘是知黑痘生死輕重迥殊可不詳辨深究之乎**遍身斑爛膿不乾。**病當發散不發散則毒氣閉塞胸滿喘促悶亂不當發散而強發散則痘毒出盛表虛難靨以致肌肉如爛故曰斑爛治宜調脾進食令大便不祕不利養榮衛以生肌解毒則無目赤咽痛口瘡吐衄等症如大便不通膿水不乾者牛黃丹斑爛膿汁不乾作痛者敗草散或乾黃土為末乾摻輕者用猪胆汁調芒硝末敷之勿令動者直候瘡痂自落瘡爛成片若不成痂痕者用乾牛糞火煅過取白心入乳香為末搽之甚者麥麩襯臥暑月熱盛當藉之以芭蕉葉。有因過汗內虛臟腑自利斑爛或因飲水多者俱保元湯加防風白芷外敷敗草散。敗草散用蓋屋及牆背上遠年腐草洗淨焙或晒乾為末帛裹撲之甚者鋪床席令兒臥之甚妙此草經霜露久善解痘毒**作痛有如刀刻鏤**穢污觸犯而然忌見穢污**要知痘變須不變陽存生意必然復。**報痘自頂上陽位起且稠者固凶如痘遍身變壞獨頂額上不變則吉貫膿時變成水疱無膿皮薄如紙遍身擦之即破惟額上不破者可治若陽位與心胸先破者死速於陰時敗症悉見惟額上太陽方廣頂上未靨如舊者可生**疔痘頭面胸背危四肢點破毒可泄。**起脹時有痘長大而紫黑者名曰疔痘疔者釘也把住痘瘡不起蓋氣血弱以致毒聚而成形如氣血勝而痘變則結於四肢或小或間數少而穿筋骨者易治結於頭面腹背逼近於內者勢必穿臟腑難治急以保元湯加牛蒡子荊芥芩連助氣逐毒外以銀簪挑破疔頭令父母吮去惡血或綿裹指一撚去惡血展去亦可蓋痘破而毒氣得發故也或用珍珠五粒銚器上炙黃色豌豆四十九粒頭髮一團俱燒存性為末油調胭脂成膏將兒在溫煖處忌風寒穢氣先用銀簪挑開疔口將藥點入疔內即時變為紅白色餘瘡皆起又有黑痘獨大頂心黑發之如綿筋有臭者保元湯加芎桂糯米補提其氣如變黃色者可保**痘癰手足先腫疼。血引毒注三陰穴**凡痘癰必先手足及脉絡之處或有紅腫或手腕先紅一塊或手足有硬痛處或手痛不止或足上痘腫如瓜皆發癰之兆也因其腫痛深淺而如其癰之大小原因症出後被風寒鬱其熱毒或痘出服熱藥熱食過多所致又有痘變壞而毒併一處發者反吉治法見後痘症蓋痘未愈時雖癰發亦不宜治癰若初起胸前腦上有一塊紅腫及遍身有塊者死貫膿時足腫青紅流水痘不好者亦死脹貫收靨或不齊發疔發癰反可悅凡痘當貫膿不貫膿當靨不靨得發疔與癰者反吉凡癰毒疔痘生於腦前腰背之間至重紅小者生黑大者死陽毒凡瘡每乘虛濕潤為寔乾枯之七日前陽毒凡瘡卽黄疱血風棉花楊梅瘡之類痘瘡未痊及初結癰處肉分必虛毒趨虛處而出陽瘡陰毒溷雜一黨反勝諸毒而名之也其瘡濕潤者為氣血俱盛而諸毒易成漿也宜解毒湯主之其瘡枯燥乾紅者為氣血俱弱毒與諸瘡相拒而俱不成漿也宜保元湯加芎歸糯米更以水楊湯浴之則枯轉潤白變紅其漿自益矣○水楊湯 水楊柳五斤春冬用枝秋夏用葉洗淨搗碎取長流水一大釜煎六七沸去渣將三分之一注盆中宜先服湯藥然後乘熱洗浴久許乃以油紙撚點燈照之纍纍然有起勢隘處有圓暈紅絲此漿影也漿必滿足如不滿又如前浴法弱者只浴頭面手足勿浴背燈照如無起勢則氣血敗而津液枯蓋痘不成漿乃氣澁血滯腠理固密藥氣力緩頗難頓爾達其頭面手足惟服藥後以此沃之其藥藉此升提開豁萬竅洗法必㴑湯久浴使其緩透肌肉疏通內外斯毒氣隨援氣而發凡報痘起脹行漿貫滿痘瘡頂陷漿滯不行或為風寒久赴者皆効壞症頭低肢軟脆初起表症足冷無害惟足冷頭低四肢軟弱始終大忌痘出後頭溫足冷者亦死面色青腫挖鼻屎痘以心血為主面赤者順面青必生風虛下利厥逆○報痘誤服熱藥發而不透以致身體頭面兩目皆腫風搐身强者人參羌活散救之如當脹之時頭額腫如瓜或面腫或頭項亦腫而瘡未腫者死宜消腫毒補中氣以救之若痘色與皮一般腫根窠紅者無害或一邊面腫形色順者吉一鼻燥有黑氣或以手挖鼻孔者死露睛耳焦唇紫崩兩目開而露睛無魂如魚眼猫眼者死或兩眼不封而光爍者亦死○耳內焦黄唇紫燥裂甚則唇崩潰爛乃見標之時復感風寒俱熱毒攻內不治口爛舌卷戛牙齒口內鼻爛舌上白胎或黑舌卷囊縮身必戰動瘈瘲多不治不止痘變紫黑者謂之因潰胃爛原因七日前被風寒所中腠理固密壅塞其毒反攻臟腑之內宜量與清胃消毒飲疾解散風寒之劑救之○咬牙作渴身熱者心胃熱也宜甘露飲如寒戰咬牙則為腎毒上攻內托十宣散去防風白芷加茯苓救之聲啞飲食便挫喉聲出肺與心或感風寒失聲或飲食毒壅或加啼氣壹不問已出未出失聲身溫者解毒防風湯便秘者甘桔湯加當歸黄連大黄身涼者內托十宣散倍桔梗如漿滿聲啞者肺氣絕也不治痘出不好聲啞者亦死又有飽逆胃寒冷風上升也宜鹽炒吳茱一錢丁香五分水煎服○咽喉有毒飲食如鋸徙喉小漿不入或吐出或常乾嘔者危若貫膿時見此症二便閉者反吉腰痛如咬囊縮死腰痛如咬不能起立胸高足冷者腎絕若微腫者風寒所傷敗毒散解之外以麻油搽按○囊縮者肝絕不治身溫為寔身涼虛溫補解毒法盡矣不問初症雜症變症壞症俱以身溫為順身涼為逆譬之種豆晴暖則易生主人無非常之熱亦無非常之冷惟身溫溫則為氣血和也大概熱症身溫俱宜解毒

虛症身凉俱宜温補虛症有熱者温補中兼解毒熱症有虛者解毒中兼温補○解毒初出消毒飲連翹散解毒中暑兼温補解毒防風湯鼠粘湯○温補血虛四物湯或古芎歸湯氣虛四君子湯或保元湯爲主泄者暫加白术茯苓煩渴加麥門冬五味子虛熱加黃連濕痰加陳皮氣鬱不通加山查消毒加鼠粘子退癖腫加荊芥穗扶胃氣加陳黃米助陰發表加生姜色紫血熱加連翹要知連翹鼠粘山查甘草始終必用官桂川芎紫草芍藥五七日後俱用氣血俱虛者内托十宣散托裡散或保元湯加當歸芍藥以活血或合匀氣散以和氣温補中暑兼解毒八物湯加酒炒芩連或保元湯各一錢加牛蒡子黃芩黃連玄參綠豆灰連翹白芍各五分姜葱煎服七日後勢重毒深者氣虛保元湯加大黃血虛古芎歸湯加大黃芒硝下之又有虛寒變症木香散異攻散古姜附湯四逆湯皆救危妙劑但虛寒常遲十數日方死熱毒者死速○已上總論初熱以至收靨

初熱徵似太陽病所異顋赤中指冷○初起發熱惡寒類傷寒太陽表症但傷寒男面黃女面赤麻痘則顯赤也傷寒中指熱驚風男左女右五指俱冷麻痘中指與耳鼻尖及尻足俱冷又察其耳後有紅筋赤縷爲真無筋者非痘筋紅赤易愈紫者難治黑者死

太陽正病不須醫感傷傳變用藥整○初熱見太陽表症乃痘家正病不必服藥惟内傷外感挾痰挾驚及四臟見症熱輕者匀氣令其自出熱重者清肌解毒甚則滲泄但誤下則傷脾誤温則損目慎之○外感表鬱熱盛痘難出難作發宜表托以助其欲發之勢兼必症者惺惺散消毒飲兼肝症者人參羌活散兼脾症虛者惺惺散或保元湯加地皮黃芩荊芥熱者升麻葛根湯如聖湯兼肺症者參蘇飲加葱白山查根通用無汗者羌活冲和湯有汗者防風冲和湯邪傳半表半裡見胸緊嘔吐煩躁不眠等症小柴胡加生地虛者二參湯邪傳入裡二便俱秘或溺中見血者凉膈散防風通聖散下之有不敢下者蜜導法輕者四聖散合敗毒散或合辰砂六一散或解毒湯微微滲利不可盡去其熱恐痘難發○内傷飲食生冷見嘔瀉者寒月理中湯胃苓散不換金正氣散暑月六和湯二陳湯胃苓湯如傷飲食俱加山查麥芽消導之藥○挾驚者加减紅綿散○挾痰見血者犀角地黃湯合小柴胡湯○抑論痘症始終必兼四臟如熱衝於心時作驚悸甚則狂譫宜硃砂參苓之類熱蒸於肝呵欠煩悶甚則經搐宜防風羌活天麻全蝎南星之類熱蒸於脾作寒作熱肢冷多睡甚則目腫腹脹便秘作瀉宜枳殼陳皮神麯山查地黃之類熱蒸於肺面赤噴嚏甚則喘渴咳嗽鼻乾宜桑白皮半夏馬兜鈴之類惟腎無症所以尻耳宜冷若先如瘧後發渴其瘡色黑乃腎症不治然四臟又以脾肺爲主爲肺主皮毛脾主肌肉故也

初熱爲根痘爲標根少標多生不永○痘未出非大熱不能發痘已出非微熱不能成如潮三四日後温温次第出根多標少者生朝一二日即湧水鮮紅根少標多者七日後死若全不發熱痘少而好又無雜症者輕

欲防眼患藥宜清痘出太盛恐入眼爲患宜消毒飲或氣血藥中加酒炒芩連或桑白皮或草龍膽鈎藤以清肝肺如痘已落眼聽其自然深治反至

損目護眼硃砂亦簡省。護眼膏：黃栢一兩，紅花二兩，菉豆粉一兩半，甘草四兩，為末。痘瘡正發之時，用清油調塗兩眼四畔，則面上痘亦稀少。或用硃砂為末，水調塗眼眶，或只用乾胭脂末，蜜調塗眼眶，則痘不入眼。○古方用如米細硃砂為末，蜜調少許，每五分作二次，量兒大小加減，溫水送下。不拘痘瘡出未，首尾可服。密者可稀，稀者可無，黑陷者可起，痘癰腫可消，兼治壯熱煩渴微喘。但性亦微寒，不可多服。

報痘三朝毒居中，忌汗忌下和為上。報痘毒居半表半裏，寒藥傷胃滯毒，熱藥愈助火邪。忌汗者，痘點在膚，無侯於汗也；忌下者，痘在肌而尽空，腸胃無是理也。縱有餘邪，亦但於宜服藥中加以陳皮、生姜之類和之而已。熱未徹者猶有邪，半清表兮半溫養。熱徹出痘為安，如熱猶未徹者，必感傷邪未盡淨。此時熱毒內薰，恐後滯為癰毒，宜半清表半溫裏之劑調之，四聖散、解毒防風湯、紫草木香湯。如報痘乾燥，腹痛腰痛不止者死。

一日母痘初見形，幾點淡紅間架明。痘先出者為母，後出者為子孫。母好子孫多，則自然有不如者，亦無害。如紅點先見於口鼻上下、顋顴、年壽之間，眼中全無，大小形狀不一，作三四次出，或單或雙，間架明白，淡紅色潤者順。稠密乾紅宜漸補。三五相連，圓暈成個，乾紅少潤，未可遽施補藥，恐其氣血交合，方更保元湯加官桂助陰，令其紅潤。但嫌枯黑參天庭。先見於天庭、方廣、印堂、兩耳、太陽、太陰及結咽、心胸之處，或頭上無而腳先有，或心胸稠多，腰密纏過如蚕種者，急用消毒飲加山查、黃芩、紫草，虛加人參，或升麻葛根湯加連翹一分，或脫毒飲、犀角地黃湯以清內解肌。如初發便見腰痛，瘡稠乾枯，幾點紫黑者死。或問紫黑歸腎，陽位不宜，何也？諸陽聚頂，諸毒聚頂，頂稠枯黑，毒勝氣血明矣。嘗考痘毒一發，出於四臟，而腎不留邪為吉。如申酉戌時發熱屬肺，發為膿疱，如涕色白而大；巳午未時發熱屬心，發為血疱，色赤而小，多兼斑；亥子丑時發熱屬脾，色黃微赤，多兼疹；寅卯辰時發熱屬肝，發為水疱，如淚色微赤而小。此皆初發之狀不同如此。若報痘三日，當悉成血疱起脹；三日後，血疱成膿疱貫膿；三日後，膿疱結痂而磨愈矣。蓋貫膿膿疱色黃充滿，與初出色白淡淡如膿者，名同實不同也。

二日如粟根圓混，頂滿光明碍指佳。二日紅點如粟、如黍、如菉豆、如珍珠、如水晶，頂滿色光，根腳圓暈，混合不散，以手摸之，覺得碍指者順。如根窠雖圓而頂陷者，氣弱不能領血也，保元湯加芎桂助陽。但川芎暫用，以為參芪之使，有汗者忌之。若頂陷色枯，或鮮紅連肉亦紅，又無根腳者必死。出速且多毒太盛。出速且密，胸背尤多，身熱者，恐毒盛不能收成，必變青乾紫陷，宜消毒飲、鼠粘湯、解毒防風湯以防之。○出盛面黃，便黑煩躁，腹脹，或見血者，犀角地黃湯。○出盛內外熱壅，血聚以致能食，腹脹便秘，煩渴喘急，狂譫者，毒氣與心貫注，無陰以斂也，宜猪尾膏、毒氣壅遏出不快者亦宜若必不快而更被外邪入裡遂至胃爛便血出而死。出遲內虛必挾邪。紅點數日不出而復陷者逆痘出遲隱隱在皮膚似出不出其痘不一若微用發散陽氣外出令瘡色白縱出亦有怨然而斃者矣○有榮衛虛不能出者必面青肌軟惡寒宜小活血散八物湯中氣下陷而不起發者保元湯補中益氣湯入茜散○有脾胃冷因服涼藥損傷以致吐利者須益氣溫中中溫則氣不消削而自充發於肌膚矣宜益黃散理中湯丸木香散甚者古姜附湯或大斷下丸去姜附榴殼加砂仁木香○痘出而復不出或泄或秘煩渴者乃痘出誤服涼藥逼毒在肺中痘帶白暗者輕紫黑者重臭有黑氣者死○外感裡症毒氣發越不透半成血疱半是紅點不能乳食大便如常小便清白宜半溫裡半助表四聖散紫草飲解毒防風湯萬金散紫草木香湯蟾肝丸或絲瓜連皮燒灰沸湯調服或葡萄曬酒飲之選用○有氣寒痰鬱滯發不出者二陳湯疎氣飲○啼吐不已神不安舍不能主行榮衛而發不出者勻氣散小活血散大溫驚丸○外感霧絆胃氣而出不快者便清自調知其在表方可量體微微發散因天寒不能出者熟料五積散正氣散或參蘇飲紫草膏四肢出不快者防風芍藥甘草等分水煎服痘瘡不出傷寒不語者單燒人屎為末蜜調服痘毒既發痘瘡不發者黑膏○因炎熱煩渴皆冒不能發出者辰砂五苓散用生地麥門冬煎湯下身熱甚者小柴胡湯加生地煩渴便塞者白虎加參湯輕者竹葉石膏湯加生地○外感邪入裡不散大小便秘氣滯壅遏而出不快者紫草木通湯痘發出者紫草飲如痘出乾黑身不大熱大小便秘者毒滯於內也宜宣風散用大黃煎湯下若表大熱者不可妄下或已出稠密喘渴者當歸丸黑膏輕者消毒飲加大黃山梔。已出復被風寒痘青紫如瘡遍身遮。痘出被風復入者加味四聖散或快斑散去木通加川山甲或痘已出外被風寒與內熱相拒不能發出以致發熱狂搐遍身或青或紫如瘡點如癮疹俗云鬼瘡青年壯皮厚者多有之宜却寒溫肌透裡之劑危甚者用經霜紫背荷葉蠶者亦可入姜蠶等分為末胡荽煎酒調服或絲瓜連皮燒灰為末沸湯調服發痘最妙見風寒表症者惺惺散古牛蚕散見熱毒症多者透肌散。出不勻遍色不潤痘已出不能勻遍色不紅潤者乃毒盛以致氣血壅塞故也宜紫草飲外用芥子為末白湯調如膏塗兒腳心乾即再塗其毒漸漸復出痘瘡依前紅活。但要照原不減些。凡痘出不快而先出之痘形色照原者乃毒未發也如形色漸退者乃內虛毒入必死若痘出喜笑如常飲食進精神爽無諸雜症則痘本少也不可再發。壯年皮厚多勞役○舊以飲乳嬰兒臟腑嬌嫩服藥但宜釀乳與能食童子可以服藥治有不同然年壯與年幼者又有不同蓋年壯外寔皮厚痘毒難以快出或被風寒相搏則身痛甚宜透肌散主之或勞役汗多氣弱發熱耳目皆昏脈大者當用補中益氣湯去升麻自始至終服之有虛無寒不可用丁香姜附反致熱耗元氣又有男子破陽已多女子過經已後乃患痘者尤宜謹慎常服保元湯以固脾胃八物湯調理氣血腎虛者腎氣丸以滋水使腎氣旺而毒不下陷也。孕婦動胎生摘瓜孕婦以命門繫胎痘毒又發自命門自初熱至收靨全以安胎飲加黃芩白朮為主大寒有表症者間用五積散去麻黃半夏厚朴羌桂換白术赤茯苓青䓍加柴胡黄芩阿膠人參糯米等分水煎服身熱咳嗽者暫用參蘇飲煩燥者去苓术湯加白芍麥門冬或小柴血散痘稠密者鼠粘湯痘出太盛或便秘者犀角地黄湯紫草飲痘出不快者消毒飲痘出後血虚者去芎歸湯加芍藥氣虚者保元湯加芍藥氣血俱虚者内托十宣散去桂倍歸芎加烏梅香附熱盛恐墜胎者罩胎散胎動者安胎飲連進或單砂仁炒為末酒調服服後覺胎熱則安凡胎前患痘倘用峻藥動胎去血泄氣者孕婦必死如生產後必動其蒂也患麻亦與痘同若無孕婦人麻痘初熱煎熱血海必然經來小柴胡湯加生地主之産後麻豆但忌芍藥以黄芪代之亦可

三日出齊至脛股○三日放標至足三陰為出齊正宜觀形色以察氣血虚弱形尖圓光澤者順或頂起而色滯不明者保元湯或官桂助陽芍藥斂陰糯米温中若一日出齊乾紅紫疱者死

上脹下無亦可取○上身先有起脹而下身還未出或出未盡者無妨

淡白頂軟氣全虚○淡白頂不堅實不碍指者氣虚也内托十宣散去防風白芷自汗倍黄芪聲不出倍桔梗

白光帶紅決不愈○痘白色薄根全無紅色或根帶一點紅三五日後如菉豆樣者決不能貫膿而死

淡紅摸過又轉白血衰氣滯宜大補○根窠不紅或暈紅手摸過即轉白者氣血虚也十全大補湯或但淡紅不轉白者血虚也小活血湯

口角有粒如疥形將來變黑歸腎臟○口角此時有粒如疥不日必變焦黑歸腎而死

鼻有餘瘡妨睡息○痘出後有餘瘡塞鼻中不得臥者用木筆花為末入麝少許葱白蘸藥入鼻中數次即通

紫疱刺黑無生路○痘稠密中有紫疱刺開血紅乃血協熱毒化斑湯救之血黑者死又有白疱者乃氣協熱毒亦以化斑湯解之

起脹二朝毒盡浮於表最怕中虚入裡了○痘出三日後當朝起脹先報者先起後報者後起至五六日毒盡發於表宜内托不致内攻觀痘氣血壯弱變毒深淺全在此間諸虚症見而痘形色反者皆死

雖然氣血有盈虧平陷仍分痘多少○氣盈血虧則頂雖平而色光潤痘多者亦自無害血盈氣虧則頂平而色又乾枯恐變陷伏不論痘多少俱内托十宣散救之

四日血疱已分明○四日水疱當成血疱淡紅色潤根活個數分明者順

不喜胸背顴尚平○額上紅者終不起脹額臉一身之主若顴上先脹者四肢必順顴上不脹必遍體皆然若手足下身肚腹等處皆脹惟胸背不起脹則不宜

上脹下緩固無害○上體已脹下體緩慢者無害若下體已脹上體緩慢者逆

陸續出者反長生○有出不快直待起脹時陸續出如粟米於痘空隙圓淨者亦吉

五日頂尖欲碍指。五日頂尖滿起，如鼓丁，碍指，光活明潤者順。頟項皮紅擦破死。痘起滿項紅紫，連皮肉紅，或遶項紅，後必擦破而死。賊痘軟大氣血衰。報痘雖虛，根窠全白無血，三四日便起脹，痘大，按之虛軟者，此名賊豆，氣血大衰也。保元湯加紫草救之。頟上見之尤凶，必貫膿時變成水疱，擦破而死。毒陷腹上多青紫。毒入胃，則腹上痘多，青紅紫色，外痘口角流涎者必死。

六日圓滿光明美。六日氣血營盛，發揚於外，頂形尖圓，肥滿紅活者順。血熱紫紅尚不起。火盛而熱，亡紅紫不起脹者，內托十宣散去桂加紫草、紅花；熱盛加黃芩。痘紫黑陷者，獨聖散。中陷黑白皆氣虛。有中黑陷而外白起，或外黑赤而內白陷者，氣虛而血熱也，宜兎血丸。如原不起頂灰白陷者，氣虛也，宜單人參湯，或保元湯加川芎助陽，當歸和血，木香行滯。如頂陷漿滯不行，或風寒久鬱者，水楊湯沃之。惟腹脹不食神昏者死。水疱變痒一定死。頂陷灰白紫黑，必變為水疱，發痒而死。

貫膿三朝胃氣升，自肌從漸至充盈。痘以胃氣為本，胃氣升騰，化毒成膿，自肌肉上貫起，漸至頂尖充滿光潤者順。初忌寒涼與疎泄，傷脾損胃漿難成。貫膿九竅俱宜封閉，極忌寒涼解毒，及疎發淡滲之劑，傷脾損胃，清氣下陷，不能貫膿；或吐利不止，或二便下血，聲啞腹脹，乳食不化，寒戰咬牙，痘爛無膿，肌肉黑者不治。

七日漿行疱裡黃，淡紅軟大非真漿。漿行疱裡肥滿，黃光或蒼臘色，或黃綠色者吉；色淡者虛，血虛四物湯去地黃加紅花少許，氣虛保元湯加桂、米；若淡紅疎大如膿者，必變焦黑，其間紫者血熱，灰白氣虛，如前法治。水疱皮薄有根活。純是清水，皮白而薄，與水疱相似者死；若畧有清水，或根窠起脹，血紅而活，猶有生意者，內托十宣散倍芪、當歸，又將人乳汁和酒各半溫服。又有痘中生水疱，乃氣盛津液有餘，隨毫孔生出，小如圓眼核者，保元湯加山查、白朮；大如雞卵者死。皮破流膿去濕方。有濕痘內如水漬，皮未破者，宜溫中藥內加防風、白芷以滲肌表間濕氣；如皮破流膿不乾者，用白螺殼火煅為末乾摻；或用苦參、滑石、蚌粉、輕粉、白芷等分為末，乾摻瘡口。餘詳前斑爛條。中空乾燥血枯朽，火盛天水義終長。中空乾燥，全無膿水，血分枯朽，剝極，宜小活血散加當歸；火盛者，六一散加荊芥、乾葛、升麻輕清之劑，以散其火。服後猶無膿水者死。

八日漿成喜飽滿，不滿只是氣血緩。八日氣血大振，毒漿已滿，將欲收斂之時，圓滿光潤者吉；其有化漿不滿者，乃氣血因寒少緩也，宜保元湯加姜、桂、糯米助其成漿滿。而又陷或不齊。痘暫滿而又陷者，內托十宣散去防風、白芷，倍用人參、黃芪，水酒各半煎服；人弱不食者，入人乳。○痘皆貫膿，中間幾顆不貫者，終變虛寒痒塌，宜內托十宣散或托裡溫中湯倍加補藥。不齊有熱亦難當。當結膿窠不結，此由毒氣内外灌注，血熱相搏，必復入心，急宜猪尾膏、涼血使陰氣處之，隨時結痂回漿，自面至頂或至胸，不回靨而往者死。

九日回漿喜自額，頭面上先回漿，四肢方纔起脹者吉。如七日前額上有痘幾顆，痘黃熟，乃毒内攻，胃爛必死。背先肚上無漿涎。肚上未收，背上先收者，必外駁碎，内非真實有漿涎膿液完結也。摸過皮皺難收靨。凡貫膿肥滿，庶易結靨，雖脹滿光澤可觀，然摸過皺而皮皺縱橫如橘子皮者，中雖有膿不甚滿足，必不能收靨。膿清收者亦徒然。膿清或半膿半水者，必變痒塌而死；若四肢脉絡處發癰毒者可生也。

收靨三日如果熟。如果熟蒂落，氣收血平，光色如斂，黄黑色光者輕，黄灰者重。虚寒有膿難結殼。有膿紅者輕，無膿白者重，寒戰咬牙者死。收成大半熱宜清。收靨將半，或見作渴驚狂等症，乃氣血不能收斂，宜清解其内，免毒遺於臟腑，以生餘症。口眼流膿防齒目。口角流涎帶白者，必患牙疳齒落；眼角出膿太甚者，必損壞目，俱宜清解内毒，以預防之。有漿回眼腫不能開者，以水潤濕絹帕拭去膿屎，略用指擘開眼皮，透一點風，不致有翳攻睛。

十日瘡臘似葡萄，按之堅硬不灰焦。十日收靨，膿滿回，緑痘羸蒼蠟色，或似紫紅葡萄色者佳，自上而下，按之堅硬，全無灰陷焦黑者生；自下而上，倒靨者死。靨快有癰疔可保。靨亦忌快，快而發癰疔者生，快而失聲者死。靨慢有黑反可調。當靨不靨謂之慢，凡痘不收靨，氣急、痰上、聲啞、目閉無神者死；間有黑者反吉，保元湯加苓术，助其收斂結痂。慢亦有熱觸穢者，無陰以斂生微潮。有内外熱，挾毒氣散漫而無陰氣以斂者，宣風散加犀角磨汁以解之，或調砂糖水吃，即結痂矣。但七日前最忌砂糖。○有觸穢胃寒、黑陷不收靨者，異功散、調四屎散最妙；有毒盛不結痂者，猪尾膏換猪心血為丸服。靨不能齊因飲過。原因初出之時，煩渴引飲太過，以致靨不能齊者，六一散以解其標；若不因飲水者，保元湯加苓术主之。將靨全白瀉難救。將靨時全白色，如豆殼者，仍因初時飲水過多，故靨不能齊，亦曰倒靨。大便秘則通大便，小便秘則通小便，連翹飲、小柴胡湯加枳殼、四順清涼飲。如泄瀉者危。傷冷瘡陷渴熱爛。凡痘瘡解毒已清，至收靨時或因觸貫以致陷伏，斑爛痒塌不靨者，異功散。如寒戰咬牙，手足顫掉，及腹脹足冷過膝者危，亦宜此救之。○凡痘過服寒熱表藥以致痘爛不結痂者，小柴胡湯、猪尾膏，麥門冬煎湯下；外用敗草散敷之。有臭爛深坑不收口者，用猪胆汁調芒硝末敷。如遍身臭爛如餅搭，不可近，目中無神者死。陰囊靨起命三朝。陰囊及足上先靨起者死。

十一日發老痂已成。或有雜症一二，保元湯隨症加減。忌用峻寒峻熱，恐致內損之患。脚根紫者還是熱。將成熟之際，脚根色紅紫者屬熱，用涼藥解其毒，升麻葛根湯或犀角地黃湯加酒炒芩連、連翹之類。蓋犀角、升麻善解熱毒。氣衰頂陷發濕乾。收靨如粟米圓結寔佳。若頂陷若茱萸，將濕盈盈不斂者危，保元湯加芩朮以救之。如痂枯剝乾不潤，內無血者亦危，八物湯加黃芪救之。遍身靨盡留一節。遍身皆靨，惟數顆不靨，亦能殺人。猶蛇退皮，雖一節被傷不能退者亦死。若原貫膿充滿，毒氣盡出，不生異症者無妨。

十二日痂落從頭妙。從頭上至胸膈手腹腰足，節節緩緩靨下者妙。痂未易落色宜老。痂難脫，外見熱症，瘡色紅紫，因原貫膿不滿，渾身臭爛，膿血不乾，所以難脫。根脚未散，飲食壯健者，連翹飲。身上痂不落者，加地骨皮；頭面痂不落者，加白芷。外剪去頭髮，以烏桕油搽之。若見諸症症及有潮熱者必危。靨瘢迭凸紅色佳，若無血色還堪吊。靨後瘢紅者吉，白無血色者過後亦死，須養脾胃氣血藥以預防之。○痂落瘢點或凹或凸者，用韶粉一兩，輕粉一字，研勻，猪油調塗瘢上。○痂落不宜早見風，好事瘢痕需藥療。痂剝之後，見風太早，以致成瘢痕者，用密陀僧為末，水調，或炒白蒺藜為末，雞子清調敷，或馬齒莧絞汁熬膏塗之，或用人精調鷹屎白敷之，其痕自滅。如欲不作瘢痕者，雖於纏結痂後，即以真酥潤之。用手抓破，或剝去又潤之，稍遲則乾枯深入肌肉，經久方脫，遂成瘢痕。○凡痘後肌肉尚嫩，不可洗浴，亦不可食炙煿、五辛、五味并有毒之物，恐熱毒熏於肝腎，眼目多生翳障，必過百日乃可萬全。

瘥症無非是餘毒，毒盛症再發如初。痘瘡愈而再發者亦輕，因愈後失於解利，毒氣未盡，治宜保元湯加解毒藥，量體加減。餘毒仍當分虛寔。虛症坐立仗人扶。痘後雜症熱多虛少，但亦有稟弱及服涼藥，以致愈後坐立振搖，須人扶策，宜雙和散、保元湯。吐瀉熱渴補脾胃。中氣暴虛不食者，參苓白朮散、胃愛散；虛熱口渴不食者，四君子湯加陳皮、山查、黃連；吐瀉，理中湯丸、益黃散、異攻散；久不止者危。身熱自汗者，補中益氣湯；壯熱經日者，二參湯。飲食調和漸自如。輕者但以飲食調和，久則氣血自復，純陽之體，痘毒之餘，慎不可服峻藥。寔症能食何須藥，能食便秘當須圖。痘愈能食便調者，脾寔無害，惟胃中蘊熱，善消穀食，大便秘硬，將來必口齒咽喉、吐衄驚風之症，或發為癰疽。癰毒宜量體清解。如曾服熱藥，渴多者，必用三黃丸利之。便秘口渴身熱者，大黃散。胃熱嘔吐，口舌生瘡，下部亦有瘡而下利膿血，單黃連湯。煩渴溺少者，五苓散。作煩渴者，單黃連湯，或燈心一把，鱉甲二兩，水煎服。濕熱齒疼或腫者，甘露飲。口牙出血者，五福化毒丹。咽痛者，抱龍丸或甘桔湯加牛蒡子、麥門冬、竹葉。肝熱多怒叫不得眠者，柴胡清肝湯。下血疼痛者，延白湯、三黃熟艾湯。心痛不可忍者，用乳香二錢，或加没藥、當歸、赤芍，水煎服。身熱不退者，小柴胡湯、竹葉石膏湯。中風身清寔可駭。愈後忽遍身青色或黑色，手足厥冷，口噤涎流，聲如拽鋸，甚則手足搐搦，此因裡虛被地風所吹，名曰中風，宜消風散二錢入蟬退末一錢分三服入生姜薄荷汁及酒少許温湯浸之連進二三服當薩時少進或作癮疹或作膚疹而愈或小續命湯去桂附加荊芥亦可。**發搐咳血更難除**愈後非時發搐目竄面赤飲食居處喜冷乃心熱有疾宜導赤散犯龍丸或小柴胡湯加生地又有病後胃弱食積發搐潮熱大便酸臭不調或嘔吐腹疼宜紫霜丸小承氣湯選用症惡者死○咳嗽有觸冒風寒者參蘇飲加減喘滿者前胡枳殼湯若毒攻肺喘急咳嗽膿血者死。**入眼翳膜皆忌點**愈後自翳俱宜活血解毒則五臟和而疼痛自止翳膜自去則不致凹凸損陷不宜點者毒氣自臟達外點藥攻逼反以為害但翳膜已成者只用生鯉魚刺血點入翳上更服兜風湯最妙若無翳但眼目無光者過百日後氣血復自明但曾過服熱藥熱食風毒盛者須內服藥清解或曾過服利藥及所稟怯弱以致症愈眼昏不明仍當量補肝腎脾胃○熱眼丹溪方山梔決明赤芍當歸黃連防風連翹升麻桔梗作小劑煎服治痘毒傷眼○熱翳地黃散生地熟地當歸各一分防風羌活犀角蟬退木賊穀精草白蒺藜大黃各一錢苙參五分木通甘草各一錢半一方有黃連為末每五分量兒大小用羊肝煮汁調服忌口將息治痘瘡入眼心肝壅熱目赤腫痛或生赤脈或白膜遮睛四邊散漫者易治若暴遮黑睛多致失明宜連用此大人亦宜○風腫翳膜者蟬兔散蟬退地骨皮牡丹皮黃連白朮菊花蒼朮各一兩龍膽草五錢甜瓜子半盞為末每一錢半荊芥煎湯調下食後臨卧各一服兼治時疾後餘毒上攻眼目甚効忌油麪煎炒醋醬等物○熱極生風上攻眼痛紅絲遮睛便秘者瀉肝散加芩連芒硝下之昏暗加石膏羌活石決明穀精草菊花菉豆翳膜加蟬退倍石決明白蒺藜若未靨前痘瘡入眼者洗肝散去大黃瘡溢多淚生翳者柴胡散撥雲散或神翳散加黑豆皮○虛眼熟地黃丸滋陰地黃丸益氣聰明湯如肝腎俱虛者羚虎丸羚羊角肉虎脛骨生地酸棗仁各五錢肉桂防風當歸黃芪各五分為末蜜丸皂子大每一丸温水化下○虛翳用羊猪煮汁入蟬退末二錢服之○通用眼痛不可忍者浮萍散浮萍為末每二錢用羊肝半斤以竹杖刺破投水半盞攪汁調服傷者亦效○眼睛蓄白氣虛危症保元湯加凍黃米救之神昏不離者死○食毒物眼睛凸出者二仙散仙靈脾威靈仙等分水煎服○久不愈者古蟬猪散猪懸蹄甲二兩瓦罐內鹽泥固濟燒存性蟬退二兩羚羊角一分為末每一字或五分或二錢量兒大小温水調服治痘瘡入眼半年已過者一月取効惟過一年者難治○外治腫突如桃者護眼膏如腫不開者雄黃連為末雞子清調塗兩太陽穴及兩足心○風毒腫痛痒此眵淚昏暗羞明者秦皮散滑石黃連三味等分水煎乘熱洗○受風流淚者用田中豆莢搗汁滴入眼中○已成翳膜者塞耳丹水銀一錢黃丹五錢搗勻作六丸入砂鍋內圖瓦蓋定濕紙封固以香爐盛炭火燒一日即出以薄紙裹之痘翳在左塞左耳在右塞右耳立見退下一方用輕粉黃丹等分為末竹筒吹入耳內左眼有翳吹右耳右眼有翳吹左耳即退。**牙疳殺人鼻若硃**餘毒攻齒齦腐爛生疳殺人最速牙齦腫痛動搖者甘露飲外以韭根茶葉濃煎洗去腐肉見血以溺白散敷之日三次如爛至喉中者用竹管吹入紅白黃水出者可治鼻梁發紅點如硃者不治黑色似乾醬一日爛一分二日爛一寸故名曰走馬疳宜與前五疳條參治之。

痘癰四體脾經毒。血熱引毒流傳經絡，故於肌肉虛處或關節動搖處偏盛而成癰。又有愈後餘毒不攻臟腑皮膚而為諸雜病，乃注脈絡而為癰，輕者結核腫痛癤瘡而已，甚者頭項胸脇手足肢節欻腫而作痛。○毒氣流於脾經則癰發四肢手腕并膝臏腫痛，宜消毒飲并升麻葛根湯，虛者十六味流氣飲加附子。外用馬芽莧搗汁入猪脂蜂蜜熬膏塗腫處，或用活蜆子不拘多少，以水養五日，旋取此水洗手面，漸生肌肉無痕。

肺經手臑內穴俞。毒氣流於肺經則臑內并手腕腫流為赤癰毒，宜消毒飲加聖湯五福化毒丹，或用鬱金雄黃各一錢半，巴霜四十粒，為末，醋糊丸菉豆大，每二三丸，量兒大小，熟茶清下以利之。如氣血虛者，內托十宣散加枳梗犀角。咽喉不利或腫痛者，甘桔湯加麥門冬牛蒡子薄荷。口齒流涎血臭氣者，用生地黃自然汁化五福化毒丹一丸，以雞羽刷入口中。如肺毒流入大腸秘結或便膿血，見前雜症便血條下。

三陽背頸項結核。毒氣流於三陽經則背頸項結核腫痛，宜小柴胡湯加生地最妙。熱盛腫痛者，敗毒散加荊防；腫盛者，消毒飲加忍冬藤；虛者，內托十宣散減肉桂。○通用赤芍連翹為君，桔梗甘草為臣，貝母忍冬藤白芷瓜蔞根為佐，上用升麻葛根為使，下用檳榔牛膝為使，大便閉加大黃，發寒熱加芩栢，不問膿已成未成，體實者宜服。○虛者通用保元湯加酒炒芩連少許。久者，上體宜保元湯加引經藥，下體宜獨活寄生湯或內托十宣散加減三豆飲，不拘虛熱常服。

外護筋骨免偏枯。凡痘癰不問發於何經，初起紅腫時，卻用黑豆菉豆赤豆等分，酸醋研漿，時時以鵝翎刷之。一切癰豆癤毒，不用鍼刀自潰。如膿已熟者，用被針燒紅刺之，內服消毒飲，在頸項加金銀花。若不早治，必至潰爛筋骨。○金華散：黃丹、黃栢、黃連、大黃、黃芪、輕粉、麝香，為末，乾摻瘡，乾猪油調塗。治痘後肥瘡疳瘡癬疥，收水涼肌解毒。○斂肌散：地骨皮、黃連、五棓子、黃栢、甘草，為末，乾摻，兼治疳蝕不斂并痘後膿血雜滲不收等瘡。○碧鞠散：用白礬為末，塞入蚕繭內令滿，以炭火燒令礬汁盡，取出為末，乾摻，治痘後身上及肢節上生疳蝕瘡膿水不絕。

逃痘方是後人巧，信者縱出亦稀疎。太古無痘疹，周末秦初乃有之。初生用生地黃自然汁服三蜆殼許，利下惡汙，亦可稀痘。○每遇冬月溫煖，恐春發痘，宜預服三豆飲：黑豆、赤豆、菉豆各等分，甘草減半，水煎熟，任意飲之。凡天行痘瘡，鄉鄰盛發，宜先服七日，痘永不出。○小兒陽盛無陰以制，令頭髮堅直，飲食減少，此伏熱之兆，便宜服油劑：麻油一盞，逐日飲盡，永不出痘。更服升麻葛根湯、三豆飲以預防之。○消毒保嬰丹：纏豆藤即毛豆梗上纏繞細紅藤，八月間採，陰乾，一兩半，黑豆三十粒，赤豆七十粒，山查肉、牛蒡子、生地、長砂各一兩，升麻、連翹各七錢半，荊芥、防風、獨活、甘草、當歸、赤芍、黃連、桔梗各五錢，經霜絲瓜長五寸者二個，燒存性，煎藥須預辦精料，遇春分、秋分、上元、七夕，忌婦人猫犬，誠心修製，為末，和勻淨砂糖為丸，李核大，每一丸，濃煎甘草湯化下。凡小兒未出痘者，每遇春分秋分時，各服一丸，其痘毒能漸消化。若只服一二次，亦得減少；若服三年六次，其毒盡能消化，必無虞矣。

錢劉陳魏皆堪法，得要還羡丹溪書。錢劉以痘本胎毒，毒附而氣血自伸；陳魏以痘雖內毒，毒出則虛；丹溪隨表裡虛寔，溫補解毒兼用，但見熱症便用清肌解毒，甚則硝黃，但見虛症便用溫中。

於裡甚則妄附臆法無不善用貴得宜症本外科傷寒之一兼內傷雜病婦女胎產小兒驚搐症非醫之統要矣乎

麻

麻毒原來只肺胃，紅斑五六日方出。六腑腸胃之熱蒸於肺，外感內傷并發，與痘症表似同而裡實異。初熱三日，出脹共三日，出而又沒，沒而又出，出沒一週時許。重者遍身繃脹，眼赤封閉，有赤白微黃不同，仍要紅活。最嫌黑陷及面目胸腹稠密，咽喉纘纏者逆。發不出而喘者即死。與大科癮疹相似，又與發斑相似。但發斑如錦紋，有空缺處，如雲頭狀；麻即如麻，遍身無空，但疏密不同耳。仍有夾斑、夾丹、夾痘同出者。初起寒熱咳嚏鼽。初起呵欠，發熱惡寒，咳嗽噴嚏，流涕頭眩，宜升麻葛根湯加紫蘇、葱白以解肌，切忌大汗。斑不紅者亦宜。乃麻症初起之神方。潮熱甚加芩、連、地骨皮；譫語調辰砂六一散；咳多加麻黃、杏仁、麥門冬、石羔；咳甚者用涼膈散加桔梗、地骨皮；泄瀉合四苓散；便血合犀角地黃湯；吐衄血加炒梔子；小便赤加木通；寒熱似瘧小柴胡湯。面赤全不思食味。初起全類傷寒，但面赤中指冷為異耳。煩喘便秘譫如狂。已出煩燥作渴者，解毒湯合白虎湯；喘滿便秘者，前胡枳殼湯：赤茯苓、大黃、甘草五味，水煎服。便秘三四日者，小承氣湯、防風通聖散；譫語溺秘者，導赤散；如泔者，四苓散加車前、木通；譫語妄狂者，解毒湯調辰砂六一散。或時便血并吐衄。大便血或小便赤見血者，犀角地黃湯合解毒湯；吐血衄血，解毒湯加炒山梔、童便；輕者黃芩湯加生地、山梔；重者涼膈散加生地、山梔、童便。又或瀉濕與嘔乾。泄瀉，解毒湯合四苓散；喘兼泄瀉，溺澁者，柴苓湯；煩渴作瀉者，白虎加蒼湯、豬苓湯。○熱盛乾嘔，解毒湯；傷食嘔吐，四君子湯；夏月因暑作嘔，四苓散加人參。忌用豆蔻、木香、姜、桂熱藥。始終雜症皆熱熾。麻症初起、已出、已沒及一切雜症，與痘毒大同，但始終藥宜清涼。雖然麻愛清涼，痘愛溫，不易常道，虛則補，實則瀉，醫家活法。故治麻亦有血虛而用四物湯，氣虛而用四君子湯，大寒傷冷則溫中理中之藥，一時之權也。沒後餘毒內攻鑽，循衣妄語皆神昏。沒後餘熱內攻，循衣摸床，譫語神昏喪智者死。如熱輕，餘毒未除，必先見諸氣血，須預防之。始終以升麻葛根湯為主，或消毒飲、解毒湯隨症選用。仍忌魚腥葱蒜。

小兒終

外科

癰疽總論

癰疽毒要氣血勝，內外因皆濕熱凝。癰者壅也，為陽，屬六腑，毒騰於外，其發暴而所患浮淺，不傷筋骨；疽者沮也，為陰，屬五臟，毒攻於內，其發緩而所患沉深，傷筋蝕骨。凡年壯氣血勝毒則順，年老毒勝氣血則險。有內因飲食積毒者，經曰：膏粱之變，足生大疔。榮氣不從，逆於肉理。榮氣即胃氣，胃和則榮衛順而滋養脾膚。膏粱金石，厚衣烘被，以致蘊熱，臟腑濕熱聚下，燒爍腎水，陰火熾盛，入脈沸騰，經隧凝滯，故水穀精微不能上行，陽道反逆，聚肉之腠理而成癰。有外感風寒濕蘊毒者，經曰：地之濕氣感則害人皮肉。又曰：諸癰腫筋攣骨痛者，此寒氣之腫，八風之變也。蓋風濕外侵，鬱久為熱，自膀胱左還，移熱小腸，小腸移熱於膽，風性上衝，瘡形高，色赤作痛，小則為癤，大則為癰而已，非若疽之自裡也。有因心氣鬱結，飢飽勞役，房室過度，水竭火炎，痰滯氣滯而成，所謂相火能為瘡瘍，諸痛癢瘡瘍皆屬心火是也。因火有君相，瘡分微甚，或鬱痛而不甚腫，或虛腫而不甚痛，雖然病該三因，總皆濕熱。丹溪云：人身血行脈中，氣行脈外，氣血周流不息，惟寒濕搏之則凝滯而行遲，火熱搏之則沸騰而行速。氣為邪鬱，津液為痰為飲，積久滲入脈中，血為之濁，此陰滯於陽而為癰；血為邪鬱，隧道或溢或結，積久溢出脈外，氣為之亂，此陽滯於陰而為疽。蓋陽氣無形，陰血有質，必濕熱流血而後發為癰疽。故局方曰：癰疽皆熱勝血也。又曰：二熱相搏，熱化為膿。蓋熱非濕則不能腐壞肌肉為膿，譬如夏熱，諸物皆不壞爛，壞爛者交秋濕熱大行之際，此理甚明。

純陽焮赤潰斂易，純陰色暗全不疼，半陰半陽腫痛慢，用藥回陽乃可生。癰疽有大而愈者，有微如豆而死者。陽發初起皮薄作熱，色赤焮腫疼痛，潰後肉色紅活，此為外發，更加身健能食，發熱便秘，脈數有力，為純陽易治；陰發初起皮厚不熱，色黯微腫，硬如牛皮，不痛陷軟，不作膿不潰，微間潤破，從[illegible]色紫黑，此為內發，未潰臟腑已前壞爛，更加身倦少食，不熱便利，脈軟無力，為純陰不治。又有半陰半陽，似腫非腫，似痛非痛，似赤非赤，似潰非潰，脈數無力，如陽多陰少，用藥化裡變陽者生；陰多陽少，用藥化亦不起發，陰必死。就中尤以有熱無熱為死生妙訣，蓋陽症有熱則氣血行而生肌，陰症無熱則氣血滯而不斂。還有熱者，切不可退熱，但宜溫藥清滲，些小癤毒無熱亦不妨。

風則多痒氣則痛，濕腫食則熱寒增。癰疽雖止發於一經，或兼二經，多有挾風挾濕挾痰挾氣挾血挾陰症等症，大較風氣食三種，俱以不換金正氣散加川芎、木香為主。兼風多痒，加祛風藥；兼氣多痛，加調氣藥；兼食多發寒熱，加消積藥；兼濕多腫，加滲濕藥。又云：熱瘡焮痛，虛瘡淡白，風寒瘡口帶白。○古方外因四氣，單用大黃半生半熟、甘草節等分為末，每空心酒下一匙，以利為度。○內因七情，單用遠志為末，酒調二錢，澄清服，以渣敷患處。○不內外因金石炙煿房勞，國老膏。一切熱毒，槐花酒。[illegible]

硬有如石。金石藥毒，則堅硬如石，不痛，宜甘草黑豆煎湯解之。虛瘦重着泊潮熱。虛勞瘦弱，營衛否澁，患處重着如負石然，因其有潮熱骨蒸潮也。治宜滋補，故不可用奪命丹等香燥疏泄之藥，亦不可過用降火滯脾之藥，惟腎氣丸、托裡散甚得其宜。且古方謂藥毒衝藥癰疽極重。近骨生虫近虛漏。近骨者多冷，久則化血為虫，多痒少痛；近虛者多熱，久則傳氣成漏，多痛少痒。細認穴道屬何經。腦發屬督脈、足太陽經；鬢發屬手少陽經；眉發手足太陽、少陽經；頤發足陽明經；腮發手陽明經；背發中屬督脈，餘皆足太陽經；腋發手太陽經；乳癰內陽明，外少陽經；乳頭足厥陰經；腎癰足太陽經；外腎癰足厥陰經；腿發外足三陽，內足三陰經；喉癰、臍癰任脈、足陽明經；穿襠發衝任二脈；跨馬癰、囊癰足厥陰經；內疽、肺癰手太陰經；腸癰手太陽、陽明經；胃脘癰足陽明經。惟少陽、少陰、太陰多氣少血，厥陰、太陽多血少氣，肉皆雜半，惟手足陽明氣血俱多。分經用藥，則不犯經禁病禁，以致妄下妄汗。且瘡瘍所經者，展重脾肺二經者次之，他經者又次之。臟乃諸陽所在，咽喉飲食所通，腎命根所係，皆至險之地，又不可多着艾炙。俗方專同人形瘡樣而忽經絡，謬哉。外因寒熱宜表散。毒因外感發者，內無便溺阻隔，外有六經形症，腫痛雖甚，飲食如常，脈浮數，邪在表也，宜托裡消汁以表散之。如發腦項背分，黃連消毒散；尻臀分，內托羌活湯；臂上，白芷升麻湯；乳腫，內托升麻湯；兩脇，十味中和湯；腿外側，內托酒煎湯；腿內近膝股，內托茯柴湯；通用敗毒散、九味羌活湯。辛熱手足太陰經分，自汗浮腫，流注四肢，附子六味湯；辛溫發熱，十六味流氣飲、奪命丹；暑月，內托復煎散；寒月，內托十宣散，或不換金正氣散、丹藥治。形寒脈浮數，冬月背生經腫及脾骨下痛者，用桂麻各半湯加生地、酒柏、瓜蔞仁、甘草節、羌活、青皮、人參、黃芩、半夏，姜煎服，六貼而愈。此正內托法也。有瘡瘍家身痛不可汗，汗之則發痙者，邪不在表而誤汗也。內熱痛秘急疎行。內傷飲食積毒者，腫痛異常，外無六經形症，內有便溺阻隔，口渴煩躁，脈沉實，是為邪在裡，急與涼寒攻裡，內疎黃連湯、瀉心湯、活命飲、四順清涼飲；輕者清熱消毒飲加紫草，或清心散滲之。○內積熱毒，外又感邪者，宜發表攻裡，五香連翹湯、防風通聖散；毒盛者，解毒湯下神芎丹；熱盛者，徐小丹。勞傷氣鬱無表裡，邪在經中和衛榮。毒因內傷虛損，房勞飲怒而發者，形雖腫痛，外無六經之形症，內無便溺之阻隔，知邪在經也，不可妄施汗下，只宜補形氣，調經脈，和榮衛，或專補脾胃可也。鬱怒者，十六味流氣飲；虛勞者，托裡消毒散、內托復煎散、補中益氣湯。古人治癰以寒藥者，正治法也；治疽以熱藥者，從治法也。蓋藥性熱則開行，寒則凍泄。疽乃有形之物，非熱藥從治，豈能行之乎？此內托內疎正治從治之義也。潰後托裡排膿毒，膿盡肌肉自然平。潰後氣血大虛，惟恐毒陷，托裡之法，一日不可缺也。古方托裡散、托裡清中湯、托裡溫中湯、托裡和中湯、托裡建中湯、托裡抑青湯、托裡益黃湯、托裡益氣湯，選用益托裡，則氣血旺而脾胃盛，膿穢自排，毒氣自解，死肉自潰，新肉自生，瘡口自斂。若不務補托，而誤用寒涼，反助邪火，膿多臭穢甚，則脈洪大渴，真氣虛而死矣。丹溪云：但見腫痛，參之脈症虛弱，便與滋補，乃可萬全。又不必泥氣質素實及參芪滿中滯症也。但有時間有熱毒盛者。

上海埽葉山房校印

量如有毒清劑如發背搭肩顖破穿心必死尤宜托裡免致毒陷托裡即護心也若毒氣上攻心神昏悶欲嘔者間服護心散以救之如帶表邪面赤等症勢未甚起者內托復煎散或內托十宣散暫服若無熱毒表邪但見臟氣觸犯虛熱少食不睡者便進人參黃芪湯但見膿多心煩少睡者便進聖愈湯但見脾虧氣弱不能生肌收斂者便進補中益氣湯但見腎虛不能消潰收斂或晡熱作渴者便進八味丸或腎氣丸緊急不及作丸大料煎服預防救危始終妙劑若不務本根而專用敷圍生肌之藥則斂口太速毒反內攻或旁邊再發一癰者有之或愈後而惡症頓起尤命隨去者有之惟務內治而不責外治者為高

外治初起灸最妙

形傷則痛氣傷則腫或先痛後腫傷乎血先腫後痛傷乎氣腫痛並攻氣血俱傷皆因臟腑不和而非外治能調古法隔蒜灸法豆豉餅惟外傷成瘡者不宜自內發者痛則灸至不痛不痛則灸至痛時方住早覺早灸為佳一日二日十灸十活三日四日十灸七活五日六日十灸四活過七日則不可灸矣其餘無破敷透間有毒盛者量用之則可

熱痛半軟針相當

癰疽毒氣已成宜托裡以速其膿膿成者當驗其生熟淺深而針之若腫高而軟者發於血脈腫下而堅者發於筋脈肉色不變者附於骨也按之熱者有膿不熱者無膿按之便痛者膿淺大按方痛者膿深按之陷而不起者膿未成按之而復起者膿已成按之卻軟者無膿不痛者血瘤痛者氣瘤按之一邊軟者有膿若膿生而用針氣血既泄膿反難成若膿熟而不針腐爛益深瘡口難斂若瘡深而針淺內膿不出外血反泄瘡淺而針深內膿雖出良肉受傷元氣虛者必先補而後針其膿諸症自退若瘡毒熾盛中有紅暈者宜內壯脾胃外塗單巴豆膏令其暈處漸低赤處漸高六七日間赤暈之處自有裂紋如刀劃狀暗肉漸潰當用披針利剪徐徐引去若膿出肉腐腫痛仍作必內有筋間隔宜再引之急補脾胃不痛者純用補藥庶可收斂若妄施針刀傷肉出血斷之不止者立危其披針用馬啣代為之

敷圍點痰非得已

人身氣血遇溫則散遇寒則凝敷寒涼閉塞腠理氣凝血瘀舊肉不潰新肉不生則毒反內攻難以潰斂甚則不起必內分陰陽用藥外分陰陽敷圍內外夾攻藥氣相通為妙純陽症內服內疏黃連湯清熱消毒飲之類外敷衝和陽散半陰半陽症內服托裡清毒散外敷陰陽散純陰症內服補中益氣湯加羌活入酒煎外敷抑陰散○點痰爐灰膏以去惡肉藥線三品錠子以透膿管宜斂敗腐盡除不至浸蝕筋骨非得已而用也

止痛斂口免開張

癰疽不可不痛不可大痛未潰前痛者為熱毒便秘宜內疏黃連湯解毒湯作膿痛者排之膿脹痛者針之已潰膿出反痛者虛也氣虛四君子湯加歸芪血虛四物湯加參芪氣血俱虛托裡益氣湯脾虛者托裡和中湯腎虛者腎氣丸因登厠犯觸氣觸者藥中加乳香芷芎之類和之風寒逼者加防風桂枝之類溫散之燥者潤之濕者導之果係瘀血惡肉凝滯者方可乳香止痛散和之○瘡口不斂由於肌肉不生肌肉不生由於腐肉不去腐肉不去由於脾胃不壯氣血不旺必以補托為主而佐以行經活血之藥則肌肉受毒者自生死者自潰又何待於點割耶大要氣虛體倦食少者補中益氣湯血虛肺熱內熱者四君子湯加歸地牡丹皮膿水清稀者氣血俱虛十全大補湯或不痛或大痛或不赤或內膿不潰或外肉不腐者氣血虛敗桑枝灸

去十全大補湯加桂壯其陽氣則四畔即消瘡頭即腐若脾胃虛弱漫腫不赤者六君子湯倍白术若初起腫痛或因剋伐及入房以致色黯而不痛者乃脫陽變證急用古參附湯以救之間有血分虛熱者瘡口肉色必赤四物湯加山梔連翹氣分虛熱煩渴者竹葉黃芪湯要知瘡口難斂或暈大暈開出血洗者危俗皆以腫痕所至為暈非真暈也暈生於瘡口之畔狀如紅筋三暈三暈尚可四暈五暈者死**能疎毒活血氣**洗藥疎通氣血膿血瘀聚之時所賴朝夕煖醋藥洗敗毒或洗毒散肉汁湯風冷瘡口白者乾艾煎湯亦好**貼膏不被風寒傷**膏藥多熱輕小瘡癤貼之即消發表不遠熱之意也若大毒初起用之速窒凝滯為禍不小惟潰後只用白蠟膏太乙膏或水粉膏外護不致破傷風寒**婦幼患此無他異婦宜調血幼宜清**婦人調血開鬱為主值經閉及潰後月水又發所患堅硬不破不腫不疼者凶小兒主去胎毒或有飲食積熱者藥稍宜清涼如素稟受體薄及稍長而久病者仍以補托氣血脾胃為主治之**雜症仍以瘡為主潰未清心要酌量**脈症俱熱者未潰前內消解毒已潰者托裡消毒脈症俱虛者未潰前托裡消毒已潰後托裡補中治其瘡而諸症自退瘡為本病為標若病急而元氣寔暫治其標病緩而元氣虛只治其本心通諸竅臟腑所包者一膜耳若憂驚入心膜破必死藥中常加茯神遠志為妙**五善能食便調順膿鮮不臭聲音長**五善動息自寧飲食知味一也便利調勻二也膿潰腫消水鮮不臭三也神彩精明語音清朗四也體氣和平五也此屬陽症病微邪淺若能慎節勿藥自愈**七惡皆因真氣損**七惡乃五臟虧損之症外似有餘而內寔不足法當滋補胃氣多有可生不可因其惡而遂棄不治大抵元氣虛弱或膿水出多氣血虧損或汗下失宜榮衛消爍或寒涼剋伐氣血不足或峻厲猛劑胃氣受傷以致真氣虛而邪氣寔矣**煩燥口乾渴非常或泄或閉或淋瀝**大渴發熱或泄瀉淋閉者邪火內淫一惡也○凡瘡腫發熱潮煩或失血過多或潰膿大泄或汗多亡陽或下多亡陰以致陰血耗散陽無所附浮於肌表而非火也若發熱不寢虛熱也聖愈湯兼汗不止氣虛也單人參湯發熱煩燥肉瞤筋惕氣血俱虛也八物湯大渴面赤脈洪大而虛陰虛發熱也古歸芪湯微熱煩燥面赤脈沉而微陰盛發燥也四君子湯加姜附○凡渴不可專泥於火若焮痛發熱便利調和者竹葉石膏湯腫痛發熱大便秘澁者四順清涼飲腫痛熾盛者活命飲膿水多者聖愈湯胃傷內亡津液者錢氏白术散腎水乾涸者八味丸有先作渴小便頻數而後患疽者或愈後作渴或舌黃乾硬小便頻數而後患疽者尤其惡也宜預服八味丸補中益氣湯以滋化原可免是患蓋癰疽未有不因腎虛而作切忌知母黃柏損陽則陰亦無由而生○泄瀉因寒涼傷脾者六君子湯加砂仁或托裡建中湯托裡溫中湯脾虛下陷者補中益氣湯吞二神丸命門火衰者八味丸料煎吞四神丸腎虛不固者古姜附湯加吳萸五味子大孔痛者附子理中湯四逆湯凡癰疽嘔瀉腎脈虛者死○便秘因熱毒入臟嘔啘心逆發熱腫硬秘結固宜通之又有伏熱傷氣怫鬱面赤便秘者為邪火在經宜汗以發之潰後氣虛血涸便秘者十全大補湯或因入房傷腎便秘者加姜附以回

陽氣則大便自利。凡便秘能食而肚腹不脹者，切不可下。若腹痞脹而秘者，猪胆法：用猪胆一枚，剪去頭，入鹽醋少許，將鵝管插入胆中，灌穀道內，須臾自通。○小便淋澁頻數短少，或莖中澁痛，皆腎虛惡症，詳四卷淋類七十一葉。**潰後腫痛臭難當**，膿血既泄，腫痛尤甚，膿色臭敗者，胃虛火盛，二惡也。人參黃芪湯，或十全大補湯加麥門冬、五味子。**黑睛緊小白睛赤**，目視不止，黑睛緊小，白睛青赤，瞳人上視者，肝腎陰虛而目系急，二惡也。腎氣丸料，或八物湯俱加炒山梔、麥門冬、五味子。**喘急恍惚喜卧牀**，喘粗短氣，恍惚嗜卧者，脾胃虛火，四惡也。六君子湯加姜棗，或補中益氣湯加麥門冬、五味子。以火尅肺金，人參平肺散；陰火傷肺，腎氣丸料加五味子煎服。**虛惡肩背四肢重**，肩背不便，四肢沉重者，脾腎虧損，五惡也。補中益氣湯、十全大補湯俱加山藥、山茱萸、五味子。**食少嘔藥傷寒涼**，不能下食，服藥而嘔，食不知味者，胃氣虛弱，六惡也。六君子湯加木香、砂仁，甚加附子。挾痰者，托裡清中湯；挾火者，托裡益黃湯。○抑論瘡腫時作嘔，熱毒攻心；潰時作嘔，陰虛；潰後作嘔，脾虛。如熱盛焮痛，活命飲、護心散；作膿焮痛，托裡消毒散；膿熟脹痛，托裡散，或針以泄之；焮痛便秘者，內疎黃連湯；寒涼傷胃者，六君子湯加乾姜、木香；木乘土位，加芍藥、柴胡；胃脘停痰，加桔梗；脾虛自病，或水侮土，加益智仁、砂仁；鬱結傷脾，加川芎、山梔、蒼术、香附；濕氣侵胃，倍白术，白术生服，敲口妙劑。又有登厠觸穢作嘔者，仍宜補胃。**聲嘶唇鼻變青色，面目四肢腫且黃**。脾肺俱虛，七惡也。補中益氣湯加姜棗，或六君子湯加炮姜，甚加附子，或十全大補湯加炮姜。**陽虛寒戰腹疼甚，自汗飢逆雷鳴腸**，陽虛皆因誤服寒涼，或嘗後勞役，或吐瀉之後，或誤入房勞遺，或外邪所乘，初則虛火熾，症仍飲熱頭疼，良久寒戰咬牙，腹痛雷鳴泄瀉，飢逆自汗盜汗，陽虛寒氣所乘之症，八惡也。急用托裡温中湯，後用六君子湯加附子，或加姜桂，甚者用大劑參芪歸术，倍加姜附，以手足温為度。**虛極發躁欲坐井，驀然變痓身反張**，潰後發熱惡寒，作渴怔忡，睡卧不寧，陽長陰盛，發躁，脈洪大，按之微細，或無此，陽虛極，驚風牙關緊急，腰背反張，變為痓症。陰病或無汗惡寒，或有汗不惡寒，九惡也。俱宜八味丸料加參芪歸术，大劑煎服。**陰虛晡熱夜不寐，消渴便污血難藏**，原稟瘦怯，或房慾竭精，或瘡出膿多，或發汗下，以致日晡潮熱，口乾作渴，夜寢不着，瘡出紫血，四物湯、托裡益氣湯、腎氣丸主之。○便污黑者不治。便血瘀滯者，犀角地黃湯救之。○瘡瘍時或愈後，口鼻吐衄，牙宣齒𧏾，皆因瘡瘍出血，虛火動而錯經妄行，當求經審其因而治之。肝熱則血妄行，四物湯加山梔、牡丹皮、黃芩、白术；肝虛則不能藏血，腎氣丸；心火不能主血，四物湯加炒黃連、牡丹皮、芩、术；脾虛熱不能統血，四君子湯加炒山梔、牡丹皮；脾經鬱結者，歸脾湯加五味子；脾肺氣虛者，補中益氣湯加五味子；氣血俱虛者，十全大補湯；陰火動者，腎氣丸加五味子。大凡失血過多，而見煩熱發渴等症，勿論其脈，急用獨參湯補之。經云：血生於氣。苟非甘温參芪歸术之類以生心肝之血，決不能愈。若發熱脈大者死。**五善見三容易治，七惡見四真惡瘡**。正傳以瘡為順，惡為逆。瘡瘍仍忌倒靨，又增為尤逆。

味為有理。**又有一般無名腫**，非癰非疽非瘡非癬，狀如惡瘡，或痊或劇，名曰無名腫毒。隨其見症在表在裏在經用藥。外以裸枝煎湯洗淨，後以赤小豆、吳萸、白膠香、黃連、黃栢、貝母、硫黃、糯米、黃丹、輕粉為末，麻油調搽。一切惡瘡人所不識者皆同。

癧痤瘰癧也同方。闊一寸至二寸為癤，一寸至五寸為癰，五寸至一尺為疽，一尺至二尺為竟體疽。未潰色紫黑堅硬，已潰深爛如岩為癌。四畔生如牛唇黑硬為瘰。無頭面色淡紅為癧。是知腫起為癰，沉潰為疽，發出於外者為外發，隱伏腸胃者為內疽。癤比癰亦更輕。痤瘰癧多難治。○痤多生乳臑豚跨，全宜大補氣血脾胃，及蠟礬丸護臟生肌，冀其萬一。○瘰癧見後週身部。

腦頸部

腦發五種　頭瘡　風屑　白禿　軟癤　大頭腫　鬢疽　耳瘡附　浸淫瘡　月蝕瘡　內痈瘡痄腮　瘰癧　痰核　瘿瘤

腦後頸後頂心發，六腑陽毒好上蒸。六腑陽毒聚項，推太陽務肺主之。久積痰火濕熱，上蒸於腦。古謂發腦、發鬢、發眉、發頤、發背，謂之五發，至險。凡眼不見瘡皆惡。○有生於兩邊髮際穴者，如有核，宜取核以去病根。○有生於腦心者，四邊腫赤連耳項，不急治，膿水從頭中而出，血逆痰起不治。○有生於頸後者，瘡頭向上，瘡尾向下，形如蜂窠，乃反症也。微腫者急宜托裡散加升麻、赤芍、桔梗，防毒攻心。如痰發或流入兩肩者不治。○有生腦後對口者，名曰天疽，其狀大而色紫黑，不急治，熱入淵腋，前傷任脈，內薰肝肺，十餘日而死。○有生耳後一寸三分至命之處，名曰發頤，又曰銳毒。凡頭上癰疽，宜服降火化痰消腫托裡之藥，不可針灸，惟初起隔蒜灸之則可，但艾炷宜小，而少熱成者外敷南星膏或陰陽散，斂口古香瓣散。若熱上蒸，連頤而穿口，必主穿喉而死。

微腫納冷真熱症。微腫作痛，項渴好飲冷水，宜解毒湯加天花粉以除痰火濕熱，或黃連消毒散、當歸羌活湯、清熱消毒飲、活命飲選用。

口乾飲熱腎虛情。腫痛口乾，作渴好飲熱湯，為腎陽虛火熾，宜托裡消毒散、托裡益氣湯、腎氣丸、八味丸。漫腫微痛少食者，補中益氣湯；痰多者，托裡清中湯。若色黯不潰不斂，為陰精消涸，名腦爍，不治。

頭瘡風屑禿軟癤，是濕熱症稍輕。頭瘡宜內服酒歸飲，外用雄黃、水銀各等分為末，以臘月豬脂半生半熟和勻，洗淨敷之。濕爛者用燕窠土、黃柏為末乾糝；痂高者用黃蠟瀝清同熬敷之。○頭上風屑白屑極癢，宜內服單苦參丸；下虛者薄荷茶。外用藜蘆煎湯，避風洗頭，候稍乾，分開頭髮，仍以藜蘆末摻頭皮上，絹帕緊縛兩日夜，頭風亦効。○禿瘡初起白團斑剝如癬，上有白皮，久則成痂，遂至滿頭生瘡，中有膿孔，細虫入裡，不痛微癢，經久不瘥，宜內用通聖散酒拌，除大黃另用酒炒，共為末，再用酒拌令乾，每一錢水煎服。外用紅炭淬長流水，先去瘡痂，再用淡豆豉一合炒令煙起色焦，歷歷一團，飯飲調劑，炭火煅令灰燼，等分為末，入輕粉少許，麻油調搽。如有熱加黃連、寒水石；有水加枯礬；有虫加川椒、廣香少許；腫厚加消皮、煙洞煙膠、香爐蓋上香膠。如久不愈有虫者，厚風膏加黃柏、黃丹、煙膠各一兩。一方用鹽烏魚頭燒灰，麻油調搽。○軟癤用抱雞卵殼炒存性，入輕粉、黄連減半，為末，清油調敷。外腎生瘡亦效。愈而再作者，用野蜂房二個，燒存性為末，以巴豆廿粒去殼，煎清油二三沸，去豆，以清油調敷。或枯礬亦可。多年不愈者，用猪頸上毛、貓頸上毛各一握，燒存性，鼠屎一粒，為末，清油調敷。或加輕粉尤妙。如暑月生瘡，用木槿花搗爛敷之最妙。

大頭腫痛又名雷頭風時行毒。濕在高巔之上，故頭面腫痛疙瘩，甚則咽嗌填塞。害人最速，冬温後多病此，症似傷寒，寒熱身痛。治分表裡三陽屬。連兩目鼻面腫者，陽明也。發耳前後并頭角者，少陽也。腦後項下腫起者，太陽也。脉浮表症多者，清震湯或敗毒散加荊防。脉沉裡症見者，宜姜活、黄芩俱酒炒，大黄酒蒸為主。陽明加乾葛、升麻、芍藥、石羔；少陽加瓜蔞仁、牛蒡子；太陽加荊芥、防風，水煎，時時呷之，取大便，邪氣去則止。甚者加芒硝，或防風通聖散加牛蒡子、玄參，俱用酒炒，微微下之。咽喉腫痛者，用姜蠶二兩、大黄二兩，蜜丸如彈，井水化服。凶荒勞役，宜普濟消毒飲以安裡。虛者加參、歸；便秘加大黄，或人中黄丸亦妙。服後俱仰卧，使藥氣上行，故非便秘熱盛，忌用降下之藥。表裡症罷腫不消，磁鋒去血通關搐。表裡俱解，腫不消者，砭去血外用通關散，倍牙皂、躑躅及藜蘆少許，搐鼻嚏以泄其毒。久不愈欲作膿者，內服托裡消毒散。體倦食少惡寒者，補中益氣湯加桔梗。潰後腫赤不消，膿清色白者，六君子湯加桔梗、芎、歸。元氣素弱脉微者，用參、术、芎、歸、陳皮、柴胡、升麻、甘草各等分，以升舉陽氣，用牛蒡子、玄參、連翹、桔梗減半，以解熱毒。腫赤便屬純陽，脉微便屬純陰，慎之。

鬢疽肝胆之怒火，或因風熱藥同裡。怒火風熱，俱宜柴胡清肝湯；腫痛甚者，活命飲。腎虛血燥日晡熱。腎水不能生木，以致肝胆火盛血燥，鬢及頭目腫痛者，四物湯加玄參、柴胡、桔梗、甘草。風熱連頭面咽牙痛者，犀角升麻湯。血虛者，四物湯加參、芪。汗多喘渴瞋過勞。因勞役腫痛，寒熱喘渴，自汗者，補中益氣湯去升麻，加五味、麥門冬、炮姜。

耳瘡三焦肝風熱。耳瘡發熱掀痛，屬三焦厥陰風熱者，柴胡清肝湯、梔子清肝湯。中氣素虛者，補中益氣湯加酒炒山梔、黄芩、牛蒡子。寒熱作痛屬肝風熱者，小柴胡湯加山梔、川芎。痒痛出膿兼養血。內熱痒痛，出膿寒熱，溺數牽引胸脇脹痛，屬肝火血虛者，八味逍遥散。出水貪冷屬骨虛，火動切忌風藥劫。耳內痒痛出水，喜冷，銀簪探入，屬腎經虛火挾怒，忌用風藥燥筋，宜腎氣丸。○耳邊侵淫瘡出黄水者，用羖羊鬚、荊芥、棗肉等分，燒灰，入膩粉為末，麻油調搽。○月蝕瘡生耳鼻面間及下部諸竅，隨月盛衰，用胡粉炒黄、枯礬、黄丹、黄連、輕粉各二錢，胭脂燒灰一錢，麝少許，為末，先用鹽水洗淨，搽之，或麻油調搽。

內疳瘡生於口上腭，治以鈎刀并鐵烙，敷以雄粉支其牙，最是虛勞元氣薄。初發如蓮花，根蒂小而下垂乃大。治法以鈎刀決其根，燒接搽以止其血，次以雄黃、輕粉、粉霜、白芷、白蘞為末，敷之，以槐枝作枕，支其牙頰間，毋使口合。一兩時許，瘡癖定，合口自硬，次日出膿，以生肌散敷之。上唇多皆疽見後。

痄腮（同腮發）風熱犯其胃表，分寒熱裡不利。外因風熱腫痛在表，寒熱者，升麻胃風湯；在裡二便不利者，四順清涼飲；如表裡俱解，腫痛又不消，欲作膿也，托裡消毒散。頦腫同大積熱腫痛頗難當。膏粱厚味，胃經積熱，腮腫作痛，或發寒熱者，用升麻、黃連、連翹、牛蒡子、白芷等分，水煎服。連耳上，太陽部分腫屬風熱，加羌活、防風；連耳下，少陽部分腫屬怒火，加柴胡、山梔、牡丹皮；連耳後，少陰部分腫屬相火，加知母、黃柏；頰頂面齒牙俱腫，內熱口乾者，犀角升麻湯；齒牙唇舌俱腫出血者，清胃散加石羔。內寒不潰宜補劑。內傷生冷涼藥，不能消潰，食少體倦者，補中益氣湯；內傷氣血俱虛者，八物湯加麥門冬、五味子；傷七情有寒熱者，八味逍遙散；傷色慾連頤及耳後腫者，腎氣丸、八味丸、十全大補湯。不可誤用風藥尅伐之劑。

瘰癧馬刀屬少陽，風熱痰氣結核囊。生頸前項側，結核如菉豆，如銀杏，曰瘰癧；生胸脇腋下，堅硬如石，形如馬刀虫，曰馬刀。多氣少血之病，總皆手足少陽相火所主。蓋耳前後與缺盆、肩上、脾下，屬足少陽部分；延及頤頂、頰車，與頤屬足陽明部分；延及胸中中府、雲門，肺經部分者，乃風癧火而小熱，癧堅腫赤色，又名血癧；痰癧推動滑軟，氣癧圓而動，又有鼠殘癧，大小不一。寒者化痰通經脈，清肝養血是上方。無痰不成核，諸瘰初起寒者，皆以化痰為主，通用二陳湯加防風、桔梗、黃芩、竹瀝。胸緊者，以此探吐尤妙。○通經脈，必用斑貓，疎捲小便以瀉火。古方必效散、立應散是也，但此二藥甚峻，服後宜量體調治。體寔風熱盛者，繼以宜熱丹服之。體虛者，托裡益氣湯，或八物湯合二陳湯，多服，瘡口自斂；又有虛甚者，宜先服健脾藥，而後服二散，輕者只用斑貓丸。便堅胃盛者，白蚕丸，或進膿化毒散、軟硬皂子丸。少陽分者，柴胡通經湯；陽明分者，升麻調經湯；少陽陽明二經，二湯合服調之。誤下則犯經禁病禁。○清肝者，膽與肝合病，則筋攣累累如貫珠，寒熱燄痛，乃肝氣動而為病也，當清肝火為主，佐以養血；氣寒熱止而瘡不愈者，乃肝血燥而為病也，當養血為主，佐以清肝，清肝益榮湯、梔子清肝湯、柴胡清肝湯選用。虛久滋潤肺脾腎。瘡如豆粒附筋，肉色不變，內熱口乾，精神倦怠，久不消潰，及肝脈弦緊、腎脈洪數，乃腎水不能生木，以致肝血火動，筋攣。忌用風藥燥肝。經久斕破，膿血大泄者，脾腎愈虧，火炎攻肺，皆宜腎氣丸、補中勝毒餅為主，兼服逍遙散加桔梗、麥門冬、五味，以清肺火。多怒有肝火者，清肝解鬱湯；有寒熱者，單夏枯草散；肝火旺甚或近骨處生虫作痒者，蘆薈丸。通用貓頭丸、海藻散堅丸；外治琥右散、琥珀散、貓蝠散；虛弱者，單夏枯草膏內服外貼，加麻油。成瘻瀉水補且防。瘻即漏也。經年成漏者，與痔漏之漏相同，但在頸則曰瘰漏，在痔則曰痔漏。治法則一。初起者宜溫散風冷，及行腎經濕熱邪水；久則大補氣血，兼用熏洗平肌塞竅之藥。古方白蛇散治瘰癧成漏，以其有牽牛能利腎經惡水，免至淋漓穿穴，但利後當量體調治。痛節酒色財氣丸，偏治詳漏條。女人經閉有朝死。經調及經閉無朝者可治，經閉行潮或咳者死。古方用王燭散治瘰癧，和血通經，服之自消。日進一服，七八日見效。便不閉者，柴胡通經湯、升麻調經湯。久虛者，加味逍遙散、清肝益榮湯，或用三陳湯合四物湯，加牡蠣、柴胡、黃芩、玄參、神麯為末，以桑椹膏搗丸，菉豆大，每五十丸，鹽酒下，或腎氣丸尤妙。

男子潮咳是真傷 瘰癧傷症之標也。故癆瘵類有曰臉中有塊，頸上有核，最為難治，況成潰漏，而不清金降火，滋腎健脾，病人又不清心淡口，則潮汗咳，為惡症。蜂起，其可生乎？但視其目內赤脉貫瞳人，有幾條則知其幾年死。面色皖白，金尅木，脉洪大，為元氣虛，敗俱為不治，故曰寔者可治，虛者可慮。

痰核在頸全不痛 頸項生核，不紅不痛，不作膿，推之則動，乃痰聚不散也。不可誤用瘰癧藥，治宜三陳湯加大黃、連翹、柴胡、桔梗，體薄者三陳湯加桔梗、黃芩、玄參、麥門冬，及防風少許，入竹瀝多服自消。如耳後與項間各有一塊者，含化丹。**在臂或痛亦不紅** 凡臂核或作微痛者，以內無膿，故外雖腫不紅，或生背膊，皆然。宜陳皮、半夏、茯苓、防風、酒芩各一錢，連翹二錢，皂角刺一錢半，川芎、蒼朮各五分，甘草三分，水煎服。

遍身結塊多痰注，濕痰下體却宜通 凡遍身有塊，多是痰注，但在上體多兼風熱，在下體多兼濕熱，宜加味小胃丹、竹瀝達痰丸。量體虛實服之，通用海帶丸。

癭瘤有五應五臟 舊分五癭六瘤，惟薛立齋止言五瘤，蓋癭瘤本共一種，皆痰氣結成，惟形有大小，及生頸項遍身之殊耳。立齋云：肝統筋，怒動肝火，血燥筋攣，曰筋瘤；心主血，勞役火動，陰火沸騰，外邪所搏而為腫，曰血瘤；脾主肉，鬱結傷脾，肌肉消薄，外邪搏而為腫，曰肉瘤；肺主氣，勞動元氣，腠理不密，外邪搏而為腫，曰氣瘤；腎主骨，勞傷腎水，不能榮骨而為腫，曰骨瘤。瘤之名有五者，此也。仁齋云：筋脉呈露曰筋癭，赤脉交結曰血癭，皮色不變曰肉癭，隨憂愁消長曰氣癭，堅硬不可移曰石癭。癭之名有五者，此也。癭瘤俱內應五臟，藥治相同。

瘤走遍身癭頸項 癭瘤所以兩名者，以癭形似櫻桃，一邊縱大亦似之，槌槌而垂，皮寬不急，原因憂恚所致，故又曰癭氣，今之所謂影囊者是也。瘤初起如梅李，皮嫩而光，漸如石榴、瓜瓠之狀，原因七情勞役，復被外邪，生痰聚瘀，隨氣留住，故又曰瘤。瘤總皆氣血凝滯結成，惟憂恚耗傷心肺，故癭多着頸項及肩。勞慾邪氣乘經之虛而作，故瘤隨處有之。

雖無痛癢有虛寔，散堅行氣不可妄 癭瘤或軟，以便無痛無癢，體寔者，海藻散堅丸、海帶丸；痰火盛者，破結散、神效開結散，此皆化痰行氣，破堅之劑。久虛者不可妄服，虛者筋瘤腎氣丸或八物湯加小柴胡、木瓜、山梔、龍膽草，肝火盛者間以蘆薈丸暫服；血瘤四物湯加茯苓、遠志；肉瘤歸脾湯、補中益氣湯；氣瘤補中益氣湯；骨瘤腎氣丸、補中益氣湯。○通用初起者，六味流氣飲，單蜘蛛方。稍久者，蠟礬丸常服，自然縮小消退。外敷南星膏，切不可輕用針刀決破，破則膿血崩潰，多致無已，必至殺人。但有一種脂瘤，紅粉色，全是痰結，用利刀破去脂粉，則愈。或有如茄垂下根甚小者，用藥點其蒂，俟茄落，即用生肌斂口藥敷之，防其出血。

手部 凡天蛇頭 甲疽 鵝掌風 代指 紅絲瘡

疕屬肝胆小腸經，多患於手背及指間，或如黃豆大，或如聚粟，或如熟椹，拔之則絲長三四寸許，又曰手背發。風熱怒火或亡精。風熱血燥筋縮者，八味逍遙散加黃連，或清肝益榮湯；怒火者，柴胡清肝湯；亡精腎枯筋縮者，腎氣丸。切忌寒涼繫與灸，誤犯出血必傷生。誤用寒涼降火之藥，及螳螂蝕、蜘蛛絲纏、芫花線繫着、艾灸等法，輕者反劇，重者大潰腫痛，致熱出血而死，慎之。

甲疽一名代指雖害，不似鵝掌風難平。甲疽乃毒氣攻於手足指旁肉裏上，指甲疼痛，出血，瘡中有虫，或因剔甲傷肌，或因甲長侵肌，遂成腫痛，俱用綠礬五兩，置鐵板上，以炭火封之，次令火熾，其礬即溶，流出赤汁者是，直候流汁盡，去火待冷，取為末，色似黃丹，收之。先以鹽湯洗拭，後用綠礬為君，入乳香少許，敷之。重者用綠礬五錢，蘆薈一錢半，麝香一字，為末，以絹袋乘藥納所患指於袋中，線扎定，以瘥為度。○代指，指頭先腫，焮熱掣痛，然後用烏梅核中仁為末，米醋調成膏，入芒硝煎湯淋洗，然後於爪甲邊結膿，甚者爪甲俱脫，先用指漬之自愈，或用猪脂和蚯蚓搗爛敷之。○天蛇頭瘡生手指上，或足瘡旁一塊，開口腫痛，用雞母揚根拔醋浸一宿，即消，或以雄黃入雞子內，以患指浸其中一宿，次早更以蜈蚣燒煙薰病指一二次，即消。如痛甚流血不止者，用雄黃、蜈蚣、全蝎為末，擦在瘡上，却以少油搽帛上扎之。○鵝掌風癬，用猪前蹄爪破開，入菊花、蒼耳末，以線縛定，投鍋食之，次日用白鮮皮、皂角、雄黃各五分，鉛製水銀三分，為末，臨夜用鵝脂、姜汁調搽，次早以沙擦去，然後量體服去風之藥。此癬乃楊梅瘡類，如多年不愈者，先用磁鋒礬刮，次以草麻子一兩、枯礬二錢，為末，桐油調搽，火烘極熱，再以棗肉三兩、水銀五錢、枯礬三錢，搗爛如泥，每日擦手千餘下，次以肥皂酒糟洗淨，十次神効。更灸勞宮或內關一穴斷根。○又方，桐油調密陀僧末，搽掌外，用水龍骨火燒煙薰之。治手足掌風及婦花癬，更以樟葉煎湯洗之。

紅絲瘡最害又速，或生於手或生足，發疱初黃變紫青，絲進入心毒入腹。紅絲瘡因喜怒不常，氣血逆行而生，于手足間有黃疱，其中忽紫黑色，即有一條紅絲，迸走血上而生，若至心腹，則使人昏亂不救，或有生兩三條紅絲者，急以針橫截紅絲所到之處，刺之，令其出血，以膏藥貼，或嚼萍草根敷之，立愈。

胸腹部 乳癰 胃癰 肺癰瘻 腸癰 心癰 腹癰 附臍癰

乳房胆胃乳頭肝，婦人之乳，男子之腎，皆性命根也。病初嘔瀉增熱寒。煩渴嘔吐者，胆胃風熱也，甚則毒氣上衝咽膈，妨礙寒熱者，肝邪也，此皆表症，宜不換金正氣散加天花粉，止渴嘔，定寒熱。咽膈有礙者，甘桔湯加生姜，或護心散。如潰後見此四症為虛。

婦人胃厚多憂鬱，火化汁濁塞竅端，結核有兒吹熱氣。○飲食厚味，忿怒憂鬱，以致胃火上蒸乳房，汁化為濁膿，肝經氣滯，乳頭竅塞不通，致令結核不散，痛不可忍。初起便當隔蒜灸法，切忌針刀。能飲者，一醉膏加芎歸各一分，一服兩服即効。不能飲者，瓜蔞散。○結核亦有氣血虛弱，畧被外感內傷，以致痰疾凝滯，俱以古芷貝散為主。血虛合四物湯，更加參朮柴胡升麻；氣虛合四君子湯，更加芎歸柴胡升麻。憂思傷脾者，歸脾湯加瓜蔞根、貝母、白芷、連翹、甘草節，水酒各半煎服。有肝火結核腫痛甚者，清肝解鬱湯。○吹乳，因乳子膈有痰滯，口氣焮熱，含乳而睡，風熱吹入乳房，凝住不散作痛。初起須忍痛揉令稍軟，吸取汁透，自可消散。不散，宜益元散，冷姜湯或井水調，一日一夜服三五十次，自解。重者，解毒湯頓服之。挑氣者，古花只散、單青皮湯。外用漏蘆為末，水調敷。又有乳汁不行，積乳脹痛者，湧泉散。

核久成癰硬腫浸。○核久內脹作痛，外腫堅硬，手不可近，謂之乳癰。未潰者，仍服瓜蔞散、內托升麻湯，或復元通聖散加漏蘆。虛者，托裡消毒散。將潰，兩乳間出黑頭，瘡頂下作黑眼者，內托升麻湯。已潰寒熱者，內托十宣散。少食口乾者，補中益氣湯。晡熱內熱者，八物湯加五味子。胃虛嘔者，六君子湯加香附、砂仁。胃寒嘔吐或瀉者，六君子湯加乾姜、藿香。遇勞腫痛者，八物湯倍參茋歸朮。遇怒腫痛者，八物湯加山梔。

又有核小全不痛，久則潰漏療益難。鬱怒有傷肝脾，結核如鼈棊子大，不痛不痒，五七年後外腫紫黑，內漸潰爛，名曰乳巖。滴盡氣血方死。急用十六味流氣飲及單青皮湯兼服。虛者，只用清肝解鬱湯或十全大補湯，更加清心靜養，庶可苟延歲月。經年以後，必於乳下潰一穴出膿。又中年無夫婦人死尤速，故曰：夫者，妻之天。惟初起不分屬何經絡，急用葱白寸許、生半夏一枚，搗爛為丸，芡實大，以綿裹之。如患左塞右鼻，患右塞左鼻，一宿而消。

男兒乳疾何須怪，○怒慾損傷精血乾。男子乳疾與婦人微異者，女損肝胃，男損肝腎。蓋怒火房慾過度，以致肝虛血燥，腎虛精怯，不得上行，痰痕凝滯，亦能結核。婦人胎產後亦有肝虛者。大概男子兩乳腫者，瓜蔞散、十六味流氣飲。左乳者，足三陰虛，鬱怒所致，八物湯加山梔、牡丹皮，或清肝解鬱湯。火盛風熱者，更加炒黑草龍膽五分。腎虛者，腎氣丸。食少作嘔，胸脇作痛，日晡頭痛潮熱者，六君子湯加芎歸、柴胡、山梔。潰爛作痛者，十全大補湯、腎氣丸。因勞怒則痛，并發寒熱者，補中益氣湯加炒黑山梔。不可輕用清熱敗毒之劑。

肺癰因痿火益炎。○經年久咳，熱極葉焦而為痿，猶草木亢甚則枝葉痿落也。火燥甚則脹腐為膿血成癰。病因汗吐下後亡津，或腎虛火炎，或厚味薰蒸而成。其候懸風咳嗽，鼻塞流涕，項強不能轉側，皮膚不澤，胸脇脹滿，呼吸不利，吐痰血腥穢。

癰口乾燥痿涎粘，膿成胸痛或開竅，調和金水胃脾兼。○肺痿脈數而寔，寒熱往來，自汗咳唾，口中痰多，知母茯苓湯主之。如咯而將變癰者，紫菀散。火盛者，人參平肺散為丸含化。虛損者，劫勞散。虛冷不渴者，炙甘草湯加乾姜。喘急有寒邪者，小青龍湯。喘急面浮，鼻塞胸脹者，古葶藶散。是知肺痿有寒有熱，而清金降火爲痰爲主也○肺癰脈數而虛口燥咽乾胸脇隱痛二便赤澀咳唾膿血腥臭置之水中則沉桔梗湯主之如吐膿者消膿飲咽痛者甘桔湯便秘者太乙膏爲丸白湯下人有胸脇間開一竅口中所咳膿血與竅相應而出者宜大補氣血血多者梅豆湯冷熱不調者雲母膏爲丸甘桔湯下痰多少食者托裡清中湯咳喘短氣弱少者參芪補肺湯脾虛少食者參朮補脾湯七情飢飽勞力傷脾肺者團參飲子咳唾痰壅者腎虛也腎氣丸口乾燥者虛火也八味丸去附子加五味子有吐膿血如肺癰口臭諸般藥不効者消風散加髮灰米飲下大概面赤當補脾腎面白當補脾肺益補脾以生肺金補肺以生腎水也如痰火發熱咳吐膿血痰如糯米粥脈浮大者死若膿血自止脈浮短濇者生

心癰胸發名井疽胸乳間生蜂窠癰發名井疽狀如豆大三四日起不早治入於腹十日死外發可治內傷殂降火清心爲要藥心熱盛極急用疎導心火之藥遲則不救大便澀者清心散或涼膈散去硝黃加白芷天花粉瞿麥木通大便秘者內固清心散或涼膈散去硝加白芷天花生地

脇癰一樣忌補虛初起神効瓜蔞湯或柴胡清胸湯蓋胸脇肝心火盛虛中有熱決不敢投陽藥潰後方敢清熱托裡兼滋腎水誤投熱藥易傷骨膜慎之○脇瘨用雞屎粘搗爛入鹽少許醋和敷之消腫止痛膿成者敷之即安

胃癰胃熱咳膿血人迎反盛胃脈沉胃脘癰因飲食七情火鬱復被外感寒氣所隔使熱鬱之氣填塞胃脘胃中清氣下陷故胃脈沉細惟寒氣所隔故人迎緊盛有此二脈者胃癰真也寒熱如瘧皮毛縱先宜疎利次補升外症寒熱如瘧胃濁則肺金失養故身皮錯縱或咳或嘔或唾膿血俱大射干湯主之胃火盛者清胃散痰壅者甘桔湯大便不利者太乙膏爲丸服小便不利者三仁湯內痛者失笑散虛而痛者壯丹散膿出食少者補中益氣湯升提胃氣或佐以前藥調之不可專治其瘡

腸癰小腹痛若淋濕熱痰瘀注內膜甚者腹脹有水聲便膿臍瘡背敗惡濕熱鬱積成癰痰火盛者脈數而滑挾瘀血多者脈數而沉外症小腹腫強按之則痛小便若淋臍似奔豚發熱惡寒脈遲緊者未有膿也大黃湯或五香連翹湯下之不敢下者托毒散加秦艽連翹脈芤濇者四物湯加桃仁紅花玄胡索木香脈洪數者已有膿也三仁湯神効瓜蔞湯小腹疼痛小便不利者膿壅滯也壯丹散若腹脹大轉側聞有水聲或遶臍生瘡出膿大便屢下膿血者不治間有虛冷皮甲錯腹皮似腫按軟弱中無積聚外無潮脈數還宜用溫藥脈數外無潮熱內無積聚身皮甲錯腹急如腫按之却軟乃內虛陰冷發瘡成癰壯丹散或內托十宣散加茯苓甚者敗醬散以小便利爲驗文

有冷熱相交併消瘀和中從補托腸癰冷熱症用雲母膏為丸牛膠煎酒下利去瘀膿則愈其間有痛甚大便從小便出者亦宜如下膿過多者梅豆湯合甘桔湯和之蠟礬丸尤妙膿止後內托十宣散或八物湯補中益氣湯以固本元愈後卻宜靜養若動作躁暴或被驚恐則腸斷而死凡癰大小腸分尤可大腸分近肛門者難治肛門破者即死

腹癰腹痛關脉數飲食七情火滯着腹癰生於肚腹皮裏膜外左關脉洪數而腹痛甚者是也膏粱七情火鬱以致脾虛氣滯而成小兒多因驚積虧損而成食積癥氣相類

不可誤治無膿腫硬色如常悛腫堅硬肉色不變未有膿也四君子湯加芎歸白芷枳殼或托裏散若欲腫痛甚者邪氣寔也先用活命飲隔蒜灸以拔其毒後用托裏散以補其氣膿成腫軟色赭若腫起而軟色赭赤者膿成也托裏消毒散若膿成而不外潰者氣血虛也卧針刺之潰未皆宜壯胃元行經活血忌涼藥不問初起已潰未潰俱宜壯胃元氣而佐以行經活血若誤用尅伐及利下涼藥則腫不能潰潰不能斂壯者難治老弱立死若曾經誤下及服降火破氣消瘀之藥大劑參芪姜附或十全大補湯救之

吁嗟九疽認亦難按穴方知審經絡中府屬肺巨闕屬心期門屬肝章門屬脾中脘屬胃京門屬腎天樞屬大腸丹田屬三焦關元屬小腸每穴內隱隱痛者為疽肉上微起者為癰假如中府隱痛者肺疽也上肉微起者肺癰也各穴倣此十六味流氣飲或托裏散加當歸山梔黃芩杏仁

背腰部背發七種腰發二種

發背五臟毒蘊成七情六慾外邪并背雖膀胱腎脉所主然五臟所係於背或醞酒厚味或鬱怒房勞以致水枯火炎痰凝氣滯或被外邪與毒相搏隨處發生

肩下脊上脾家毒發在肩下脊上乃因飲食感毒廣一尺深一寸雖潰在膏不穿膜不死急治脾肚中之毒內服護心散外用敷藥恐毒奔心大要服藥截住如通脊皆腫者不可救

偏右蓮子內生蓮子發生於右脾中外如蓮蓬內有子孔恐其毒奔入心大要用托裏散加芩連黃柏荷葉散之不令攻心漸消可治通背腫者危

偏左初起汗即散脾發生於左膊間初起可用燈火點破內服追疔湯汗之即散

左搭右搭肺肝情右搭肩發骨上生者以動之處可治若串左肩難治左搭肩發骨上生者以動之處可治若串右肩難治二症內服托裏散加升麻桔梗外用去惡散或綿絮燒灰為末稀之乾者麻油調搽

脊中蜂窠防膜透蜂窠發正當脊心形如蜂窠有孔在上者不宜灸最為反症宜托裏散加菊花生肌定痛防毒攻心難治因心火未發故也

對心火毒太相淩對心發極重因心火盛而熱氣會主於此其毒壯盛走暴急用疏導心火之藥解之

散走流注風熱盛散走流氣發毒氣乘風熱而走急宜疎風定熱治之

則氣自息若流注於手腑服者必死無疑

氣食陰虛癰見亦此發頭尾俱失而邊横大如癰之形因飲食所致而氣食相關合并陰虛而成之氣虛而散者所以開口而濶急服托裡補藥則效

腎俞濕熱單生發房慾兼之雙發乎腎俞發因受濕并怒氣飲熱酒傷於內腎流毒腎俞生疽急用藥解內腎之毒若腎經見有濕熱更加房勞鬱怒過度則兩腎俞穴生發陽發於外者可治陰發疾發傷腎膜及膿稀者死又有腎俞一發脾骨上一發肩髆上又生一發亦謂之雙發

慢腫難治焮腫易焮腫發熱疼痛色赤作渴脉滑數有力先服活命飲後用托裡消毒散慢腫不熱微疼色黯作渴脉數無力者腎虛也托裡散少食者六君子湯加姜晡熱陰虛者四物湯加參朮或腎氣丸惡寒熱四邊漸大者陽氣虛也單人參湯十全大補湯小便頻數者八味丸初起食少者胃弱脾虧也急用補中益氣湯救之今俗專用奪命丹一捻金施於因怒因飲食毒及肥人則可若瘦人及因慾火者反燥陰作渴致泄或血凝毒氣不行推初起或一服之則可凡焮腫氣血勝毒易治慢腫服托藥不應者乃毒勝氣血死在旬日或已發出而不腐潰者須急用托裡藥兼補脾胃不應死在二旬若已潰而色不紅活者用托裡散加參芪肉桂及補脾之藥却不能生肌瘡口黯暈大而不斂乃脾崩也死在月餘

總論中間法可憑表症內托發汗裡症內疏通在經和解體虛者未潰托裡消毒已潰托裡溫補詳前總論

臀腿部

臀癰附臀蛆瘡　便毒　路岐　懸癰附穀道中瘡　痔　漏　陰瘡　陰囊癰附小兒陰囊生瘡　婦人陰瘡附交接出血　附骨疽附腿上寒濕疽　杖瘡

臀癰太陽部位奧雖然多血氣罕到臀居小腹之後部位僻奧雖曰多血然氣既罕到血亦罕來中年患此誠為可慮

陰虛濕熱是病根內托固裡性無躁初起未成膿者隔蒜灸再用葱熨法欲作膿者內托羌活湯痛甚者活命飲腫硬痛者托裡消毒散微腫痛者托裡散脾虛不能消散或食少不作膿者六君子湯加芎歸黃芪偏右臀腿者尤宜腎虛不能消散或作渴溺淋者腎氣丸有脾虛誤服消導藥以致氣陷下腫痛甚者補中益氣湯或十全大補湯潰後尤宜進此二藥以固其裡兼節酒色戒燥暴乃可萬全○臀蛆瘡痛痒者摩風膏只痒甚有虫者用硫黃一兩人言一錢為末用韶腦調勻慢火熬乾復熬化如火起將醋酒數次傾地下待冷成餅用時油磨搽瘡痒抓破擦上三日即愈

便癰屬足厥陰肝俗云便毒是血疝也生於腿胯小腹之間乃厥陰肝經及衝任督三脉隧道乃精氣出入之路也

房慾強精只一端或入房忍精或思色不遂或當泄不泄精凝而為癰腫痛在胯腹之間先用五苓散利去敗精便秘加大黃有寒熱者小柴胡湯加山梔澤瀉後用腎氣丸以補精兼逐瘀血

濕熱因勞或被冷補瀉方詢便易難內有濕熱外被寒邪相拒敗瘀不得散治宜清肝火活瘀血滲利腎經邪水譴逐二便難者兩解湯八正散挾鬱怒者流氣飲子或復元通氣散加天花粉白芷青木香腫痛甚者活命飲濕熱壅滯者龍膽

醫學入門　卷六　背腰部　臀腿部　三十九　上海埽葉山房校印

瀉肝湯。體瀉大便易而小便澁者，小柴胡湯加芎歸知柏澤瀉，或神效瓜蔞湯加柴胡山梔；痛甚者活命飲去大黃。一属熱，因勞倦氣滯者，補中益氣湯；潰後俱宜托裡散、八物湯加柴胡，或十全大補湯；久欲成漏者，蠟礬丸。一單方用紫花地丁擂酒服最妙。

騎馬兩邊異名兩便毒左右兩邊俱發，或先有疳瘡而發，或卒然起核疼痛而發，用藥同前。古方初起宜國老膏入皂角炭少許主之，外用鳳尾草煎湯洗淨，以明松香為末，日三次乾糝自愈。愈後須戒房室行動。

路岐些小跨襠間腫痛者，內服單蜘蛛方，外用炒葱熨三五次，後以消陷毒消腫藥加大黃、木鱉子、南星、草烏敷之，破者用生肌散。其症小兒患之多，因食積痰滯。

懸癰足三陰虧損生穀道前陰囊之間，初發甚痒，狀如松子，漸如蓮子，日久如桃李，加以赤腫，若破則大小便從此中而出，不可救也。**輕則漏瀝重則殞**輕則歷盡氣血而亡，重則內潰即死。**初起量與清濕熱**初起濕熱壅滯作痛，尿澁者，活命飲去大黃，或龍膽瀉肝湯。**大補氣血猶恐晚**不成膿不潰者，八物湯；膿已成者急針之，欲其生肌收斂。腎虛者腎氣丸，血虛者四物湯加參朮，氣虛者四君子湯加芎歸，脾虛者補中益氣湯，久成漏者十全大補湯、蠟礬丸。此疾首尾常服國老膏，雖患亦輕，雖潰亦淺。誤用寒涼則不可救。○穀道中生瘡，水中行葉細絹綿裹納下部，日三次即愈。

五痔原因食色傷經曰：因而飽食，筋脈橫解，腸澼為痔。蓋飽食則脾不能運，食積停聚大腸，脾土一虛，肺金失養，則肝木寡畏，風邪乘虛下流，輕則腸風下血，重則變為痔漏。或醉飽入房，精氣脫泄，熱毒乘虛下注，或淫極入房，過甚傷筋，忍精停毒，甚則以男交男，致傷膀胱與腎肝筋脈。蓋膀胱筋脈抵腰絡腎，貫臀走肝，環前後二陰，故痔乃筋脈病，發則面青痛甚，肝苦急也。○五痔：牡痔，肛邊如鼠乳；牝痔，肛邊一枝生瘡而入；腸痔，結核，腸內脫肛出血；血痔，大便清血，隨下如射；脈痔，腸口頻頻發癢，出血且痛且痒，五痔散主之。又有氣痔，肛門腫痛，便難，強力則肛出不收，加味香蘇散；酒痔，飲酒則發，乾葛湯；蟲痔，浸淫濕爛，歲積月累，蝕腸穿穴，蝟皮丸、黑玉丹。凡毒深者大如雞冠、蓮花、核桃，毒淺者小如松子、牛乳、雞心、鼠乳、櫻桃，雖種種不同，皆三陰虛也。**濕熱風燥毒歸腸**痔非外邪，乃臟內濕熱風燥四時相合，蘊久流入大腸而成毒。有腸頭腫塊者，濕也；肛腫後墜，濕兼熱也；出膿血水者，熱勝血也；痛極者，火熱也；痛痒者，風熱也；大便秘者，燥熱也；小便澁者，肝火濕熱也。又瘡頭向上或硬者熱多，向下或軟者濕多。**涼血和氣清濕熱潤燥疏風止痛痒**痔以涼血為主。蓋熱則傷血，血滯則氣亦不運，而大腸下墜作痛。大要以槐花、槐角、生地涼血，芎歸、桃仁和血生血，枳殼行氣寬腸，芩連山梔清熱，黃柏、防己、澤瀉行濕，麻仁、大黃潤燥，秦艽、荊芥疏風，風邪陷下久者，防風、升麻提之，氣弱者人參、黃芪補之，氣不順者木香、檳榔和之。古方熱痔黃連阿膠丸、清心丸、槐角丸、槐膽丹、濕熱加味連殼丸、或四物湯合敗毒散、消風散、秦艽蒼朮湯、操痔四順清涼飲。下血者芎歸丸、芎歸參朮丸，痛者止痛丸，痒者宜玉丹，腫硬者宜蝸蠃丸。**外法割剔之有害**，刀割線剔，損臟傷命；藥貼藥敷，用毒變漏。初起只宜秘方，已成者防風、荊芥、槐花、木鱉、朴硝煎湯熏洗，滑脫加文蛤、蓮蓬，洗後用古龍木膏、蜈蚣油塗之。內痔宜內生肌丸，忌搽藥。**斷根滋補忌寒涼**，體實屬肺與大腸風熱者，加味槐角丸、加味地黃丸、三神丸，斷根更易。體虛屬肝脾腎三經陰精損者，腎氣丸、補中益氣湯、十全大補湯，以滋化源，更節嗜慾，謹起居，方可斷根。又有兼下疳瘡者，有莖中出白津者，有兼疝者，皆肝腎不足變出，勿專服寒涼瀉火。○蜈蚣油：端午取大蜈蚣一條，竹簽陰乾，臨發剪二寸，煅存性，桐油調塗，輕則不發，重則次年對週日又發，再剪一寸，照塗斷根。又法：用生蜈蚣數條，浸麻油內，候生黴蟲殼化，塗痔及諸瘡癬。

九漏須知初與久○凡瘡症久則漬膿腐肉，傍穿竅其間，穿孔必深，風冷外侵，胃涓膿水出，如紅蕈之有頭孔。九漏：肝主狼漏，胃主鼠漏，大腸主螻蛄漏，脾主蜂漏，肺主蚍蜉漏，心主蠐螬漏，膽主浮蛆漏，腎主瘰癧漏，小腸主轉脈漏。原因氣血壅滯，宗濕蟲動，谷蠹之毒而名，其因治則一也。在痔則有穿腸、穿臀、穿陰者。又有無痔，肛門左右別生一竅，流出膿血，名為單漏。竅在皮膚者易愈，臟腑損者難治。又有原因痔瘡，肛邊別生一塊，作膿就在痔孔出者，乃食積注下也，宜連殼散。**初濕熱兮久濕寒**，痔止出血，始終是熱；漏流膿血，初是濕熱，久是濕寒。初起淡紅微腫小核，宜涼血清熱燥濕，臺牛酒加味槐角丸、臟連丸、古枳殼丸、連歸丸。久則內如槁白，外如黑腐，淫蟲惡臭，宜蠟礬丸殺蟲；溫補黑玉丹、補腸丸、芎歸丸、苦參丸、蠟礬丸。又有初起因風冷者，久則虛而挾濕熱者。**大補氣血兼艾灸，熏洗平肌塞竅端**，十全大補湯、補中益氣湯、黃芪六一湯主之。丹溪用參、朮、黃芪、芎歸為君，佐以蝟皮、蛇退、牛肉、臘蜂房之類服之。外用津唾調附子末作餅，如錢厚，放瘡上，漏大炷大，漏小炷小，灸令微熱，不可令痛，乾則易新餅再灸，如倦暫止，次日又灸，直至肉平為度。外用雲母膏貼之。畏灸者，內生肌丸最妙。他如熏洗方、茵髮散、蜂房散、平肌塞竅、取膿、取蟲諸方，相宜者酌用，清貴者慎之。

陰瘡三等屬腎肝○**濕瘡風濕痒如癬**，濕陰瘡由腎虛風濕相搏，邪氣乘之，瘙痒成瘡，浸淫汗出，狀如瘡癬。**妬精作白腫痛痒**，妬精瘡因久曠房室，思色動慾，以致敗精流入莖內，初發如粟，赤腫潰爛，作白膏，痛痒妨悶。**陰蝕莖丸腫相繾**，陰蝕瘡因婦人子宮有敗精帶濁，或月水未淨，與之交合，房室後又未洗浴，男子腎虛，邪穢滯氣，遂令陰莖連睪丸腫痛，小便如淋。**甚久潰爛成下疳**○經久潰爛，侵蝕肌肉，血出不止，以成下疳。瘡久不愈，必成楊梅瘡，宜服仙遺糧湯預防之。**寒熱煩渴宜詳辨，非虛便是濕熱侵**○身體煩熱，壯熱惡寒，宜急治之。陰血虛而有熱者，小柴胡湯加參、朮、芎、歸。腫痛發熱者，四物湯加柴胡、山梔。濕熱腫痛，陰囊寒熱者，小柴胡湯加龍膽草、黃連、青皮。熱勝二便秘者，八正散。濕熱甚則腫痛溺澁。凡莖縮縱作痛，或出白津者，龍膽瀉肝湯。如氣虛者，補中益氣湯加龍膽草、山梔。煩渴不止者，竹葉黃芪湯。癰潰後，氣血虛而有火者，八物湯加柴胡、山梔。無火大便軟者，托裡散、內托十宣散。大要此症肝經陰虛爲本，腫痛寒熱爲標，宜常服腎氣丸，若專治肝則誤矣。**莖痒津出多脾軟**，莖中痒出白津，多因脾土軟弱，不能滋生金水，以致肝經血虛火燥，宜補中益氣湯與清心蓮子飲間服，蓋脾胃爲肝腎之源，心寔主之。○外治濕陰瘡，柘蚌散、銅綠散；妬精瘡，津調散、蘆薈散；陰蝕瘡，鳳衣散；下疳瘡，旱螺散；玉莖破裂腫痛者，蝎管散；爛臭成瘻者，截疳散；或用洗藥。腎莖上生瘡久不合口者，用經布燒灰蜜調塗上則愈。有陰毛間生虫作痒者，搗桃仁泥塗之。

陰囊癰屬肝腎經，都緣陰虛濕熱并，丹溪云：但以濕熱入肝施治，而佐以補陰，雖潰脫可愈。**溺澁清肝利濕毒**，初起腫赤脹痛，小便澁滯，寒熱作渴，當清肝火，分消濕熱以泄，宜黑龍湯吞滋腎丸。如全因入房，囊腫大如斗許，小腹脹悶，溺澁發熱，口乾痰壅，命在反掌，宜腎氣丸料加車前子、牛膝煎吞滋腎丸，少利濕熱。後仍腫痛者，宜補陰托裡，以速其膿而針之。若膿撅而便秘者，熱毒壅滯也，宜托裡消毒散；或又不減者，熱毒未解也，宜清肝益榮湯；膿已成者，活命飲。**潰後托裡補陰精**，膿潰皮脫，睪丸懸掛，或內見筋一條不消，陰囊悉腐，玉莖下面貼囊者亦腐，如半邊筆管，只宜托裡散加故紙、黄芪、五味子、兔絲子，或四物湯加參、朮，吞腎氣丸，兼服補中益氣湯倍黄芪、歸、朮，大補氣血脾胃，切忌寒涼攻伐及淡滲損陰之藥，外塗白蠟膏、豪髮塗，旬日可復，雖曾去陰子亦無害。又有因水腫囊腫潰者，見內科。○陰囊兩旁生瘡，濕痒甚者，杜若丹；或連兩腿上生風濕瘡者，硫椒散。○小兒陰囊生瘡及陰股間汁出，先痒後痛，愈後復發，先以火炙瘡，抓去痂令乾，以蜜敷之，却搜蛇作餅，灸熱乘熱熨之，冷則再炙再熨，以愈爲度。

婦人陰瘡鬱火致，損傷肝脾濕熱注，如蛇如菌如雞冠，生虫腫痛痒脫墜。陰户生瘡，乃七情鬱火傷損肝脾，濕熱下注。○陰中挺出一條尺許，如蛇，痛墜出水，溺澁者，朝服補中益氣湯，晚服龍膽瀉肝湯，外塗藜蘆膏而收之。○陰中突出如菌、如雞冠，四圍腫痛者，乃肝鬱脾虛下陷，先以補中益氣湯加山梔、茯苓、車前子、青皮以清肝火、升脾氣，漸愈，更以歸脾湯加山梔、茯苓、川芎調理，外塗藜蘆膏。○陰户突因勞力者，血虛四物湯加龍骨，氣虛補中益氣湯。○陰中生虫慝如小蛆者，乃濕熱甚而心氣又鬱，氣血凝滯而生，宜藿香養胃湯、補心湯、古硫鯉丸，外用生艾汁調雄黄末燒煙薰之，更用雄黄銳散納陰中。○陰中生細虫，痒不可忍，食人臟腑即死，令人發寒熱，與勞症相似，先以蛇床子煎湯洗淨拭乾，後用梓樹皮焙乾爲末，入枯礬四分之一、麝香少許，敷之立効。○陰户兩旁腫痛，手足不能舒伸者，用四季葱入乳香末同搗成餅，安陰中立効。○陰腫痛極，便秘欲死者，枳橘熨；但腫痛者，四物湯加柴胡、山梔、牡丹皮、龍胆草；如時常陰痛者，四物湯加藁本、防風。○陰户腫痛不閉者，逍遙散、十全大補湯；腫消不閉者，補中益氣湯；腫墜者，加山梔、牡丹皮。○潰爛者，逍遙散。○濕痒出水又痛者，憂思過也，歸脾湯加柴胡、山梔、牡丹皮、芍藥、生甘草。**內症熱倦經**

不調食少胸滿尿澁滯。陰戶腫痛，不問寒熱雜症，體倦少食者，補中益氣湯加升麻、柴胡至一錢，量入茯苓、山梔。○陰戶不閉，小便淋瀝，腹中一物攻動脹痛者，逍遙散加柴胡、山梔、車前子。又有交接血即來，涼藥房勞當甚忌。交接出血，乃房室有傷，肝脾虛不藏血，補中益氣湯，外用熱艾帛裹入陰中，或用亂髮、青皮燒灰敷之。若出血過多，見雜症者，調補肝脾者愈。

附骨疽毒深着骨，賊風石緩不可忽。賊風得熱痛少寬。賊風，西風邪搏於骨髓，故其痛亦徹骨，遇寒則甚。外症惡寒有汗，痛處常欲熱熨，失治變為攣曲偏枯，宜越婢湯主之。緩慢色黯石硬矶。緩疽、石疽，皆寒氣伏於骨髓，但緩疽其熱緩慢，色紫黯，久則皮肉俱爛；石疽腫與皮肉相似，疼痛堅硬如石。二者初起，便宜溫熱托裡補虛，次乃隨症調治。

附疽內痛真如錐，外肉全無赤腫突。粗人多因冷露侵，濕熱痰火虛家發。外感因露臥風冷，寒濕襲深者，初起痛不能轉，寒熱無汗，經久寒鬱為熱，便秘者，漏蘆飲子主之。有不敢下者，須分經內托汗散：在尻臀者，內托羌活湯；腿內近膝股漫腫木硬者，內托柴胡湯；腿外者，內托酒煎湯；左腿外側漫腫長濶，行步作痛，以手按至骨大痛者，黃連消毒散，通用與蘇散、敗毒散。○內傷厚味及勞役與酒後乘涼浴水，邪入髀樞環跳穴，左右積痰瘀血搏成，宜青草蒼柏湯微汗。服此不愈，恐疽將成者，急掘地坑，用火燒紅，沃以小便，令患者赤體坐其上，以被席圍抱下部，使熱氣熏蒸，腠理開，氣血暢而愈。○內傷生冷飲食、寒涼藥物，血凝於內，飲食如常，活命飲；食少體倦者，六君子湯加當歸、藿香。如因勞役傷食，右腿痛腫者，補中益氣湯。○內傷鬱怒，腫痛如錐，赤暈散漫，先用活命飲，次用八物湯加柴胡、牡丹皮、山梔。○內傷勞役，兩腿腫痛，寒熱食少，此濕痰下注也，補中益氣湯加半夏、茯苓、芍藥。○內傷房室，兩臀腫硬，二便不通者，腎氣丸料加車前子、牛膝煎服，兼用十全大補湯；有寒熱者，逍遙散。○抑考附疽初起，宜青皮、甘草節二味煎服，以行其氣，或灸熨患處。若膿已成，即用火針，使毒不得內潰，帶生用亦無妨，且不痛又易斂口。○附骨疽漫腫光色者，用蜂房、蛇退、頭髮灰各等分為末，每三錢酒調服，或神應膏為丸梧子大，每三十丸溫酒下，外仍貼之。已潰者，用平肌散，或狗頭骨燒煙熏之，魚眼瘡亦妙。○腿上一切寒濕瘡，用鴿子糞煅過為末，乾摻，如爛痛加黃丹少許，桐油調敷。凡癰疽生伏兔穴者不治。

杖瘡破瘀止其痛，定心補益是後節。杖瘡於法本不當治療，古方破瘀去血為先。一杖畢，即飲童便和酒，不可吃茶，免血攻心。待神氣定後，體盛者用雞鳴散下之；體薄者瘡攻寒熱，惡心少食，宜當歸鬚散加柴胡、羌活；氣鬱加木香；心腹脹痛加童便；心下脹滿，氣不通暢，加木香、檳榔。外用熱豆腐鋪在杖處，其氣如蒸，其腐即紫，復以熱豆腐鋪之，以紫肉散盡、淡紅為度。出膿血青爛者亦宜。甚者內服乳香定痛散，隨以熱酒盡量而飲。虛者痛後宜大補氣血，脾胃兼吞紫河車丹，最易平復。外貼黃蠟膏、馬齒膏。凡杖瘡忽乾，毒攻腹內，恍惚煩悶嘔吐者難治。

足膝部

鶴膝風　人面瘡　腎臟風瘡　臁瘡　脚根瘡附脚肚瘡及袴口瘡　脚發　嵌甲瘡　脚指丫瘡　脚背發

鶴膝風如鶴之膝三陰虧損風邪入足三陰虧損風邪乘之以致內熱減食肌瘦肢體攣痛久則膝愈大而腿愈細有如鶴之膝然初起宜用葱熨法以內消之寒熱者五積交加散加烏藥姜蚕已潰者獨活寄生湯大防風湯亦有虛火陰血枯所以痢後多此疾陽虛熱來復去者無根虛火也十全大補湯大防風湯膝腫疼痛溺澀頭暈吐痰者八味丸發熱大渴面赤脉大血虛甚也古歸芪湯〇陰虛形瘦發熱者腎氣丸挾濕熱者蒼龜丸二妙蒼栢散食少體倦者六君子湯津乾中氣不足者補中益氣湯加五味子膿清肌肉不生者八物湯〇婦人月經不調發熱口渴兩膝腫痛者腎氣丸蒼龜丸逍遙散加牛膝杜仲黃栢

人面相傳積業冤貝母一施淚便出瘡象人面眼口鼻全多生膝上亦有臂患之者據方書皆云冤業所致須清心悔過內服十六味流氣飲久者大苦參丸腎氣丸外用貝母為末敷之乃聚眉閉口仍用生肌斂口而愈

腎臟風瘡有如癬初起脛上遍身攻此非臁瘡亦非外腎風瘡乃腎虛有火血燥或思色精不出而內敗初起兩足時熱脚跟作痛多於內脛或臁上痒極抓破成瘡久則能漸延開失治延及腿股遍身者有之外症瘙痒滴膿水內症潮汗痰倦如內症晡熱盜汗口燥咽乾吐痰體瘦腰脚倦怠治以腎氣丸為主佐以四生散若脾胃虛者補中益氣湯為主佐以腎氣丸四生散又有遍身生瘡膿水淋漓兩腿尤甚體倦作痒經年不愈乃腎虛火也八味丸主之〇外治謝傳湯手瘡方白膠香散

臁瘡腫痛濕熱甚生兩臁上初起焮腫作痛寒熱者屬外邪濕熱敗蘇飲敗毒散主之毒盛發寒熱者活命飲慢腫寒熱陰分虧慢腫作痛或不腫不痛屬三陰虛也或發寒熱俱宜八物湯十全大補湯脾虛挾表邪者補中益氣湯加桔梗白芷脾虛濕熱流膿口乾少食者補中益氣湯加茯苓芍藥晡熱加炒黑黃栢熟地挾怒氣加山梔川芎有鬱者歸脾湯加山梔柴胡若患處黑黯肢體惡寒飲食少思者屬肝腎虛敗宜八味丸內熱口乾者腎氣丸久不愈者大苦參丸腎臟虛風四生散黃芪丸外足三陽需外治內足三陰更難醫〇外治外臁瘡因風濕者洗以葱湯次用龍骨膏貼之風熱者馬齒膏濕熱者蜜王膏因血氣凝滯者小駐車丸加乳香少許糝之〇內臁瘡初起洗以鹽湯次以蠟礬紙貼之重者桐油膏痒甚者蘄艾膏久不愈者內外通用隔灰膏熱去瘀肉後貼黃蠟膏然內必量體服藥若誤用攻伐傷胃者亦能殺人

脚根瘡乃督腎部內因虧損足三陰脚根乃督脉發源腎經過脉內因飲食起居虧損足三陰所致或外被犬鬼所咬而成初必脚軟并跟痛一味

滋補免侵淫。慢腫食少者，補中益氣湯；晡熱頭昏者，逍遙散、腎氣丸；咳嗽吐痰者，十全大補湯、八味丸。久不斂口，滴盡氣血而死。○脚肚上生瘡，初如粟，漸大，抓搔不已，成片包脚相交，黃水流出，痒不可忍，久成痼疾難愈。先用貫衆煎湯淋洗，後用百藥煎為末，津唾調，逐旋塗敷，自外而入。○袴口瘡生於脚脛，或因物打撲而成，其瘡口狹，皮肉極濶，皮薄如竹膜，極痒痛，終日黃水流，延蔓而生，甚者數十年不愈，又易於染人。患者須忌房室則易愈。用韭菜地乾地龍屎為末，入輕粉，清油或白夫血調敷。內外臁瘡亦治。

脚發足心或縫間，三陽易治三陰難。生足掌或足指縫間，色赤腫痛，膿稠者屬足三陽濕熱下注，易治；微赤微腫，膿清者屬足三陰虧損，難治；若黑黯不腫痛，不潰，膿須熱作渴，小便淋瀝者，陰敗未傳惡症，不治。湧泉發熱乃其兆，灸熨滋降可保安。治法：濕熱下注者，先用隔蒜灸及活命飲以解蘊毒，次服補中益氣湯、腎氣丸以補精氣。三陰虛者，初起托裏消毒散或托裏散加牛膝、檳榔、杜仲，或托裏消毒散；潰後大防風湯、十全大補湯、八味丸；陰虛足心熱者，四物湯加知母、黃栢；脾虧者，補中益氣湯。若專治瘡者死。又有嵌甲不能行，

五指濕爛如湯潑。嵌甲因靴窄研損，爪甲陷入，四邊腫焮，黃水流出，侵淫相染，五指濕爛，漸漸引上脚趺，疱發四起，如湯潑火燒，日夜倍增，不能行動。以陳皮濃煎湯浸良久，甲肉自相離開，輕手剪去肉中爪甲，外用蛇退一條燒灰，雄黃四錢，為末乾摻；乾者，香油調敷。與甲疽條參治。○脚指丫瘡濕爛，及足指角急，為甲所入，肉便剝作瘡，濕爛，用枯礬三錢，黃丹五分，為末摻之；或鵝掌黃皮燒灰摻之。又方：用細茶嚼爛敷之。因暑手抓兩脚爛瘡亦宜，能解熱燥故也。○指縫搔痒成瘡，血出不止，用多年糞桶箍篾燒灰敷之。○脚上及指縫中沙瘡，用燕窠泥罨，炒黃栢二味為末，香油調敷；痛者加乳香。

脚背發必兼消渴，輕者赤痛猶可活，重潰色黑名脫疽，甚重筋骨盡斬割。脚背發又名脫疽疔，以其能潰脫也。亦復患於手背及手指者。源因膏粱房室損傷脾腎，或先渴而後發，或先發而後渴。輕者色赤作痛，自潰可治，先用隔蒜灸，內服活命飲或脫毒散加金銀花、白芷、大黃；痛止，乃與托裏散或內托十宣散去桂加天花粉、金銀花；挾氣者，十六味流氣飲；下虛者，十全大補湯、八味丸、大苦參丸。○重者色黯不痛，先用隔蒜灸、桑枝灸，更服補藥固內，則惡肉不致上侵，庶可保生。又有內修手足口咬等傷，或外塗生肌涼藥，內服尅伐，兼犯房室，患處不潰不痛，色黯上延，亦多致殞。重者須用利刀解去其筋，則筋骨出而毒得泄；又甚在指則斬去其指，在內則割去其肉。外治用桐油及無名異煎一沸，入花椒一匀，看瘡大小剪蓼葉在內同煎，浸一七後，單以此葉貼瘡上即安。

遍身部

五疥　五癬　血風瘡　癩風　楊梅瘡　疔瘡　多骨疽　翻花瘡　流注

癭　瘤　暑熱瘡　痱痤瘡　寒冷瘡　凍瘡　手足皸　蝎瘡　瘑瘡

侵淫瘡　白蛇纏　湯火瘡　肌瘡　疥瘡
漆瘡　竹木刺　折傷　破傷風

五疥乾濕虫破膿。五疥由五臟蘊毒而發，屬足三陰者尤多。便秘為寔利風虛。瘡有遍體難分經絡，必憑外症以斷虛寔。破膿作痛便秘硬發熱者為風毒濕熱，慢腫痒痛晡熱或時寒熱體倦少食便順利者為血虛風熱。乾疥瘙痒肺燥甚。乾疥瘙痒皮枯屑起便秘者為心肝火鬱於肺，四順清涼飲、古荊黄湯、疎風順氣丸，久者天門冬膏；便利者為相火鬱於肺，活血潤燥生津飲或四物湯加黄芩、連翹、天門冬，久者腎氣丸，久虛古烏荊丸。如素有肺風面上多粉刺者，樺皮散。濕毒瘡腫脾胃攻。濕疥焮腫作痛，久則水流如黑豆汁，便秘者為脾胃濕熱毒，防風通聖散俱酒蒸，或大黄炒，另用酒焙炒二次，加木鱉子，或升麻葛根湯加天麻、蟬退，疑滯復元通氣散，濕勝者除濕丹；便利者為脾虛濕熱，補中益氣湯量加芩連清熱，芎芷燥濕，胃火作渴者竹葉黄芪湯，脾胃盜汗不寐者歸脾湯，溺澁腹脹者胃苓湯加黄連，久者二炒蒼柏丸，濕勝單蒼朮膏，脾肺風毒者何首烏散。砂細作疼心血滯。砂疥如砂子細個，或痛或痒，抓之有水焮赤，乃心血凝滯，便秘者當歸丸或涼膈散合四物湯，久者酒蒸黄連丸，胸煩多痰者牛黄清心丸，心煩口乾小便不利者連翹飲，便利者活血四物湯，久者當歸飲。虫瘡如癬用火種。火盛生虫，即腐草為螢意也。虫疥痒不知痛，延蔓易於傳染，便秘者肝風熱甚，蘆薈丸或敗毒散磨羚羊角汁刺之，久者古苦皂丸；便利者肝經火鬱，逍遙散磨羚羊角汁刺之，久不愈者胡麻散。但諸瘡久則生虫，須兼外治敷洗。膿窠焮痛脾壅熱，痛慢虛火腎不充。含漿稠膿色厚焮痛便秘者為濕熱，五香連翹湯、升麻和氣飲或竹葉石羔湯合四物湯；含漿膿清色淡不痛便利者為腎虛火，八味逍遙散或四物湯加知母、黄柏，或四生散、腎氣丸。更分上下與肥瘦。上體多兼風熱，下體多兼風濕；肥人多風濕，瘦人多血熱。瘦弱虛損腎枯火炎，纔有便秘發熱作渴等症，只宜滋陰降火，畧加秦艽、蒼耳、連翹之類，決不可純用風藥。涼血湯胃因皮膚之疾而壞臟腑者有之。通用連歸湯，氣虛四君子湯，血虛合四物湯，風合消毒飲，濕合平胃散。開鬱退熱殺其虫。開毒鬱須辛温吳萸、白芷之類，退肌熱須苦寒芩、連、大黄之類，殺虫須水銀之類，此丹溪外治三法也。乾疥吳茱萸散或黄連、大黄為末，猪胆汁調搽；濕疥一上散；砂疥剪草散；虫疥硫黄餅；膿窠三黄散；通用摩風膏。洗藥用荊芥、黄柏、苦參等分煎湯，痒加蛇床子、川椒，腫加葱白。

五癬濕頑風馬牛，總皆血熱肺邪留。疥癬皆血分熱燥，以致風毒尅於皮膚，浮淺者為疥，深沉者為癬。疥多挾熱，癬多挾濕。疥發手足遍身，癬則肌肉癮疹，或圓或斜，或如苔梅走散。風癬即乾癬，搔之則有白屑；濕癬如虫行，搔之則有汁出；頑癬全然不知痛痒；牛癬如牛頸皮厚且堅；馬癬微痒，白點相連，又曰狗癬。清熱殺虫祛風濕，久則補腎自然收○諸風瘡蟲瘡與疥瘡大同，初起有可下者，打膿散去黃連、金銀花、穿山甲、芒硝，加赤芍、白芍，水酒各半煎，臨熱入大黃，露一宿，五更服。有可汗者，四物湯加荊芥、麻黃各五錢，浮萍一兩，葱豉煎服取汗。一切癘癬皆內經久不散，汗下者，只用防風通聖散去硝黃，加浮萍、皂刺，水煎服。久年不愈，體盛者，兼吞頑癬丸或五龍虎丹，用何首烏、白芷、蘇木等分，及猪油泼鹽少許，浸酒送下。體虛者不可妄用風藥，氣虛者何首烏散、消風散，血燥者四聖不老丹或腎氣丸，又服自湯，有虫者俱宜間服蠟礬丸。○外治乾癬用狼毒、草烏各二錢半，斑貓七枚，生為末，津唾調搽。○濕癬用枯礬、黃連各五錢，胡粉、黃丹、水銀各二錢為末，用猪脂油二兩夾研，令水銀星盡，磁罐收貯搽之。○牛皮癬用舊皮鞋底燒灰存性，入輕粉少許為末，用油調敷。○馬疥癬用馬鞭草不犯鐵器，搗自然汁半盞，飲盡，十日即愈。○通用麻油二兩，入巴豆、草麻子各十四粒，斑貓七粒，熬煎三味枯黑，去查，卻入白蠟五錢，盧薈末三錢，攪勻，磁罐收貯，搽破塗之。或用川槿皮、斫、剪草、木鱉子等分為末，醋調敷。○洗藥用紫蘇、樟腦、蒼耳、浮萍煎湯。

血風血燥風熱鬱，初發疙瘩或如丹，瘙痒抓破痛有水，○妄投風藥血益乾。

血風瘡乃三陰經風熱鬱火血燥所致，瘙痒不常，抓破成瘡，膿水淋漓，內症晡熱盜汗，惡寒少食，體倦，所以不敢妄用風藥。若肝風血燥寒熱作痛者，當歸飲加柴胡、山梔；痛痒寒熱者，小柴胡湯加山梔、黃連；夜熱譫語者，小柴胡湯加生地；肝脾鬱火，食少寒熱者，八味逍遙散；脾症晡熱盜汗不寐者，歸脾湯加山梔、熟地；腎症有熱作渴咳痰者，腎氣丸。通用遍身者，四物湯加浮萍、黃芩等分；甚者，紫雲風散、換骨丹、三蛇丹。兩足痛痒者，當歸拈痛湯。如因飲酒後遍身痒如風瘡，抓至出血又痛者，用蟬退、薄荷等分為末，每二錢，水酒調服。凡身發痒者通用。○外治癧風膏、大馬齒膏。

癩風審因分上下○

癩即內經癘風，受天地間肅殺風氣，酷烈暴悍，最為可畏。一因風毒，或汗出解衣入水，或酒後當風；二因濕毒，或坐臥濕地，或冒雨露；三因傳染。然未必皆由外也，內傷飲食熱毒過甚，大寒大熱，房勞穢污，以致火動血熱，更加外感風寒冷濕而發。初起身上虛痒，或起白屑紫雲如癜風然，或發紫疱疙瘩流膿。上先見者氣分受病，上體必多；下先見者血分受病，下體必多；上下俱見者，氣血俱病。從上而下者為順風，從下而上者為逆風，但從上從下以漸來者可治，頓發者難愈。治失其法，以致皮死麻木不仁，脉死血潰成膿，肉死割切不痛，筋死手足緩縱，骨死鼻梁崩塌，與夫眉落眼昏，唇翻聲噎，甚則蝕傷眼目，腐爛玉莖，攣拳肢體，病至於此，天刑難解。

總是陽明血熱化，熱甚痰瘀腐為虫，○追虫取涎藥必伯。

胃與大腸無物不受，脾主肌肉，肺主皮毛，然瘡痂雖見於皮肉，而熱毒必歸於腸胃，故法必先治陽明。初起宜防風通聖散；在上用麻黃以去外毒，在下用硝黃以去內毒，上下俱見者用正料防風通聖散以解表攻裏。三五日後即服醉仙散以吐惡涎，服後又服防風通聖散去硝黃、麻黃，多服久服，待胃氣稍定，用再造散以下其虫。又有宜先下虫而後吐涎者，吐下後仍以防風通聖散量加參、芪、熟地以固氣血，或脾胃弱者白朮當倍用。虫已蝕臟壞五形，清肝涼血火須瀉。虫因火盛，氣血沸騰，充滿經絡，外瘡延蔓，內虫攻注。蝕肝眉脫，蝕心足底穿，蝕脾聲啞，蝕肺鼻崩，蝕腎耳鳴如雷。宜先服瀉青丸以瀉肝火，次隨症斟治。虛痒者，四物湯加酒芩，調浮萍末。痒甚加荊芥、蟬退。瘙痒皮皺白屑者，白花蛇丸。眉落髮者，三蛇丹，或栢葉煎。眉脫鼻崩者，換肌散、補氣瀉榮湯。蝕眼者，蘆薈丸。肢節痛者，踈痒散。通用凌霄花散、胡麻散、加味苦參丸、大楓丸、換骨丸、天麻風丸、紫雲風丸、活絡丹、腎氣丸、四聖不老丹、八物湯。外治摩風膏、浴癩方。髮具不生者，先用生姜擦三次，後用半夏為末，麻油調搽，更與四卷搽鬚髮條參看也。

楊梅瘡因風濕熱，或傷氣分或傷血。楊梅瘡因治與癩大同，多由肝腎脾內風濕熱之毒，間有天行濕毒傳染，但各俗呼名不一。有呼楊梅為天疱者，有呼楊梅為大麻風者。以理推之，形如楊梅，𤟤紅濕爛痒痛屬心，多生乳脇；形如鼓釘、黃豆者屬脾，多生滿面，謂之大風痘；形如綿花屬肺，多生毛髮；形如紫葡萄，按之緊痛者屬肝腎，多叢生豚臀及筋骨之處；形如魚疱，內多白水，按之不緊者，謂之天疱瘡，乃此類之輕者。如發於鬢額口鼻穀道邊者，屬陽明及少陽、太陽；如發於足脛陰莖脇肋者，屬肝腎及太陰。大抵上先見者氣分受病，上體必多；下先見者血分受病，下體必多；上下俱見者氣血俱病。

初宜踈瀉久補虛，免成癰癬與漏缺。初起即服防風通聖散一貼，去麻黃，用硝黃以去內毒；待胃氣稍定，再以一貼去硝黃，用麻黃發汗以去外毒；以後用加減通聖散丸多服。此方內通臟腑，外發經絡，為首尾要藥。輕者服此一劑，更加搽洗足矣。重者十貼後，宜服化毒散三日，卻用吹藥三日，瘡乾如欲脫痂者，服化毒散三日，後量用防風通聖散加減。上體多者兼服敗毒散加荊防、鈎藤；下體多者兼服龍膽瀉肝湯。從鼻準腫起，遍身生瘡，面上尤多者，蟬皮散。便燥者洞風順氣丸。以此調理斷根。○夫治久則風毒深入經絡，挾濕而成頑癬，或氣血虛敗而成漏，或誤服輕粉水銀，及不遵禁戒，而成風堆腫爛，流膿出汁，謂之癰病。至於此，亦有蝕傷眼鼻，腐爛玉莖，拳攣肢體，與癩無異。治宜消毒藥以補虛。○消毒：頑癬者皂根丸；肋骨痛者皂刺丸、換骨丸；成漏者象牙丸；腫塊者仙遺糧丸。通用加味苦參丸、大楓丸、蠟礬丸、單苦參酒。○消毒補虛：仙遺糧湯加鈎藤，或補氣瀉榮湯、胡麻散。○補虛：氣虛者單人參湯、補中益氣湯；血虛者四物湯加山梔、鈎藤、金銀花、甘草節，或腎氣丸、四聖不老丹；氣血俱虛者八物湯、八味丸、單仙遺糧丸。○外貼太乙膏、白蠟膏。

疔瘡原是飲食毒，發因灾畜暴冷傷。經曰：膏粱之變，足生大疔。恣食辛辣厚味、炙煿腥葷，及誤食自死禽獸，瘟毒於中而即發者有之；或卒遇大風大霧、大暑大寒，天地暴冷之氣襲注經絡，觸動其毒而發者；或因感死畜蛇虫毒氣而發者，其死尤速。初發或因衣物觸着而疼痛，忽生，或因發疹抓破而成疱，僅一小瘡，殺人一二日間，比之癰疽尤毒。

生於四肢及頭面。疔發無定處，或肩背腰尤緩；在頭面耳鼻口目舌根唇上及手足骨節間者最急。如生兩足，多有紅絲至臍；生兩手，多有紅絲至心；生唇面口內，多有紅絲入喉者，俱難治。須急看，以針挑破其絲，出血以泄其毒氣方可保生。頂硬根突近寸長，變黑腫爛透深孔，形色不一極痛痒。瘡頭黑硬如疔，四畔帶赤如火盤，根突起寸餘，隨變焦黑，未幾腫大而光，轉爲濕爛，深孔透肌，如大針穿之狀。其形初起，大小不一，或如水泡，如吳萸，如豆，如石榴子，其色孔五，內經分應五臟，各有所屬部位，局方別一十二種：一麻子疔，狀如黍米，稍黑，忌麻仁、麻衣；二石疔，如黑豆，甚硬，忌瓦礫磚石；三雄疔，四畔仰，疱漿起，色黃，大如錢孔；四雌疔，四面疱漿起，心凹，色稍黃，如錢孔，俱忌房室；五火疔，狀如湯火燒，四畔有烟焰，忌火燒烙；六爛疔，色稍黑，膿水流出，忌沸湯熱食爛物；七三十六疔，狀如黑豆，今日生一，明日生二，及滿三十六數即死，忌嗔怒；八蛇眼疔，狀如蛇眼，忌惡眼人及嫉妒人見；九鹽膚疔，狀大如匙面，色赤，中有黑粒，忌食鹽；十水洗疔，狀大如錢頭，白裡黑，汁出中硬，忌飲漿水、水洗、渡河；十一刀鐮疔，狀如韭葉，大長一寸，肉黑如燒烙，忌刺及刀鐮切割；十二浮漚疔，其狀曲圓，少許不合，大如韭葉，內黃外黑，黑處刺之不痛，黃處刺之痛；十三牛狗疔，色赤，疱起擶不破。已上皆宜依法將護，若或觸犯，則脊強，瘡痛不可忍。惟浮漚、牛狗無忌，不治自愈。○又有一種魚臍疔，瘡頭黑，深形如魚臍，破之黃水滲出，四畔浮漿，其毒尤甚。用絲瓜葉、連鬚蔥、韭菜，搗爛，以酒和服，其渣貼腋下。如病在左手，貼左腋下；在左足，貼左跨下；右手足同。在中，貼心臍，並用布縛住，候肉下紅綫處皆白則安。有潮熱者亦宜。卽令人抱住，恐其顛倒，倒則難治。或用蛇退燒灰，雞子清調敷。○一種水疔，瘡用黃荆葉十四片，獨頭蒜三個，百草霜二錢，擣酒服，取汗大效。或不痛痒只麻木，寒熱眼中流火光。牙關急緊時驚惕，甚則嘔吐毒陷腸。諸症惟嘔吐最危。治分虛寔豁心火。寔者初服奪命丹三丸，以蔥酒發汗。表症多者，追疔湯，或敗毒散加蟬退、姜蠶、金銀花；裡症多者，活命飲、五聖湯。便利弱症者，黃連消毒散，此散初起服之內消，欲作膿者托裡消毒散。○虛者初服保生錠子以解毒，或蟾酥丸。有表邪不敢汗者，補中益氣湯加防風、白芷；裡症不敢下者，蜂蛇散。腫痛欲作膿者，托裡散、內托十宣散；不能潰者，大料參芪歸朮補之，或補中益氣湯合生肌散，以防毒陷。○豁心氣者，疔毒入心，則神昏口乾，煩悶恍惚似醉，嘔吐不定，危症也。寔者用萬病解毒丹，以黃連當歸煎湯化下。虛者用古芎歸湯加茯苓、茯神、遠志、蓮肉，清之。毒上攻心、嘔者，護心散。有因服奪命丹吐者，亦宜此解之。恍惚悶亂，坐卧不寧，譫渴身痛便秘者，漏蘆飲子；煩燥作渴者，竹葉黃芪湯。○外治輕者，單蟾酥爲末，以白麵和黃丹，搜作丸，如麥米大，用針挑破疔頭，以一粒納入效。重者，奪金丹；危篤者，提疔錠子。

暴死灸法可回陽。凡暴死者，多是疔毒，急用燈照遍身，若有小瘡，宜急灸之，并服奪命丹，亦有復醒者。如漏瘍之處，藥難導達，惟灸有回生之功。若專疏利表散者危。

多骨疽由瘡久潰，氣血不能營患處，久則腐爛骨脫出，只補脾胃壯元氣。十全大補湯、胃氣丸主之，外以附子餅灸，或蔥熨法祛散寒邪，補接營氣，則骨自脫，瘡自斂。若腎氣虧損，其骨漸腫，荏苒歲月，潰膿出骨，亦當用蔥熨法。若投以剋伐，則真氣益虛，邪氣益甚，鮮不有誤。○有上膊腫硬，年餘方潰，半載未愈，內熱體倦，作渴，用補中益氣湯、胃氣丸。元氣漸復，出骨一塊，仍服前藥而愈。有足背腫落一骨者，有手背腫落一骨者。

翻花瘡因瘡收斂。元氣虛弱，肝火血燥生風。翻出一肉突如菌。大小長短不一，或如蛇形長數寸者，用雄黃末敷之。內服補養脾胃藥。十全大補湯或八物湯，倍參芪歸术。出血乃肝不能藏，脾不能約也，補中益氣湯加五味子、麥門冬，或腎氣丸。有怒火者，八味逍遙散。若用風藥，速其亡也。汗多必然發痓，危哉。外塗藜蘆膏要訣。藜蘆一味為末，豬油調塗，週日一易。須候元氣漸復，膿毒將盡時塗之，則努肉自入。不然，雖入復出。若誤用針刀蝕灸，其熱益甚，或出血如注，寒熱嘔吐等症，急補脾胃為善。

流注腫塊非等閒，內傷外感濕痰平，跌撲閃挫并產後，氣流血注四肢關。流者，行也；注者，注也。或結塊，或漫腫，皆因素有痰火，或外感風寒，邪氣流行，至其痰注之處而發。或內傷鬱怒，以致痰火騷發。或內傷房室，陰虛陽氣湊襲，逆於肉理而成。或因傷勞役，飲食搏動而發。或跌撲閃挫，一時氣逆血凝而成。或產後惡露未盡，復被感傷，凝注多生四肢，或胸腹腰臀關節之處。初起宜葱熨法。實者，十六味流氣飲、敗毒散。痰痛便秘者，古半硝丸。虛者，二陳四物湯、托裡益氣湯、不換金正氣散、六君子湯加芎歸、補中益氣湯加木香、枳殼、羌活，選用，令其自潰自消。若潰久不斂者，縱有表邪，只托裡為主，十全大補湯、人參養榮湯、補中益氣湯、托裡抑青湯、托補益氣湯、八味丸。更佐以豆豉餅、琥珀膏，祛散寒邪，補接陽氣。膿成，以火針破之。內有膿管，以藥線腐之。若通用寒涼者，不治。

瘭大如梅小如粟，多生手指及臂足，色變不常深入肌，串筋見骨痛至極。瘭疽，一名蛇瘴，煙瘴地面多有之。先作點而後露肉，四畔若半唇黑硬。小者如粟如豆，劇者如梅如李，發無定處，或臂或臀，或口齒，或肚臍，多見手足指間。赤黑青白，色變不常，根深入肌，走臂遊腫，毒血流注，貫串筋脈，爛肉見骨，出血極多，令人串痛狂言。痛入於心即死，突出於外背者亦死。惡風積毒血熱成，煩燥噯悶入心腹。原因感受惡風入於脈理，或煙瘴地面傷寒瘟後，及感觸蛇毒所致。二十已後，四十以前者，皆積傷之毒，入胃壅聚而成。四十以後，六十以前，乃血閉不行，壅熱積血得之。治宜宣毒行血，用瓜蔞根酒煎，入乳香、沒藥、五靈脂、皂刺等分，以下其毒。次用清心行血之劑。知係蛇毒，赤足蜈蚣最妙，雄黃、白芷次之，或蠟礬丸，冷酒入麝香送下。外用荊芥、白芷、川椒、葱白煎湯，入鹽，候湯溫，自手臂上盪下，日三次。瘭疽毒氣走腫，所至處宜繫繫之。自手發者，毒走至心；自足發者，毒走至腎，不救。各有小紅筋，尋其筋之住處，灸三壯即瘥。經云：在指則截，在肉則割。惡毒氣入心入腹，令人煩燥嘔噯昏悶，或瘡出青水，汗者，腎虛極也，死人至速。此瘡極虛引風，凡癰疽閒一寸，則一寸引風，非必風入於其中，風邪襲虛，則肉爛透骨，惡血橫流，宜南星半夏白芷梢最能去風，可以頻敷。其諸療理推廣癰疽法度行之。

㾯發手足或掌心，或腰或腿臂，毒何深。無頭無面愈又發，色帶淡紅防濕侵。凡瘡氣血相搏，有頭有面；風邪內作，無頭無面。㾯無頭面，臟裡間瘡，低貼肌肉，走注牽連，生於手足或掌心，或腰腿，或臂下伸縮之處。初起渾身壯熱，手足不遂，增寒頭痛，虛渴多汗，嘔逆，四肢沉重，較之諸發項渴為甚。或腫毒已平，數月後復於他處大發，但作肉色，微帶淡紅，終不能救。大要培養內氣，以防滑瀉，治與癰疽類推，外用神應膏貼之。如瘡出米泔汁者必死。

小小諸瘡風毒滯。諸般小瘡，皆因心腎不交，飲食不節，腸胃停留，以致風熱寒濕之毒，與氣血相搏，凝滯肌肉之間而發露也。**暑痱凍裂手足皸。**夏暑心神鬱燥，熱過汗漬成瘡，遍身或出膿血，赤爛如火，用南星、半夏、黃連、黃栢各一錢，五倍子、黃丹各五分，為末，乾摻。如痒加枯礬、雄黃，常服黃連阿膠丸以清心。○熱汗浸漬成瘡，痒痛不止，用黃芪、當歸、防風、荊芥、地骨皮、木通各二錢，白礬一兩，為末，每藥一兩，水三大碗，煎五六沸，濾去查，稍熱淋洗患處，拭乾，避風少時立効。輕者只用蠟雪水和蜂粉敷之。○痱痤瘡因汗出見濕而生，輕者狀如撒粟，用青蒿煎湯洗之，或棗葉亦好；重者熱汗浸漬匝匝成瘡，用菉豆、滑石各五錢，為末，綿蘸撲之；摩破成瘡，加黃栢、棗葉各五錢，片腦少許。○冬月下虛，身獨寒冷，血凝生瘡，頑滯不知痛痒，內服升麻和氣飲去大黃，外用木香、檳榔、硫黃、吳茱萸、姜黃、麝香為末，麻油調搽。○凍瘡先痒後痛，然後腫破，出血黃水不止，用雄雉雞腦一枚，搗爛，黃蠟各等分，清油減半，同於慢火上熬成膏，去查塗之。久不愈者亦効。又方用生附子為末，麪調塗之。○手足折裂作痛，用清油五錢，慢火煎沸，入黃蠟一塊，再煎，溶入水粉、五倍末各少許，熬紫色為度。先以熱水泡手足，火上烘乾，後用藥敷，以紙貼之，其痛立止，入水亦不落。或桐油膏塗之亦好。○手足皸，先用百沸湯泡洗，皮軟拭乾，然後用瀝青二兩、黃蠟一兩，共熬勻敷之。或用五倍子為末，牛骨髓調，磁罐收貯，埋地中七日取出，塡皸中即愈。或黃蠟膏、雲母膏俱好補塞。

蝸癧侵淫白蛇纏。蝸瘡生手足間，相對如新茱萸，痒痛折裂，撥剝黃汁淋瀝，有孔如蝸，久而生虫，用杏仁、乳香各三錢，硫黃、輕粉各一錢半，為末，用麻油三錢，入黃蠟五錢溶化，入前末煎攪成膏，去火毒，磁器收用。又方用燕窠取抱子處土為末，乾摻。先用白芷、大腹皮煎湯洗畢，然後敷藥。○走皮癧瘡生滿頰項，發如豆梅，痒而多汁，延蔓兩耳內外，濕爛如浸淫瘡之狀，先用桑寄生、桑根皮各一握，白芷、黃連各少許，煎湯以綿蘸洗，候惡血出盡，拭乾，次用皂莢、麻竹篺俱燒存性，黃連、黃栢、樟葉、白芷各等分，為末，麻油調搽神効。忌醋。○手瘑瘡用皂角、枯礬、輕粉、黃栢、黃連為末，敷之。○小兒臍瘡頭生紅餅瘡，先用生艾、白芷、大腹皮、葱白煎湯洗淨，拭乾，次用生藍葉、生艾葉入蜜搗膏，敷之，亦治惡瘡。○侵淫瘡初生甚小，先痒後痛，汁出侵淫，濕爛肌肉，延至遍身。若從口發出流散四肢者輕；從四肢發生，然後入口者重。用苦楝根晒乾，燒存性，為末，豬脂調敷，濕則乾摻。先用苦參大腹皮煎湯洗之。○白蛇纏瘡有頭尾儼似蛇形，初起宜隔蒜於七寸上灸之，仍用雄黃為末醋調敷之，仍以酒調服之，或萬病解毒丹、蠟礬丸外塗內服。

湯火肥疕漆剌身。湯泡火燒瘡初時宜強忍痛，急向火炙，慎勿以冷物熨之，使熱不能出，爛入筋骨。後用寒水石七兩，黃栢、黃連、黃芩、山梔、大黃、赤石脂各一兩，甚者加冰片少許，為末酒調或鴨子清調敷，或陣王丹亦好。○小兒肥瘡用松香為末，以紙捲成條，香油浸燃之，滴油搽，或用猪爪燒灰麻油調搽。○疕瘡如魚鱗，癒下百瘡一樣，多生手足，又名海氣瘡，宜艾灸初起者，則餘者自落，神効。○漆瘡因見生漆中毒，面痒而腫，遶眼微赤，痒處搔之隨起痦癌，重者遍身如豆如杏，膿焮作痛，用生蟹取黃，遍瘡大小遍敷之，或臘茶為末麻油調搽，或柳葉冬瓜皮煎湯洗之。○竹木刺入肉不出，單糯米膏貼之，或頭垢或蠐螬虫搗爛敷之，効，或象牙為末搽之。

折傷先問出血否，折傷有損身體，或墜跌打撲倒壓閃剉，氣血欝逆而皮不破，或金刀傷皮出血，外損筋骨者可治；內損臟腑重膜及破陰子、耳後者不治。**未出攻之出則安。**未出血者，宜蘇木去瘀，黃連降火，白朮和中，三味用童便入酒煎服。在上者宜韭汁和粥吃，在下者可下。血冷則凝，不可飲冷水，引血入心即死。消瘀雞鳴散、花蕊石散、順氣木香匀氣散，加童便、紅麴或紅酒。已出血者，急用陣王丹止血，先服補托藥，而後消瘀。虛甚者亦不敢下，血虛者四物湯加穿山甲，氣虛者用蘇木、參、芪、當歸、陳皮、甘草，服半月，酥散衛收，方敢以煎藥調下自然銅末一味，空心服之。如骨不碎折者忌用。素虛損甚者紫河車丹去麝香。但損傷妙在補氣血，或被寒冷者先宜起寒。

腹脇脹痛增熱寒，折傷專主血論，非如六淫七情有在氣在血之分。然肝主血，不問何經所傷，惡血必歸於肝，流於脇，欝於腹而作脹痛，或增寒熱。寔者下之，虛者當歸鬚散、復元活血湯調之，或十全大補湯加香附、陳皮、貝母等分水煎服。

最嫌嘔吐血出口。凡損傷瘡口忽乾，毒攻腹內，恍惚煩悶嘔吐，及已出血多而又嘔血不止者難治。初起嘔吐者，用平胃散為末內服，外用姜汁調敷。破傷風浮腫者江鰾丸，氣消者只用蜜導法。

本是血疾易入陰，或始而出血過多，或瘡口早合，瘀血停滯，俱是血分受病。血屬陰，五臟所主，始雖在表，隨即入裡，故多死也。宜養血當歸地黃湯、活神丹、托裡散、內托十宣散以防毒閉。外用魚膠散，或用鼠頭骨為末，臘月猪脂調敷，亦治狗咬。○又有破傷水濕，口噤強直者，用牡蠣為末敷之，仍以甘草煎調服二錢。**此病痓又恐氣亦之任，是風邪不可攻，只宜大補令浹洽。**或病已十分安痊，而忽有口噤反張、筋搐痰壅，似破傷風症，又似痓症，其寔乃氣血俱虛也。凡癰疽潰後，膿血大泄，陽隨陰散，變症只宜大補氣血，果係風症亦不宜以風藥治之。血虛者四物湯加參、芪；氣虛者補中益氣湯去升、柴、陳皮，加酒炒黑黃栢、五味子、麥門冬、肉桂，大劑服之。氣血俱虛，汗多作渴寒熱者，十全大補湯加桂、附、麥門冬、五味子。厥逆者托裡溫中湯。若妄投風藥者死。

編註醫學入門外集卷之六 終

縣庠靜吾湯君
名建中贈刊

雜病用藥賦 見本草

風飄浩蕩之氣，無處不中；頭面諸陽之會，有風先入。防風省風，莫要於順氣導痰。（一）羌防風湯防風羌活各三錢甘草一分水煎入竹瀝一盞調服治卒中口眼喎斜言語蹇澀四肢如故別無所苦（二）大省風湯防風生半夏各一兩甘草生川烏生南星生白附子木香各五錢全蝎一兩每五錢姜十片煎服治中風痰涎壅盛口眼喎斜半身不遂（三）小省風湯防風南星各四兩半夏甘草黃芩各一兩每一兩姜十片煎服與導痰湯相合煎服尤妙治卒中風口噤口眼喎斜筋脈攣急抽掣疼痛風盛痰實旋暈僵仆頭目眩暈胸膈煩滿左癱右瘓手足麻痺骨節煩疼步履艱辛恍惚不定神志昏憒一切風症此方散風豁痰降火可謂標本兼治者也氣逆加木香氣虛加附子沉香胸滿加人參頭暈加天麻全蝎煎熟入麝少許（二）八味順氣散即四君子湯加青皮陳皮白芷烏藥各等分姜煎服仍以酒化蘇合香丸兼服妙治中風中氣之人先宜服此順氣後進風藥及曾服疏風散火豁痰等藥不開者用此行氣甚捷一方去茯陳加天麻沉香紫蘇木瓜治中風不語口眼喎斜半身不遂腰腿疼痛手足攣拳（二）導痰湯半夏四兩茯苓陳皮南星枳實各一兩甘草五錢每四錢姜煎服治痰飲語澀頭目眩暈或胸膈留飲痞塞不通加香附烏藥沉香木香磨刺名順氣導痰湯加芩連名清熱導痰湯加羌防白朮名祛風導痰湯加遠志菖蒲芩連硃砂名寧神導痰湯

禦風搜風，不過乎清心換骨。（一）禦風丹川芎白芍桔梗細辛姜蠶羌活南星各五錢麻黃防風白芷各一兩半乾生姜甘草各七錢半為末蜜丸彈子大硃砂二錢半為衣每一丸熱酒化下日三服神昏有涎音啞硃砂治中風半身不遂神昏語澀口眼喎斜及婦人頭風血風暗風倒仆嘔噦痰涎手足麻痺（二）搜風順氣丸車前子郁李仁白檳榔火麻仁兔絲子牛膝山藥山茱萸各二兩枳殼防風獨活各一兩酒大黃五兩為末蜜丸梧子大每日丸早晨臨卧茶酒米飲送下久覺大腸微動以羊肚肺羹補之常服百病皆除如貪色縱慾及老人大便結燥者最宜孕婦忌服治腸胃積熱胸膈痞悶二便燥澀腸風痔漏腰膝酸疼肢節頑麻手足癱瘓言語蹇澀一切諸風諸氣並皆治之（二）牛黃清心丸牛黃柴胡川芎桔梗白茯杏仁各一兩二錢半犀角二兩白芍防風白朮當歸麥門冬黃芩各一兩半羚羊角腦麝各一兩人參神麴蒲黃各二兩半阿膠一兩七錢乾姜白斂各七錢半雄黃八錢甘草五兩山藥七兩大豆芽肉桂各一兩七錢半為末煉蜜和棗肉百枚搗丸每兩分作十丸金箔為衣每一丸食後溫水化下小兒驚癇竹葉煎湯或酒下治諸風緩縱語言蹇澀怔忡健忘喜怒無常悲憂少睡頭目眩暈胸中煩鬱痰涎壅塞精神昏憒顛狂乃通關透肌骨之劑也（二）換骨丹蒼朮槐角桑白皮川芎白芷威靈仙人參防風何首烏蔓荊子各一兩苦參五味子木香各五錢腦麝少許為末用麻黃煎膏和搗每兩分作十丸硃

砂為衣，每謁爛一丸，用溫酒半盞浸之，以物蓋定，不可透氣，食後臨卧一呷嚥之，衣覆取汗，後調補脾胃，及避風寒。治中風癱瘓，口眼喎斜，半身不遂，及一切風癇脂風，並宜。**風虛多下注，四生萬寶回春**。〇四生散：黃芪、獨活、白蒺藜、白附子各等分，為末，每二錢，薄荷酒調服。治男婦肝腎風毒上攻，眼赤痛痒，昏花羞明多淚，下注腳膝生瘡，浸淫不愈，遍身風癬，血風等瘡，及兩耳內痒，如腎臟風瘡，用豬腰比開，將前末三錢入內，合定煨熟，空心細嚼，鹽湯下。〇萬寶回春湯：甘草、麻黃、黃芩、防己、杏仁、生地、熟地、川芎、當歸、人參、防風、肉桂、乾薑、陳皮、黑附子、香附子各一分，白芍五分，黃芪三分，沉香、烏藥、川烏各半分，半夏、茯神各一分半，白朮二分，薑煎服。八味祛風，八味活血，八味和氣。治一切虛風，胃弱，氣血凝滯，脈絡拘急，攣拳癱瘓，疼痛，痰涎壅盛，不可專用風藥。〇古硫附丸：川附子一枚，重一兩，以童便入粉草五錢，煮一日，附子中心無白點為度，取出宅空，入碧製硫黃五錢，以木蓋之，又用麵包，入火內煨熟，去麵，取硫附同搗，丸梧子大，每七分或五分，量虛實大小，溫酒送下。治虛風癱瘓神効。〇加味烏荊丸：荊芥二兩，天麻、附子、白附子、烏藥、當歸、川芎各一兩，為末，蜜丸彈子大，硃砂為衣，食後細嚼一片，茶下。治因形寒傷風，頭疼鼻塞聲重，或老人頭風宿疾發，而又感風寒，一切虛風上攻，頭目咽膈不利。**風熱宜上清四神至寶曝日**。〇上清丸：百藥煎、薄荷各四兩，砂仁二兩，片腦一錢，玄明粉、甘松、桔梗、訶子、硼砂各五錢，寒水石三錢，日乾為末，用甘草煎膏為丸，梧子大，每噙化一丸，或三五丸，茶湯下。治虛火上衝，口舌生瘡，咽喉腫痛，咳嗽煩熱，又能清聲潤腫，寬膈化痰，爽氣寧神。〇四神丹：天麻、南星、防風各一兩，薄荷五錢，為末，酒糊丸菉豆大，每廿丸，荊芥、生薑煎湯下。治手足頑麻，痰涎壅盛，頭目昏眩，肩背拘急。〇至寶丹：即防風通聖散加熟地、天麻、人參、羌活、黃連、黃柏、全蝎，為末，蜜丸彈子大，每一丸，臨卧細嚼，茶酒化下。治風邪中臟，痰涎昏冒，及諸風熱。〇愈風丹：即防風通聖散合四物湯、解毒湯各一料，加羌活、何首烏、細辛、菊花、天麻、獨活、薄荷各一兩，為末，蜜丸彈子大，每一丸，細嚼，茶酒化下。治諸般風症，偏正頭痛，常宜服此調理。〇羌活丸：甘菊花、羌活、麻黃、川芎、防風、石膏、前胡、黃芩、細辛、甘草、枳殼、茯苓、蔓荊子各一兩，硃砂一兩半為衣，為末，水糊丸梧子大，每四十丸，食後薑湯下。治風氣不調，頭目昏痛，鼻塞聲重，痰涎壅滯，遍身拘急，骨節煩疼，天陰先覺不安。**風旋頭眩，君白芷而為散為丸**。〇單白芷散：凡風痰上攻者宜，有汗者，用蘿蔔搗汁浸曬，為末，食後沸湯調服，或以少許吹入鼻，左吹右，右吹左。治頭面諸風。〇單白芷丸：為末，蜜丸彈子大，每一丸，細嚼，荊芥煎湯下。治風症頭目昏眩，腦痛，及血症產後傷風眩暈頭痛。**氣厥頭疼，用川芎而兼烏兼朮**。〇古芎烏散：川芎、烏藥各等分，為末，每二錢，茶清調服。治因氣厥頭疼，婦人氣盛頭疼，及產後頭疼，並宜服之。〇芎朮湯：川芎、白朮、半夏各二錢，甘草五分，薑七片，煎服。治冒雨中濕，眩暈頭重，嘔逆不食。〇芎朮除眩湯：川芎、白朮、生附子各一錢，官桂、甘草各五分，薑七片，棗一枚，水煎服。治感寒濕，眩暈頭重痛極。〇芎辛湯：川芎二錢，細辛、白朮各一錢，甘草五分，生薑五片，細茶少許，水煎溫服。治風寒在腦，或感邪濕，頭重痛，眩暈，嘔吐不定。**頭風清上瀉火〇青空〇玉液〇半夏白朮天麻湯**

或搐鼻以吐其涎清上瀉火湯柴胡一錢羌活八分酒黃芩酒知母各七分酒黃柏炙甘草黃芪各五分酒黃連生地藁本各四分升麻防風各三分半歸身蒼朮各三分荊芥穗蔓荊子川芎生甘草細辛各二分酒紅花少許水煎熱服治少時炙火過多至老年熱厥頭痛雖冬月亦喜風寒畏煖○青空膏酒黃芩三兩半生半炒甘草一兩半防風羌活黃連各一兩柴胡七錢川芎五錢為末每二錢茶清調成膏臨臥白湯下治年久偏正頭痛及風濕熱上壅頭目腦痛不止惟血虛者不宜苦頭痛加細辛少許痰厥頭痛去羌防芎甘加半夏麴一兩半偏正頭痛服之不愈減羌防芎一半加柴胡一倍○徽青膏藁本一兩生甘草炙甘草各五錢薄荷川芎各三錢蔓荊子細辛生熟地為末每二錢茶清調服治諸風上攻頭目不清○玉液湯半夏四錢生姜十片水煎入沉香水一呷溫服治七情氣鬱生痰上逆頭目眩暈心嘈忪悸眉稜骨痛○胡蘆芭散胡蘆芭三稜乾姜各等分為末每二錢生姜湯或酒調服治氣攻頭痛及瘴瘧瘧後頭痛如破○三生丸半夏南星白附子各等分為末姜汁蒸餅為丸菉豆大每四十丸姜湯下治痰厥頭痛○半夏白朮天麻湯以二陳湯為主半夏治痰厥頭痛陳皮益氣調中升陽麥芽寬中助胃各一錢半茯苓化痰天麻治風虛頭旋眼黑黃芪瀉火補氣止汗人參瀉火補中益氣澤瀉利溺導濕蒼朮除濕各五分白朮補中神麴消食湯滯各一錢乾姜溫中三分黃柏瀉火二分煎姜熱服治痰厥頭痛眼黑頭旋惡心煩悶氣促上喘無力以言心神顛倒目不敢開如在風雲中及頭痛如破身重如山四肢厥冷不得安臥○玉壺丸南星半夏天麻白朮各二錢雄黃一錢為末姜汁蒸餅為丸服治風濕頭痛亦治痰患○搐鼻藥蓽撥末一兩半用猪膽汁拌再入膽內候乾用川芎白芷藁本青黛玄胡索各一兩為末水丸每水化一丸送入鼻中覺藥味至喉少酸令病人坐定口咬銅錢一箇當見涎出成盆即愈治頭痛及偏頭風頭風補虛安神金棗玉真南星皂角白梅散○或點眼以救其失補虛飲人參麥門冬山藥各一錢茯苓茯神各八分半夏黃芪各七分前胡熟地各五分枳殼遠志甘草各一分姜五片秫米一撮水煎服治七情鬱涎隨氣上留陽經心中怔悸四肢緩弱翕然面熱頭目眩冒如欲搖動一切風虛眩暈○安神湯黃芪二錢半羌活黃柏各一錢柴胡升麻生地知母各五分防風一分半生甘草炙甘草各二分水煎入川芎蔓荊子各三分再煎食後臨臥熱服治頭痛頭旋眼黑○金棗丹川烏防風川頭尖白芷獨活荊芥蔓荊子各四兩白朮羌活細辛各五錢全蝎威靈仙天麻姜蠶各二兩木香乳香雄黃各一兩蒼朮八兩川芎五兩何首烏一兩八錢沒藥烏草各一兩半藁本二兩半當歸三兩為末糯米糊丸如棗大金箔為衣每服一丸諳嚼頭風茶清或薄荷煎湯下雷頭風洗頭風并乾濕麻痺溫酒下偏正頭疼及夾腦風為末吹鼻中吐涎再用姜汁調塗兩太陽穴仍茶清化服中風不語癱瘓及白虎風姜湯下破傷風昏倒牙關緊急溫酒下仍敷傷處喘嗽桑白皮煎湯下痔漏口漱敷水洗過敷之惡瘡久不合口口漱鹽水洗過敷之紅絲魚眼袴腳腦疽發背疔瘡臁瘡用自己小便洗過井水調敷薄紙貼住外又敷之丹瘤井水調敷二三次見瘡不發及風犬蜈蚣咬傷口噙水沫淨敷之蛇咬入白礬少許津液調

敷蝎咬津液調敷。○玉真丸生硫黃二兩生石羔半夏硝石各一兩為末姜汁糊丸梧子大每四十丸姜湯或米飲下虛寒甚者去石羔換鐘乳粉治腎厥頭痛不可忍。○南星皂角白梅散南星七片皂角十四枚半生半煨白梅一箇生姜三片茶芽一撮葱白二十寸用木器搗碎水煎溫服治風痰頭痛。○點頭散川芎二兩香附四兩為末茶清調服二錢治偏正頭病常服除根。○謝傳點眼丹牙硝一錢腦香硃砂雄黃各五分為極細末磁罐收貯臨病用銀簪蘸藥點兩眼角內立時取効治一切急頭風頭痛心腹絞痛又治攪腸沙悶氣痛盤腸氣痛小腸疝氣及牙痛猪風羊風等症凡言謝傳者何有謝氏諱維元福醫而有德者也常服其藥傳其方悉刻識之。

升麻胃風湯**理面腫似浮**。升麻二錢白芷當歸葛根蒼朮各一錢甘草一錢半柴胡藁本羌活黃柏草豆蔻各三分麻黃不去節三分蔓荊子二分姜棗煎服治虛風能食麻木牙關急搐目內蠕瞤胃風面腫。

升麻順氣湯**整面容如泰**。升麻一錢半乾葛防風白芷黃芪人參各一錢白芍六分甘草蒼朮各五分姜棗煎服治憂思飲食失節面色紫黑心懸如饑不欲食氣短而促。○洗面藥皂角三斤升麻八兩楮實子五兩菉豆白芨白芷天花粉各一兩甘松砂仁白丁香各五錢三柰三錢為末糯飯搗丸如彈子大臺用洗面去垢潤肌治生黑點或生小瘡或生沸痤粉刺皮膚燥癢。

面浮腹痛脛寒者補胃有功。補胃湯柏子仁防風細辛桂心陳皮各一錢川芎吳萸人參各一錢半甘草五分水煎服治胃虛腫寒不臥腹痛虛吼時寒時熱脣乾面目浮腫少氣口苦身體無澤。

面浮身枯骨痛者乾姜効急。乾姜散乾姜二兩人參甘草細辛各一兩半麥門冬桂心當歸各一兩七錢半遠志一兩吳萸五錢蜀胡椒七錢半為末每二錢溫酒調服治冒虛脛寒面浮身枯絕諸骨節皆疼。

眼分左人**右**水**陰陽之殊**。左陽右陰故人之手足左不及右耳目右不及左左眼病則陽經病右眼病則陰經病陽邪日疼陰邪夜疼。

方治風虛氣熱之疾。**氣眼羌活石羔**散羌活治熱腦頭風石羔黃芩洗心退熱藁本治偏頭痛蜜蒙花治羞明木賊退翳障白芷清頭目蘿蔔子細辛起倒睫麻仁起拳毛川芎治頭風蒼朮開鬱行氣菊花明目去風荊芥治冒中生瘡甘草和藥各等分為末每二錢日三次蜜湯調服或加當歸枸杞山梔連翹柴胡薄荷防風天麻桔梗等分為丸服尤妙治遠年近日內外翳障風熱昏暗拳毛倒睫一切眼疾兼治頭風。

風眼甘菊白蒺。菊花散甘菊花六錢蟬退木賊白蒺藜各三錢一方有荊芥甘草各二錢為末每二錢茶清下治肝受風毒眼目赤腫昏暗羞明多淚澀痛漸生翳障。○白蒺藜散南星用黑豆二合青鹽五錢同水煮透去豆焙乾菊花各一兩半白蒺藜防風姜蠶甘草各一兩為末每二錢沸鹽湯下治腎受風毒攻眼昏淚澀癢。○白姜蠶散黃桑葉一兩木賊旋覆花姜蠶荊芥粉草各三錢細辛五錢每三錢水煎服治肺虛遇風冷淚出冬月尤甚或暴傷風熱白睛遮覆黑珠瞼腫痛癢。○防風一字散川烏五錢川芎荊芥各三錢羌活防風各二錢半為末每二錢薄荷煎湯下治脾受風熱瞳人連眥頭癢極不能收瞼。○蟬菊散蟬退菊二錢黃芩車前子羌活各五分白附子麥門冬各二分半水煎服治脾胃受風食毒從下瞼生黃瞼上斷黑睛痛澁難開或小眥中生赤脉漸漸衝睛熱則清心為主。○涼膽通肝而腫突消。涼膽丸防風蘆薈各一兩黃連荊芥黃芩龍膽草各五錢黃柏地膚子各二錢半為末蜜丸梧子大每卅丸薄荷煎湯下治膽受風寒生瞖青色兩眥澁痛下淚口苦不喜食○瀉肝散大黃甘草各二錢半山梔荊芥各五分水煎服治肝實熱眼昏痒痛全無瞖障頭亦不旋或五臟風毒突起睛高倒睫拳毛及時行暴赤○通肝散山梔蒺藜枳殻荊芥甘草各五錢車前子牛蒡子各一錢為末每二錢苦竹葉煎湯下治膽氣攻肝而生木瞖透瞳人疼而淚出陰處日中看之其形一同或臉紅堅硬或赤膜自上垂下遮睛名垂簾膜○石決明散石決明草決明各一兩羌活山梔木賊各五錢青箱子芍藥各五分大黃荊芥各一分為末每二錢麥門冬煎湯下治肝熱因勞用力眼亦腫痛忽生瞖膜或初患一目後兩目齊患或傷寒後熱眼食毒上壅或脾熱臉內如雞冠蜆肉或蟹睛疼痛或旋螺尖起或神祟太陽穴掣痛或被物撞打○經效散柴胡五錢犬黃當歸芍藥粉草連翹各二錢半犀角五分每三錢水煎服治因撞刺生瞖經久復被物撞兼為風熱所攻昏痛不見○撥雲散羌活防風柴胡甘草各一兩為末每二錢菊花苗或薄荷茶清下忌一切熱毒發風之物治男婦風毒上攻眼目昏暗瞖膜遮睛羞明熱淚澁痒痛爛瘡肉侵睛如暴赤腫加芩連白睛紅加白豆蔻便閉加大黃煩燥不眠加山梔肥人眼痛加風熱藥瘦人眼痛加芎歸玄參久病昏暗加當地為君甘菊為佐○蔓荊散蔓荊子荊芥苦竹葉甘草各五錢山梔一分每三錢入薄荷七葉煎服治五臟風熱黑水內橫深瞖盤青色痛甚○天門冬飲子天門冬茺蔚子知母各一錢人參茯苓羌活各七分半五味子防風各五分水煎服治眼睛不能歸中名曰轆轤轉關○羚羊角散家菊花防風川芎羌活車前子川烏各五錢半夏羚羊角薄荷各一分細辛一兩每二錢姜煎服或為末荊芥茶清下治肝肺風熱眼患頭旋兩額角相牽瞳人連鼻膈皆痛時起紅白花或左右輪痛或左右齊病宜此與還睛散間服○加味荊防湯荊芥大黃各五錢牛蒡子甘草各一分每三錢水煎服治肝壅瘀血兩臉上下生如粟米或赤或白不甚疼痛堅硬者○白薇丸白薇五錢防風白蒺藜石榴皮羌活各二錢半為末糊丸梧子大每廿丸白湯下治心氣不寧風熱停留臉中背頭生瘡流膿粘睛上下不痛仍無瞖膜○五退散蟬退蛇退醋煮猪蹄退炒荊芥各一分穿山甲川烏粉草各五錢蠶退一錢半為末每二錢鹽湯下治脾受風毒倒睫拳毛刺痛及上下臉赤或翻出一臉在外及脾受風熱兩臉如疿生瘡或小兒臉中生贅子初如麻仁漸如豆大一方只用蟬退蛇退蠶退烏雞卵殻男子髮各等分燒存性為末猪肝煮湯下一錢治內障○歸葵湯升麻一錢黃芪酒芩防風羌活各七分半生甘草蔓荊子連翹生地當歸紅葵花人參各四分半柴胡三分水煎服治目中留火惡日與火光小眥緊急隱澁難開視物昏花迎風有淚○古木賊散木耳木賊各等分燒存性為末每二錢熱米泔下治眼有冷淚虛則滋腎為先○補陽有神而睛明實。滋陰腎氣丸生地四兩熟地三兩牡丹皮山藥五味子柴胡山茱萸歸尾各五錢澤瀉茯苓各二錢半為末蜜丸梧子大硃砂為衣每五七十丸空心鹽湯下此壯水之主以鎮陽光○滋陰地黃丸熟地一兩生地一兩半柴胡八錢天門冬甘草枳殻黃連五

上海埽葉山房發印

味子各三錢，人參、地骨皮各二錢，黃芩、當歸各五錢，為末，蜜丸梧子大，每七十丸，茶清下。忌辛熱生冷。治左腎虛血少，神勞，眼目昏黑，瞳人散大，視物昏花，或卒然見非常異處，偏頭腫悶。宜此養血涼血、活血驅風散火。〇熟地黃丸　生地、熟地各五錢，川芎、赤茯、枳殼、杏仁、黃連、半夏麯、天麻、地骨皮、甘草各二錢半，黑豆四十五粒，為末，蜜丸梧子大，每卅丸，空心臨臥白湯下。治同上，兼治小兒疳眼閉合不開，內有瞖霧。〇生熟地黃丸　生地、熟地、玄參、石斛各一兩，為末，蜜丸梧子大，每五十丸，空心茶清下。治血虛眼目昏花。〇地芝丸　生地、天門冬各四兩，枳殼、甘菊花各二兩，為末，蜜丸梧子大，每百丸，溫酒茶清化下。治不能遠視，能近視，或亦妨近視，以及陰風熱。〇杞苓丸　枸杞二兩，茯苓四兩，當歸、兔絲子各一兩，青鹽五錢，為末，蜜丸梧子大，每七十丸，空心熱湯下。治腎臟虛耗，水不上升，眼目昏暗，遠視不明，漸成內障。〇菊睛丸　甘菊花四兩，枸杞三兩，蓯蓉、巴戟各一兩，為末，蜜丸梧子大，每五十丸，溫酒鹽湯送下。治右腎及肝不足，眼目昏暗，瞻視茫漠，黑花冷淚。常服補不足，強目力。〇補腎丸　巴戟、山藥、故紙、小茴、牡丹皮各五錢，蓯蓉、枸杞各一兩，青鹽二錢半，為末，蜜丸梧子大，空心鹽湯下五十丸。治兩腎虛，圓翳，或頭旋耳鳴，起坐生花，視物不真。〇又方　磁石、兔絲子各二兩，五味子、熟地黃、枸杞子、楮實、覆盆子、車前子、肉蓯蓉、石斛各三兩，沉香、青鹽各五錢，為末，煉蜜為丸，如梧桐子大，每服五七十丸，空心鹽湯送下。治兩腎虛，眼昏暗，瞳人不分，漸成內障。〇明目地黃丸　生地、熟地各一兩半，牛膝三兩，防風、枳殼、杏仁各四兩，為末，蜜丸梧子大，每卅丸，空心溫酒鹽湯下。治男婦肝胆積熱，肝虛目暗，瞖入冰輪，漏睛眵淚，眼見黑花，迎睛冷淚，翳膜，及肝腎俱虛，遠年近日暴熱赤眼，風毒氣眼。兼治乾濕脚氣，消中消渴，諸風氣等疾。〇駐景丸　兔絲子五兩，熟地、車前子各三兩，為末，蜜丸梧子大，每五十丸，鹽湯下，或茯苓菖蒲煎湯下。治肝腎俱虛，眼常昏暗，多見黑花，或生翳障，迎風有淚。或加枸杞子尤妙。〇養肝丸　當歸、車前子、防風、白芍、蕤仁、熟地、川芎、楮實各等分，為末，蜜丸梧子大，每七十丸，白湯下。治肝血不足，眼目昏花，或生眵淚，久視無力。〇補肝散　熟地、白茯苓、家菊花、細辛各一錢八分，芍藥二錢七分，柏子仁、防風、甘草各九分，柴胡三錢六分，作二貼，水煎溫服。治肝腎俱虛，黑珠上一點圓翳，日中見之差小，陰處見之則大。〇羊肝丸　黃連末一兩，用白羊子肝一具，去膜，同于砂鍋內研極爛，衆手急丸梧子大，每卅丸，溫水下。忌猪肉冷水。治肝熱目赤睛痛，視物昏澀。兼治遠年近日內外氣障，拳毛倒睫，一切眼疾。一方加甘菊、防風、薄荷、荊芥、羌活、芎、歸。〇活命羊肝丸　白羯羊子肝一片，新瓦上焙乾，熟地一兩半，兔絲子、車前子、決明子、地膚子、五味子、枸杞子、茺蔚子、青葙子、麥門冬、蕤仁、澤瀉、防風、黃芩、茯苓、杏仁、細辛、葶藶、桂心各一兩，為末，蜜丸梧子大，每卅丸，溫酒下。治肝經蘊熱，毒氣上攻，眼目赤腫，多淚昏暗，及年久喪明內障，諸藥灸火無效者最妙。〇通血丸　川芎、歸尾、防風、荊芥各一兩，生地、赤芍、甘草各五錢，為末，蜜丸彈子大，每一丸，嚼爛，薄荷荊芥煎湯下。治血灌瞳人，刺痛無翳障，視物不明。宜此引血歸肝。血既散，而又恐眼生花，宜再服退睛散。〇大羌丸　人參、茯神、蘆薈、琥珀、蔓荊子各五錢，川芎、生地、熟地、茺蔚子、蟬退各一兩，車前子、細辛、白蒺藜、遠志各七錢半，全蝎五枚，為末，蜜丸梧子大，每五十丸，空心粥飲下，臨臥菖蒲煎湯下。清心益肝，明目退翳。〇定心丸　石菖蒲、甘菊花、枸杞子各五錢長砂二錢遠志一錢麥門冬一兩為末蜜丸如梧子大每三十丸熟水下治肝風熱或用力作勞或心氣不寧兩眥努肉攀睛○鹽术散蒼术四兩米泔浸七日切細入青鹽一兩同炒黃去鹽木賊二兩童便浸一宿晒為末每一錢溫米飲下或摻入飲食中服治濕傷脾胃內外障○磁砂丸磁石二兩辰砂一兩神麯四兩為末蜜丸梧子大每五十丸食前米飲下日三服常服益眼力一方有夜明砂夫丹砂之畏磁石猶火之畏水今合而用之丹砂法火入心磁石法水入腎心腎各得其養則目自然明淨蓋目疾多因脾胃有痰飲漬浸于肝久則昏眩神麯倍于二味者用以健脾胃消痰飲極有奇效○椒目丸蒼术二兩椒目炒微汗一兩為末醋煮米糊丸如梧桐子大每二十丸茶清送下治久年眼生黑花不愈○補陽湯羌活獨活甘草人參熟地白术黃芪各五分柴胡一錢半澤瀉陳皮防風白芍各二分半生地白茯知母當歸各一分半肉桂半分空心水煎服治陰盛陽虛九竅不通平白翳見大眥及膀胱肝腎經中鬱遏不通于目經云陰盛陽虛當先補其陽後瀉其陰是也每早服補陽湯臨卧服益陰腎氣丸若天色變飲食不調俱不得服○育神夜光丸熟地遠志牛膝兔絲子枳殼地骨皮當歸一方有生地枸杞甘菊各等分為末蜜丸梧子大每五十丸酒下養神益精益智聰心補血不壅燥潤顏色調臟腑常服目光爛然神宇泰定語音清徹步履輕快就燈永夜不倦○還睛丸人參桔梗黃芩熟地防風茺蔚子車前子知母各二兩細辛五味子各二兩半玄參五錢為末蜜丸梧子大每錢丸空心茶清下治肝經積熱肺受風邪眼內赤澀生花或黑或紅或白○益氣聰明湯人參黃芪甘草各五分芍藥黃柏各一分蔓荊子一分半升麻葛根各三分水煎臨卧熱服近五更再服得睡更妙治飲食勞役脾胃不足內障耳鳴或多年昏暗服此令目無內外翳障及耳無鳴聾之患如煩悶有熱者漸加黃柏盛夏倍之

牛黃丸驚睛復常

○牛黃一兩犀角二兩金銀箔各五十片甘草一錢二分為末蜜丸菉豆大每七丸薄荷煎湯下治小兒肝受驚風兩眼睛通欲觀東邊則見西畔若振掉頭腦則睛方轉○柴胡散柴胡黃芩芍藥各五錢甘草一分每三錢水煎服治小兒眼胞患斑瘡熱氣衝透睛疼淚出翳如銀片腫澀難開

兎屎湯斑瘡若失

○單兎屎焙為末每二錢茶清下即安須待疹瘡安後服之治疹瘡入眼及昏暗翳障尤妙

墜翳必假神醫

○墜翳丸青羊膽青魚膽鯉魚膽各七枚熊膽一方牛膽五錢石決明一兩麝香少許為末麵糊丸梧子大每十丸空心茶清下○花草膏臘月羯羊膽一枚以蜜灌滿入硃砂末少許掛起陰乾用時取一粒入磁器內水化點眼治火眼爛弦風眼痛澀羞明及眼胞皮肉有似膠凝腫如桃李時出熱淚或取少許含化以蜜乃百花之英羊膽乃百草之精故名○退翳丸瓜蔞根枳實甘草石決明蔓荊子薄荷各五錢川芎木賊蜜蒙花荊芥穗甘菊花白蒺藜各一兩蛇退蟬退黃連各三錢當歸一兩半川椒七錢半或去蔓荊甘草川椒加生地一兩犀角五錢為末蜜丸彈子大每細嚼一丸有翳障米飲下昏暗及婦人當歸煎湯下內障有氣者磨木香湯下治一切目疾皆效○神翳散真蛤粉穀精草各一兩為末每二錢用生豬肝一片三手指大批開糝藥在內捲定以線縛之用濃米泔一碗煮熟為度取出稍冷細嚼煮肝米泔送下或加石燕檳榔磨服尤妙忌炙煿毒物治目內翳障及疹瘡後餘毒

上海埽葉山房校印

不散目生翳膜隱澁多淚如小兒疳眼加夜明砂等分○治雀目能早視不能晚視方用**搐鼻也須妙質**○豶猪肝煮熟和夜明砂作丸服之外取白犬初生時乳汁點眼小犬眼開而人眼亦見搐鼻散雄黃硃砂各二錢細辛五錢腦麝各少許為末令病人口含水以少許吹入鼻中治風熱腫赤難開○貼眼地黃膏生地一錢黃連一兩黃柏寒水石各五錢用地黃搗自然汁和成餅子用時纏紙貼眼上治被物撞打及風熱暴赤腫痛目熱淚出等眼並皆治之以其性涼能逐去熱毒故耳如火燒湯潑再加黃芩山梔大黃等分為末酒調敷**洗既多方**五行湯洗暴赤眼及時行腫毒疼痛用黃柏一味為末以濕紙裹黃泥包煨候泥乾取出每用一彈子大絹包浸水內飯上蒸熟乘熱熏洗極効此方有金木水火土製過故名一丸可用二三次○洗暴赤眼當歸黃連各一錢赤芍防風各五分杏仁四枚用水半盞入人乳汁少許浸藥盞過澄清點洗○洗冷眼及傷寒者防風荊芥菊花薄荷當歸乾姜少許煎湯洗○洗冷淚當歸檳榔陳艾荊芥防風菊花木賊五倍子煎湯溫洗○洗紅爛眼當歸黃連杏仁銅青皮硝淨研各五分為末每三分用井水小半盞調隔紙洗○洗風毒赤腫痒痛眼黃連蔓荊子苦參各五錢五倍子三錢分作四次煎湯澄清洗熱甚加芩柏風甚加荊防薄荷○洗努肉侵睛歸尾黃連荊芥防風朴硝硼砂薄荷煎湯溫洗翳加木賊痛加乳香虫痒加生姜○洗眼睛突出用新汲水沃眼中頻洗換水其眼自入仍以麥門冬桑白皮山梔子水煎通口服之**點豈無術**春雪膏子春天雪凍時取淨朴硝三四斤為末用黃連防風赤芍歸尾各五錢牙皂三片各剉碎與硝拌和入雪三四斤同拌勻為水過一宿絹濾去渣以瓦盆盛于露天受霜露之氣次早結成砂子却用盆一箇以紙筋鋪盆底內川皮紙盛砂于盆內紙筋上使砂中水氣盡滲于紙內候砂乾曳以磁器收貯封固如用每硝砂一兩入硼砂五錢片腦一錢或三錢研細點眼有翳加𧖈仁五錢治眼赤翳障羞明但點愈即止不可常點令眼皮皺縮倒睫拳毛○治努肉瘀突用硼砂一錢片腦半分或一分為末以燈心蘸點其上○治風眼流淚不止用爐甘石烏賊骨各等分為末入片腦少許點目并口其淚即止一方用白爐甘石八錢片腦二分半為末點眼或用少許以白湯泡化時時洗之治一切眼疾○光明丹白爐甘石一兩辰砂一錢硼砂二錢輕粉五分片腦三分多至五分麝香一分如赤眼腫痛加乳沒各五分內外翳障加珍珠五分胆礬熊胆各二分爛弦風眼加銅青黃丹各五分為極細末另于臨時加減和勻再研一二日磁器收貯密封口不可泄氣諸般眼疾皆効○八寶丹爐甘石黃丹生明礬各一兩乳香腦麝各三錢珍珠用蚌蛤盛之以鹹綿裹合火中煆過硃砂各五錢各為末用蜜一兩半以銅鍋熬去膜系綿濾過先下硃麝砂礬丹次下腦石攪勻乘熱為丸黃豆大硃砂為衣磁罐收貯多年愈堅愈好臨用以井水磨化點眼神効○𧖈仁膏淨𧖈仁一兩硼砂一錢二分片腦五分熊膽三錢為末用生蜜四兩調勻磁罐收貯點眼去翳障如神○塗瞼膏先將蜜六兩溶化下黃丹一兩長流水四盞用嫩柳枝六七莖攪勻次下𧖈仁末一兩候滾十數沸又下黃連末五錢不住手攪熬至一盞七八分紙襯絹濾過收之有瘀肉加硼砂一錢火上慢開和入除昏退翳蔵赤定痛○立消散白生鹽少許研末用燈心蘸鹽輕手指定浮翳就點凡三次不疼痛勿驚恐

治淬翳乗翳雲翳膜遮睛屢効○薑液膏生姜母一塊以銀簪插入卽拔出點眼頭尾治風痒冷淚爛絃有虫○治爛絃眼薄荷荆芥細辛為末如燒香狀燒之以碗塗蜜少許于內覆烟上取烟盡後以磁罐收之凡眼有風熱多淚者皆可點之○明上膏黄丹四兩硇砂乳香青鹽輕粉硼砂片腦各二錢麝五分金星石銀星石井泉石雲母石各一兩黄連烏賊骨各五錢另為末先將黄丹于碢內炒令紫色次下白蜜一斤候熬至沫散其色皆紫次入臘月雪水二盞再熬甘餘沸入餘藥同熬令擒于指甲上成珠為度用厚紙三重鋪在筲箕上將前藥傾于紙上濾過磁罐收貯放水內浸三日夜去火毒其滓一日一換看眼輕重臨晩用筯蘸藥點入眥頭以眼澁為度若治內外障用麵調成圏子臨卧置眼上傾藥入內一月見効此方大治遠年近日內外厚障麻肉攀睛眼眶赤爛隱澁羞明推眵有淚視物茫茫時見黑花或臉生風粟或翳膜侵睛時發痒痛如口瘡塗之立愈○撥風雲膏硇砂硼砂珍珠琥珀火煆珊瑚瑪瑙硨磲各火煆三錢熊胆石燕火煆醋淬三箇自然銅乳香没藥當歸各二錢輕粉青鹽胆礬青血竭海螵蛸麝香黄連黄芩黄柏白丁香石蟹牛黄各二兩爐甘石半斤黄丹四兩各另為末用蜜一斤絹濾入水三盞于銅鍋內熬至滴水成珠方入黄丹攪匀次入諸藥和匀理成錠子油紙攤放地上盆覆出汗為度次日用箬箬包裹收之用時以井水或梨汁化開銀簪點入將目緊閉仰卧切不可走淚使藥隨淚出無効但有攀睛雲翳每日點三次點三日歇三日看障翳俱盡方研氷片三釐和膏半分再點一次光即復矣忌牛羊魚肉葱蒜房事及酒空心點眼如火眼加氷片努肉攀睛眼絆紅絲加蕤仁熊胆與藥等分亦用水化開煎藥將氷片等藥研加之○取虫法用覆子葉洗淨擣自然汁以皂紗蒙眼上將筆蘸藥汁畫兩眸于紗上然後以汁滴眼中當有虫細如絲赤色出于紗上或看藥于紗上亦可治爛弦風痒及眼暗不見冷淚浸淫不止如青盲眼取汁陰乾入人乳汁化開點目卽仰卧更入片腦少許尤妙三四日間視物如少年

耳聾桂香芎芷可清神以宣風○桂香散辣桂川芎當歸細辛菖蒲木香木通白蒺藜麻黄甘草各二分半南星白芷各四分紫蘇一分葱一莖水煎服治風虛耳聾○芎芷散白芷菖蒲蒼术陳皮細辛厚朴半夏甘草木通紫蘇辣桂各二分半川芎二分姜葱煎服治風入耳虛鳴○清神散姜蠶菊花各一兩荆芥羌活木通川芎香附防風菖蒲甘草各三錢為末每三錢食後臨卧茶清下治風氣壅上頭目不清耳常重聽

虛聾磁石骨脂能益腎以通鬱○磁石羊腎丸磁石三兩煆再用葱白木通各三兩用水煮一日夜取淨末二兩川芎白术川椒棗肉防風茯苓細辛山藥遠志川烏木香當歸鹿茸兎絲子黄芪各一兩肉桂六錢半熟地二兩菖蒲一兩半為末用羊腰子兩對去皮膜酒煮爛和酒糊丸梧子大每五十丸空心温酒鹽湯化下治諸般耳聾補虛開竅行鬱散風去濕○磁石湯磁石五味子杜仲白术白石英各二錢黄芪茯苓各一錢水煎服治腎虛耳聾面黑瘦不欲食腰脇背痛○補骨脂丸熟地當歸川芎辣桂兎絲子川椒故紙白蒺藜葫蘆巴杜仲白芷菖蒲各二錢半磁石一錢二分半為末蜜丸梧子大每五十丸葱白温酒下治勞損耳聾○益腎散磁石巴戟沉香菖蒲川椒各一兩為末每二錢用猪腎一枚細切和以葱鹽幷藥用濕紙十重包裹煨令熟空心細

嚼酒下。治腎虛耳聾。**柴胡犀角消耳核膿流。**〔柴胡聰耳湯〕連翹四錢，柴胡三錢，甘草、當歸、人參各一錢，生姜三片，水二盞煎至一盞，去渣，入水蛭五分、䖟蟲三枚、麝香少許，煎二沸，食遠服。治耳中乾結，耳鳴而聾。〇〔犀角飲子〕犀角、菖蒲、木通、玄參、赤芍、赤小豆、甘菊各五分，甘草二分半，姜煎，溫服。治風熱上壅，兩耳聾閉，外內腫痛，又見膿水流出。如左耳甚，加蔓荊子、生地；右耳甚，加桑白皮、麥門冬。**鼠粘子湯。止耳痛血出。**昆布、蘇木、黃連、蒲黃、草龍膽各二分，鼠粘子、連翹、生地、歸尾、黃芩、生甘草、炙甘草各三分，黃芪、柴胡各四分，桔梗一錢半，桃仁三箇，紅花少許，水煎服。忌寒涼利大便。治耳痛生瘡。

鼻病禦寒通氣防風天南。〔禦寒湯〕黃連、黃柏降火，羌活各二分，黃芪一錢，人參五分補肺，甘草、款冬花、佛耳草消痰，白芷、防風各三分，陳皮、升麻各五分，蒼朮七分，通寒氣之壅塞。水煎熱服。治寒傷皮毛，鼻塞咳嗽，上氣喘急。〇〔通氣湯〕羌活、獨活、蒼朮、防風、升麻、葛根各六分，白芷、甘草、川椒各二分，冬月加麻黃二分，姜、棗、葱白煎服。忌冷物風寒。治鼻塞不聞香臭。〇〔防風散〕防風五分，黃芩、人參、甘草、川芎、麥門冬各二分，為末，食後沸湯調服。治鼻淵，腦熱滲下，濁涕不止。〇〔川烏散〕防風、白附子、川烏、甘草節、川芎、白芷、細辛、乾姜、菖蒲、茯苓各等分，為末，每三錢，葱湯下。〇〔單南星飲〕南星為末，每二錢，用棗七枚、甘草少許同煎，食後服。三四服後，其硬物自出，腦氣流轉，濁涕自收，外用蓽撥餅。治風邪入腦，宿冷不消，鼻內結物，窒塞腦氣，遂流濁髓。〇〔澄茄丸〕蓽澄茄五錢，薄荷三錢，荊芥穗一錢半，為末，蜜丸芡實大，每一丸噙化，津嚥下，或薄荷煎湯磨服。治大人小兒鼻塞不通。〇〔芷荑散〕白芷一兩，辛荑五錢，蒼耳子三錢半，薄荷五分，為末，每二錢，葱茶清調服。治鼻流濁涕不止。**鼻病外治通草細辛香蓽。**〔通草丸〕通草、細辛、附子各半分，蜜丸，綿裹塞鼻中。治鼻齆有瘜肉，不聞香臭。〇〔細辛膏〕黑附子、川椒、川芎、細辛、吳萸、乾姜各一錢半，杜仲三錢半，皂角二錢，俱用醋浸一宿，取出，以猪油二兩同煎，附子色黃為度，綿蘸膏塞鼻中。治鼻塞腦流清涕。〇〔蓽撥餅〕蓽撥、香附、大蒜杵作餅，紗襯炙熱，貼顖門上，用熨斗火熨透，其涕自止。**硫粉消酒齄之紅。**〔硫粉散〕生硫黃、輕粉各一錢，杏仁五分，為末，用餅藥調，臨卧時塗，次早洗去。兼治婦人鼻上黑粉刺。**瓜礬去鼻痔之疾。**〔瓜礬散〕瓜蒂四錢，甘遂一錢，白礬枯、螺殼煅、草烏尖各五分，為末，用真麻油調令軟硬得所，旋丸如鼻孔大，每日一次，以藥入鼻內，令達痔肉上，其病化為水，肉皆爛下即愈。

口舌之本五福琥犀黑參丸。〔五福化毒丹〕玄參、桔梗各三兩，茯苓二兩半，人參、牙硝、青黛各一兩，甘草七錢半，麝香一分，為末，蜜丸芡實大，金銀箔各四十片為衣，每一丸或半丸，小兒半丸分作四服，俱薄荷煎湯化下。治積熱驚惕，狂譫煩渴，頰赤咽乾，唇口腫破生瘡，夜卧不寧，頭面遍體多生瘡癤，及小兒驚風痰熱潮睛等症。如大人口臭，及小兒瘡疹上攻，口齒涎血臭氣，用生地自然汁化一丸，以雞翎刷口內。熱疳黃瘦雀目者，陳粟米泔下，食後臨卧服。〇〔琥珀犀角膏〕琥珀、犀角、辰砂各一錢，茯神、人參、酸棗仁各二錢，片腦一錢，各另為極細末，秤淨和勻，用煉蜜搜成膏子，以瓦罐收貯，密封。候其疾作，每取一彈子大，以麥門冬濃煎湯化下，一日五服。治咽喉口舌生瘡菌，其效如神。〇〔黑參丸〕玄參、天門冬、麥門冬各等分，為末，蜜丸彈子大，每一丸綿裹噙化，津液下。治口舌生瘡經久不愈。

口舌之標四般，氷蘗薄荷蜜。氷蘗丸 黃柏、薄荷、硼砂各等分，氷片減半，為末，蜜丸彈子大，每噙化一丸。治口舌生瘡。○薄荷蜜 白蜜、薄荷自然汁等分，先以生姜蘸水揩淨，然後敷之。治舌上生瘡，或胎乾澀，語言不真。○薄荷煎 薄荷二兩半，川芎二錢，甘草、砂仁各二錢半，片腦五分，各另為末，和勻蜜調成膏，任意嚼嚥。一方去片加桔梗。治口舌生瘡，咽喉腫痛，痰涎壅塞。

霜鹽舌腫漸消，舌霜鹽散 百草霜、青鹽各等分，為末，以井水調塗舌上。治舌忽腫硬塞悶。

瀉白口瘡難立。瀉白散 橘皮、竹茹、黃芩、山梔、黃柏各五分，芒硝、茯苓各一錢，生地三錢，姜棗煎服。治大腸實熱，臍脹不通，挾臍痛，食不化，喘不能久立，口舌生瘡。一方有白朮、桂心。

唇腫瀉胃薏苡湯。瀉胃湯 大黃二錢半，葛根一錢，桔梗、枳殼、前胡、杏仁各五分，姜煎服。治胃氣實熱，唇口乾裂，便秘煩渴，睡流口涎。○薏苡湯 薏苡仁、防己、赤小豆、甘菊，姜煎服。治風熱在脾，唇口瞤動，或結核，或為浮腫。

唇蜜治標黃柏蜜。黃柏散 黃柏二兩，五倍子、蜜陀僧各二錢，甘草二分，為末，水調塗黃柏上，炙乾再塗，藥盡為度，然後將柏作薄片，貼唇上，含一日。治口瘡。

舌膏莫去信方言，齒污必漱銘儒室。擦牙方 荊芥、薄荷、細辛、梧桐淚等分，麝香少許，為末，擦牙。熱牙怕冷水，加牙硝、姜黃，內服敗毒散。冷牙怕熱水，加乾姜、川椒，內服黑錫丹。不怕冷熱乃風牙，加白蒺藜、皂角、姜蠶、蜂房、草烏。毒痰加南星、皂角。虫牙加雄黃、石膏、蘆薈、白膠香塞蛀孔中。氣鬱加香附、龍胆草。腎虛加青鹽、羊脛骨。痛加乳、沒。瘀血加五靈脂、血竭。○當歸龍胆散 麻黃、升麻、黃連、龍胆草、草豆蔻各一錢，白芷、羊脛骨灰、歸尾、生地各五分，為末，先用溫水漱口，擦之妙。或煎服亦可。治寒熱相停，口齒痛不可忍。○白芷湯 麻黃、草豆蔻各一錢半，吳萸、升麻、黃芪、白芷各四錢，羌活八分，當歸、熟地各五分，藁本三分，桂枝二分半，為末，先用溫水漱淨，以藥擦之，或水煎服亦可。治大寒犯腦，牙齒疼痛。○謝傳失笑散 乳香、沒藥、雄黃、胡椒、烏藥、兩頭尖各等分，為末，擦牙患處，初時甚痛，良久吐出涎來即愈。○青白散 青鹽二兩，白鹽四兩，用川椒四兩煎汁，拌炒二鹽，為末，擦一切牙疼，及漱水洗目尤妙。一方去川椒，用槐枝煎濃汁，炒二鹽，為末，擦牙。甚者更以五倍子煎湯漱之。治食甘過多，牙疼。○香鹽散 香附三兩，青鹽五錢，為末，擦牙，去風熱，治虫牙及腎虛宣露，一切齒疾。○單蒺藜散 一味生為末，擦牙，或煎水入鹽一捻，帶熱時時漱之，久則大效。治風虛牙齒疼痛，齦腫動搖，常用擦漱，大能固齒。○治腎虛胃熱牙疼方 用羊脛骨燒灰存性四兩，石羔五兩，升麻、生地黃各五錢，黃連一錢，梧桐淚三錢，龍胆草少許，為末，擦牙，以水漱去。○治風虫牙疼方 用芫花、浮小麥、細辛、花椒、蜂房、青鹽各一錢，用水煎濃汁漱牙，良久吐去，切嚥。○治飲酒過牙疼方 臨臥以井水頻頻含之，且漱。或用百藥煎泡湯，候冷含嚥。或用砂仁嚼數亦好。○延平方 槐枝、柳枝、桃枝、榔欖、草地楊梅各一把，剉碎，注水一鍋，熬至半鍋，去渣，入鹽一斤，煎至水乾，取鹽，入細辛、楊梅皮、荊芥各五錢，黃連、石羔各三錢，當歸、硼砂、白芷、龍骨各二錢，川烏一錢半，蔓荊皮六錢，共為末，磁罐收貯，每用二兩，入燒枯糯米一兩，研勻，逐日擦牙，或嚥，又可防喉風。○烏鬚固齒補腎方 川芎、當歸、熟地、芍藥、香附、荊芥、枸杞、青鹽、牛膝各三兩，為末，用糯米飯一升半，拌勻，陰

乾竹筒固濟置桑柴火中燒存性為末鉛盒收貯每旦擦牙二次藥與水嚥下令牙不疼不落妙又方用
旱蓮根一斤酒洗將青鹽四兩淹三宿鍋內炒存性炒時將原汁旋旋入炒為末每早用一錢擦牙嚥之
○消齒壅法生地黃搗汁一錢以牙皂數片火上炙熱淬地黃汁內再炙令汁盡為度研為末敷之即縮
又有牙齒日長漸脹開口難為飲食者單白朮煎湯灌漱即愈○却痛方樟腦一錢冰片三分川蟾酥調
勻以簪頭挑入痛處即愈○溺白散用婦人溺桶中白垢五錢火煅白礬枯過白霜梅存性各二錢為末
先用韭根陳茶煎濃汁以雞翎蘸熱汁刷去腐肉洗見鮮血然後敷藥日三次爛至喉者以小竹管吹入
治走馬疳瘡雖遍口齒落唇穿者亦効忌油膩雞魚但山根發紅點者難治一方用溺垢一錢銅綠三分
麝香一分半為末敷之亦好○取牙不犯手方鳳化石灰白山查根各五錢玉簪花南星各三錢蓽撥二
錢蟾酥五分為末每取少許于患處點三次其牙自落○取蟲法蟾酥五分牡丹皮二錢黃荊子皂角各
三錢麝香二分為末用通條一連蝸牛四十九枚同搗成餅用紙包即頰上開口一時開口看有虫即挑
去客寒羌附溫風起而冷齒寧安羌活黑附湯麻黃黑附子殭蠶黃柏各三分羌活蒼朮各五分防風甘草升麻白芷各二分黃芪一錢食後水煎服治冬月大寒犯腦令人腦
痛齒亦痛○溫風散當歸川芎細辛白芷蓽撥藁本蜂房各等分水煎服仍含漱治風冷齒痛神功蘭藿玉池潤而風牙自逸神功丸蘭葉藿香當歸木香升麻各一錢生地甘草
各三錢黃連砂仁各五錢為末蒸餅丸菉豆大每百丸或二百丸食遠白湯下治多食肉人口臭不可近
及牙齒疳蝕齦肉將脫牙落血出不止兼治血痢血崩下血麻木血氣上衝妄聞妄見者皆効○玉池散
地骨皮白芷細辛防風升麻川芎當歸槐花藁本甘草各等分水煎服痛甚加生姜黑豆煎湯熱漱冷吐
或為末擦牙亦妙治風蛀牙痛腫痒動搖牙齦潰爛宣露口氣一方去地皮加獨活治牙流血腫變骨槽
風及骨已出者尤宜痛風麻赤甜瓜并四妙白虎黑虎捉虎而飛步若仙痛風丸南星蒼朮黃柏各二兩川芎神麴各一兩白芷桃仁各五錢威靈仙羌活桂
枝各三錢紅花一錢半防己草龍胆各四錢麯糊丸梧子大每百丸空心白湯下治上中下疼痛○麻黃
赤芍湯麻黃赤芍各一錢防風荊芥羌活獨活白芷蒼朮威靈仙片芩枳實桔梗葛根川芎各五分甘草
歸尾升麻各三分下焦加酒柏婦人加酒炒紅花腫多加檳榔澤瀉痛加沒乳瘀血加桃仁大黃水煎服
治濕熱流注肢節腫痛○甜瓜子丸甜瓜子炒二兩木瓜一兩半威靈仙一兩川烏五錢為末酒糊丸梧
子大每卅丸酒下避風汗出忌熱及相反藥上下皆同治風濕相搏肢腳疼痛○四妙散威靈仙酒蒸五
錢羊角灰三錢蒼朮一錢半白芥子一錢為末每一錢姜湯下治痛風走注○捉虎丸麝香二錢半京墨
煅一錢半乳香沒藥當歸各七錢半白膠香草烏地龍木鱉子五靈脂一兩半糯米糊丸芡實大每一丸
酒化下治一切痛風走注手足癱瘓麻木不仁白虎歷節等症如遠年近日寒濕腳氣臨發時空心服取
腳面黑汗出為効○乳香黑虎丹草烏蒼朮生姜各一斤連鬚葱半斤同均勻罨春五夏三秋七冬十日
每日拌一次曬乾入五靈脂乳香沒藥各五錢穿山甲二兩自然銅一兩為末醋糊丸梧子大每卅丸空

心熱酒下日服尤妙婦人血海虛冷脏腑疼痛臨卧醋湯下止服卅丸不可過多忌生冷物但覺麻木為効孕婦勿服治男婦虛冷血氣虛敗筋骨疼冷及外感風濕傳于經絡手足麻木腰腿疼痛久則偏枯癱瘓口眼喎斜及語中風不能行者並宜○龍虎丹草烏蒼朮白芷各一兩用童便姜葱汁拌盦熱入乳没各三錢當歸牛膝各一錢為末酒糊丸彈子大每一丸酒化下治痛風走注或麻木不遂或半身痛○神仙飛步丹草烏四兩不去皮尖蒼朮半斤川芎白芷各一兩為末用生姜連須葱各四兩和前藥搗爛以磁器入藥于內令實紙封瓶口勿令洩氣春三夏一秋五冬七日取出曬或焙乾與姜葱同為末醋糊為丸如梧桐子大每服十五丸空心溫酒茶化下忌發熱物孕婦勿服治男子諸風濕痺癱瘓等症○古龍虎丹蒼朮半斤用生姜十二兩搗汁或入童便同拌成餅草烏四兩或半斤用生葱四兩搗汁拌成餅俱攤壁上陰乾腳疾加黃柏半斤為末麵糊丸梧子大治一切頭風癱瘓痛風咳喘脹滿用酒下五十丸即吐如欲下行用姜湯下吐下後俱宜姜湯和胃○又蒼朮燒灰草烏為末各等分每二錢熱酒調服溫覆可發痛風破傷風汗○又草烏一兩豆腐煮過為末每二分體盛者三五分酒調服之發汗死去一時久忌風密室中睡醒服姜湯解之痛風即愈或加蝴蝶窠燒存性一兩生川烏五錢為末每三分或五分諸風通用冷風濕氣姜湯下麻木麻痺葱煎湯下四肢痛風酒下○古烏龍丹川烏五靈脂各五兩為末入臘麝研糊水丸梧子大每一丸先以生姜汁研化次煖酒調空心日二服治癱瘓風手足嚲曳口眼喎斜語言蹇澁步履不能

血風犀角麝香與烏頭趂痛應痛定痛而活絡不屈

血風丸秦艽羌活防風白芷川芎當歸地黃白芍白朮白茯半夏黃芪各等分為末蜜丸梧子大每五十丸空心酒下或水煎服亦可兼治產後血風筋攣痿弱無力○犀角湯犀角玄參各一錢連翹柴胡各六分升麻木通各八分沉香射干甘草各五分芒硝麥門冬各四分水煎服治結陽臟腫便閉○麝香丸川芎三枚全蝎廿一枚地龍五條黑豆二錢半俱生用麝香半字為末糯米糊丸菉豆大每七丸甚者十丸夜卧令膈空溫酒下微出冷汗便瘥治痛風走注痒如虫嚙○烏頭湯川烏一枚用蜜二盞煎至一盞二分麻黃芍藥黃芪各二錢甘草一錢先用水四盞煎至二盞去渣入前蜜和煎至一盞六分作二次溫服治歷節疼痛不可屈伸○趂痛散牛膝當歸官桂白朮黃芪獨活生姜各五分韮白一錢二分半水煎食遠服或加桑寄生尤妙治產後走動氣血升降失常留滯關節筋脉引急遍身疼痛甚則腰背不能俛仰手足不能屈伸兼治男子痛風○活血應痛丸蒼朮六兩草烏二兩金毛狗脊四兩香附七兩陳皮五兩没藥威靈仙各一兩為末酒糊丸梧子大每十五丸至廿丸溫酒下忌桃李雀鴿諸血治風濕入腎血脉凝滯遍身麻木上攻頭面虛腫耳鳴項強背急下注腰腿重痛腳膝拘攣及痛久不止痢後鼓槌風症常服治血氣壯筋骨○定痛散蒼耳子骨碎補自然銅血竭白附子赤芍當歸肉桂白芷没藥防風牛膝各三兩五加皮天麻檳榔羌活各一兩虎脛骨龜板各二兩為末每一錢溫酒調服治風毒邪氣乘虛攻注皮膚骨髓之間與血氣相搏痛無常處遊走不定晝靜夜甚不得睡卧筋脉拘急不得屈伸○活絡丹川烏草烏乳香没藥地龍南星各六兩為末酒糊丸梧子大每廿丸空心冷酒荊

芥煎湯化下。治諸風濕毒留滯經絡，注于脚間，筋脉拘攣，腰腿沉重，腹脇膨脹，不思飲食，一切痛風走注，或脚筋吊痛，上衝心腹，及男子元臟氣虚，婦人脾血久冷。○加減虎骨散：虎脛骨三兩，没藥五錢，為丸，每二錢，温酒調服。治白虎歷節，諸風骨節疼痛，晝夜不可忍者。○虎骨散：虎骨四錢，芍藥一兩六錢，生地八兩，以清酒一升浸曝乾，復入酒中，取酒盡為度，搗末，每二錢，酒調，日三服。治骨髓中酸疼。一方無生地，有乳香二錢。○潛行散：黄柏一味，好酒浸晒乾，為末，每一錢，煎四物湯調服。治血虚陰火痛風，及腰半已下濕熱注痛，多服取効。○古半硝丸：半夏一兩，風化硝一兩，為末，生姜自然汁打糊丸梧子大，每五十丸，姜湯下。治痰飲流注痰痛。一方加茯苓一兩，枳殼五錢，治中脘停伏痰飲，以致臂痛不能舉，左右時復轉移。

濟生防風茯苓五痺俱蠲。

○濟生防風湯：當歸、赤茯、獨活、赤芍、黄芩、秦艽各五分，甘草、桂心、杏仁各二分半，防己一錢，姜煎温服。治血痺肌痺皮痺。○濟生茯苓湯：半夏、赤茯苓、皮各一錢，甘草、桔梗、枳實各五分，姜煎温服。治停蓄支飲，及筋痺脉痺。○川芎茯苓湯：赤茯、桑白皮、防風、官桂、川芎、麻黄、芍藥、當歸、甘草各五分，棗煎温服，如欲汗，以粥助之。治着痺留注不去，四肢麻木拘攣浮腫。○宣明升麻湯：升麻一錢半，茯神、人參、防風、犀角、羚羊角、羌活、官桂各二分半，姜煎，入竹瀝少許調服。治熱痺兼治諸風。○蠲痺湯：當歸、赤芍、黄芩、防風、姜黄、羌活各一錢半，甘草五分，姜棗煎温服。治手足冷痺，腰腿沉重，及身體煩疼，背項拘急。○川附丸：川烏、附子、官桂、川椒、菖蒲、甘草各一兩，骨碎補、天麻、白朮各五錢，為末，蜜丸梧子大，每卅丸，食前温酒下，日三服。治氣痺。○續斷丸：當歸、續斷、萆薢、天麻、防風、附子各一兩，川芎七錢半，乳香、没藥各五錢，為末，蜜丸梧子大，每四十丸，温酒米飲化下。治風濕留注，四肢浮腫，肌肉麻痺。

導氣天麻黄芪三妙可必。

○導氣湯：黄芪二錢，甘草一錢半，青皮一錢，升麻、柴胡、歸尾、澤瀉、陳皮各五分，五味子廿粒，紅花少許，水煎温服，乃清燥湯加減。治兩腿麻木。○行濕流氣飲：蒼朮、羌活、防風、川烏各一兩，薏苡仁二兩，白茯苓一兩半，為末，每二錢，温酒或葱湯下。治風寒濕氣痺症，身如板夾，麻木不仁，或手足酸軟。○天麻黄芪湯：天麻、白芍、神麯、羌活、茯苓各三分，人參、黄連各四分，當歸五分，黄芪、甘草、升麻、乾葛、黄柏、蒼朮各六分，澤瀉七分，柴胡九分，水煎温服。治手足麻木，兼有風症。○三妙丸：蒼朮六兩，黄柏四兩，牛膝二兩，為末，酒糊為丸如梧桐子大，每服七十丸至一百丸，空心姜湯或鹽湯送下。治三陰血虚，足心如火熱，漸烘腰胯，及濕熱脚痺疼痛痿軟等症，皆効。一方加當歸、防己、虎脛骨、龜板各一兩，名加味三妙丸。血虚加血藥，氣虚加氣藥。

九蒸單**豨簽**丸**服之良。**

○端午、七夕、重陽日收採，洗去土，摘其葉晒乾，鋪入甑中，用好酒和蜜層層勻酒蒸之，復晒復蒸，如此者九次，為末，蜜丸梧子大，每四十丸，空心酒下。治中風口眼喎斜，時吐痰涎，語言謇澁，四肢緩弱，骨節疼痛，腰膝無力。又能行大腸氣，及諸風痺。

千金單**萆麻**湯**擦之吉。**

○秋夏用葉，春冬用子，一二十斤，入甑內，置大鍋上，蒸半熟取起，先將綿布數尺，雙摺放入蒸湯內，取出乘熱數患處，卻將前蒸熱鋪布上一層，候温再換熱藥一層，如此蒸換，以患者汗出為度，重者蒸五次，輕者蒸三次即愈。內服疏風活血之劑。專治風濕癱瘓，手足不仁，半身不遂，周身麻木，酸疼，口眼歪斜，皆効。○擦痺法草麻子三兩活地龍七條甘草甘遂各一兩麝香一錢搗爛于磁罌內築實勿泄氣臨用先將姜蔥各一兩搗爛但遇處次用姜汁化此藥一雞子黃大擦半時久一日三次二三年者効婦人尤神遊風翻看紫浮萍單浮萍丸用紫背浮萍攤于竹篩內下着水曬乾為末蜜丸彈子大每一丸用烏豆淋酒化下治一切風疾癮疹紫癜白癜痛癢頑麻兼治腳氣打撲傷損渾身麻痺○單蒼耳丸端午日取蒼耳草葉洗淨曬乾為末蜜丸梧子大每十丸日三次酒下治諸風及諸風瘡癮疹紫癜白癜最消食積若身體有風處或為麻豆粒者此為風毒出也急用針刺令黃水出盡乃已○古苦皂丸苦參末一斤用皂莢二斤以水一斗浸揉取濃汁去渣熬成膏和丸梧子大每卅丸荊芥薄荷酒下或只用酒調下治肺風皮膚瘙癢或生隱疹及遍身風熱細疹痛癢連胸頸臍腹及近陰處皆然涎痰亦多夜多不睡斑疹細搗胡麻風○胡麻散胡麻一兩二錢荊芥苦參各八錢何首烏一兩甘草葳靈仙各一錢為末每二錢薄荷煎湯或茶酒蜜湯下服藥後頻頻浴身得汗出立効治脾肺風毒攻衝遍身癮癢或生瘡疥癮疹浸淫不愈及面上遊風或如虫行紫白癜風頑麻或腎臟風攻注腳膝生瘡等症○調中疏邪湯蒼朮一錢半陳皮砂仁藿香芍藥甘草桔梗半夏白芷羌活枳殼各一錢川芎麻黃桂枝各五分姜煎溫服治內傷外感而發陰斑○土硃散土硃青黛各二錢滑石荊芥各一錢為末蜜水調搽服之亦可治丹毒○浮萍湯乾浮萍四兩漢防己五錢濃煎熱湯先蒸後洗治赤白癜風一切斑疹疥癬神効治面鼻生紫赤刺癮疹方硫黃白礬等分黃丹少許為末津液調敷臨臥再敷○又方黃丹二錢硇砂五分巴豆十枚餅藥二錢半為末同入罐中以水酒和勻慢火熬三四沸取出入石灰三錢和勻同鵝毛蘸藥搽紅處日一次纔見微腫便洗去鼻上贅肉雀斑粉刺皆効○治面生雀子斑方霜梅肉櫻桃枝豬牙皂角紫背浮萍各等分為末如常洗面其斑自去○治汗斑方牙皂雄黃半夏川椒蓽澄茄白附子各等分硫黃信石各少許為末醋調絹包擦又水粉硫黃等分生姜汁調擦三次効噫處方同類相求用藥惟天陰隲○

傷寒古法特詳暴寒亦腎所屬外則先入皮毛內則直凝胃腹○常用衛寒散香附陳皮草菓各一兩半砂仁白姜肉豆蔻各七錢藿香白茯木通吳萸各三錢夏月去吳萸加扁豆槐赤茯為末每一匙溫酒姜湯米飲化下治感寒腹痛作泄或無泄而飲食少胃弱怕吃肥膩等症諸咳因風寒華蓋三奇或薰諸咳丸陳皮百藥煎枳殼半夏紬訶子知母各等分姜汁入蜜為丸白湯下諸咳通用傷寒咳甚發表後以此斷根尤妙○華蓋散蘇子赤茯苓陳皮桑白皮麻黃杏仁各一錢甘草五分水煎溫服治肺感風邪咳嗽上氣胸膈煩滿項背拘急頭目昏眩鼻塞聲重痰氣不利○加減三奇湯桔梗陳皮青皮人參蘇葉桑白皮甘草各五分半夏七分杏仁三分五味子四分姜煎治咳喘胸滿○單生姜丸一味焙乾為末糯米糊丸芥子大每卅丸空心米飲下治寒嗽○薰藥佛耳草款冬花各一錢半鵝管石雄黃各二分半為末用熟艾鋪紙上以前藥分作二帖卷作筒子燒烟吸入口中以溫茶常呷一二口每一筒作三四夜吸嗽止即住治風入肺

久嗽不止久咳多熱鬱芩半百花可擲〔古芩半丸〕黃芩半夏各一兩為末姜汁糊丸梧子大每七十丸姜湯下治熱嗽生痰。○〔古百花膏〕百花款冬花各等分為末蜜丸龍眼大每二丸食後臨臥細嚼姜湯下嗆作尤佳治喘咳不已或痰有血若虛弱人最宜服之。○〔加味百花膏〕紫菀款冬花各一兩百部五錢為末每三錢姜三片烏梅一箇煎湯調食後臨臥各一服或蜜丸服亦可治久嗽不愈。○〔亭藶散〕亭藶瓜蔞仁薏苡仁桑白皮升麻葛根桔梗各一錢甘草五分姜煎溫服治過食煎炒及酒以致喘急不得臥及肺癰等症。

食嗽知貝礬芨兮訶黎蜂姜解勞蒸〔古二母散〕知母貝母各一兩巴霜十粒為末每服一字姜三片臨臥細嚼白湯下便合口睡其嗽即定自胸膈必利下寒痰粥補之治遠年近日諸般咳嗽兼治痰症。○〔加味二母丸〕知母貝母用巴豆同炒黃色去巴入白礬白芨各等分為末姜汁和蜜為丸含化或加麥門冬陳皮阿膠等分亦好治久嗽勞嗽食積嗽。○〔訶黎丸〕訶子皮五錢海石瓜蔞仁青黛杏仁貝母四製香附各二錢半為末姜汁和蜜為丸含下徐徐嚥下治肺脹喘滿氣急身重及勞嗽乾咳無痰等症。○〔蜂姜丸〕茜根姜蠶海粉瓜蔞仁杏仁蜂房神麯各等分為末姜汁竹瀝為丸含化治酒痰嗽積久如膠及牙宣腫痛。

痰嗽橘甘瓜連兮園參橘姜醫氣促〔古橘甘散〕橘皮去白四兩甘草炙一兩為末每服二錢白湯調下治痰嗽極有効驗。○〔瓜連丸〕瓜蔞仁杏仁黃連各等分為末竹瀝韭汁為丸如梧桐子大每服三五十丸紫蘇煎湯送下治傷酒痰嗽喘急。○〔半瓜丸〕半夏瓜蔞仁各五兩貝母桔梗各二兩枳殼一兩半知母一兩為末生姜汁浸蒸餅糊丸如梧桐子大每服三五十丸姜湯下治痰嗽。○〔團參飲子〕人參半夏紫菀阿膠百合款冬花杏仁天門冬經霜桑葉各五分五味子細辛甘草各二分半食後姜煎溫服治七情飢飽損傷脾肺咳嗽膿血漸成癆瘵如因氣加木香咳唾血有熱加生地有寒加鍾乳粉疲極而咳加黃芪損而吐血加沒藥藕節嘔逆腹滿不食加白朮倍生姜小便多加益智仁大便溏去杏仁加鍾乳粉面浮氣逆加沉香陳皮加減同前服。○〔古橘姜丸〕陳皮生姜同搗焙乾各二兩為末用神麯末二兩打糊為丸如梧桐子大每服三五十丸食後臨臥米飲送下治久患氣嗽聖藥丸火嗽忌用人參半夏陳皮等燥藥氣嗽忌用粟殼豆蔻等澀藥。

霍亂回生加味半硫袪冷痰〔回生散〕陳皮藿香各五錢水煎溫服治霍亂吐瀉但一點胃氣存者服之回生。○〔加味半硫丸〕硫黃一兩入豬臟內縛定以米泔童便水酒各一碗煮乾一半取出洗淨臟乾入半夏人參白茯各一兩石羔一分為末姜汁浸蒸餅丸梧子大每五十丸至百丸空心米湯下治憂思過度脾胃氣閉結聚痰飲留滯腸胃吐利交作四肢厥冷頭目眩暈或復發熱。○〔九君子湯〕陳皮半夏麥門冬白茯白朮各一錢人參小麥甘草各五分烏梅一箇姜煎溫服治霍亂已愈煩熱多渴有痰小便不利。

吐利交作正料紅丸消食畜〔紅丸子〕莪朮三稜各二兩醋煮青皮陳皮五兩乾姜胡椒二兩阿魏三分為末陳米粉糊丸梧子大礬紅為衣每百丸生姜甘草煎湯下治脾胃虛冷飲食失節或留腸胃或因飲食不調中胃寒熱吐利並作心腹絞痛。

筋轉難當木萸加以炒鹽〔木萸散〕吳茱萸五錢木瓜一錢食

鹽五錢同炒焦先用瓦瓶收水百沸却入前藥煎服治霍亂吐瀉或因飲冷或胃寒失飢或大怒或乘舟車傷動胃氣令人上吐下瀉不止頭旋眼花手足轉筋四肢逆冷者最效一方用枯礬為末每一錢百沸湯點服亦好渴不能藥椒豆必須冷服○古椒豆散胡椒菉豆各四十九粒研爛水煎服如渴甚新汲水調服治霍亂吐瀉而不能服藥者効赦九般心痛○九痛丸附子三兩巴豆人參乾姜吳萸各一兩狼毒二錢半為末蜜丸梧子大每三丸空心温酒下治九種心痛及中惡脹痛口不能言連年積冷流在心胸腫痛上氣落馬墜車等疾○通靈散蒲黃五靈脂各一兩木通赤芍各五錢每四錢水煎臨熟入鹽少許通日服治九種心痛○撒痛丸陳茶一兩乳香五錢為末臘月兎血丸芡實大每一丸淡醋湯下治心氣痛不可忍○靈檳散五靈脂檳榔等分為末每三錢菖蒲煎湯下痛夜先將猪肉鹽醤煮熟令患人細嚼吐出勿吞却將前藥空心服之治心脾虛痛此方用肉味引蟲頭向上用藥殺蟲也燒一種脾疼○燒脾散乾姜草菓厚朴砂仁神麴麥芽陳皮良姜甘草各等分為末每一錢淡鹽湯點服治飲食生冷停留中焦心脾冷痛心腹疞痛玄椒散後香良○古二胡散玄胡索胡椒各等分為末每二錢酒調服○二炒香良散香附良姜各等分各炒為末每二錢入鹽少許米飲調服若同炒則不效二方俱治心腹疞痛心脾刺痛烏沉湯加神麴○四味烏沉湯烏藥香附砂仁沉香等分姜煎服治心脾刺痛○烏藥沉香湯烏藥一兩沉香五錢人參三分甘草四分為末每五分入鹽少許姜煎服或加香附砂仁陳皮半夏或加枳殼神麴麥芽莪朮青皮木香隨宜加入治一切氣降一切冷調中補五臟益精壯陽煖腰膝治嘔瀉癥癖疼痛風水毒腫冷風痲痺及中惡心腹痛蠱毒鬼氣宿食不消天行瘴疫膀胱腎冷氣攻衝背膂俛仰不利及婦人血氣攻心胃腹撮痛寒痛草蔻抽刀熱則連附沙芎○草蔻丸草豆蔻一錢四分澤瀉小便數者減之麥芽各一錢半半夏一錢吳萸益智仁陳皮姜蠶人參黃芪各八分桃仁七枚生甘草炙甘草各三分當歸青皮神麴姜黃柴胡各四分為末蒸餅丸梧子大每卅丸白湯下食遠斟酌多少用之治客寒犯胃作痛得熱即止熱痛亦可暫服○小草丸小草桂心川椒乾姜細辛各三兩附子二分為末蜜丸梧子大每三錢米飲下忌葷腥生冷治胸痺心痛逆氣膈中飲食不下○抽刀散白姜五兩用巴霜一錢同炒赤去巴菖蒲五兩半生半炒良姜五兩用斑猫廿五枚同炒黑去猫糯米六兩一分炒黃為末每二錢空心溫酒下昔一人醉臥星夜天明痺疼攻刺百藥罔効後服之頓愈乃知風露入脾故用二姜菖蒲散邪巴豆斑猫借氣伐根糯以養脾之劑調之更不復作○連附六一湯黃連六錢附子一錢姜棗煎熱服治胃脘痛甚諸藥不効者熱因熱用也○莎芎散香附川芎各一兩黃連山梔各五錢木香乾生姜各三錢檳榔酒黃芩芒硝各二錢為末每二錢用姜汁同滾白湯調痛時嚥下治曾服香燥熱藥以致病根不固者宜用實痛煮黃槀蒼虛則歸朮二六○煮黃丸雄黃一兩巴豆五錢白麪二兩研勻水丸梧子大取十二丸用漿水煮熱瀝入冷漿水內沉冷每一時冷漿水下一丸一日盡十二丸如得利不可再服宜古槀蒼以去餘邪治大實心痛○古槀蒼湯槀本五錢蒼

朮一兩水煎服服煮黃丸後宜此斷根治大實心痛及心頭迸痛者亦好○古歸朮散當歸八兩白朮一兩為末每二錢沸湯點服治心脾疼痛○二六丸白朮五錢白芍砂仁半夏當歸各三錢桃仁黃連神麴陳皮各二錢吳萸一錢半人參甘草各一錢為末蒸餅為丸服治氣血俱虛挾食積痰火心痛

痰火梔姜海石白螺必煅成灰○梔姜飲山梔仁十五枚炒焦水一盞煎至六分入生姜自然汁三匙令辣再煎少沸熱飲或入川芎一錢尤妙治胃熱作痛如用此及劫痛藥不止者須用玄明粉一錢服之立效○梔萸丸山梔仁炒焦三兩吳萸香附各五錢為末蒸餅丸如花椒大每廿丸生地黃酒炒同生姜煎湯服治氣實心痛○萸連梔石丸吳萸黃連山梔滑石各五錢荔枝核燒存性三錢為末姜汁糊丸服治熱濕心痛引小腹欲作疝者○海石散海石二錢香附一錢為末川芎山梔姜湯入姜汁令辣調服治脾痛疝痛實者可煆牡蠣粉二錢酒調服○白螺殼丸白螺螄殼火煅南星滑石蒼朮山梔香附各一兩枳殼青皮木香半夏砂仁各五錢春加川芎夏加黃連秋冬加吳萸為末姜汁浸蒸餅為丸菉豆大每五十丸姜汁下治痰積胃脘作痛

血積失笑乾漆玄胡須醋炒熟○失笑散蒲黃五靈脂各等分為末每二錢先以醋調成膏入水一盞煎空心熱服治心氣痛及小腸氣痛不可忍○單乾漆丸炒烟盡為末醋糊丸梧子大每五七丸熱酒或醋湯下治九種心痛惡心吐水腹脇積聚滯氣婦人瘀血作痛尤効○玄胡索丸玄胡索一兩半桂心紅花滑石紅麯各五錢桃仁三十枚為末蒸餅為丸服治死血作痛神効

腹痛痰滯姜調芎朮散當先○川芎蒼朮香附白芷各等分為末磨木香姜汁點熱湯調服治痰積作痛脈滑小便不利

腹痛血寒酒煮當歸丸最速○當歸一兩黑附子良姜各七錢茴香五錢四味用酒一碗煮乾再焙入甘草苦楝丁香各五錢玄胡索四錢炒黃鹽全蝎各三錢柴胡二錢木香升麻各一錢為末酒糊丸梧子大每五七十丸空心淡醋湯下忌油麵酒膩生冷治小腹寒痛及婦人癲疝下注腳氣腰以下如有冰雪以火焙衣蓋猶寒冷之極小便不止與白帶長流不禁目睛䀮䀮無所見身重如山腿膝枯細大便難虛乏極甚○呼是病起於傷寒○邵病無如寡慾○

盛暑酷日流火爍金○正宜生脈為主○生脈散人參五味子各三錢麥門冬二錢水煎服生津止渴加黃芪黃柏令人氣力湧出古云夏月必服五味子以補五臟服參與五味不得者白朮烏梅代之○清肺生脈飲黃芪二錢當歸生地黃人參麥門冬各五分五味子十粒水煎服治暑入肺咳嗽脾胃虛弱氣喘氣促

反治大順散難禁先將甘草四兩用蜜炒熟次入乾姜炒過却入杏仁炒不作聲為度取起後入肉桂各五錢三分為末每二錢水煎服須燥冷水調服治冒暑伏熱引飲傷脾霍亂吐瀉

誘行丸百藥自衛○百藥煎麥門冬烏梅葛根人參甘草蜜丸含化一丸免喫冷水膨脹兼止吐瀉作渴

無憂萬病相侵○謝傳萬病無憂散草菓黃連滑石澤瀉各一兩二錢枳殼木通厚朴陳皮赤茯苓車前子豬苓砂仁各八錢香茹扁豆各二兩白朮

小茴各五錢六分木香甘草各二錢半為末每二錢滾水調服素虛者溫酒或茶清下忌米飲孕婦禁服如不善服末者煎三沸服或攤冷服不爾則吐專治夏月霍亂吐瀉煩渴亦似瘧非瘧似痢非痢不服水土等症常服可防瘧痢

正〔氣虛〕瘧四獸七棗痰火露姜宜早服四獸飲人參白朮茯苓陳皮半夏草菓烏梅生姜棗子各等分甘草減半共用鹽少許淹食頃以皮紙包裹濕水浸濕慢火煨一時令香熟焙乾每五錢水煎未發前併進數服治七情鬱痰發瘧及五臟氣虛瘧久不已○古棗附湯附子半枚鹽水浸泡七次棗子七枚生姜七片水煎當發日早溫服仍喫棗子三五枚治五臟氣虛發瘧不問寒熱先後及獨作疊作間作並治○古草菓附湯草菓附子各二錢半姜棗煎溫服治脾寒瘧疾不愈振寒少熱面青不食大便溏泄小便反多○露姜飲用生姜四兩和皮搗汁一碗夜露至曉空心冷服大治脾胃聚痰發為寒熱凡中風中氣中暑中毒乾霍亂一應卒暴之症與童便合用立可解散蓋姜能開痰童便能降火故也

邪〔外邪〕瘧常山檳榔痞塊鱉甲消年深祛邪丸麻黃四兩常山大黃知母甘草各二兩為末蜜丸梧子大每面東服十五丸欲汗冷水下欲下露姜飲下欲吐甘草煎湯露過下治新瘧脈浮大寒熱往來○二勝金丹常山四兩酒蒸曬乾檳榔一兩為末醋糊丸菉豆大每卅丸隔夜臨臥冷酒下次早再進一服血虛當歸煎湯下氣虛人參煎湯痰多貝母煎湯下治諸瘧日久不愈○老瘧丸常山草菓各二兩用酒醋各一碗入砂鍋內浸一宿再入青皮陳皮半夏烏梅三稜莪朮砂仁檳榔各一兩同浸半日煮乾曬為末半酒半醋打糊為丸梧子大每卅丸白湯下服至半斤除根治久瘧不愈腹痛有母凡積聚及行瘴濕地方尤宜○老瘧飲蒼朮草菓桔梗青皮陳皮良姜各三分白芷茯苓半夏甘草枳殼桂心乾姜各三分蘇葉川芎各二分水煎入鹽少許空心溫服治腹痛結成癥瘕瘧癖在腹諸藥不愈○鱉甲丸鱉甲二兩香附三稜莪朮海粉青皮紅花桃仁神麯麥芽各五錢並用醋煮曬乾隨症加減為末醋糊丸梧子大每五十丸白湯下善消導瘧母一方加芎歸赤芍等分名陰瘧丸治夜瘧及血虛

痢疾導滯主方香連阿膠六神可輔導滯湯芍藥一錢當歸黃芩黃連各五分大黃三分肉桂二分半木香檳榔甘草各二分水煎服一方無肉桂甘草有枳殼治下痢膿血裏急後重腹痛作渴日夜無度大要以芍藥甘草和中止腹痛惡熱痛加黃芩惡寒痛加姜桂以木香檳榔行氣除後重氣分加枳殼青白血分加當歸桃仁和血以秦艽皂子祛腸風黃芩黃連消熱毒白朮陳皮調胃茯苓澤瀉滲濕山梔枳實消遣嘔吐加石蓮陳皮山梔姜汁痢已後重不解去檳枳換條芩加升麻提之虛者減芩連大黃氣虛加白朮黃芪砂仁血虛加芎歸阿膠側柏葉炒乾姜此方行血和氣深合經旨○香連丸黃連五兩粉草二兩同用蜜水略拌濕至鍋中重湯蒸良久取出曬乾如此者九次後入木香一兩為末糊丸梧子大每五十丸空心溫酒米飲任下治一切痢疾○加味香連丸黃連四兩用吳萸水炒過木香一兩阿芙蓉二錢為末陳米糊丸菉豆大每二三十丸此方臨危便泄不收諸方不効急將蓮肉煎湯送下被蓋取汗効奏神矣○四味香連丸黃連炒十兩大黃酒煨四兩木香二兩檳榔一兩為末糊丸如菉豆大每七十丸空心米飲下治痢初起不問赤

白每日二服有積自行無積自止如下痢色黑大黃色紫地榆色紅黃芩色淡生姜色白肉桂色黃山查水泄粟殼痛甚木香山梔各煎湯送下如神○黃連阿膠丸黃連三兩赤茯苓二兩為末水調阿膠一兩和丸梧子大每卅丸食後米飲下治熱瀉血痢及肺熱咯血此方抑心火清肺臟故也○六神丸黃連解暑毒清臟腑厚腸胃赤痢倍之木香溫脾胃逐邪氣止下痛白痢倍之枳殼寬腸胃茯苓利水神麴麥芽消積滯已上六味各等分為末神麴打糊為丸梧子大每五十丸赤痢甘草煎湯下白痢乾姜煎湯下赤白痢甘草乾姜煎湯下真調痢要藥○加味清六丸滑石六錢乳香沒藥桃仁木香檳榔大黃各一錢為末神麴糊丸菉豆大每百丸米飲下以利盡穢物為度治痢久不愈下如清涕有紫黑血絲原因飽食疾走或極力叫號嘔跌多受疼痛大怒不泄補塞太過火酒火肉皆令血瘀所致○古姜墨丸乾姜炒京墨煆各等分為末醋煮麵糊為丸如梧桐子大每服三五十丸米飲下治赤白痢

休息感應神効養臟補膠百中可尋

○感應丸百草霜丁香乾姜各一兩木香二兩杏仁四十九粒肉豆蔻廿一枚巴霜七十二枚一方有黃丹乳香為末用黃蠟濾去查又用酒煮溶取浮者四兩如春夏用青油一兩秋冬一兩半熬熟入煎蠟溶化候溫入前末和勻油紙包裹旋丸梧子大小兒麻子大每廿丸空心米湯或姜湯下治男婦小兒停積宿食冷物不能剋化有傷脾胃或泄瀉臭穢或下痢膿血肚熱心腹疼痛○神効丸當歸烏梅黃連各等分一方有阿膠為末蜜丸甚者蠟丸梧子七焙乾每卅丸加至五十丸空心厚朴煎湯下治休息痢膿血不止疼痛困弱○養臟湯丸粟殼蜜炒一兩陳皮枳殼黃連木香烏梅杏仁厚朴甘草各五錢黑豆棗子煎服紅痢生地甘草節春茶煎久不効加龍骨赤石脂人參芍藥各一兩為末蜜丸梧子大每卅丸烏梅甘草煎湯或粟米飲下治五色痢神効○黃連補膠湯黃連四錢茯苓川芎各三錢酸石榴皮五片地榆五錢伏龍肝二錢每八錢水煎服治大腸虛冷痢下青白腸中雷鳴○百中散粟殼去粗皮用姜汁浸一宿炒乾為末每二錢米飲調服忌生冷油膩魚鮮毒物三日治一切痢不問赤白或日百行一服便疎再服即愈○氣痢丸訶子橘皮厚朴各三兩為末蜜丸梧子大每卅丸米飲下○蒼榆湯蒼朮二錢卷柏芍藥各一錢半地榆阿膠各一錢水煎服治泄痢脫肛阿膠大腸要藥也

姜茶煎可防疫

○老生姜春茶葉各等分新水煎服蓋姜助陽茶助陰二者皆能消散又且調平陰陽況于暑毒酒食毒皆能解之乎不問赤白冷熱疫痢腹疼通用

梅蜜飲能抑心

○治熱痢用陳白梅好茶蜜水各半煎服冷痢用生梅汁蜜水各半煎服仍削木香生肉豆蔻為法蜜最治痢

蠱毒茜根犀角

○茜根丸茜根犀角升麻地榆當歸黃連枳殼白芍等分為末醋糊為丸梧子大每七十丸空心米飲下治蠱疰痢及一切毒痢心腹煩痛等症

愈後蒼龜栢芩

○蒼龜丸蒼朮龜板白芍各二兩半黃柏五錢為末粥丸四物湯加陳皮甘草煎湯下治痢後腳弱漸小一方加黃芩五錢

噫人情好飲貪涼以避暑至理淡口節慾以養陰

惟濕易於傷脾，惟脾難於調燮。下虛則濁流於內而為瀉為腫為疼，上鬱則色蒸於外而為痞為噯為噎。

退黃老少男婦俱宜。退黃丸：青礬二兩，鍋內溶化，入陳黃米四升，用醋拌勻，慢火炒令烟盡為度，加入平胃散六兩，同炒，少頃去火毒。水腫合四苓散一料，同炒為末，醋糊丸梧子大，每七十丸，空心臨臥陳米飲下。忌糯米、油麵、生冷、硬物。一方只用青礬、蒼朮等分，炒丸，亦好。治黃腫、水腫、腹脹、溏泄等症。此方即周益公陰騭丸。挾氣腫者，加樟樹皮五錢，木香二錢，香附二兩；挾血腫及產後腫者，加四物湯一料。蓋青礬乃銅之精液，用醋製以平肝，適于針鉄，如服針鉄，必忌鹽，而後復發；青礬不忌，不發，亦不須服紫皮藥丸。○紅礬丸：青礬半斤，用紙包定，裝入舊蒲鞋頭內，又以一隻上下合住，縛定，于炭火內煨，通紅為度，候冷取出，名曰紅礬。紅礬、香附各四兩，猪苓、澤瀉各二兩，艾綿一兩，用醋一碗，礶內煮，取焙為末，陳米飯搗丸梧子大，用四物湯料各一兩，加木香三錢，研末為衣，每五十丸，加至八九十丸，酒下。治婦人黃腫如神。

著腎青娥可悅。著腎湯：乾姜、茯苓各二錢，甘草、白朮各一錢，空心水煎服。治腎虛傷濕，身重腰冷，如坐水中，不渴，小便自利。○青娥丸：故紙四兩，胡桃肉八兩，杜仲四兩，腰膝疼者倍之。一方加黃柏、牛膝各四兩，知母二兩，萆薢四兩，用鹽水、童便、米泔、酒各浸一兩，過一宿，晒乾為末，春夏用糯米粥，秋冬用蜜，同胡桃搗爛和藥，杵丸梧子大，每五十丸至八十丸，空心溫酒、鹽湯任下，以乾物壓之。專滋腎水，秘精壯陽，益筋，治腰膝痛神効。

茯苓蒼朮導水勝似舟車。茯苓湯：赤茯、澤瀉、香附、陳皮、桑白皮、大腹皮、乾姜各等分，水煎服。或加葶藶、防己，棗肉丸服，亦好。治脾虛浮腫，喘急尿澁。○單蒼朮丸：蒼朮一斤，用童便、酒各浸半斤，過一宿，晒為末，每一錢，空心酒調服。能治風濕。或加白茯六兩，神麯糊丸菉豆大，每七十丸，服亦好。健脾燥濕，壯筋明目。或單白朮一兩，酒煎服。二朮補脾，生附行經，治濕要藥。○導水丸：大黃、黄芩各二兩，牽牛、滑石各四兩。濕熱腰痛及水濕腫痛，久雨加甘遂；遍身走注腫痛，加白芥子；熱毒腫痛，久旱加朴硝；氣血結滯，關節不通，腸胃乾燥，加郁李仁；腰腿沉重，加樟柳根各一兩。為末，水丸或蜜丸小豆大，始自十丸，每服加十丸，日三服，溫水下，以利為度。治滯暑濕熱及久病熱鬱，一切熱症，蘇除痰飲，消酒食，清頭目，利咽膈，適結滯，強神健體，并婦人經病，產後血滯，腰腳重痛，小兒積熱驚風潮搐。一方加黃連、薄荷、川芎各五錢，名神芎丸。兼治鼻衄，口舌生瘡，牙疳齒蝕，遍身生瘡乾疥腫，譫語咬牙，驚惕怔忡，二便澁滯。惟孕婦忌服。○舟車丸：大黃二兩，甘遂、大戟、芫花、青皮、陳皮各一兩，牽牛四兩，木香五錢，為末，水丸梧子大，每六七十丸，白湯下，隨症加減。

四製三精除濕兼醫瘡癬。四製蒼柏丸：黃柏四斤，用乳汁、童便、米泔各浸一斤，酥炙一斤，浸炙各宜十三次；蒼朮一斤，用川椒、故紙、五味子、川芎各炒四兩，去各炒藥，用蒼柏為末，蜜丸梧子大，每卅丸，早酒、午茶、晚白湯下。滋陰降火，開胃進食，除周身之濕。○三精丸：蒼朮天精、地骨皮地精各淨末一斤，用黑桑椹人精廿斤，揉爛入細袋內，壓去查，將前藥投于汁內，調勻，傾入磁罐內，密封礶口，閣于棚上，晝採日精，夜採月華，直待日月自然煎乾，方取為末，蜜丸小豆大，每十丸，酒湯送下。健脾去濕，息火消痰，久服輕身，髮白轉黑，面如童子。○除濕丹檳榔甘遂威靈仙赤芍葶藶各二兩乳香沒藥各一兩牽牛大戟各三兩陳皮四兩一方去葶藶加澤瀉青皮為末麵糊丸梧子大每五十丸至八十丸食前溫水下服藥前後忌酒麵二三日宜服粥補胃丸並治諸濕客搏腰膝重痛足脛浮腫筋脈緊急瘡節急津液凝澀便溺不利目赤癮疹癰疽發背疥癬并治酒注脚氣

膈滿不利黃芩枳朮可舒。○黃芩利膈丸生黃芩炒黃芩各一兩半夏黃連澤瀉各五錢南星枳殼陳皮各二錢白朮二錢白礬一錢或加蘿蔔子五錢牙皂一錢為末蒸餅丸梧子大每五十丸白湯下忌酒麵魚腥熱毒物除胸中熱利膈上痰○枳實消痞丸枳實黃連各五錢厚朴四錢半夏麯人參白朮各三錢乾生姜茯苓麥芽甘草各二錢為末蒸餅為丸梧子大每三五十丸空心溫水下治右關脉弦心下虛痞惡食懶倦開胃進食○平補枳朮丸古菴川白朮三兩補脾氣白芍一兩半補脾血陳皮和胃枳實消痞黃連清熱各一兩人參補元氣木香調諸氣各五錢為末荷葉煎濃汁煮糊丸梧子大每五七十丸食遠米飲下調中健脾去痰火通氣道

痞久不消黃連厚朴堪活。○黃連消痞丸白朮姜黃各一兩黃連黃芩俱土炒各六錢枳實五錢半夏陳皮人參各四錢澤瀉厚朴砂仁各三錢豬苓二錢半乾生姜神麯甘草各二錢一方有茯苓為末蒸餅糊丸梧子大每五十丸至百丸空心白湯下治一切心下痞滿壅滯煩熱喘促積年不愈○厚朴溫中湯厚朴陳皮各一錢乾生姜二錢茯苓草豆蔻木香甘草各五分姜棗煎服治脾胃虛弱心腹脹滿疼痛及秋冬客寒犯胃作痛

瀉必啟脾平胃二白麯芎以調中。○啟脾丸人參白朮茯苓山藥蓮肉各一兩陳皮澤瀉山查甘草各五錢為末蜜丸梧子大每一丸空心米飲化下治大人小兒脾積五更瀉消疳黃脹定腹痛常服生肌健脾益胃或為散服亦好○平胃蒜肚丸猜豬肚一具去脂膜入大蒜裝滿以綿縫住用冷水熱水各七碗先將水燒滾入肚煮至水乾為度取出搗爛入蒼朮陳皮厚朴各五兩川椒少許再搗至肚無綠方可為丸梧子大每二錢白湯下治脾瀉水瀉便紅下血等症久痢先行後以此補之神効○三白丸白朮二兩山查神麯各一兩半白芍半夏黃芩各五錢為末荷葉包飯煨熟搗丸梧子大空心白湯下治奉養太過飲食傷脾常瀉或痢○白朮茯苓湯白朮茯苓各五錢水煎溫服治食瀉濕熱○白朮芍藥湯白朮芍藥各四錢甘草二錢水煎服治脾濕水瀉體重腹滿困弱不良暴瀉無數水穀不化二方和中除濕利水三白之妙用如此凡瀉之要藥也○麯芎丸神麯川芎白朮附子各等分為末麵糊丸梧子大每三五十丸米飲下治臟腑受風濕泄瀉不止及食積作痢兼治飧瀉○調中健脾丸白朮破故紙訶子肉果各一兩茯苓陳皮各八錢黃連吳萸水炒過七錢神麯六錢木香厚朴小茴砂仁山藥蓮子各五錢為末粥丸梧子大每七十丸蓮子煎湯下治脾腎氣虛早晚溏瀉及臟寒久瀉亦宜

久則斷下固腸萬全訶蔻止脫滑。○大斷下丸龍骨附子枯礬肉豆蔻牡蠣訶子煨石榴皮各二兩良姜乾姜赤石脂各一兩半細辛七錢半為末醋糊丸梧子大每卅丸粟米飲下治脾胃虛耗及臟腑停寒臍腹疞痛下利滑數肌肉消瘦飲食不入氣弱時發虛熱一方去乾姜肉蔻牡蠣榴皮細辛加丁香一兩木香五錢白豆蔻砂仁各六錢半名固腸丸○萬全丸赤石

脂乾姜各一兩胡椒五錢為末醋糊丸梧子大每五七丸米飲下治大腸寒滑小便精出諸熱藥未効者。
○三訶子散訶子一兩半生半熟木香五錢甘草黃連各三錢為末每二錢白朮芍藥煎湯下治瀉痢久不
止者。○古蔻附丸肉豆蔻二兩附子一兩半為末粥丸梧子大每八十丸蓮子煎湯下治臟寒脾瀉及老
人中氣不足久瀉不止。○三神丸破故紙四兩肉豆蔻二兩為末川大棗四十九枚生姜四兩同煮棗爛
去姜取棗肉和藥搗丸梧子大每五十丸空心鹽湯下治脾胃虛弱泄
瀉不止全不思食一方加小茴一兩木香五錢名四神丸治脾腎晨瀉
治痛蒼防芩芍衛生海青斂痰火
治痛瀉方白朮三錢白芍二錢陳皮一錢半防風一錢水煎或為丸服如久瀉加升麻六分。○古蒼防湯
蒼朮四錢防風二錢一方加黃麻一錢姜七片煎服治挾風瀉痢脈弦頭微痛者宜此微汗之。○三蒼朮湯
蒼朮四錢芍藥二錢黃芩一錢或加淡桂少許水煎服治下痢痛甚能散上中焦食積濕熱。○三衛生湯人
參白朮茯苓陳皮甘草山藥薏苡仁澤瀉黃連各等分水煎服。○三海青丸海粉一兩青黛三錢黃芩二錢
神麯一兩留半煮丸梧子大每
二三十丸白湯下治痰積瀉
巳寒歸朴味萸升陰香茸補虛擬
大已寒丸蓽撥肉桂各四兩乾姜良姜
各六兩為末麵糊丸梧子大每卅丸米
飲下治沉寒痼冷臟腑虛憊心腹㽲痛脇肋脹滿腸鳴泄瀉自利自汗。○當歸厚朴湯良姜二錢官桂一
錢二分當歸厚朴各八分水煎服治汗經受寒面色青慘厥而下利。○小白朮湯白朮二錢當歸厚朴各
一錢龍骨艾葉各五分姜五片煎服治飧泄腹痛此風入中也。○古茱萸散五味子四兩吳茱萸一兩同
炒香熟為末每二錢陳米飲下治腎虛五鼓洞瀉一方加故紙肉豆蔻搗蒜膏為丸服之亦妙。○升陰丸
熟地黃五錢白芍知母各三錢升麻乾姜各二錢甘草一錢為末粥丸服治久病大腸氣泄。○香茸丸乳
香三錢鹿茸五錢肉豆蔻一兩每個切作兩片入乳香在內麵包煨麝香少許為末陳米飲丸梧子大每
五十丸米飲下治
日久冷瀉及酒瀉
吞酸清痰降火九味四味萸連
清痰丸蒼朮二兩香附一兩半瓜蔞仁半夏各一兩黃
連黃芩各五錢為末麵糊丸梧子大每五十丸食遠茶
清下治吞酸嘈雜。○九味萸連丸吳茱萸陳皮蒼朮黃連土炒黃芩土炒桔梗茯苓半夏各一兩為末神
麯糊丸菉豆大每二三十丸時時津液下治鬱積酸症。○四味萸連丸黃連一兩吳萸一錢桃仁廿四枚
陳皮五錢半夏一兩半為末神麯糊丸
菉豆大每百丸姜湯下治痰火挾瘀
吐酸消食透膈麯朮芒黃殊別
透膈湯木香白豆蔻檳榔砂仁枳
殼厚朴半夏青皮陳皮甘草大黃
芒硝各八分姜棗煎食後通口服治脾胃不和中脘氣滞胸膈滿悶噎塞不通噫氣吞酸脇肋刺痛嘔逆
痰涎飲水不下。○麯朮丸神麯三兩蒼朮一兩半陳皮一兩為末姜汁煮神麯糊丸梧子大每七十丸姜
湯下治中脘宿食留飲酸螫
心痛牙齒亦酸或吐清水
五疸有汗桂芪無汗礬石硝石頗靈
桂枝苦酒湯黃芪三錢芍藥桂心各八
分水煎入苦酒三匙初服當心煩以苦
酒且故也至六七日稍愈治黃汗身腫發熱如經久腰以下無汗強痛不食煩躁小便不利者本方用桂
枝加甘草四分姜煎微汗未汗再服。○芪陳湯黃芪赤芍茵陳各一錢石羔二錢麥門冬豆豉各五分姜

煎溫服治黃汗。○古礬硝散礬石硝石各一錢為末大麥粥飲調服取汗治女勞疸或去硝換滑石治濕疸。○葛朮湯葛根白朮桂心各一錢豆豉杏仁甘草各五分枳實三分水煎服熱者去桂朮加山梔一錢治酒疸及脾經肉疸癖疸勞役疸腎經黑疸。○穀疸丸苦參三兩龍胆草一兩為末牛胆汁和丸梧子大每五十丸空心麥飲下。一方加山梔五錢人參七錢半猪胆汁入蜜丸服兼治勞役疸。○瘴疸丸茵陳山梔大黃芒硝各一兩杏仁六錢常山鼈甲巴豆各四錢豆豉二錢為末蒸餅為丸梧子大每三丸米飲下吐利為効未効加一丸治時行及瘴癘疫癘忽發黃殺人最急如疉體氣有異者急制服之。

虛疸無積秦艽有積小溫大溫極切。

○秦艽飲秦艽當歸白芍白朮官桂陳皮茯苓熟地半夏小草川芎各四分甘草二分姜煎治五疸涉虛口淡咽乾寒熱。○四白湯白朮白芍白茯扁豆人參黃芪各一錢甘草五分姜棗煎治色疸。○小溫中丸針砂一兩山查青皮蒼朮神麯各二兩白朮三兩香附便製一兩半春加川芎夏加苦參或黃連冬加吳萸或乾姜。一方無白朮山查參萸有山梔治黃疸與食積。○大溫中丸針砂一兩陳皮蒼朮厚朴青皮三稜莪朮黃連苦參白朮各五錢生甘草二錢香附一兩半。一方無黃連參朮為末俱醋糊為丸梧子大每七八十丸空心鹽湯下治黃疸黃疸與黃腫又可借為制肝燥脾之用如脾虛者須以參朮芍甘陳皮作湯使已土二方用針砂不如以青礬代之為妙。

傷酒麯而黃者。○用絲瓜燒灰為末傷麯麯湯下喫傷酒酒下數服効。

茶米而黃者。二朮為屑。

○治黃愛喫茶用白朮蒼朮各三兩石羔白芍黃芩南星陳皮各一兩薄荷七錢為末砂糖水煮神麯為丸砂糖水下。○治黃喫生米用白朮二錢半蒼朮一錢三分陳皮白芍神麯麥芽山查茯苓石羔各一錢厚朴七分藿香五分甘草三分水煎臨熟入砂糖一匙調服。○通用便君子二兩南星姜製檳榔各一兩如喫生米用麥芽一斤炒過喫茶葉用茶葉一斤炒過喫黃泥用壁土一斤火焙喫黑炭用黑炭一斤炒焼為末煉蜜為丸梔子大每早砂糖水下五十丸効。

熱腫汗下麻甘葶藶與香平或濬川布海以奪身浮。

○古麻甘湯麻黃二錢甘草一錢水煎熱服取汗避風治水腫從腰以上俱腫如肢冷屬少陰加附子惟老人虛人不可輕用。○葶藶丸葶藶防已木通杏仁貝母各一兩為末棗肉搗膏為丸梧子大每五十丸食遠桑白皮煎湯下治肺氣咳喘面目浮腫喘促不安小便赤澁。○香平丸香附黑牽牛三稜莪朮乾生姜各三兩平胃散一斤為末醋糊丸或入鴨頭鮮血為丸梧子大生姜湯下治水腫氣腫血腫。○濬川丸從面腫起根在肺加桑白皮從四肢腫起根在脾加大戟從背腫起根在膽加雄黃從胸腫起根在皮膚加茯苓從腸腫起根在肝加芫花從腰腫起根在胃加甘遂從腹腫起根在脾加商陸從陰腫起根在腎加澤瀉從手腫起根在腹加巴戟從脚腫起根在心加葶藶共為末加者一兩餘藥各五錢五更姜湯調下一錢以利為度忌魚麵鹽百日如百日內不慎復腫者將前末醋糊為丸每服卅丸木香湯下又從臍腫起根在腸加姜汁從頭目腫起加羗活從膈至小腹腫起根在膀胱仍加桑白皮此方察病根症治十腫水氣初起故又名十水丸。○布海丸昆布海藻各一斤洗淨入罐熬成膏枳實四兩陳皮二兩青皮十兩草澄茄青木香各五錢如氣盛加三稜莪朮各二兩為末入煎膏為丸空心沸湯下治水腫痰腫氣腫鼓脹喘咳及癥瘕癖癧○緊皮丸蓽澄茄三錢乾漆二錢枳殼四兩蒼朮烏藥香附三稜莪朮木香砂仁紅豆蔻

草菓茯苓各一兩為末醋糊丸腫消後即服或千金養脾丸枳朮丸

虛腫分消復元實脾與金丹或丹房奇術以塗臍穴

○中滿分消丸酒芩六錢黃芩枳實半夏厚朴各五錢薑黃白朮人參各二錢半甘草猪苓各一錢乾生薑白茯砂仁各二錢知母澤瀉陳皮各三錢一方無甘草猪苓為末蒸餅丸梧子大每百丸焙熱白湯或薑湯下寒因熱用故焙熱服之治中滿鼓脹氣脹水脹大熱脹○中滿分消湯益智仁半夏木香茯苓升麻各七分半真川烏人參青皮當歸生薑柴胡乾薑蓽澄茄黃連各半錢黃芪吳茱萸草豆蔻厚朴黃柏各半分一方有麻黃澤瀉水煎服忌房勞濕麵生冷治中滿寒脹寒疝二便不通四肢厥冷不收食入反出奔豚不收一切寒疝○澤瀉湯澤瀉赤茯枳殼猪苓木通檳榔黑牽牛各等分為末每服二錢生薑蔥白煎湯調服治水腫大小便秘澁○復元丹附子二兩木香小茴川芎獨活厚朴白朮陳皮吳茱桂枝各一兩澤瀉一兩半肉果檳榔各五錢為末糊丸梧子大每五十丸紫蘇煎湯下治脾腎俱虛發為水腫四肢虛浮心腹堅脹小便不通兩目下腫○實脾散厚朴白朮木瓜木香乾薑草果大腹子白茯附子各五分甘草二分薑棗煎服治陰水發腫宜先實脾土○金丹蒼朮四錢半草烏二錢山豆一錢半羌活二兩杏仁廿一箇為末麵糊丸梧子大每十一丸臨臥薑湯下忌鹽醬房事治十種水氣鼓脹○丹房奇術治腫脹巴豆四兩水銀粉二錢硫黃一錢同研成餅先用新綿一塊鋪臍上次以餅當臍掩之外用帛縛如人行五里自然瀉下惡水待行三五次去藥以粥補住久患者隔日取水神効

風熱相乘囊腫三白牽牛

○三白散白茯二兩桑白皮白朮木通陳皮各五錢為末每二錢薑湯調服治膀胱蘊熱風濕相乘陰囊腫脹大小便不利

虫蟻吹着陰腫單煎蟬蛻

○蟬蛻散用蟬蛻五錢水煎洗腫處再溫再洗腫痛立消洗後與五苓散加燈心治陰囊忽腫多坐地為風或虫蟻吹着

八味千金養腎養脾

○加味八味丸附子二兩白茯澤瀉官桂牛膝車前子山藥山茱萸牡丹皮各一兩熟地黃五錢為末蜜丸梧子大每七十丸空心米飲下治脾腎虛損腰重脚重小便不利如熱者去桂附○千金養脾丸枳實陳皮麥芽三稜莪朮小茴白姜肉豆蔻砂仁茯苓良姜益智仁胡椒木香藿香薏苡仁紅豆蔻白朮丁香山藥扁豆桔梗人參甘草神麯各等分蜜丸梧子大每細嚼一丸白湯溫酒送下治脾虛停寒留飲膈噎翻胃吐食常服養脾進食

枳朮續斷分氣分血

○加味枳朮湯枳實白朮紫蘇辣桂陳皮檳榔桔梗木香五靈脂各二分半夏白茯苓甘草各三分姜煎溫服治氣為痰飲所膈心下堅脹名曰氣分○續斷飲玄胡當歸川芎牛膝續斷赤芍辣桂白芷五靈脂羌活各二分赤茯苓牽牛半夏甘草各三分姜煎溫服治瘀血留滯血化為水四肢浮腫皮肉赤紋名曰血分

雄黃乾漆蛇虫水毒成瘕

○古漆雄丸真生漆一觔鍋內溶化麻布絞去渣復入鍋內熬乾雄黃一觔為末醋糊丸梧子大每四分大麥芽煎湯下治水蠱

柴青枳橘男婦陰幽腫裂

○柴青

瀉肝湯治男子肝火旺極，陰莖腫裂，健硬不休，即小柴胡湯加黃連、青皮。蓋玉莖萬筋之總，小柴胡肝胆正藥，加黃連助柴胡瀉肝火，青皮瀉肝氣。○枳橘熨婦人陰腫如石，痛不可忍，二便不利欲死者，用陳皮、枳實各四兩，炒令香熱，以絹袋盛之，遍身從上至下，及陰腫處，頻頻熨之，冷則又換，直至喉中覺枳實氣，則痛止腫消便利矣。

虛脹順氣寬中保命，實則四炒枳殼為丸

木香順氣湯木香、乾生姜、升麻、柴胡各四分，厚朴、白茯苓、澤瀉、半夏各一錢，青皮、陳皮各六分，益智仁、吳萸各三分，草豆蔻、當歸各五分，蒼朮八分，水煎服，忌生冷硬物。治內傷濁氣在上，則生䐜氣至夜尤甚。此方用升、柴引清氣上行，茯、澤導陰氣下降，更佐吳萸苦以瀉之，姜、蔻、半夏、益智溫中，蒼、朴、青皮、木香順氣，歸、橘調和榮衛，經所謂留者行之，結者散之，瀉之上之下之，清濁各安其位矣。○寬中健脾丸白朮六兩，人參、黃芪、蒼朮、茯苓、五加皮各二兩，黃連用茱萸水炒過，白芍、澤瀉各二兩半，陳皮用鹽水炒過，半夏、香附、薏苡仁、山查各三兩，草豆蔻、蘇子、蘿蔔子各一兩半，沉香六錢，大瓜蔞二箇，每箇鑽一孔，用川椒末三錢，多年糞礦末二錢，裝入瓜蔞內，紙糊瓜口，鹽泥固濟，晒乾，煅紅為度，去泥與黑皮，同煎藥為末，用荷葉、大腹皮煎湯煮黃米糊丸梧子大，每百丸白湯下。治單腹脹及皮膚脹滿，膈中閉塞，胃口作痛，神効。○諸蠱保命丸肉蓯蓉三兩，青礬、紅棗、香附各一斤，大麥芽一斤半，先從蓯蓉、青礬入罐內同煅，烟盡和前藥為末，糊丸梧子大，每廿丸食後酒下。治蜘蛛蠱脹。○蝦蟇煮肚法用癩蝦蟇一箇，入猪肚內煮熟，去蝦蟇，將肚一日食盡。治蠱脹，兼治浮腫。○四炒枳殼丸枳殼一斤，分作四分，用芫荽子、蘿蔔子、小茴、乾漆各一兩，各炒一分，以枳殼黃色為度，揀出枳殼為末，以四味炒藥煎湯煮糊為丸梧子大，每五十丸空心米飲下。治氣血凝滯，腹內蠱脹，翻胃嘔吐，不食，神効。○牽牛丸木香、白茯苓、厚朴各一兩，大黃、澤瀉各一兩半，滑石、黑牽牛各六兩，為細末，水煮稀糊為丸如梧桐子大，每服三五十丸，淡姜湯送下。治肚實脹，二便不通。○厚朴湯厚朴、枳殼、高良姜、檳榔、朴硝、大黃等分，水煎服。治脹滿積脹。

廣朮醋鼈保安，瘀則散血消腫是囑

廣朮潰堅湯半夏七分，黃連六分，厚朴、黃芩、益智、草豆蔻、當歸各五分，柴胡、澤瀉、神麴、青皮各三分，莪朮、升麻、紅花、吳萸、甘草各二分，渴者加乾葛四分，姜煎溫服。治中滿腹脹，積塊堅硬，坐臥不安，二便滯澁，上氣喘促，遍身虛腫。○醋鼈丸鼈甲、訶子皮、乾姜各等分，為末，醋糊丸梧子大，每卅丸空心白湯下。治癥瘕。○保安丸大黃三兩，附子五錢，乾姜一兩，鼈甲一兩半，為末，米醋熬膏和丸梧子大，每廿丸空心醋湯或米飲下，取積下為度。治癥積，心腹內結如拳，上搶心痛，及臍腹痛。○散血消腫湯川芎一錢二分，當歸尾、半夏各一錢，莪朮、人參各七分，砂仁七枚，木香、五靈脂、官桂各五分，甘草四分，紫蘇三分，芍藥五分，姜棗煎服。治男婦血脹，煩燥，漱水不咽，神思迷忘，小便利，大便黑。

禹餘蛇石善制肝以補脾

禹餘糧丸針砂五兩，水淘淨，炒乾，入禹餘糧三兩，同用醋二碗煮令醋乾，又以火煅通紅，取其去火毒，研細，蛇含石三兩，火煅醋淬，以上三味為主。其次量人虛實，加後藥：木香、牛膝、莪朮、白蒺藜、桂心、川芎、白豆蔻、土茴香、三稜、羌活、茯苓、乾姜、青皮、附子、陳皮、當歸各五錢，為末，蒸餅糊丸梧子大，每五十丸空心酒下，忌鹽。治水腫蠱脹，中滿喘，及水脹、氣脹，蓋腫脹乃實濕痞滯非此熱燥不能開通如病小退當服補氣血補脾之藥可免後患惟壯實人可用虛者禁服**蜈蚣麝香可內消而外劫**〇內消散蜈蚣酒炙為末每服一錢用雞子三箇打開蜈蚣末入內攪勻紙糊乾向沸湯煮熟日進一服連進三服患即瘥矣治一槩腹脹大如箕神効〇外敷神膏川大黃朴硝各四兩麝香一錢為末每二兩和大蒜搗成膏敷患處治男婦積聚脹滿血蠱等症

濁多虛火金蓮樗柏遠志勝真珠〇金蓮丸白茯苓石蓮肉龍骨天門冬麥門冬柏子仁當歸酸棗仁紫石英遠志乳香龍齒各一兩為末蜜丸梧子大硃砂為衣每七十丸空心溫酒或棗湯下治思慮傷心小便赤濁〇樗柏丸樗白皮一兩黃柏三兩治濕熱青黛解鬱降火乾姜斂肺氣下降生陰血且能監制各三錢滑石利竅蛤粉入腎神麯燥濕各五錢痰甚加南星半夏為末神麯糊丸梧子大每七十丸空心白湯下虛勞四物湯下治濕熱痰火濁症兼治便毒一方去滑石乾姜加知母牡蠣治遺精〇遠志丸遠志八兩茯神益智仁各二兩為末酒煮麵糊丸梧子大每五十丸臨臥棗湯下治赤濁因勞心者神効〇真珠粉丸蛤粉滋陰黃柏降火等分水丸酒下治遺精白濁或加樗皮青黛滑石知母丸妙

濁因寒濕星半蛤粉蒼朮名難說〇星半蛤粉丸蛤粉二兩南星半夏蒼朮青黛各一兩神麯糊為丸姜湯下治濕熱白濁〇蒼朮難名丹蒼朮半斤茴香川練子各一兩半川烏頭破故紙茯苓龍骨各一兩為末酒麵糊丸梧子大硃砂為衣每五十丸砂仁煎湯或糯米湯下治元陽氣衰脾精不禁漏濁淋瀝腰痛力疲〇四炒固真丹蒼朮一斤分作四分一分用茴香青鹽各一兩炒一分用川烏川練各一兩炒一分用川椒故紙各一兩炒一分用酒醋炒俱以末黃為度去各炒藥為末煮藥酒醋打糊丸梧子大每卅丸男子酒下婦人淡醋湯下治元臟久虛遺精白濁五淋七疝婦人崩帶下血子宮血海虛冷等症〇古龍蠣丸龍骨牡蠣各五錢為末同入鯽魚腹內用紙裹入灰火內煨熟取出去紙搗丸梧子大每三十丸米飲下治小便白濁更加入茯苓遠志等分尤妙〇威喜丸白茯苓切細以豬苓一分同放于磁器內用水煮三十餘沸取出焙乾為末四兩將黃蠟四兩溶化搜和茯苓末為丸彈子大空心細嚼津液徐徐送下以小便清為度切忌食醋治腎有邪濕精氣不固夢泄白濁

諸般腰痛青娥立安龍虎杜仲療風虛〇立安丸萆薢二兩故紙木瓜各一兩半牛膝續斷杜仲各一兩為末蜜丸梧子大每五十丸溫酒下治諸般腰痛常服溫腎元壯腰脚〇加味龍骨散蒼朮一兩草烏黑附子各二錢全蝎五錢天麻三錢為末每一錢淋黑豆酒調服能養腎氣治積聚癥瘕內傷生冷外中風寒腰脚膝腿曲折攣拳筋骨疼痛經年不能步履者如神〇杜仲丸杜仲龜板黃柏知母枸杞子五味子當歸芍藥黃芪故紙各一兩為末煉蜜同豬脊髓和丸梧子大每八十丸空心鹽湯下治腎虛腰痛動止軟弱脉大虛疼不已〇摩腰丹附子尖川烏尖南星硃砂乾姜各一錢雄黃樟腦丁香麝香各五分為末蜜丸芡實大每一丸姜汁化開烘熱置掌中摩腰上令盡粘內熱帛縛定腰熱如火炒間三日用一丸或加吳萸肉桂治寒濕腰痛及婦人白帶如疝氣外腎腫大加丁香麝香摩上及橫骨上軟布覆之一宿即消

久甚腰疼誇速効龜樗蒼柏袪

痰熱○速効散川楝肉川巴豆五錢同炒赤去巴茴香故紙各一兩為末每一錢空心熱酒調服治男婦腰痛不可忍○廻樗丸廻板一兩樗白皮蒼朮滑石各五錢白芍香附各四錢為末粥丸服治濕痰腰痛大便泄或加蒼朮威靈仙尤妙凡腔子裏氣須用些木香行氣○七味蒼柏散蒼朮黃柏杜仲故紙川芎當歸白朮各一錢米煎服治濕熱腰痛動止滯重不能轉側七香異香順氣佐以調肝○七香丸丁香香附甘草各一兩二錢甘松八錢益智仁六錢莪朮砂仁各二錢為末蒸餅糊丸菉豆大每卅丸米飲下治鬱悶憂思或閃肭跌撲一切氣滯腰痛○異香散石蓮肉甘草莪朮三稜益智仁各五分青皮陳皮各一錢半厚朴一錢鹽一撮姜棗煎服治心腎不和腰痛傴僂腹脇膨脹飲食難化噫氣香酸一切冷氣結聚腹中刺痛○人參順氣散人參川芎桔梗白朮白芷陳皮枳殼麻仁節烏藥白姜甘草各一錢水煎服治氣滯腰疼及感風寒頭疼鼻塞或諸風腫脾眩暈喎斜○調肝散半夏三分辣桂木瓜當歸川芎牛膝細辛各二分石菖蒲酸棗仁各一分姜棗煎服治鬱怒傷肝發為腰痛獨活瀉腎解熱兼醫勞之○獨活湯獨活羌活防風肉桂大黃澤瀉各九分當歸桃仁連翹各一錢半炙甘草六分防己黃柏各三錢水酒各半煎服治勞役腰痛如折沉重如山○瀉腎湯大黃一合用蜜器水浸一宿磁石八錢玄參細辛各四錢芒硝茯苓黃芩各三錢生地汁石菖蒲各五錢甘草二錢每服一兩以水二盞煎去渣下大黃內藥汁中更煮減一分去大黃下地黃汁微煎一二沸下芒硝食前溫服治腎實熱小腹脹滿腰背急強離解便黃舌燥四肢青黑耳聾夢泄等症急宜服此救之疝虛令也四製茱萸川楝以內消之兼用烏桂蘆橘玄胡索欲止痛以除根無過於豬脬茴硫○四製茱萸丸吳萸一斤用酒醋白湯童便各浸四兩過一宿焙乾入澤瀉二兩為末酒糊丸梧子大每卅丸空心鹽湯下治遠年近日疝氣撒痛偏墜腫硬陰間濕痒抓成瘡癬○三茰內消丸山茱萸食茱萸吳茱萸桔梗川烏茴香蒺藜青皮肉桂川楝各二兩大腹皮五味子澤瀉玄胡索各二兩半木香一兩半桃仁枳實陳皮各一兩為末酒糊丸梧子大每卅丸空心溫酒下治腎虛受邪結成寒疝陰囊偏墜痛引臍腹或生瘡瘍時出黃水○茱萸內消丸山茱萸吳茱萸川楝馬蘭茴香青皮陳皮山藥肉桂各一兩木香一兩為末酒糊丸梧子大每五十丸溫酒鹽湯化下治膀胱腎虛受邪結成寒疝陰囊偏墜痛連臍腹小腸氣刺奔豚痃癖等症○四炒川楝丸川楝肉一斤分作四分一分用麩一合斑猫四十九粒同炒麩黃色去麩猫一分用麩一合巴豆四十九粒同炒麩黃色去麩豆一分用麩一合巴戟一兩同炒麩黃色去麩戟一分用鹽一兩茴香一合同炒黃色去鹽香再加木香破故紙各一兩為末酒糊丸梧子大每五十丸鹽湯下日三服治一切疝氣腫硬縮小久者斷根○五炒川楝丸川楝肉五兩一兩斑猫一箇炒一兩小茴三錢鹽五分炒一兩故紙一錢炒一兩黑豆三錢炒一兩蘿蔔子一錢炒去各藥留小茴故紙為末酒糊丸酒下治釣腎○金鈴丸川楝肉五兩馬藺花茴香海蛤海帶破故紙兎絲子各二兩木香丁香各一兩為末麵糊丸梧子大每五十丸溫酒鹽湯化下治膀胱腹痛及小腸氣陰囊腫毛間水出○去鈴丸用角茴一斤以生姜一斤

取自然汁浸一宿約姜汁盡入茴香然後入青鹽二兩同炒赤取出焙燥為末酒糊丸梧子大每三十丸溫酒米飲送下此藥專實脾胃以其有鹽能引入下部遂大治小腸疝氣有姜汁專一發散而無疎導之害所以服之累効○烏頭桂枝湯大烏頭一箇用蜜煮熟肉桂芍藥各三錢三分甘草二錢半分二貼姜棗煎入煎煮藥蜜半合調服治風寒疝氣腹中疼痛手足逆冷及賊風入腹攻刺五臟身體拘急轉側呻呼陰縮悉皆主之○葫蘆芭丸葫蘆芭一斤茴香十二兩吳萸十兩川練肉十八兩巴戟川烏各六兩為末酒糊丸梧子大每十五丸空心酒下小兒五丸茴香煎湯下一方有黑豆治小腸盤腸奔豚疝氣偏墜陰腫小腹有形如卵上下走痛不可忍○橘核丸橘核海藻昆布海帶桃仁川練各一兩厚朴玄胡索枳實桂心木香木通各五錢為末酒糊丸梧子大每六十丸溫酒鹽湯化下治四種㿉疝卵核腫脹偏有大小或堅硬如石或引臍腹絞痛甚則膚囊腫脹或成瘡癰潰爛輕則時出黃水如虛寒加川烏腫久不消加硇砂少許有熱氣滯加黑丑大黃○古玄蝎散玄胡索鹽炒五錢全蝎一錢為末每一錢酒調服治小腸疝氣○單竹茹湯竹茹一兩水煎濃汁服之治交接勞復卵腫腹痛欲絶○猪腎丸黑雄猪腰子一對不見水去膜切碎以大小茴香末各二兩同猪腰拌勻再以前猪尿脬一箇入腰子于內扎定用酒三碗於硝鍋內懸煮至半碗取起焙乾為末將餘酒打糊丸梧子大每五十丸溫酒下治諸疝除根○八味茴香丸茯苓白朮山查角茴吳萸荔枝核各一兩枳實八錢橘核三兩為末蜜丸彈子大每細嚼一丸姜湯下治疝如神○四味茴香散烏藥酒浸一宿焙良姜小茴青皮各一兩為末每二錢發時熱酒調服治風寒傷肝囊莖抽痛俗名小腸氣痛不可忍○硫荔丸荔枝核陳皮硫黃各等分為末飯丸梧子大每十四丸酒下其疼立止如身覺疼甚不能支持如用六丸再不可多治疝氣上衝築塞心臟欲死手足厥冷者其効如神○荔核散荔枝核茴香青皮各等分剉散炒令黃色勿焦傾地上出火毒為末每二錢酒調服治腎大如斗三制除根

疝濕熱也加減柴正蒼柏以下滲之更姜梔仁山查青木香欲守効以活腎不外乎梔附陳核

加減柴苓湯柴胡半夏茯苓甘草白朮澤瀉猪苓山查山梔荔枝核各等分姜煎服治諸疝和肝腎順氣消疝治濕熱之劑○加減八正散即八正散加枳殼熱盛加竹葉治腎氣實熱如腫脹小便不利口舌乾燥去扁蓄山梔大黃加葵子猪苓赤茯○十味蒼柏散蒼朮黃柏香附為君青皮玄胡索益智仁桃仁為臣茴香附子甘草為佐水煎服治疝作痛○梔桃枳查散山梔桃仁枳核山查各等分為末于砂鉢內入姜汁用水盪起煎熱服治陽明濕熱傳入太陽惡寒發熱水腹連毛際閭悶痛不可忍一方加吳萸治食積與瘀血成痛及冷熱不調疝氣○青木香丸黑丑三兩補骨脂蓽澄茄檳榔各二兩青木香一兩如冷者去黑丑檳榔加吳萸香附為末水丸梧子大每五十丸空心鹽湯下治膀胱疝氣腫痛及胸膈噎塞氣滯不行腸中水聲嘔噦痰逆不思飲食兼治氣痢一方用青木香丸二百丸以斑猫七箇為末同于瓦銚內文武火上炒令丸子微香以磁器蓋之候冷去猫每五十丸茴香酒下最利小便蓋疝屬肝故借斑猫以治風○守効丸蒼朮南星白芷山查各一兩川芎橘核海石各五錢秋冬加吳萸有熱加山梔堅

硬加朴硝或青皮荔枝核為末神麯糊丸服治癩疝不痛者要藥○活腎丸蒼朮一兩黃柏枸杞子滑石各七錢南星半夏山查白芷神麯各五錢昆布吳萸各三錢為末酒糊丸梧子大每七十丸空心鹽湯下治木腎不痛如熱加山梔寒加附子氣加香附玄胡索血加桃仁氣塊加姜黃莪朮○古梔附湯山梔仁四兩半炒過大附子一枚炮熟剉散每服二錢水一盞酒半盞煎至七分入鹽一撮溫服即愈治寒疝入腹心腹卒痛及小腸膀胱氣疞刺腫腎氣攻衝急極痛不可忍屈伸不能腹中冷重如石自汗不止者宜○橘核散橘核桃仁山梔川烏吳萸各炒為末煎服蓋橘核單止痛烏頭散寒鬱山梔除濕熱又引烏頭速下不留胃中此方能分濕熱寒鬱多少用之甚捷但亦不可多服久服

積疝山查氣疝黃連為君

○積疝丸山查一兩茴香柴胡各二錢牡丹皮一錢為末酒醋丸梧子大每五六十丸鹽湯下○氣疝飲黃連用吳萸水浸炒一錢人參白朮各七分白芍陳皮各五分甘草二分生姜三片水煎服

女疝澤蘭小兒牡丹特設

○澤蘭葉散澤蘭葉二兩牡丹皮柏子仁赤芍續斷各五錢當歸玄胡索桂心附子牛膝川芎桃仁乾漆琥珀沒藥木香各三分麝香一分為末每二錢溫酒調服治婦人寒濕或服水銀以致子宮番出腫濕及風虛勞冷氣攻心腹疼痛肢節拘急體瘦無力經候不調飲食減少○牡丹皮散牡丹皮防風各等分為末每二錢溫酒或鹽湯調服治小兒外腎偏墜外用鹽湯洗之

風損脚氣虎駿五獸三匱兮地仙養真

○換腿丸木瓜四兩薏苡仁南星石楠葉石斛檳榔萆薢牛膝羌活防風黃芪當歸天麻續斷各一兩為末酒糊丸梧子大每五十丸溫酒鹽湯下治足三陰經為風寒暑濕之氣所乘發為攣痺緩弱上攻胸脇肩背下注脚膝疼痛足心發熱行步艱辛一方有炮附子肉桂各一兩蒼朮一兩半治腎經虛弱乾濕脚氣腫痛無時及氣痛喘促舉動艱辛面色黧黑二便秘澁常服舒筋輕足永無脚氣之患○附虎四斤丸牛膝一斤用酒五升浸透晒乾乳香沒藥各五錢木瓜天麻肉蓯蓉各一斤附子虎脛骨各二兩為末用煎浸藥酒打糊丸梧子大每五十丸空心木瓜煎湯或鹽湯下治腎虛寒下攻腰脚筋脉拘攣掣痛履地艱辛脚心隱痛一切風寒濕痺脚氣緩弱常服補虛除濕大壯筋骨○勝駿丸附子一箇當歸天麻牛膝各二兩木香羌活全蝎沒藥甘草各一兩酸棗仁熟地防風各三兩木瓜四兩乳香五錢麝二錢半為末用生地二斤搗爛以酒煮成膏和前藥為丸彈子大每臨臥細嚼一丸酒下或實丸梧子大鹽湯下卅丸治寒濕氣襲脚腰攣拳或連足指走痛無定筋脉不伸行履不隨常服益真氣壯筋骨○五獸三匱丸鹿茸麒麟竭虎脛骨牛膝金毛狗脊各等分即五獸也又用附子一枚去皮剜去中心入辰砂填滿又用木瓜一枚去皮剜去中心入前附子於內以附子末蓋口即三匱也却以三匱正坐于磁罐內重湯蒸至極爛取出和五獸搗丸芡實大木瓜酒下治氣血耗損肝腎不足兩脚痿軟○地仙丹川椒附子蓯蓉各四兩兎絲子覆盆子白附子羌活防風烏藥赤小豆骨碎補萆薢南星牛膝何首烏各二兩白朮茯苓川烏甘草金毛狗脊各一兩人參一兩生地龍木鱉子各三兩黃芪二兩半為末酒糊丸梧子大每四十丸空心溫酒下治腎氣虛憊風濕流注膝脚酸疼步履無力精神耗散兼治五勞七傷吐血腸風痔漏一切風氣婦人無子

等症。○養真丹即四物湯加羌活天麻等分蜜丸雞子大每一丸木瓜兎絲子浸酒下治肝虛為四氣所襲手足頑麻脚膝無力及癱瘓痰涎半身不遂言語蹇澁頭目昏眩榮氣凝滯遍身疼痛兼治產後中風墜墮瘀血等症

溫熱脚氣松杉蒼柏紅檳分健步關結松節湯松節炒黃桑白皮蘇葉各一兩檳榔三分甘草五錢每三錢入燈心廿根生姜二片童便三分煎服治脚氣入腹心腹脹急煩燥腫痛○杉節湯杉節四兩檳榔七枚大腹皮一兩青橘葉四十九片作一服水煎分三服一日飲盡如大便通利黃水未愈過數日再進一服病根去為度外用杉節橘葉煎湯洗之神効○二炒蒼柏散蒼朮鹽炒黃柏酒炙各五錢水煎服二物皆有雄壯之氣如氣實加酒少許氣虛加補氣藥血虛加補血藥痛甚加姜汁或為末為丸服尤妙治一切風寒濕熱脚氣骨間作熱或腰膝臀髀腫痛令人痿躄用之神効○加味蒼柏散蒼朮一錢白朮八分去濕知母黃柏黃芩各五分去熱當歸芍藥生地各四分調血木瓜檳榔行氣羌活獨活利關節散風濕木通防己牛膝引藥下行及消腫濕各三分甘草和藥一分姜煎溫服有痰加竹瀝姜汁大便實加桃仁小便澁倍牛膝○紅花蒼柏丸蒼朮黃柏紅花牛膝生地南星龍膽草川芎各等分為末酒糊丸服治足脛腫婦人亦宜○檳榔蒼柏丸蒼朮黃柏檳榔防己南星川芎白芷犀角各等分為末酒糊丸服治濕熱食積痰飲流注如血虛加牛膝龜板肥人加痰藥○健步丸蒼朮歸尾各一兩生地陳皮芍藥各一兩半牛膝吳萸條芩各五錢大腹子三錢桂心一錢為末蒸餅糊丸梧子大每百丸白朮木通煎湯下治血虛及濕熱脚氣○又防羌活柴胡滑石甘草瓜蔞根各半兩防己一兩防風澤瀉各三錢川烏苦參各一錢肉桂五分為末酒糊丸梧子大每日十丸煎愈風湯下治下虛濕熱腰腿重痛行步艱難○關結導飲丸白朮陳皮澤瀉茯苓神麴麥芽半夏各一兩枳實巴豆霜各一錢半青皮乾姜各五錢為末蒸餅糊丸梧子大每四五十丸溫水下治脚因食積流注心下痞悶○羌活導滯湯羌活獨活各一錢二分大黃二錢四分防己歸尾各七分枳實五分水煎溫服治脚氣初發一身盡痛或肢節腫痛便溺阻隔先以此藥導之後用當歸拈痛湯以撤其邪○椒囊法用川椒三斤實于疎布袋中置火踏上跣足踏椒囊椒性熱加以火氣則寒濕脚氣自然避去或碎檳榔熱艾各三分之一尤効

噫治水禹王無所事古有禹王丸即飲坡今借用其字

翁留秘訣

六氣有燥百病多兼惟腎主便而主液惟燥水虧而火炎三消瓜蔞根妙單瓜蔞根丸瓜蔞根薄切以人乳汁拌蒸竹瀝拌晒為末蜜丸彈子大噙化或菉豆大米飲送下百丸膈消門冬味甜門冬飲子麥門冬人參知母各一錢生地八分茯神七分五味子瓜蔞仁葛根各五分甘草三分竹葉七片水煎服治心移熱于肺膈消胸滿心煩津燥引飲蘭香以除陳鬱鹿茸兎絲兼芪草蘭香飲子石羔三錢知母生甘草防風各一錢炙甘草人參蘭香葉白豆蔻連翹桔梗升麻各五分半夏二分為末蒸餅

糊調成餅曬乾為末每二錢淡姜湯下治渴飲水極善食而瘦自汗二便結數○鹿茸丸鹿茸一兩菟絲
子山藥各二兩為末蜜丸梧子大每卅丸米飲或人參煎湯鹽酒化下治飲酒積熱熏蒸五臟津血枯燥
小便併多肌肉消爍專嗜冷物寒漿○黃芪六一湯黃芪六錢甘草一錢煮
煎服治諸虛不足胸中煩悸消渴或先渴而欲發癰或病癰疽而後渴者宜
鐵粉以制肝侵猪肚繭絲忌食鹽
○鐵粉丸鐵粉水飛雞膍胵炙焦黃連各三兩牡蠣二兩為末蜜調成劑以酥塗杵熟丸如梧子大每
卅丸加至四十丸粟米飲下治臟腑枯燥日乾引飲小便如脂○黃連猪肚丸黃連梁米瓜蔞根茯
神各四兩麥門冬知母各二兩為末入雄猪肚內縛口置甑中蒸爛加蜜杵丸梧子大每百丸米飲下治
消渴強中亦能清心補養○單繭絲湯即煮繭綿繅絲湯任意飲之如非時以絲或綿煎湯代之治膈消白
濁及上中二消飢渴不
生肌肉神効忌食鹹物
渴有蟲者苦楝入麝少許
○單苦楝湯取根皮焙乾入麝少許水煎空心服雖困
頓不妨目使下蟲狀如蛔蟲其色真紅而渴頓止
渴有痞者辣桂牽牛旋添
○消渴痞丸黃連青黛乾葛各一兩黃芩大黃黃柏山梔薄荷藿香厚朴茴香各五
錢木香辣桂各二錢半牽牛二兩自利者去大黃牽牛為末水丸小豆大小兒麻
仁大每十丸溫水下忌發熱物治中消或挾諸
血腸風心腹脹滿嘔吐痿弱濕熱積毒等症
燥結麻仁潤腸當歸龍會檳榔同義
○麻仁丸麻仁當歸
桃仁生地枳殼各一
兩為末蜜丸梧子大每五十丸空心白湯下治血燥大便秘○參仁丸麻仁大黃各三兩人參七錢半當
歸一兩為末蜜丸梧子大每卅丸熱水下治氣壅風盛便秘後重疼痛煩悶○潤腸丸歸尾一錢防風三
錢大黃羌活各一兩桃仁二兩麻仁二兩半皂角燒存性一兩三錢其性得濕則滑滑則燥結自開風濕
加秦艽倍皂角脈澁氣短加郁李仁為末蜜丸梧子大每五十丸白湯下治久病腹中實熱胃中伏火大
便閉澁不思飲食及風結血秘○當歸龍會丸當歸龍胆草山梔黃連黃柏黃芩各一兩大黃蘆薈青黛
各五錢木香一錢麝香五分為末蜜丸小豆大每二三十丸姜湯下治肝經風熱時發驚悸筋惕肉瞤與
瘀搐搦頭目昏眩神志不寧狂越罵詈胸膈咽嗌不利又治濕熱腸痛及食積因大飽勞力行房脇痛腸
胃燥澁一切火熱等症○檳榔丸檳榔黃芩大黃白芷枳殼羌活牽牛麻仁杏仁各一兩人參五錢為末
蜜丸梧子大每四十丸空心熱水下治大腸濕熱不通心腹脹滿大便秘結有蟲積者加雷丸錫灰醋炒
為末空心砂糖調下先將燒肉一片口中嚼之吐去肉汁然後服藥○單檳榔散一味為末每二錢蜜湯
點服治腸胃有
濕大便秘澁
虛秘升麻導滯滑柏從沉半硫隨拈
○導滯通幽湯升麻當歸桃仁各一錢生地熟地各五
分甘草紅花各一分水煎入檳榔末五分或麻仁泥
調服治大便噎塞不通氣不得下一方加大黃名當歸潤燥湯○導氣除燥湯茯苓一錢半滑石知母澤
瀉各一錢黃柏一錢二分空心水煎服治小便秘○古蓯沉丸肉蓯蓉二兩沉香一兩為末用麻仁汁打
糊為丸梧子大每七十丸空心米飲下治發汗過多耗散津液六腑秘結○半硫丸硫黃半夏各等分為
末麻仁汁或姜汁打糊丸梧子大每七十丸溫酒米飲下治年高冷秘○掩臍法用蝸牛三枚或田螺連

売搗爛入麝少許貼臍中以手揉按立通大小二便。○麻油導法令人口含香油以小竹管一箇套入肛門將油吹入肛門過半時許其油入臟漸漸上行片時即通兼治痘瘡解毒鬱熱結滯腸閉大便閉塞肛門連大腸不勝其痛諸藥不効

嗚呼燥勝則元氣勞而運納失常。享年不永靜勝則元氣和而饑渴無患。治心必嚴萬病皆由心生而精溺跌撲莫非心之狂喪心病皆因火動而脇肋痔漏莫非火之攻衝實火防風當歸或單芩連苦梔古萸比之三黃金花力更專

防風當歸散滑石六兩瑩三焦出熱妄火從小便出大黃瀉陽明濕熱從大便出黃芩涼臟柴胡解肌防風清頭目人參一甘草補氣當歸芍藥補血各一兩每三錢薑煎服此方瀉心肝之陽補脾腎之陰而無辛香燥熱之雜最治風熱燥熱濕熱扶疏之良劑其功亞于防風通聖散又世以見益元散降火之甚也○單黃芩丸用半枯芩炒黑為末用天門冬煎膏和丸服治肺火降痰或加川芎能調心血心平則血不妄行而火自降○單瀉心湯又名單黃連湯用黃連為末水調二三分量病人大小與之或煎服治心實熱顛狂譫語二瞬澁黃芩○○單黃連丸用薑汁炒或酒炒為末粥丸湯下治心火一切血熱伏熱酒熱暑毒及肝心嘔逆等症○單苦參丸炒為末水丸溫湯下治肺風及痰火兼治狂邪大叫殺人不避水火及遍身生瘡滿頭面風粟痒腫血痢○單山梔丸炒黑為末蜜丸服治肺與大腸為最解五臟結氣補少陰經血或加故紙善滋陰降火○單石羔丸用火煅去火毒為末醋糊丸菉豆大服之專瀉胃火食積痰火○古萸連丸黃連六兩吳萸一兩為末水丸或蒸餅丸菉豆大白湯下治肝火氣從左邊起如治痢疾用萸連等分用酒浸透各自取出焙或晒為末糊丸梧子大赤痢用黃連丸用甘草煎湯下白痢用茱萸丸用乾姜煎湯下赤白相兼用萸連各十五丸甘草乾姜煎湯下○戊己丸即古萸連丸加芍藥各等分為丸服治濕熱痰火痞結腹痛吞酸泄痢米穀不化等症○三黃丸湯黃連黃芩大黃等分蜜丸熱水下治男婦三焦積熱因喉咽腫閉心膈煩燥二便澁秘或水煎服治臟腑熱滯大便秘結○三補丸即三黃丸去大黃換黃柏等分為末蒸餅為丸服去三焦積熱瀉五臟火○大金花丸即三補丸加大黃等分白利去大黃換山梔水丸小豆大每服二三十丸新汲水下治內外諸熱寢汗咬牙妄語驚悸溺血淋閉咳衄血瘦弱頭痛并骨蒸肺痿喘嗽

虛火黃柏知母或加生地肉桂山藥較之四物坎離補且攻

○單黃柏丸炒褐為末水丸氣虛補氣藥下血虛補血藥下去腎經火燥下焦濕治筋骨軟及陰火氣從臍下起者○滋腎丸黃柏一兩知母二兩肉桂一錢半為末蜜丸梧子大每七十丸沸湯下治膏粱過積損傷北方真陰以致陽氣不化腎熱小便不通漸成中滿腹大堅硬如石壅塞之極腿脚堅脹裂出黃水雙睛突出晝夜煩燥不眠雖不作渴飲食不下痛苦難當服諸淡滲之藥反致膀胱乾涸久則火反逆上而為嘔噦非膈上所生乃關病也宜治下焦可愈是以用知柏苦寒瀉陰瀉火肉桂與火邪同體為引服後前陰火熱溺出腫消凡病居上焦氣分則渴居下焦血分則不渴血中有

上海埽葉山房校印

濕故不渴也○正氣湯 黄柏知母各一錢半甘草五分水煎服降陰火止盜汗○先坎離丸 黄柏知母等
分用童便九蒸九晒九露為末地黄煎膏為丸脾弱者山藥糊丸服治陰火遺精盜汗潮熱咳嗽○後坎
離丸 即四物湯加知母各四兩黄柏八兩用鹽水人乳蜜水酒各浸二兩晒乾炒赤知母製同和一處日
晒夜露三晝夜為末蜜丸梧子大每八九十丸空心鹽湯冬溫酒下此藥取天一生水地二生火之意也
藥輕而功大久服生精益血升水降火○四物坎離丸 生地一兩半熟地三兩同酒浸搗膏當歸二兩芍
藥一兩半同酒炒知母一兩黄柏一兩同酒浸炒側柏葉槐子各二兩同炒連翹六錢為末蜜丸梧子大
用磁盤盛之以綿紙糊口涼地下放七日去火毒晒乾收之
每三四十丸至五六十丸白湯或酒下善烏鬚髮善治腸風左脇屬肝火而痛甚丸炒熱以和血利下痛甚
者先以琥珀膏貼痛處却以當歸龍薈丸炒熱生姜汁下○古枳芎散 枳實川芎各五
錢甘草二錢半為末每二錢姜棗煎湯下治左脇刺痛此方和血利氣又名小和血散右脇兼肺氣而痛
微鹽煎熱而推氣調中○鹽煎散 當歸川芎芍藥三稜莪朮青皮枳殼茯苓厚朴神麴麥芽小茴木香冷痛
加官桂各等分每服四錢葱白一根食鹽少許水煎服治男婦形寒飲冷胸膂心
腹疞痛及膀胱小腸氣痛○推氣散 枳殼桂心姜黄各五錢甘草三錢為末每二錢姜棗煎湯或酒調服
或姜棗煎服治右脇疼痛脹滿不食○調中順氣丸 木香白豆蔻青皮陳皮三稜各一兩大腹子半夏各
二兩砂仁檳榔沉香各五錢為末水糊丸梧子大每三十丸至五
十丸陳皮煎湯下治三焦氣滯水飲停積脇下虛滿或時刺痛瀉青丸治兩脇因怒而大便澁秘瀉青丸龍
膽草三錢當歸川芎山梔大黄羌活防風各五分為末蜜丸芡實大每一二丸竹
葉薄荷煎湯化下治肝經鬱熱兩脇因怒作痛目自腫疼手循衣領大便秘澁枳殼散治兩脇因悲而
筋骨成風枳殼煮散 枳殼川芎防風細辛桔梗各八分甘草四分乾葛三分姜煎溫服治因悲哀傷肝兩
脇骨疼筋脉拘急腰脚重滯股脇牽痛四肢不舉漸至背膂攣急大治膝痛○四味枳實散 枳
實一兩人參川芎芍藥各五錢為末每二錢姜棗湯調服治肝氣不足兩脇疼痛○治腋臊方 硇砂五分蜜
陀僧一錢白礬枯二錢銅青白附子各一錢辰砂七分為末用皂角煎濃汁調搽兩腋下候淨時先用皂
刺煎水洗淨拭後搽藥至一七又將大甘草一兩煎濃汁服之外用甘遂末四錢豬油調搽
腋下二日後皮出身内其物聲響一兩蛤粉五錢樟腦一錢為末少許搽之永去病根夢遺火盛飲
苦寒以清心樗柏樗根最妙○黄連清心飲 黄連生地當歸甘草茯神酸棗仁遠志人參石蓮肉水煎服治
心有所慕而遺者○三灰樗柏丸良姜三錢芍藥黄柏各二錢俱燒存性樗
根皮一兩半為末糊丸梧子大每卅丸空心茶湯下○單樗皮丸 用根白皮炒為末酒糊丸此性
涼而燥亦不可單服或加青黛海石黄柏煎八物湯下治房勞内傷氣血精滑不時或作夢遺夢遺虛
脫膏酸澁以補液固精固真牢封○單五味子膏 北五味子一斤洗淨水浸一宿以手按去核再用溫水
將核洗取餘味通用布濾過置砂鍋內入冬蜜二斤慢火熬之除砂鍋

斤兩外煮至二斤四兩成膏為度待數日後略去火性每服一二匙空心白滾湯調服○金櫻膏經霜後採竹夾夾摘金櫻子先杵去刺勿令損以竹刀切作兩片刮去瓤內子毛用水洗過搗爛置砂鍋內水煎至半耗取出濾去查仍以文武火熬似稀飴每服一匙酒調服養精益腎活血駐顏○水陸二仙丹芡實為末用金櫻膏為丸梧子大每七八十丸空心鹽酒下量加秋石為引經尤妙治遺精白濁夢泄脫精等症○固精丸知母黃柏各一兩牡蠣芡實蓮蕊茯苓遠志各三錢龍骨二錢或加山茱萸為末山藥糊丸梧子大硃砂為衣每五十丸鹽湯下治心神不安腎虛精泄○秋石四精丸秋石丹白茯苓各四兩石蓮肉芡實各二兩為末棗肉丸梧子大每卅丸鹽酒鹽湯化下治思慮色慾過度損傷心氣遺精盜汗小便頻數腎虛腰痛神効

斂脾精以石蓮猪肚

石蓮散石蓮肉益智仁龍骨各等分為末每二錢空心米飲調服治夢遺泄精小便白濁等症○猪肚丸白朮五兩苦參三兩牡蠣四兩為末用猪肚一具煮爛和前末搗勻再加肚汁搗半日為丸小豆大每四十丸日三次米飲下久服自覺身肥而夢遺立止又能進飲食健肢體

升腎水以枸杞神芎

枸杞湯枸杞子肉蓯蓉茯苓各一錢五味子七分人參黃芪山梔仁熟地石棗肉甘草各五分生薑一片燈心一握早空心溫服治腎虛精滑如神○神芎湯升麻川芎人參枸杞子甘草遠志黃耆當歸地骨皮破故紙杜仲白朮各四分薑一片蓮肉七枚水煎溫服如無石蓮肉以蓮花鬚代之治遺精經久腎氣下陷玉門不閉不時滑精宜此升提腎水歸源○十味溫膽湯陳皮半夏枳實各九分人參白茯苓各五分遠志熟地酸棗仁甘草各三分半五味子九分薑煎溫服治夢遺驚惕○徐氏硫苓丸礬製硫黃一兩白茯苓二兩知母黃柏各童便浸五錢為末用黃蠟一兩半溶化和丸梧子大每五十丸鹽湯下治上熱下冷夢遺神効

熱淋清肺透膈而瘀血必牛膝琥珀

清肺飲子茯苓猪苓澤瀉各二錢車前子琥珀木通瞿麥萹蓄各一錢通草燈心各五分水煎熱服治邪在上焦氣分渴而溺澁不利○透膈散用消石為末每服二錢如熱淋溺赤泪瀝臍下急痛冷水或黃芩煎湯下血淋山梔仁煎湯下氣淋小腹脹滿尿從常有餘瀝木通煎湯下石淋莖內割痛尿中有砂石令人悶絕將藥用鈔紙隔炒紙焦再研細葵子卅粒搗碎煎湯下勞淋勞倦虛損則發葵花煎湯下○單牛膝膏牛膝一合用水五盞煎至一盞入麝少許空心服或單以酒煮亦可治死血作淋及腎虛膝疼痿女人一切血病一云此藥能損胃不食宜斟酌用之○參苓琥珀湯人參五分茯苓四分琥珀柴胡澤瀉各三分歸尾二分玄胡索七分甘草稍川練肉各一錢燈心十莖水煎服治淋澁莖中痛相引脇下痛不可忍

冷淋鹿角生附而氣滯以沉香木通

鹿角霜丸鹿角霜秋石丹白茯苓各等分為末麵糊丸梧子大每五十丸空心米飲下治憂思失志小便淋閉點如脂膏疲劇筋力或傷寒濕亦有此症○生附散附子滑石各五分木通半夏瞿麥各七分半生薑七片燈心廿莖蜜半匙水煎服治飲水過度或為寒泣心虛志耗遂成冷淋數起不通竅中腫痛增寒凜凜○沉香散沉香石韋滑石王不留行當歸各五錢葵子白芍各三錢甘草橘皮各一錢為末每二錢大棗煎湯調服治氣淋多因五內鬱結氣不舒行陰滯於陽以致壅

滯小腹脹滿大便多泄小便不通〇二木散木通木香當歸芍藥青皮角茴檳榔澤瀉陳皮甘草各三分肉桂少許水煎服治冷淋氣滯餘瀝澁痛身涼

二石葵子冷熱熨不怕脬轉如塞者〇三石散滑石寒水石冬葵子各一盞用水十盞煎至五盞分作二服治男婦脬轉八九日不得小便〇冷熱熨法前以冷物熨小腹幾次後以熱物熨之又以冷物熨之自通將理自愈治二便秘塞或淋瀝溺血陰中疼痛此熱氣所致

三味葶藶火腑丹何憂溺秘為癃〇三味葶藶散通草茯苓各三兩葶藶二兩為末每方寸匕水調日三服治小便急痛不利莖中疼痛〇火腑丹生地二兩木通黃芩各一兩為末蜜丸梧子大每三五十丸木通煎湯下治心經蘊熱溺赤五淋澁痛兼治渴疾

遺溺雞膍胵灰補腎方名大兎〇雞膍胵散男用雌女用雄雞膍胵一具并腸洗淨燒灰為末每一錢空心溫酒調服或加豬脬燒灰治遺尿失禁〇大兎絲子丸兎絲子茯苓各二兩黑附子五味子鹿茸雞膍胵桑螵蛸各一兩為末酒糊丸梧子大每七十丸空心鹽湯下治內虛裏寒自汗不止小便不禁〇二苓丸赤茯苓白茯苓各等分水澄為末別用生地汁同酒熬膏為丸彈子大每空心嚼一丸鹽湯下治心腎俱虛神志不定小便淋泄不禁

縮泉桑螵蛸散秘元丹君白龍〇縮泉丸烏藥益智仁等分為末酒煮山藥糊丸梧子大每七十丸臨臥鹽酒下治脬氣不足小便頻數或加雞膍胵〇桑螵蛸散桑螵蛸遠志龍骨菖蒲人參茯神鱉甲當歸等分為末每二錢臨臥人參湯調服治勞傷心腎小便頻數如泔大能安神定志〇秘元丹白龍骨三兩訶子十枚砂仁辰砂各一兩為末糯米粥丸菉豆大空心酒下二丸臨臥冷水下三丸忌葱茶韭助陽消陰正氣溫中治冷氣攻心腹痛泄瀉自汗遺溺陽衰足冷真氣不足一切內虛裏寒等症

脫肛收澁縮砂蝟皮選用〇縮砂散砂仁黃連木賊為末每二錢米飲下治大腸虛而挾熱脫肛紅腫〇蝟皮散蝟皮鱉甲各炙焦一箇磁石五錢辣桂三錢為末每二錢米飲下仍用草鞋底炙熱挼入治脫肛不收〇單磁石散為末每一錢空心米飲下然此亦鎮墜之劑不可多服

脫肛敷芫香荊熊鱉雷同〇洗藥通用香附荊芥砂仁等分為末每三錢水煎熱洗或疲之亦可或用陳壁土泡湯薰洗〇有虛寒及用力太過小兒叫呼久瀉脫者用五倍子五錢枯礬蛇床子少許為末水煎洗之後用赤石脂末少許摻芭蕉葉上頻用托入如脫肛尺許者以兩櫈相並中空一尺以瓶盛藥水令滿與櫈相平令患者仰臥櫈上所脫浸于瓶中逐日浸換以縮為度如稍冷年久不收者用石灰炒熱以帛包裹肛坐其上冷則別換仍以海螵蛸末敷之如大腸本虛風毒熱邪乘之致令脫肛紅腫者用單鐵粉入白斂末和勻敷之即按入〇有熱者用熊膽五分兒茶二分冰片一分為末入乳調搽肛上熱汁自出而肛收矣痔瘡亦妙或用鱉頭一箇水煮食之留湯薰洗留骨燒灰敷上即愈如肛門腫痛及酒客病此者用木鱉子去殼搗爛剌湯薰洗另用少許塗之如肛門作痒者乃腸中有蟲用生艾苦楝根煎湯薰洗仍以乾艾生姜煎服凡登廁後須水洗又不可用包裹湯藥雜物舊紙

噫水不勝火身中臟熱不能煩心上工五臟資脾以生萬病從口

而入輕為宿食藥易消。重為積聚方難執。內傷補中。益氣湯大有減加。挾外邪六經見症，詳傷寒用藥賦。挾痰及肥白人喘滿吐痰，脈滑身熱，加竹瀝、薑汁、半夏；痰火盛者，加茯苓，或黃連，倍陳皮，去升柴，恐升動痰火而生別症；挾熱，合火鬱湯；心胸昏悶，身與手足心熱，脈洪數，大便久不快者，加煨大黃；如大便澀滯，一二日一見，致食少，食不下者，乃血少血中伏火而不潤，加歸、地、麻仁、桃仁；如大便不利，三五日一見者，非血結血閉不通，乃熱則生風，病人必顯風症，宜服人參黃芪湯加防風、羌活，大便通一點即止。內傷病退後，餘熱在臟，燥渴不解者，只用參、芪、甘草水煎，入薑汁少許冷服，或單人參湯加乾葛，引胃氣上行，以潤口乾；憂思過者，加木香、砂仁、白豆蔻；氣滯加青皮；肥盛者陽虛去升柴，更加桂、附；陰虛去升柴，加熟地、山茱萸、山藥；有熱加牡丹皮；如夢寐間困之無力，加五味子；宿食加山查、麥芽；食不知味，加神麯；飢餓日久去柴胡，加乾山藥；心下痞悶，加芍藥、黃連；腹痞脹加枳實、厚朴、木香、砂仁；天寒加乾姜；心下痞而又覺中寒，加附子、黃連；不能食，心下痞者，加生姜、陳皮；能食，心下痞者，加黃連、枳實；胃脘當心痛，去苦寒藥，加草豆蔻；或脇痛，或急，加柴胡；腹痛加白芍；寒涼時加半夏、益智；冷痛加中桂；臍痛加熟地；泄加白芍、茯苓。此方惟上焦痰嘔，中焦濕熱，及傷食膈滿者不宜。詳見內傷總方。調脾生胃。丹專去寒濕。人參、白朮補氣，茯苓滲濕，各二兩；麥芽、砂仁消食，半夏麯、南星燥濕痰，陳皮、青皮利氣，白豆蔻、蓽澄茄開膈，石蓮肉清心，各一兩；木香調氣三錢，內南星三兩，用姜汁浸一宿，調黃泥包煨半日，去泥為末，用粟米四兩作飯，焙乾，乘熱用姜汁和濕再焙，如是製七次，搗爛為丸，菉豆大，每五十丸，姜湯下。生胃消痰，開胸膈，進飲食，肥白寒濕者宜。傷冷木香丁香以煖脾。木香見晛丸巴霜五錢，荊三稜、神麯各十兩，木香、柴胡各二兩，香附、石三稜、草豆蔻各五兩，升麻三兩，為末，蒸餅丸菉豆大，每廿丸，白湯下，量所傷服之。治傷生冷，心腹滿痛。○丁香脾積丸良姜醋煮，丁香、木香、巴豆各五錢，莪茂、三稜各二兩，青皮一兩，皂莢燒灰三片，百草霜三匙，為末，糊丸麻子大，每十丸至廿丸，五更湯下，利去三五行，以粥補住。治諸般食積，氣滯，胸膈脹滿，心腹刺痛。如止脾積氣，陳皮煎湯下；吐酸，姜湯下；嘔吐，藿香甘草煎湯下；小腸氣，炒茴香酒下；婦人氣血刺痛，醋湯下；嘔吐，菖蒲煎湯下；小兒疳氣，史君子煎湯下。食熱二黃大黃堪備急。二黃丸黃芩二兩，黃連一兩，升麻、柴胡各三錢，甘草二錢，枳實五錢，為末，蒸餅丸菉豆大，每五七十丸，白湯或姜湯下。治傷熱食痞，兀兀欲吐，煩悶不安。○大黃備急丸大黃、乾姜、巴豆各等分，為末，蜜丸小豆大，每三丸，熟水或酒下，量大小服之。忌生冷肥膩。治中惡客忤，心腹脹滿，卒痛如錐，口噤尸厥，卒死等症。○除原散用原食傷物燒存性，為末，以連根韭菜一握搗汁調服，過一二時，服下藥催之，其所傷之物即下而愈。○星朮丸半膽南星、白朮、石鹼、黃芩、芍藥、薄荷各等分，為末，砂糖調成膏，津液化下，或為丸服，亦好。治噎，茶成癖。寬中山查全資神麯作糊。單山查丸山查蒸熟，晒乾為末，神麯煮糊丸梧子大，每六七十丸，白湯下。治胸膈痞悶，停滯飲食。保和枳朮妙在荷葉搗汁。保和丸山查六兩，神麯、半夏、茯苓各二兩，陳皮、連翹、蘿蔔子各一兩，為末，蒸餅丸梧子大，每七八十丸白湯下治一切食積健脾加白术六兩名大安丸○枳术丸白术二兩或五兩枳實一兩為末先將荷葉搗水浸米煮飯半熟帶飯湯入完荷葉內就灰火中煨熟和前末搗丸菉豆大每五六十丸米湯下此法一補一消醫中王道近世率以辛熱助火消陰致令胃火益旺脾陰愈消變為膈胃乾枯燥結不知脾胃屬土屬濕濕熱之病十常八九豈可偏用熱劑如傷胃脘心腹滿悶肢體沉重加蘿蔔子五錢神麯一兩紅花一錢傷濕熱不化加茯苓芩連各三錢澤瀉二錢大黃一兩神麯糊丸服湯豆粉濕麵油膩加半夏神麯各一兩陳皮七錢黃芩五錢枯礬三錢傷酥酪乳餅一切冷病加除濕湯一料車前子澤瀉各五錢神麯一兩乾生姜半夏紅花甘草各三錢茯苓七錢氣弱食少加陳皮飲食難化疼痛泄瀉加人參白芍神麯麥芽各一兩砂仁木香各五錢痰火胸膈鬱塞嘈酸噫氣吞酸或酒積泄結痛加黃連白芍陳皮各一兩石羔甘草各五錢砂仁木香各二錢川芎四錢痞塊加黃連厚朴各五錢積堅加莪朮昆布各三錢傷冷腹痛溏泄加半夏一兩砂仁乾姜神麯麥芽各五錢挾氣傷食加川芎香附各一兩木香黃連各五錢脘膈不利過服香燥以致胃脘乾燥噎膈反胃加黃連山梔桔梗甘草石羔各五錢白芍當歸各一兩胸膈頑痰定接大便燥閉加芒硝五錢素有痰加陳皮半夏茯苓各一兩芩連各五錢素有氣加木香一兩能食好食食後反飽難化此胃火旺脾陰虛也加白芍一兩半石羔一兩人參七錢甘草五錢黃連香附木香各四錢年高人脾虛血燥易飢易飽便燥加白芍當歸各一兩人參七錢升麻甘草各四錢山查麥芽桃仁各五錢○枳术湯枳實白术等分荷葉少許水煎服治心腹堅大如盤飲水所作名曰氣分

脾冷而食不磨參芪草朮分砂豆陳皮等分

加減補中湯人參黃芪甘草白术砂仁肉豆蔻陳皮各等分水煎服

胃寒而飲不消蒼朴橘甘分白蔻參苓再入

○豆蔻平胃散蒼术陳皮厚朴甘草白豆蔻人參茯苓等分由人姜煎溫服

治積因名立五方全憑損增

肥氣丸當歸蒼术各一兩半青皮一兩三稜莪术鉄孕粉各三兩三味同醋煮一時蛇含石五錢少煅醋淬為末醋糊丸梧子大每卅丸當歸浸酒下治肝積○伏梁丸枳殼茯苓厚朴人參白术半夏三稜各等分麵糊丸梧子大每五十丸食遠米飲下治心積○痞氣丸附子赤石脂川椒乾姜桂心各一兩烏頭二錢半為末蜜丸梧子大硃砂為衣每十丸米飲下治脾積○息賁湯半夏吳萸桂心各一錢半人參桑白皮葶藶各七分甘草五分姜棗煎服治肺積○奔豚湯李根皮乾葛各六分川芎當歸半夏各一錢黃芩白芍甘草各五分姜煎溫服治腎積○以上五方隨症加減所謂益元氣泄陰火破滯氣削其堅也

消塊芫花與三稜要量體質

○消塊丸硝石三兩大黃四兩人參甘草各一兩為末用陳醋三升置磁器內先納大黃不住手攪使微沸盡一升下餘藥熬至可丸則丸梧子大每卅丸米飲下當利如雞肝米泔惡物下後忌風冷軟粥將息治癥瘕痞塊當先下此藥不令人困須量體虛實又治帶下絕產○芫花丸芫花碎砂各等分為末蜜丸小豆大每十丸濃棗湯下治瘧母停水結癖腹脇堅痛○三稜煎三稜莪术各四兩芫花一兩同入磁器中用米醋五盞浸之泥封器口以灰火煨令乾取出稜莪將芫花以餘醋炒令微焦焙

乾為末，醋糊丸，綠豆大，每十五丸，薑湯下。治食癥、酒癖、血瘕、氣塊，時發刺痛，全不思食，及積滯不消，心腹堅脹，痰逆吐噦，噫酸，脇肋刺痛，胸膈痞悶，如婦人血分，男子脾氣橫泄，腫滿如水，桑白皮煎湯下。○以上三方皆霸劑也，體薄氣弱者慎用。

肉癖酒癥烏白白芥阿魏收功，烏白丸：烏梅、生薑各一斤，白礬、半夏各半斤，搗勻，用新瓦夾定，火煅三日夜，入神麴、麥芽、陳皮、青皮、莪朮、丁皮、大腹子、枳殼各四兩，為末，酒糊為丸，薑湯下五十丸。治酒積，消食化痰。○白芥丸：白芥子、蘿蔔子各一兩半，山梔、川芎、三稜、莪朮、桃仁、香附、山查、神麴各一兩，青皮五錢，黃連一兩半，一半用吳茱萸水炒，一半用益智仁水炒，為末，蒸餅為丸服。治男婦食積、死血、痰積成塊，在兩脇動作，腹鳴嘈雜，眩暈身熱，時作時止。○大阿魏丸：南星、半夏、山查、神麴、麥芽、黃連各一兩，連翹、阿魏、瓜蔞仁、貝母各五錢，風化硝、石礆、蘿蔔子、胡黃連各二錢半，為末，薑汁浸蒸餅糊為丸，梧子大，每服三十丸，白湯下。治諸積聚。一方加香附、海石。治嗽。○小阿魏丸：山查三兩，黃連一兩三錢，連翹一兩，為末，用阿魏二兩，醋煮作糊為丸，白湯送下。治肉積。但脾虛者須用補脾藥煎湯下，切不可獨用阿魏，恐有虛虛之禍。

痰痞血塊海石石礆生漆如失，海石丸：海石、三稜、莪朮、桃仁、紅花、五靈脂、香附、蚶殼、石礆各等分，為末，醋糊丸梧子大，白朮煎湯下卅丸。治痰與食積、死血成塊。塊去後，須大補之。○石礆丸：半夏一兩，用皂角水浸透，曬乾，山查三兩，石礆三兩，為末，粥糊丸梧子大，每卅丸，白湯下。治痰飲成積。○單蚌殼丸，又名瓦壟子，火煅醋淬三次，為末，醋糊為丸，薑湯下。治一切氣血痰塊癥瘕。○生漆膏：阿魏一兩，生漆濾過，官耳各四兩，蜂蜜六兩，和勻，入錫罐內，蜜封罐口，置鍋內水煮三炷香久，取起，候冷，每服二茶匙，食遠燒酒調下，日三次。忌油膩、發毒物。治男婦痞塊神効。

氣聚香稜王道無如通玄，香稜丸：三稜、檳榔各六兩，青皮、陳皮、莪朮、枳殼、枳實、蘿蔔子、香附子各三兩，山查四兩，黃連、神麴、麥芽、鱉甲、乾漆、桃仁、硼砂、仁、當歸尾、木香、甘草各一兩，為末，醋煮麵糊為丸，如梧子大，每服三五十丸，白湯下。治五積六聚，氣塊。○通玄二八丹：黃連半斤，芍藥、當歸、生地、烏梅各五錢，為末，用雄豬肚一具，入藥于內，以線縫之，將韭菜二斤鋪底，面于鍋內蒸之，候湯乾再添，蒸一日，以藥熟為度，取出，俱入石臼內搗丸梧子大，每七十丸，如飲食積聚等症，候晨薑湯下，或不泄，或瀉一二次，即以溫粥補住，如泄利，飯後茶清下即止，以薑湯則行，茶清則止，真治積聚，止泄痢除根急之妙藥。

積聚平胃伯藥隨宜出入，聚積丹用平胃散一料為主，如氣積無形，加木香、檳榔、青皮、陳皮、沉香、蘿蔔子、香附為佐，樟樹皮少許，甚者以巴豆炒諸藥，俟色去巴。血積有形，加三稜、莪朮、牛膝、川芎、當歸尾、鱉甲、紅花、蛤殼、桃仁、乳沒之類，甚者以芫花煮醋，以製前藥。酒積加葛花、黃連、砂仁、麥芽、陳皮、木香、豬苓、澤瀉、車前子之類。果積加草果、山查，甚者附烏梅、枳殼、菖蒲少許。痰積加紫蘇，甚者加青礬伴炒諸藥，須先炒藥熱，而後入礬可也。肉積加山查、阿魏。飯積加麥芽、神麴、枳實。水積加半夏、芫花、葶藶、澤瀉。浮腫加商陸汁為糊，或只用青礬炒藥，不傷元氣，為妙。痰積加海粉、礞石、半夏、白礬、風化硝。寒積新積加乾薑、巴豆、良薑、茴香、丁香、白豆蔻、益智仁、菖蒲少許。熱積久積加黃連、黃柏、大黃、滑石。氣弱者通加人參。有瀉者加肉蔻。有蟲者用苦楝根皮一斤，皂角十片以水一碗熬膏摟和前藥為丸先用沉香為衣後用雷丸木香為之每十丸四更時分沙糖水下尋常醋糊丸梧子大每三五十丸空心米飲下治一切積症嘔吐吞酸胸膈痞悶或為癥瘕或泄或秘脾胃怯弱飲食不消腹脹面黃積肢酸疼無力甚則為疽為臚流為瘡癱痿痺等症此方少氣丹合退黃丸纂成加減由人

追蟲妙應丸最靈 檳榔十二兩黑牽牛三兩大黃雷丸錫灰蕪荑木香史君子各一兩為末用葱白煎湯露一宿為丸粟米大每四錢五更葱湯或木香煎湯下蟲寸白蟲用東方上石榴根煎湯面東服之小兒服一錢或五分天明取下病根或蟲或如爛魚腸或如馬尾蝦蟆小蛇諸般怪物或小便取下青黃紅白或米泔等色其蟲皆因飲食中所感而成此藥不比巴霜甘遂硇砂等劑不動真氣有蟲取蟲有積取積有氣取氣有塊取塊一服見効凡人面上白斑唇紅能食心嘈顏色不常臉上生有蟹爪露者便有蟲也此丸四時可服孕婦禁用治山嵐瘴氣傳屍癆瘵水腫癰痢咳嗽黃疸噎膈腸風痔漏一切風氣食積疳疾癇癲熱疚痞塊赤眼口瘡女人經脈不調血瘕血閉赤白帶下小兒顛癇一切疳積蟲積並治一方去史君子名七轉靈應丹如失聲加沉香琥珀忌生冷葷腥等物一例

貼膏神聖莫及 神効阿魏散天竺黃蘆薈姜蠶各三錢阿魏三錢二分番木鱉六箇兒茶甘草各三錢大黃一兩穿山甲七片為末每三錢酒調服即化下膿血來或醋調膏貼臍亦好大治痞疾〇三聖膏風化石灰半斤為末瓦器中炒令淡紅色投出候熱稍減次下大黃末一兩就爐外炒候熱減入桂心末五錢罯炒入米醋熬成黑膏厚紙攤開貼患處

治蠱消毒東坡雄黃丸三般 即蠟礬丸加雄黃等分端午日為丸梧子大每七丸熟水下治蠱毒及蟲蛇畜獸等毒神効〇消水毒飲吳茱萸半升生姜牛角升麻陳皮各一兩烏梅七箇用水七椀煎至二椀分三服

理脾鄧瘴經畧金丹一粒 理脾鄧瘴湯陳皮白朮茯苓黃芩半夏山梔山查各一錢蒼朮神麯各八分黃連前胡各七分姜煎服治遊宦四方水土不服者〇二一粒金丹膃肭臍阿芙蓉各二錢腦麝各一錢硃砂原蠶蛾各三分為末入磁器內別用燒酒二鍾煮射干草熬至八分傾于前椀內放水面上炭火滾四七次取出丸梧子大金箔為衣每半月十日方可服一丸體稍盛者四季各服一丸沙糖或梨嚼爛送下治五勞七傷男女諸般癆嗽吐痰吐血嘔酸反胃咳逆風壅痰涎冷淚鼻流清涕水泄痢疾心腹脹痛腸鳴痞塊酒疸食黃水氣宿食不化飲食減少左癱右瘓三十六種風七十二般氣潤三焦補精氣安五臟定魂魄壯筋骨益元陽寬膈煖腰膝止疼痛明眼目返老還童行走輕健黑鬚髮牢牙齒凡仕宦兩廣及饑飽酒生冷損傷脾胃尤宜

嗇節勞逸氣血自然循常甘淡泊水土隨處可襲

氣失其平之謂疾有升無降之謂逆或為胸腹痞滿或為脇疝痛刺分氣順氣降氣撞氣用何方辛涼辛平辛温辛熱任君擇 木香分氣丸木香甘松各一兩甘草六兩香附一斤莪朮半斤為末糊丸梧子大每卅丸姜湯橘皮煎湯化下治一切氣逆心胸痞悶腹脇虛脹或加丁皮藿香姜黃砂

仁檀香。常服寬中進食。○木香順氣丸 木香蘿蔔子大腹皮五錢枳殼陳皮香附各一兩黑丑六兩故紙一兩徒氣升降而歸于臍也為末水丸梧子大每五十丸溫水下。○沉香降氣湯 沉香二錢砂仁五錢甘草一兩二錢香附四兩為末每二錢入鹽少許白湯調服治陰陽壅滯氣不升降胸膈痞悶喘促氣短噎醋吞酸脾胃留飲脇下支結妨悶。○阿魏撞氣丸 小茴青皮甘草陳皮莪朮川芎各一兩生姜四兩用鹽五錢淹一宿胡椒白芷肉桂砂仁丁香皮炒各五錢為末用阿魏一錢半和麵糊丸芡實大每藥一斤用硃砂七錢為衣每三五丸男子氣痛炒姜鹽湯下婦人血氣痛醋湯下治五種噎疾九種心痛痃癖氣塊冷氣攻刺腹痛腸鳴嘔吐酸水男子疝氣女人血氣

交感丹治鬱甚矣脫營 茯神四兩香附一斤為末蜜丸彈子大每一丸空心細嚼用本方加甘草少許為末調熱湯送下治心腎不交驚悸痞塞食少遺精夢泄大能益氣清神降火升水

清氣湯退熱煩也氣逆 ○退熱清氣湯 柴胡橘皮茯苓各一錢半夏枳殼各八分香附七分川芎五分砂仁七粒木香甘草各三分姜煎溫服治氣逆身熱中脘痞痛

破氣滯枳橘須加引經 ○枳橘湯 橘皮八錢枳殼一錢半生姜一錢鬱甚加姜黃少許水煎食遠溫服治胸痺胸中氣塞上氣須審氣滯何部分以引經藥導之○橘皮一物湯 橘皮洗淨一兩新汲水煎溫服治諸氣攻刺及感風寒暑濕初症通用凡酒食所傷中脘痞塞妨悶嘔吐吞酸

止刺痛蒼莎善能清膈 清膈蒼莎丸 蒼朮二兩香附一兩半黃芩黃連各五錢為末用紅熱瓜蔞去皮搗糊和丸菉豆大每三十丸溫湯下治因濕熱痰火并治氣滯

枳實薤白湯**除胸痺** 枳殼一枚薤白二兩厚朴一兩肉桂瓜蔞仁各五錢先煮枳朴減半入諸藥煎濃食遠服治心中痞滿此留氣結在胸胸滿脇下逆搶心

木香檳榔丸**消膈食** 木香枳殼青皮杏仁檳榔各一兩郁李仁皂角半夏麯各二兩為末別用皂角熬膏入蜜少許和丸梧子大每五十丸食後姜湯下導三焦寬胸膈破痰逐飲快氣消食一方去杏仁皂角半夏郁李仁加當歸黃連黃芩黃柏陳皮三稜莪朮大黃牽牛糊丸服治濕熱濕痰氣實耳聾兼治諸氣諸積腹脹痢疾

神保丸**一切痛疾** ○全蠍七箇巴霜十粒木香胡椒各二錢半為末蒸餅丸麻子大硃砂為衣每五七丸心膈痛柿蒂燈心煎湯下腹痛柿蒂煨姜湯下血痛炒姜醋湯下肺氣甚者以白礬蛤粉各二錢黃丹一錢同研煎桑白皮糯米飲下氣小喘只用桑皮糯米飲下脇下痛炒茴香酒下大便不通蜜湯入檳榔末一錢下氣噎木香煎湯下宿食不消茶酒漿化下治諸積氣痛項背注痛宣通臟腑

仙傳一塊氣丸**積** 補骨脂乾漆乾姜姜黃俱炒莪朮三稜玄胡索木香砂仁史君子五靈脂人參白朮茴香檳榔肉豆蔻丁香丁皮茯苓雷丸大黃枳殼巴豆炒各一錢一字蘿蔔子炒青皮陳皮各五錢皂角一片芫花五分牽牛大麥芽各炒一兩為末醋糊丸菉豆大每三五丸至十丸茶酒送下取積陳皮煎湯下十五丸如傷食就以所傷之物煎湯下治氣喘心氣膈氣脇氣疝氣腰氣腳氣積氣瘴氣兼治不伏水土氣酒食所傷不思飲食赤白痢疾女人乾血氣小兒積症久服治癆瘵亦効不助虛陽不損真氣又能殺蟲○單芙蓉散 芙蓉葉有花帶花有子帶子採一朵搗泥爛將井水濾去查服

即効治男無室女無夫思慾動火以致胃脘諸痛○肝有結煩赤脉亂噫勿以喜怒斷元氣養性全功勿以生冷傷胃腸保身上策

氣屬陽而血屬陰陽有餘而陰不足挾火則必妄行有鬱則便疑蓄吐血熱者四生搗汁山梔雞蘇分古葛連和膏為丸如梧四生丸生薄荷生艾葉生柏葉生地黃各等分細搗為丸雞子大每一丸水煎或鹽湯化服治血熱妄行吐衄○山梔地黃湯山梔一錢二分生地芍藥知母貝母瓜蔞仁各一錢天花粉牡丹皮麥門冬水煎服治痰積熱先痰後血○雞蘇散薄荷黃芪生地阿膠貝母白茅根各五分桔梗麥門冬甘草各二分半姜煎服治勞傷肺經唾內有血咽喉不利○龍腦雞蘇丸薄荷一斤麥門冬四兩蒲黃阿膠各二兩甘草一兩半人參黃芪各一兩為末銀柴胡木通各二兩用湯半碗浸二宿取汁用蜜二斤煉一二沸入生地末六兩攪勻入柴木汁慢火熬成膏然後將前藥同和為丸豌豆大每廿丸嚼破熱水下虛寒煩渴驚悸人參煎湯下咳唾吐衄下血麥門冬煎湯下血淋茅花煎湯調百草霜末下諸淋車前子煎湯下治心中鬱熱煩渴涼上膈解酒毒及諸血發寒熱驚悸勞煩咳嗽諸淋胃熱口臭肺熱喉腥脾疸口甜膽疸口苦並皆治之一方去門冬參膠蒲黃木通柴胡加荊防薊花片腦川芎桔梗蜜丸麥門冬煎湯下○古葛連丸葛花黃連各四兩為末用大黃末熬膏為丸梧子大每百丸溫水下或煎服亦可治飲酒過多熱蘊胸膈以致吐衄

吐血虛者三黃補血參柏狗膽分好京墨磨蛋化水一掬三黃補血湯熟地一錢生地黃芪當歸各八分白芍七分柴胡升麻牡丹皮川芎各五分水煎服治諸血不止自汗身熱○加減四物湯生地當歸白芍山梔牡丹皮貝母知母黃柏陳皮白朮甘草玄參麥門冬各等分水煎服如身熱加地骨皮子芩嘔吐血加知母石膏以瀉胃火衄咳血加茅根黃芩以瀉肺火唾咯血加梔柏及肉桂少許以瀉腎火吐衄不止加炒黑乾薑柏葉茜根大小薊便血不止加槐花地榆百草霜溺血不止倍山梔加車子小薊黃連俱炒焦諸失血久加升麻阿膠人參入童便姜汁韭汁○古參柏糊沙參側柏葉各一錢半為末入飛羅麵三錢水調如糊嚥服治男婦九竅血如泉湧或用生地藕節生梨搗汁磨京墨徐徐服之或生姜蕪百草霜含嚥或荊芥燒灰米飲調服○狗膽丸五靈脂為末用狗膽汁和丸芡實大每一丸姜酒化下不得漱口急進米粥不可太多治男婦連日吐血不止○單京墨丸京墨二兩為末用雞子白三箇和丸梧子大每十丸生地黃汁下治吐血衄血又方用烏雞子白以手磨千百次自然化成水入人參末二錢調勻五更服服時不得語仰嚥自然覺心肺俱涼滿口津液而吐咯血止

衄血解鬱天地茜梅沙芎解鬱湯柴胡黃連黃芩黃芪地骨皮生地熟地白芍各等分水煎服○古天地膠天門冬三斤熟地黃八兩蜜丸酒下治咳血又可辟穀或用生地麥門冬等分水煎服治吐衄諸藥不止○茜梅丸茜草根艾葉各一兩烏梅肉五錢為末蜜丸梧子大每卅丸烏梅煎湯下治衄血無時○古沙芎散香附四兩川芎二兩為末每二錢茶清下蓋香附開鬱行氣使邪火散于經絡川芎和血通肝使血歸於肝

臟血歸火散其血立止。咯血保命聖餅玄霜丹求保命散生地熟地枸杞子地骨皮天門冬黃芪白芍黃芩甘草各一錢水煎服治諸見血無寒如脈微身涼加官桂五分○聖餅子

杏仁四十粒研細用黃蠟炒黃色入青黛一錢理作餅子用時以柿子一枚破開以餅置其中合定濕紙包煨研水服治咯血○玄霜膏烏梅汁梨汁柿霜白糖白蜜蘿蔔汁各四兩薑汁一兩茯苓末八兩用乳

汁浸曬九次款冬花紫菀各末二兩共入砂鍋內慢火熬成膏丸如彈子大臨臥含化一丸治吐血虛嗽神效○又方款冬花枸杞子五味子山藥各一兩五錢蘿蔔子一合半蘇木歸尾各七錢為末梨汁藕汁

竹瀝薑汁人乳各半碗共入罐內槐枝攪勻皮紙封固文武火燉三炷安息香久取出埋土中一夜去火毒每噙化一二茶匙治痰火勞嗽失血氣喘等症○加減逍遙散牡丹皮白朮各一錢半當歸芍藥桃仁

貝母各一錢山梔黃芩各八分桔梗七分青皮五分甘草三分水煎服治痰中見血。血後倦弱扶脾生脉大阿膠扶脾生脉散人參當歸白芍各一錢紫菀黃芪各二錢麥門冬五味

子甘草各五分食後水煎溫服治見血後脾胃虛弱氣喘精神短少衄血吐血不止一方又名黃芪補血湯○大阿膠丸麥門冬茯神柏子仁百部杜仲丹參貝母防風各五錢遠志人參各二錢半茯苓山藥熟

地阿膠五味子各一兩為末蜜丸彈子大每一丸水煎和渣服治肺虛客熱咳嗽咽乾多涎或見鮮血及勞傷肺胃思慮傷心吐血嘔血。血止除根潤肺門冬女貞肉丸天門冬丸天門

冬一兩甘草白茯阿膠貝母杏仁各五錢為末蜜丸梧子大時時含化十丸治吐血咯血大能潤肺止嗽○女貞薊紅丸冬青子肉二斤紅花三兩為末煉蜜丸食後服熱重加天花粉山梔各二兩或用二味煎

湯下止血斷根兼治婦人閉經逆經血疾。溺血鹿膠沒藥治虛寒。鹿角膠丸鹿角膠五錢沒藥髮灰各三錢為末用茅根汁打糊丸梧子大每五十丸鹽湯下治房勞小便尿血。便血

厚朴榆砂取效速。厚朴煎厚朴生姜各五兩同搗爛炒黃白朮神麴麥芽五味各一兩同炒黃為末水糊丸梧子大疾作時空心米飲下百丸平時只服五十丸治諸下血五持蓋脾胃本無血

緣氣虛腸薄自榮衛滲入而下故用厚朴厚腸胃麥芽消酒食白朮導水血自不作是亦以脾胃為主也故服之多取奇効○榆砂湯地榆四錢砂仁七枚生甘草一錢半炙甘草一錢水煎溫服治結陰便血不

止漸而極多者宜服○治便血赤褐方用黑豆一升炒焦為末入好酒一鍾去豆末飲酒神効。臟毒蒼地卷柏連殼芎臟頭豢丸可吞。蒼地丸蒼朮陳皮各三兩黃柏黃連

各一兩半連翹黃芩各一兩為末生地六兩搗膏為丸梧子大每五七十丸白湯下治熱毒下血○古卷柏散卷柏葉焙乾黃芪各一兩為末每二錢米飲調服治臟毒神効○白柏丸白朮五錢黃柏生地白芍

黃芩地榆香附各二錢為末蒸餅為丸服治濕熱下血○酒蒸黃連丸黃連淨剉一斤用好酒四盞浸瓦器中置甑上累蒸至爛取出曬乾為末水丸梧子大每五十丸溫水下治酒毒積熱下血肛門作熱又厚

腸胃○黃連丸黃連黃柏厚朴當歸乾姜木香地榆阿膠為末蜜丸梧子大白湯下廿丸治下焦乾血○古連殼丸黃連枳殼各二兩用槐花炒過去槐花為末蒸餅為丸服治內傷經絡下血用此以解絡脉之

結○臟頭丸槐子一兩牙皂七分黃連四兩糯米一升為末用雄猪大腸一條去油洗淨將前藥入內兩頭扎住砂鍋內煮爛搗丸梧子大每六七十丸米飲下治腸風下血脫肛○苦參丸苦參半斤槐角六兩女貞實四兩歸尾二兩為末用大猪腸三尺入藥在內兩頭扎住燉爛同枯礬末四兩搗丸梧子大每卅丸米飲下忌椒醋治腸風下血及久年痔漏

腸虛鼈槐礬附烏荊芎腸風黑散急服○活鼈丸江湖大烏鼈一箇先用紫火燒熱地以置蓋鼈地熱逼出臭屁待屁盡以稈繩都身包縛外用黃泥封固灰火中煨熟撈起剝淨取肉研如泥其殼用牛骨髓塗炙五七次以透酥乾為末又用黃連一兩九蒸九晒歸尾二錢三分為末和前鼈肉搗丸梧子大每四五十丸白湯下大能扶衰益弱補陰壯陽又治腸風痔漏○鼈柏丸鼈板二兩側柏葉一兩半芍藥一兩半椿根皮七錢半升麻香附各五錢為末粥丸四物湯加白朮黃連陳皮甘草生姜煎湯送下治便血久而致虛腰腳軟痛及麻風癱痒見血○古樗參散樗根白皮人參各二兩為末每二錢空心溫酒米飲化下忌一切毒物治大腸連肛門痛不可任多日不藥○礬附丹青礬四兩用瓦礶盛火煅食頃候冷入鹽一合硫黃一兩再煅食頃候冷取出入附子一兩為末粟米粥丸梧子大每卅丸空心生地汁下治湯虛腸風下血當日立止一月除根久服助下元除風氣益臟腑○古烏荊丸川烏一兩荊芥穗三兩為末醋煮麵糊為丸梧子大每服二十丸溫酒或熱水下有疾時食空日三四服無疾者只早一服治腸風臟毒下血不止諸風攣搐頑麻癢痒及婦人血風頭風眩暈等症久服悅顏色黑鬚髮○腸風黑散童男髮槐花槐角蝟皮各一兩荊芥三兩同入罐內鹽泥固濟燒存性出火毒再入炙甘草三分炒枳殼二兩每三錢空心水煎服治腸風下血及糞前後

剪紅香梅虛漏醫○剪紅丸側柏葉鹿茸附子續斷黃芪阿膠枯礬各五錢當歸一兩為末醋糊丸梧子大每七十丸空心米飲下治臟腑虛寒下血不止面色痿黃日久羸瘦東垣謂勞損宜溫此方之義非溫寒之說也○香梅丸烏梅百藥煎俱燒存性香白芷各等分為末糊丸梧子大每三五十丸米飲下治腸風臟毒及崩漏等疾或去白芷

結陰升陽血箭東結陰丹枳殼威靈仙黃芪陳皮椿根皮何首烏荊芥各五錢為末酒糊丸梧子大每服七十丸陳米飲入醋少許下治結陰腸風臟毒下血○升陽除濕和血湯生地牡丹皮生甘草各五錢炙甘草黃芪各一錢當歸熟地蒼朮秦艽肉桂各三分陳皮升麻各七分白芍一錢半水煎空心熱服治血箭濕毒

噫病情好補而怕攻藥熱與陽而助慾丹溪滋降法至今無人知東垣陰火論從古宜細讀

諸病所以尋痰者痰因火動百病非相火盛則真火衰痰火所以生異症者痰因氣逆百病非邪有餘則正氣乏治本化痰清氣抑上溫中潤下盡平和化痰丸半夏南星生姜白礬皂角各四兩同入砂鍋內水煮南星無白點為度去皂角不用入青皮陳皮乾葛蘇子

神麯麥芽山查蘿蔔子香附杏仁各一兩一方加枳實茯苓為末姜汁浸蒸餅丸梧子大每五七十丸食後臨臥茶酒化下快脾順氣化痰消食○清氣化痰丸半夏二兩陳皮茯苓各一兩半薄荷荊芥各五錢黃芩連翹山梔桔梗甘草各一兩如腸胃乾燥加大黃芒硝為末姜汁糊丸梧子大每五十丸姜湯下治痰因火動胸膈痞滿頭目昏眩故用二陳湯豁痰利氣合涼膈散降火清頭目而散風熱也○抑上丸白朮黃芩黃連各一兩石羔二兩青黛五錢為末蒸餅為丸服治痰因火動○溫中化痰丸青皮陳皮良姜乾姜各五兩為末醋糊丸梧子大每五十丸米飲下治停痰留飲胸膈滿悶頭目眩暈咳嗽涎唾或飲酒過多嘔噦惡心○潤下丸陳皮半斤半夏二兩各用水化鹽五錢拌勻煮乾烘燥入

治標滾痰控涎小胃

南星黃芩黃連甘草各一兩為末蒸餅丸菉豆大每五七十丸白湯下善降痰飲

三花神佑能開結

滾痰丸大黃黃芩各八兩瀉陽明濕熱沉香五錢引諸氣上至天下至泉礞石焰硝各一兩礞石二味同入砂罐內蓋之鐵線縛定鹽泥固濟曬乾火煆紅候冷取出同前藥為末水丸梧子大或加硃砂二兩為衣每四五十丸量虛實加減食後臨臥茶清溫水化下治腸胃痰積及小兒食積痰驚風痰盛實熱者最為善藥體弱者加六君子湯一料入竹瀝姜汁和如稀糊以磁器盛曬乾再以竹瀝姜汁拌曬如此者三次又用竹瀝姜汁為丸小豆大每百丸食遠米飲下名竹瀝達痰丸能運痰于大腸從大便出不損元氣妙惟有泄有孕者忌用○墜痰丸皂角醋浸一宿炒黑牽牛各一斤白礬用完瑪瑙一兩同桔茯苓去瑪瑙蘿蔔子各半斤青木香四兩為末姜汁糊丸菉豆大每四五十丸量人虛實五更白湯或姜湯下天明取下頑痰痰病即除根治心腹走注刺痛及氣痰風痰或頭目眩暈或迷塞心竅不省人事或頭面結核不一或肩背兩手十指麻木或氣塞胸中一切痰症神効○控涎丹甘遂大戟白芥子各等分驚痰加硃砂為衣痛甚加全蝎酒痰加雄黃全蝎驚氣痰成塊加穿山甲鱉甲玄胡索莪朮臂痛加木鱉子桂心熱痰加盆硝寒痰加丁香胡椒肉桂為末糊丸梧子大每五七丸至十丸量虛實加減丸數食後臨臥淡姜湯下治忽患胸背腳項手足腰胯隱痛筋骨牽引胸痛時時走注乃痰在胸膈上下作楚而然或手足冷痺氣脈不通誤認為癱瘓者○小胃丹甘遂麵包煨熟大戟長流水煮一時洗淨曬芫花醋浸一宿炒黑勿焦各五錢大黃一兩半用酒濕紙包煨熟再用酒畧炒黃柏三兩為末粥丸麻子大每十丸臨臥津液下欲利空心溫酒下上可取胸膈之痰下可取腸胃之痰及濕痰積熱惟胃虛少食者忌用一方加南星半夏各二兩半用白礬皂角姜汁水煮十五次桃仁杏仁用白礬皂角水泡紅花酒蒸陳皮枳實用白礬水泡半日炒白朮白芥子各一兩蒼朮二兩用米泔白礬皂角水浸一宿炒為末姜汁竹瀝煮神麯為丸服名加味小胃丹中風痰痞積眩暈○痺淡姜湯下癱瘓不語濃姜湯下惟痞塊頭風頭痛宜臨臥食後服神効名三花神佑丸甘遂大戟芫花各醋炒五錢黑豆二兩大黃一兩輕粉一錢為末水丸小豆大每初服二丸漸加二丸日三服溫水下至便利即止多服頓攻轉加痛悶損人治風痰涎嗽氣血凝滯不通及一切濕熱○結痰飲懸飲變生諸病或水腫大腹實脹喘滿或風熱痰鬱肢體麻痺走注疼痛等症人壯氣實者可暫服之蓋輕粉治水腫破脹之藥以其善開濕熱怫鬱故

也或去輕粉牽牛亦好〇聞結枳朮丸枳實白朮半夏南星枯礬葶藶大黃青皮各五錢木香三錢黑丑二兩皂角酥炙旋覆花各一兩為末姜汁糊丸梧子大每五十丸姜湯下婦人乳血氣膈實脹滿或二便不通姜葱煎湯下導滯化痰升降陰陽通行三焦蕩腸胃導膀胱專主脚痞惡心嘔噦宿食停積兩脇膨悶咽嗌不利上氣喘嗽黃疸等症

理食積青礞硝石尋常

青礞石丸青礞石煅硝各二兩搗碎同入小罐內瓦片蓋之鐵線縛定鹽泥固濟晒乾火煆紅候冷取出南星二兩白礬水浸二日半夏皂角水浸二日黃芩姜汁炒茯苓枳實各三兩風化硝用蘿蔔同煮硝化去蘿蔔濾淨入臘月牛膽內風乾五錢共為末神麯糊丸梧子大每三五十丸白湯下治食積去濕熱痰一方去硝芩加黃連三兩連翹五錢麝一分治膨脹雖下藥不消者用此即効〇黃白丸黃連瓜蔞仁白朮神麯麥芽各一兩川芎七錢青黛五錢人中白三錢為末姜汁浸蒸餅為丸服治陰虛食積痰火

祛風痰鬱金蜈蚣猛烈

〇祛風痰丸防風二兩明礬川芎牙皂鬱金各一兩赤腳黃腳蜈蚣各一條為末蒸餅丸梧子大每卅丸食前茶湯下祛風痰行濁氣〇搜風化痰丸半夏四兩人參姜蠶白礬槐角陳皮天麻荊芥各三兩辰砂五錢為末姜汁浸蒸餅丸豆大辰砂為末每四十丸姜湯下

消破痰飲神朮分單製半夏丸有功

〇消飲丸白朮二兩茯苓五錢枳實乾姜各七錢為末蜜丸梧子大每卅丸溫水下治停飲胸滿嘔逆腹中水聲不思飲食〇破飲丸蓽撥胡椒丁香砂仁蝎硝青皮木香巴豆烏梅各等分為末先將青皮同巴豆漿水浸一宿取出同炒青皮焦去巴豆又將其水浸烏梅肉蒸爛和前藥搗丸菉豆大每十五丸津液下治五臟停蓄胸脇結為支滿氣促搶心疼痛〇神朮丸蒼朮一斤為末用生油麻五錢水二盞研爛取汁又入棗肉十五粒同搗丸梧子大每五十丸溫酒下治痰飲挾瘀血成窠囊行痰極効〇單半夏丸半夏用香油炒為末粥丸梧子大每三五十丸姜湯下治濕痰喘急止心痛〇法製半夏明礬六兩硝石四兩煮水六碗却將半夏一斤先以水洗淨入藥水內浸三宿又取入清水內浸七日取出切片加薄荷四兩甘草三兩化用消飲化痰壯脾順氣〇青州白丸子半夏七兩南星白附子各二兩川烏五錢俱生用為末絹袋盛于井水內擺出以盡為度置磁器內日晒夜露日換新水澄之浸春五夏三秋七冬十日去水晒乾為末糯米粉煮清糊丸梧子大每卅丸姜湯下癱瘓風酒下小兒驚風薄荷煎湯下〇兼治男婦風痰壅盛嘔吐涎沫

宣化氣涎三仙分指迷作麯丸有法

〇三仙丸南星半夏各一斤為末用生姜汁調成劑攤在篩中以楮葉蓋令發黃色晒乾收之須五六天內做麯如醬黃法每麯四兩入香附末二兩糊丸梧子大每四十丸食後姜湯下治中脘氣滯胸膈脹滿痰涎不止頭目不清或去香附加橘皮治濕痰〇千金指迷丸半夏麯二兩白茯苓虛人用乳汁蒸瘦人血少用砂仁同酒浸蒸去砂仁又用生地汁浸蒸枳殼用麥麯煎水炒各一兩風化硝一錢半為末姜汁糊丸梧子大如治脾胃痰用神麯為糊治血分痰酒糊治氣分上焦痰蒸餅糊治骨節四肢痰鹽酒入姜汁糊治足痰牛膝煎膏為引治痰痫瘵痼牛膏和糊多服即可以汗吐下如倒倉法也每早常服三五十丸姜湯下自月以往大便濡滑是潛消痰積之法也如耳聾氣墜上焦

諸風熱頭風等症竹瀝入姜汁白湯下二三百丸以利為功服愈痰火之證任服但勿作即脹又與諸服食補養之藥不為相妨瓜蔞貝母○不怕肺經燥乾香附瓜蔞青黛丸三味等分為末或去香附亦可蜜丸芡實大每一丸食後臨臥噙化治燥痰鬱痰酒痰咳嗽飽逆凡積痰非青黛瓜蔞不除單貝母丸貝母用童便浸春夏一月秋冬三日洗淨晒乾為末糖霜調和不時服之或白湯調服治痰要藥或加童便製香附為丸服亦可丁香半夏何憂胃冷酸噎丁香半夏丸半夏三兩藿香五錢肉豆蔻丁香木香人參陳皮各二錢半為末姜汁煮糊丸如小豆大每服二三十丸食後姜湯下治脾胃宿冷胸膈停痰嘔吐惡心吞酸噫氣心腹滿悶不思飲食等症竹瀝膏霞天膏火鬱老積擇人竹瀝膏用水白竹截長二尺許每段劈作四片以磚二塊排定將竹片仰之磚上兩頭露一二寸下以烈火逼之兩頭以盂盛瀝六分中加姜汁一分服之痰熱甚者止可加半分耳大治熱痰及能養血清熱有痰厥不省人事垂死者灌之即甦誠起死回生藥也○霞天膏用二三歲純色肥澤無病黃牯牛肉腿項脊淨肉四五十斤切成塊子在淨室中以銅鍋貯長流水煮之不時攪動另以新鍋煮用湯旋加常使水淹肉五六寸掠去淨沫煮爛如泥以絹濾肉汁入小銅鍋內用桑柴文武火候不住手攪只以汁漸加熬如飴餳滴水成珠其膏成矣大抵肉十二斤煉膏一斤為度以磁器盛之用調藥劑初少漸多沸熱自然溶化用和丸每三分攙麵一分同煮成糊或用煉蜜寒天失收生黴用重湯煮過熱天冷水窨之可留三日凡治實痰新痰用南星半夏燥之橘紅枳殼散之茯苓豬苓滲之黃芩黃連降之巴豆附子流通之竹瀝瓜蔞潤下之如虛痰老痰稠黏膠固於胸臆依附盤結於腸胃當用此膏吐瀉不致虛損元氣如癱癆鼓噎于補虛藥中加之以去痰積可收萬全服此比之倒倉更穩仍須善養者節齋方謝傅方化痰清金忌鐵節齋化痰丸天門冬酒芩瀉肺火瓜蔞仁橘紅潤肺降痰海粉各一兩芒硝鹹以軟堅香附鹽水炒開鬱降氣桔梗連翹開結降火各五錢青黛二錢解鬱火為末煉蜜入姜汁少許和藥搗丸龍眼大每細嚼一丸清湯下或丸黍米大每五十丸淡姜湯下治鬱痰老痰○謝傅清金丸薄荷四兩百藥煎二兩上桔梗兒茶各五錢砂仁訶子各三錢硼砂二錢為末用粉草八兩以水熬成膏和末搗丸櫻桃大每噙化一丸緩緩嚥下化痰止嗽清金降火又解酒毒喘因風寒三拗湯中加星半或加三拗湯麻黃一錢杏仁桑白皮各七分甘草五分蘇子前胡各三分姜三片水煎服如痰盛加南星半夏頑喘加石羔大喘口乾加黃芩瓜蔞仁薄荷寒喘加細辛肉桂氣喘加兜鈴烏梅氣短而喘去麻黃加人參茯苓喘屬七情○四磨湯內君沉烏四磨湯人參檳榔沉香烏藥各等分磨濃水取一盞煎三五沸食後服治七情傷感正氣喘急妨悶不食○六磨湯沉香木香檳榔烏藥枳殼大黃各等分熱水磨服以利為度活氣滯腹急大便秘澁白前葶棗含奇○以消水氣白前湯白前二兩紫菀半夏各三兩大戟七合水十盞浸一宿明日煎至三盞分三服忌羊肉治飽逆喘促及水腫短氣脹滿晝夜不得臥喉中常作水雞聲○古葶棗散用葶藶炒黃為末先用黑棗十枚濃煎湯去棗入

前末三錢調勻食後服治肺癰胸滿喘咳或身面浮腫等症。○含奇丸亭藶知母
貝母各一兩為末棗肉砂糖搗丸彈子大每用綿裹一丸含之徐徐嚥下治喘嗽瓜蔞杏參羅皂。以治痰
癃瓜蔞實丸瓜蔞仁枳殼半夏桔梗各一兩為末姜汁打糊為丸梧子大每五十丸食後淡姜湯下治胸
中痞痛徹背喘急妨悶。○杏參散杏仁人參陳皮大腹皮檳榔白朮訶子半夏桂心紫菀桑白皮甘草
紫蘇各五分姜煎服治因墜墮驚恐渡水跌仆疲極筋力喘急不安。○大蘿皂丸南星半夏杏仁瓜蔞仁
香附青黛陳皮各五錢蘿蔔子二兩皂角燒灰一兩為末神麯煮糊為丸梧子大每六十丸姜湯下治氣
喘痰喘風痰食痰酒痰麵毒等症。○小蘿皂丸蘿蔔子二兩蒸皂角五錢煆南星用
白礬水浸晒瓜蔞仁海粉各一兩為末姜汁和蜜搗勻為丸含化止之治喘症最妙定喘。定息。千緡兜鈴
堪通用定喘湯白果肉廿一枚研碎炒黃色麻黃款冬花桑白皮蜜炙法製半夏各三錢蘇子二錢黃芩
炒杏仁各一錢半甘草一錢水三盞煎至二盞不用姜不拘時徐徐服之治齁喘神方。○定喘化
痰散用豬蹄甲四十九箇每箇甲內入半夏白礬各一分置罐內蜜封勿令烟出火煆通紅去火毒入麝
一錢為末如上氣喘急咳嗽糯米飲調下一錢小兒五分治喘至妙。○定息餅子用皂角三大莢去黑皮
刀切開去子每子窩內入巴豆肉一粒以麻線縛定用生姜自然汁和蜜塗令周匝慢火炙之又塗又炙以
焦黃為度擘開去巴豆不用又以枯礬一兩萆麻子七粒入窩內姜汁和蜜再塗炙如前去萆礬用皂角
為末却以杏仁二兩研膏與前藥和勻每服一錢用柿乾炙過候冷點入藥內細嚼臨臥服忌一切熱毒
之物治遠年近日喘嗽。○千緡湯半夏七枚皂角甘草各一寸生姜二錢用生絹袋盛水煎頓服治哮喘
不得臥或風痰壅塞。○兜鈴丸馬兜鈴杏仁蟬退各二兩八錢煆六錢為末棗肉為丸芡子大每六七清
丸臨臥蔥茶清放冷送下忌熱物半日治男婦久患咳嗽喘氣喘促倚息不得睡臥齁齁咳嗽亦効
金紫金遠年近日止哮呼。清金丸單蘿蔔子半升蒸熟晒乾為末姜汁浸蒸餅為丸梧子大每三四十丸
津液或淡姜湯下治哮喘遇厚味而發者一方加桑木內蟲糞一升炒杏仁
半升不去皮尖炒甘草二兩生為丸服治遠年喘急。○紫金丹信石末一錢淡豆豉搗爛一兩精豬肉細
切四兩三味拌和分作三分用紙筋黃泥包之烘令泥乾却用炭火于無人處煆青烟出盡為度放地上
一宿出火毒取出為末湯浸蒸餅為丸菉豆大食後茶清下大人廿丸小兒七
丸量大小虛實與之忌一應鹹物湯水之類治痰喘不得臥須三年後者可用嘈雜香連與三聖胃脾朮
麯安安香連丸香附黃連各四兩為末神麯煮糊為丸梧子大每七十丸白湯下治人鬱心胸痞痛或嘈
雜乾噎香酸。○三聖丸白朮四兩陳皮一兩黃連五錢為末神麯煮糊為丸菉豆大每五十丸津
液或姜湯下治心嘈索食。○安脾丸半夏一兩檳榔二錢雄黃一錢半為末姜汁和蒸餅為丸梧子大小
兒丸黍米大姜湯下從少至多漸加服之以得吐能食為度治嘈雜及吐食脈引者肝乘于脾而吐乃由
脾胃之虛宜治風安脾。無噯噯沉檀勻諸氣痰火梔石可祛勻氣丸草豆蔻橘皮沉香人參各五錢益智
屬鮮于脾故飲食自下仁檀香大腹子各一兩為末飯丸梧子大每

八十丸，淡姜湯下，治氣虛漏汁多噯。○祛痰火丸：南星、半夏、香附、石羔、山梔各等分，為末，姜汁浸蒸餅為丸服，或姜煎服，亦可治胃火痰火噯氣。

嘔吐熱而發渴，乾葛橘皮竹茹。

○乾葛竹茹湯：葛根三錢，半夏二錢，甘草三分，竹茹一團，姜棗煎，取清汁冷服，治胃熱心煩，嘔吐不止，渴嘔尤妙。○加味橘皮竹茹湯：赤茯苓、橘皮、枇杷葉、麥門冬、竹茹、半夏各一錢，人參、甘草各五分，姜煎溫服，治胃熱多渴，嘔噦不食。○竹茹湯：橘皮三錢，竹茹、人參各二錢，甘草一錢，姜湯煎服，治吐利後胃虛膈熱而飽逆，宜此補虛降火，或加白朮、枳殼尤妙。

嘔吐寒而不渴，藿葉丁半參萸。

○四味藿葉湯：藿香、人參、橘皮、半夏各等分，姜煎溫服，治胃寒嘔吐，粥藥不停。○古丁夏湯：丁香、半夏各三錢，姜煎溫服，治脾中虛寒，停痰留飲，噦逆嘔吐。○古參萸湯：吳茱萸、人參各等分，姜棗煎服，治氣虛胃寒，嘔吐冷涎痰涎，乾嘔通用。

氣弱人參積豆蔻，吐甚硫汞成砂子。

○單人參湯：每二兩，水三盞，煎至八分，熱服，兼以參汁煮粥食。若卒吐嘔逆，諸飲入口即吐，困弱者為丸服之，翻胃亦宜。○單白豆蔻散：用白豆蔻五錢為末，好酒調服，治胃冷有積，噯食欲吐者宜。○古硫汞丹：水銀八錢，生硫黃末二錢，同入無油銚內，慢火化開，以柳枝拌炒，或有烟焰，以醋洒之，候結成砂子，再研為末，用粽尖杵丸如菉豆大，每三十丸，生姜橘皮煎湯下，治一切吐逆反胃。

風羈麥天痰半附，停水神麯半攪糊。

○麥天湯：麥門冬一錢二分，天麻一錢，白朮、茯苓、半夏、神麯、陳皮各八分，姜煎溫服，治風邪羈絆脾胃，身重有痰，惡心欲吐，宜此先實脾消導。○古半附湯：生附子、半夏各二錢半，生姜十片，水煎，空心服，或加木香少許尤妙，治胃冷生痰嘔吐奇方。○神麯丸：神麯三兩，蒼朮、陳皮各一兩，為末，生姜汁別煮神麯末為糊，和丸梧子大，每三五十丸，姜湯下，治中脘宿食留飲，酸螫心痛，口吐清水，噯宿腐氣。

飽逆氣弱倍陳增半，或十味小柴加參朮陳。

○倍陳湯：陳皮四錢，人參二錢，甘草四分，水煎服，治胃虛飽逆有效。○增半湯：藿香二錢，半夏湯泡炒黃三錢半，人參、丁香皮各一錢半，姜七片，煎服，治胃虛中寒，停痰留飲，嘔吐飽逆。○十味小柴胡湯：人參、黃芩、柴胡、乾姜、山梔各七分半，白朮、防風、半夏、甘草各五分，五味子九粒，姜煎服，治氣虛不足飽逆。

飽逆胃寒丁香柹蒂，或三香白蔻等沉蘇。

○丁香柹蒂散：丁香、柹蒂、人參、茯苓、橘皮、良姜、半夏各一兩，生姜一兩半，甘草三分，為末，每服三錢，水煎，乘熱頓服，或用此藥調蘇合香丸服亦妙，治吐利及病後胃中虛寒飽逆，至七八聲相連，收氣不回者難治。○三香散：沉香、紫蘇、白豆蔻各等分，為細末，每服五七分，柹蒂煎湯調下，治胃冷飽逆，經久不止。

利膈平胃，以杵糠阿魏勝神仙奪命。

○人參利膈丸：人參、當歸、藿香、甘草、枳殼、大黃、厚朴各一兩，木香、檳榔各七錢，為末，水丸，湯下，治胸中痰咳喘滿，脾胃壅滯，膈噎聖藥。○狗米平胃丸：黃犬一條，餓數日，用生米及粟米飼之，取其糞中米淘淨，用韭白煎湯煮作粥，臨熟入沉香二錢，平胃散末為丸服，治番胃諸藥不効者。○虎脂平胃丸：平胃散加生姜、棗肉為丸，入老鴉爪一半，或入虎脂、虎肉及肚肉屎尤妙。○杵糠丸：杵頭糠、牛轉草各半斤，糯米一斤，為末，取黃母牛口內涎和砂糖為丸，龍眼大，入鍋內慢火煮熟食之。一方只用近山處黃牛糞尖三個燒灰砂糖酒下。○古阿魏散阿魏五錢大路邊乾人糞炒存性五錢半共為末五更初以姜片蘸食治反胃能起死回生。○神仙奪命丹百草霜研五錢雄黃硼砂各二錢乳香一錢半菉豆黑豆各四十九粒為末用烏梅十三箇水浸去核搗丸彈子大以乳香少加硃砂為衣每噙化一丸食茶泡熱餅壓之過三五日再服一丸神効治七情氣鬱嘔吐或噎食不通大腸秘結糞如羊屎。

五噎五膈以丁附參夏如靈丹細咀。

五噎湯人參白朮茯苓陳皮各一錢厚朴枳殼甘草乾姜三稜莪朮神麯麥芽各五分訶子桂心木香檳榔各三分姜棗煎服治噎食不下嘔噦不徹胸背刺痛痰與涎出。○五膈湯枳殼青皮南星半夏各一錢白朮一錢二分大腹皮八分乾姜七分麥芽六分丁香木香草果各五分甘草三分姜煎服治胸膈痞氣結聚脇脹痰逆惡心不欲食。○草附子散大附子一枚置磚上四面着火漸漸逼熱以附子淬入姜汁中再逼再淬約姜汁盡半碗為度焙乾或加丁香一錢為末每二錢水一盞粟米同煎七分三服即愈或為末于掌心舐吃治翻胃。○附參夏湯人參三兩半夏六兩白蜜一盞每服一兩水煎溫服治反胃嘔吐。○棗包內靈丹良姜官桂川椒胡椒青皮陳皮甘草草烏各二錢茴香白朮當歸半夏杏仁川芎莪朮三稜丁香沉香各五錢木香巴豆各三錢為末醋糊丸芡實大每一丸大棗一箇去核將藥入內外用紙包水濕煨熟去紙細嚼溫酒下治男婦小兒胸膈脇肋疼痛腹脹如鼓不思飲食宿食不消膈噎皆效。

參附關格既濟

既濟丸人參附子各一錢麝香少許為末水丸梧子大麝香為衣每七丸燈心煎湯下治關格吐利不得服沉手足微冷。

壽星痓癇痰疎

壽星丸先燒地坑通紅去火以酒五碗傾入候滲盡入南星一錢于坑內以盆蓋之勿冷泄氣次日取出入琥珀硃砂各一錢為末猪心血和姜汁糊丸梧子大人參菖蒲煎湯下廿丸治心膽破驚神不守舍痰迷心竅健忘妄見。

斷癇諸風控涎活虎蝙蝠猪心神歸舍

斷癇丹黃芪鈎藤細辛甘草各五錢蛇退三寸蟬退四枚牛黃一字為末棗肉丸梧子大小兒麻子大每廿丸人參煎湯下隨人大小加減治癇既愈而後復作。○三癇丸荊芥穗二兩白礬二兩半生半枯為末麵糊丸黍米大硃砂為衣每廿丸姜湯下治小兒百二十種驚癇。○追風祛痰丸防風天麻姜蠶白附子牙皂各一兩全蝎木香白礬各五錢半夏六兩南星三兩用白礬皂角水各浸一半過宿為末姜汁糊丸梧子大砂仁七錢半為衣每七八十丸食遠臨臥薄荷煎湯下或姜湯下治諸風癇暗風或加虎睛一對微炒尤妙。○控涎丸姜蠶生姜汁浸一宿川烏生半夏各五錢全蝎七枚鈇粉三錢甘遂二錢半為末生姜自然汁打成薄糊丸如菉豆大硃砂為衣每服十五丸食後姜湯下忌甘草治諸癇久不愈頑涎散聚無時變生諸症並皆治之。○五生丸南星半夏川烏白附子大豆各生用一兩為末姜汁打糊丸梧子大每服三丸至五丸淡姜湯下治癇有痰及陰脈弦細而緩。○活虎丹取蝎虎一箇剪去四足爪連血細研入硃砂片腦麝香各少許研勻先用古礞石散控下痰涎次用薄荷煎湯調前藥作一服化下治久年驚癇顛狂此藥能補心神氣血不足心全則病自痊矣一方用硃砂末入瓶內捉蝎虎于內養月餘其身赤色取出陰乾為末每一二分酒調服兼治小兒撮口。○蝙蝠散用大蝙蝠一箇以硃砂三錢填入腹內，以新瓦盛火炙令酥為度，候冷為末，每一箇分作四服，氣弱及年幼發癇者，作五服，空心白湯下。○猪心丸用雄猪心一箇，取管頭血三條，和甘遂末一錢，拌勻得中，將前猪心切作兩邊，入前甘遂在內，用線縛定，外以濕紙荷葉包裹，慢火煨熟，不可過度，取出甘遂，入硃砂五分，同研勻，分作四丸，每一丸用猥猪心煎湯化下，後三丸別用猪心煎湯下，重者只守本方，輕者加蘇合香丸一粒服，過半日不動，又進一服，如大便已下惡物，即止，後劑急與補脾助胃。大治五癇及心風血迷，神効。如換硃砂一錢，甘遂五分，酒下，可以吐利痰涎。○引神歸舍丹南星三兩，硃砂一兩，附子七錢，為末，猪心血和糊丸梧子大，每五十丸，萱草根煎湯下，子午時各一服。治心氣不足，并治心風。

降顛滋陰安神清心定志邪辟除

滋陰寧神湯當歸、川芎、白芍、熟地、人參、茯神、白朮、遠志各一錢，酸棗仁、甘草各五分，酒炒黃連四分，有痰加南星一錢，薑煎溫服。治不時暈倒，搐搦痰壅。○硃砂安神丸黃連六錢，苦寒，去心煩，除濕熱，為君；甘草、生地各一錢半，甘寒，瀉熱瀉火，補氣滋腎，為臣；當歸二錢半，補血；硃砂五錢，約浮遊之火，而安神明也。為末，蒸餅糊丸黍米大，硃砂為衣，每十五丸或廿丸，食後溫水少許送下。一方無歸、地。津液下，治心煩懊憹，胸中氣亂，怔忡，心下痞悶，食入反吐，及傷寒汗吐下後，餘熱留于心胞絡不睡。○葉氏清心丸人參、蝎尾、鬱金、生地、天麻、南星各等分，為末，蒸餅糊丸梧子大，每廿丸，人參煎湯下。治心受邪熱，精神恍惚，狂言呼叫，睡臥不寧。○定志丸遠志、菖蒲各二兩，茯苓三兩，人參一兩。一方加琥珀、鬱金。為末，蜜丸梧子大，硃砂為衣，每卅丸，米湯下。治痰迷心膈，心氣不足，驚悸怔忡，恍惚健忘。○辟邪丹人參、茯神、遠志、鬼箭羽、菖蒲、白朮、蒼朮、當歸各一錢，桃奴五錢，雄黃、硃砂各三錢，牛黃、麝香各一錢，為末，酒糊丸龍眼大，金箔為衣，每一丸，臨臥木香磨湯化下。諸邪不敢近體，更以絳袋盛五七丸，懸床帳中尤妙。治中惡怔疾，及山谷間居處。○灌鼻法用皂角以漿水浸，春秋四、夏二、冬七日，去查，熬膏取出，攤紙上陰乾收頓。用時以水化開，灌入病人鼻內，良久涎出為効。欲涎止，服溫鹽湯一二口即止。有魘死不醒者，用半夏為末吹鼻即醒。

驚氣抱膽丸宜細

驚氣丸附子、木香、薑蠶、花蛇、橘紅、硃黃、天麻、南星各五錢，紫蘇子一兩，全蝎二錢半，腦、麝少許，硃砂二錢半，留半作衣，為末，蜜丸龍眼大，每一丸，金銀薄荷煎湯或溫酒化服。治驚憂積氣，襲受風邪，發則牙關緊急，涎潮昏塞，醒則精神若癡，多恚怒。肝邪太盛狂厥者，去附子，加鐵粉。○抱膽丸先將黑鉛一兩半入銚溶化，次下水銀二兩，候結成砂子，再下硃砂、乳香各末一兩，乘熱用柳木槌研勻，丸如芡實大，每一丸，空心井水香下。病者得睡，切莫驚動，覺來即安，再一丸可除根。治男婦一切顛風狂，或因驚恐怖畏所致，及產後血虛，驚風入心，并室女經脉將行，驚邪蘊結，頻服神効。

風邪紫石末嫌粗

紫石散紫石英、滑石、赤石脂、凝水石、白石脂、石羔各六兩，甘草、桂心、牡蠣各五兩，大黃、龍骨、乾姜各四兩，㕮為粗散，盛以韋囊，懸于高涼處。欲用取一二指撮，以新井水三盞，煎至一盞二分，大人頓服，未百日兒服一合，或只以綿沾着口。熱多者進四五服，以意消息。治大人風引，小兒驚癇瘈瘲，日數十發者，累効。

驚悸養心朱雀丸外用參棗

養心湯黃芪、茯苓、茯神、半夏麯、當歸、川芎各五分，甘草四分，遠志、辣桂、柏子仁、五味子、酸

醫學入門　卷七　雜病用藥賦　　二二　上海錦章書局石印

棗仁人參各二分半，薑棗煎服。一方去芎、桂、半夏，加麥門冬、白芍、陳皮、蓮肉。治勞苦憂思傷心，痰多少睡，驚悸不寧，如停水怔忡，加赤茯苓、檳榔。〇朱雀丸：茯神二兩，沉香五錢，為末，蜜丸小豆大，每卅丸，食後人參煎湯下。治心神不定，恍惚健忘，火不下降，時復振跳。常服滋陰養火，全心氣。〇參棗丸：人參、酸棗仁各一兩，辰砂五錢，乳香二錢，為末，蜜丸彈子大，每一丸，薄荷煎湯化下。治一切驚心怖懼累效。

健忘固本仁熟散，中有茱萸

加減固本丸：丹參、天門冬、熟地、人參、遠志、硃砂、石菖蒲各五錢，麥門冬、白茯苓各一兩，為末，蜜丸梧子大，每五十丸至百丸，空心煎愈風湯化下。治中風後健忘，養神益志，和血榮腠理。〇仁熟散：人參、枳殼、五味子、桂心、山茱萸、甘菊花、茯神、枸杞子各三分，柏子仁、熟地各一兩，為末，每二錢，溫酒調服。治膽虛常多畏恐，不能獨臥，頭目不利。

咽痛消腫古荊黃，牛蒡射干二湯活

古荊黃湯：荊芥四錢，大黃一錢，空心水煎服。治咽喉腫痛，大便閉結，及風熱結滯生疔瘡。或加防風等分，治頭眩。〇牛蒡子湯：牛蒡子二錢，玄參、犀角、升麻、黃芩、木通、桔梗、甘草各一錢，食後水煎服。治風熱上壅，初發牙關緊急，已發咽喉腫痛，或生瘡癤，及愈後復攻胸膈，氣促身熱，不能言臥。如有痰，加瓜蔞、貝母；肝火，加柴胡、吳茱萸、黃連；腎火，加當歸、生地、知母，倍玄參；畏下陷，加升麻；風盛，加荊芥、姜蠶；下元虛，倍蜜炙附子。〇射干湯：射干、升麻各二錢，馬牙硝、馬勃各一錢四分，水煎服。治風熱咽喉腫痛。

喉痺開關金玉鑰，仙來聖錠一字如

金鎖匙：朴硝一兩，雄黃五錢，大黃一錢，為末，吹入喉中。治一切風熱咽喉閉塞，神効。〇玉鑰匙：焰硝一錢半，硼砂五分，姜蠶、片腦各少許，為末，吹入喉中。治風熱喉閉及纏喉風，神効。〇二仙散：膽礬一錢，姜蠶二錢，為末，每吹少許入喉中。治纏喉風急喉痺。〇如聖金錠：硫黃、川芎、臘茶、薄荷、川烏、硝石、生地各等分，為末，生葱汁和成錠子，每服一錠，先以涼水灌漱，次噙薄荷五七葉，却用藥同噙爛，以井花水嚥下。甚者連進三服，井花水含之。治咽喉急閉，腮頷腫痛，乳蛾結喉，木舌重舌。〇一字散：枯礬、藜蘆、雄黃、蝎稍、牙皂各等分，為末，搐入鼻中。治時氣纏喉風，漸入咽塞，水穀不下，牙關緊急，不省人事。〇雄黃解毒散：巴豆十四粒，雄黃二兩，鬱金一錢，為末，醋糊丸菉豆大，每七丸，熱茶下。如口噤，為末搐鼻，須臾吐利頑痰即醒。如無此藥，急用冰梅、升麻四兩，濃煎水灌之，或吐或不吐即安。治初發胸膈氣促，咽喉腫痛，手足厥冷，氣閉不通即死。

三咽破毒以除上熱

冰梅丸：鮮南星廿五箇，鮮半夏五十箇，皂角、白礬、食鹽、防風、朴硝各四兩，桔梗二兩，畧熟梅子百箇。先將鹽以水浸化，然後將各藥研碎，入水拌勻，方以梅子入藥水中浸過三指為度，晒至水乾，以磁罐收貯，蜜封，如霜起最妙。用時以綿綿裹定，噙口中，令津液徐徐嚥下，痰出自愈。治喉風腫痛如核。〇龍腦破毒散：盆硝四兩，姜蠶、甘草、青黛各八錢，馬勃三錢，蒲黃五錢，腦、麝各一錢，為末，每一錢，井水調膏，細嚥，喉痺即破，出血便愈。若是諸般舌脹，用藥五分，指蘸擦舌上下，嚥津。如小兒用二分，亦如前法。治急慢喉痺，腫塞不通。〇麝香硃砂丸：馬牙硝七錢，鉛白霜、龍腦各三錢，硼砂三兩，寒水石一斤，麝香二錢，硃砂一兩，為末，用甘草十兩熬膏和丸梧子大，硃砂為衣，每含化一二丸。治咽喉腫閉，或生瘡，或舌根腫痛。

蜜附一片利膈兼補下虛

蜜附子：用附子切片

蜜塗炙黃色每含一片嚥汁味盡再易一片治腦寒喉閉吞吐不利○利膈湯薄荷荊芥防風桔梗人參牛蒡子甘草等分為末沸湯點服一錢治虛煩上盛脾肺有熱咽腫生瘡甚加姜蠶聲不清兮固本單炒槐花夜半服加味固本丸天麥二門冬訶子阿膠知母各五錢生地熟地當歸茯苓黃柏各一兩人參三錢烏梅十五箇人乳牛乳梨汁各一碗為末蜜丸黃豆大每八九丸訶子煎湯或蘿蔔煎湯下治男婦聲音不清○單槐花散槐花瓦上炒香熟三更後床上仰臥隨意而食治失音及咯血聲暴失兮潤肺再煉蜜脂任意哺潤肺丸訶子五倍子五味子黃芩甘草各等分為末蜜丸噙化治嗽而失音○訶子散訶子去核杏仁去皮尖各一兩通草二錢每四錢煨生姜五片水煎去渣溫服治久嗽語音不出者宜服○蜜脂煎用猪脂二斤熬去渣入白蜜一斤再煉少頃濾淨入磁器內候成膏不時挑服一茶匙治暴失音常服潤肺噎痰鹹也口淡則鹹腥不襲於肺胃痰涎也○清則涎自歸於腎區○近時補病曰痰火於此最精惟老朱○

千虛易補者陽氣虛弱而無痰火之相雜虛不受補者陰虛火動或有濕熱之兼攻補陰六味八味而降火妙在虎潛龜板大補陰丸黃柏知母各四兩熟地龜板各六兩為末猪脊髓和蜜丸梧子大每七十丸空心鹽湯下降陰火壯腎水之要藥如腎脈洪大非惟不受峻補雖枸杞山茱補劑亦未可受者宜服或去地黃名三味補陰丸治酒色過傷少陰此方去知柏加玄參烏梅等分更加砂仁炒黑乾姜各五錢善治陰虛中寒外熱內泄治傷之妙藥也○補虛丸熟地五兩黃柏知母龜板各三兩鎖陽天門冬枸杞子白芍各三兩五味子一兩炒黑乾姜三錢寒月加五錢或換肉桂引諸藥入腎為從治法也為末猪脊髓和蜜丸梧子大每七八十丸空心鹽湯下寒月溫酒下夢遺精滑加牡蠣白朮山茱萸椿根皮赤白濁加白朮白茯山梔黃連脚弱無力加牛膝虎脛骨防己木瓜疝氣加蒼朮黃連姜汁炒山梔川芎吳萸青皮脾胃虛弱惡寒易泄加白朮陳皮倍乾姜眼目昏暗加芎歸菊花柴胡黃連犀角蔓荊子防風氣虛加參芪左尺虛右尺微命門火衰陽事不舉加桂附沉香○六味地黃丸又名腎氣丸山藥山茱萸各四兩茯苓澤瀉牡丹皮各三兩生地八兩如腎氣不足及有瘀血加牡丹皮至八兩如淋瀝血腫加澤瀉至八兩如脾胃弱加山藥至八兩如遺精頭昏加山茱萸至八兩如痰火盛及小水不清加茯茯至八兩如腎無邪水有遺漏者去澤瀉茯苓加茯神三兩益智五味子麥門冬各二兩為末蜜丸梧子大每五十丸空心白湯溫酒下有痰姜湯下治少年水虧火旺腎氣久虛瘦弱無力盜汗發熱五臟齊損遺精便血淋濁等症及婦人氣血虛無子閉經潮熱咳紅煩渴能收精養氣代木導水使機關利而脾土健○一方加知母黃柏治陰虛大潮渴如中寒少食易泄者去知柏加砂仁炒黑乾姜北五味子○八味丸即腎氣丸加附子桂心各一兩治老年水火俱虧腎虛氣乏下元冷憊臍腹腰痛夜多漩溺腳軟體倦

面黃或黑，及虛勞不足，渴欲飲水，小便不利，一切濕熱等症，並皆治之。○二宜丸 當歸身、生地黃各等分，用酒蒸七次，和煉蜜搗丸，如梧桐子大，每七十丸，空心酒下。補腎益陰添髓。○滋陰降火丸 黃柏一兩半，知母、蓮肉、茯神、人參、枸杞子各一兩，為末，用熟地二兩搗膏和丸，梧子大，每百丸，空心白湯下。○虎潛丸 黃柏半斤，知母三兩，龜板四兩，熟地、陳皮、白芍各二兩，鎖陽一兩半，虎骨一兩，冬加乾姜五錢，為末，蜜和豬脊髓為丸，梧子大，每五六十丸，空心鹽湯下，乾物壓之。遺精加龍骨五錢，名龍虎濟陰丹。一方加參、芪、山藥、枸杞、兔絲、五味子、杜仲、故紙、牛膝，治諸虛不足，腰腿痠痛，行步無力，壯元陽，滋腎水，養氣血。

補陽三建四柱散，而順元更羨膃肭班龍。

三建湯 川烏、附子、天雄各等分，姜煎，或入麝少許，治陽虛寒邪外攻，手足厥冷，六脈沉微，二便滑數。上焦陽弱，倍天雄；下部陰痿，倍附子；自汗加肉桂、小麥；氣逆加木香，或沉香，名順元散；胃冷加丁香、胡椒，名丁胡三建湯。○四柱散 附子、木香、茯苓、人參各等分，姜棗煎，入鹽少許，溫服。治真陽耗散，耳鳴頭暈，臍腹冷痛，滑泄臟寒。○三仙丹 川烏一兩，用鹽五錢炒裂，茴香三兩炒，蒼朮二兩，用葱一握炒黃，去葱，為末，酒糊丸，梧子大，每五十丸，空心鹽湯下。忌諸血。補腎與膀胱，順氣搜風，兼治耳聾目暗，久服輕腰膝，駐顏活血，烏鬚延年。○鹿茸大補湯 鹿茸、黃芪、當歸、白茯、熟地各二分，白芍、白朮、附子、人參、肉桂、半夏、石斛、五味子各三分，肉蓯蓉、杜仲各四分，甘草一分，空心姜棗煎服。治男子一切虛損，婦人亡血等症。○古茸附湯 鹿茸、附子等分，姜煎服，治精血虛耗，潮汗驚悸。○古沉附湯 附子三錢，沉香一錢半，姜煎，治上盛下虛，氣不升降，陰陽不和，胸膈痞滿，飲食不進，肢節倦痛。○古參附湯 人參五錢，附子三錢，姜煎，治陽虛氣弱，氣短氣喘，自汗盜汗，頭眩等症。○古芪附湯 等分，姜煎，治氣虛自汗體倦。○古姜附湯 等分，水煎，治體中寒，厥冷強直，失音口禁，吐沫昏不知人，或陰盛發燥，及臍腹冷痛，霍亂轉筋，一切虛寒並治。○古桂附湯 等分，姜棗煎，治自汗漏不止。

膃肭補天丸 膃肭臍、人參、白茯、姜汁煮當歸、川芎、枸杞、小茴各一兩半，白朮二兩半，粉草、蜜炙木香、茯神各一兩，白芍、黃芪、熟地、杜仲、牛膝、故紙、川楝、遠志各二兩，胡桃肉三兩，沉香五錢，男加知柏，女加附子，為末，用製膃肭酒煮糊丸，梧子大，每六十丸，空心鹽酒下。治男婦亡陽失陽，諸虛百損，陰痿遺精，健忘白帶，子宮虛冷，惟寡婦不宜。○班龍丸 鹿角霜、鹿角膠、鹿茸、陽起石、附子、酸棗仁、柏子仁、肉蓯蓉、黃芪各一兩，當歸、熟地各八錢，辰砂五錢，為末，酒糊丸，梧子大，每五十丸，空心溫酒鹽湯化下。治真陰虛損，理百病，養五臟，補精髓，壯筋骨，益心志，安魂魄，悅澤駐顏，延年益壽。

二至三神異類有情，善補氣血之齊損。

二至丸 熟地、龜板、白朮、黃柏各三兩，生地、山茱萸、當歸、知母各三兩，兔絲子、肉蓯蓉、黃芪、牛膝、枸杞、故紙、五味子、白芍、虎脛骨、杜仲、山藥、丹皮、白茯、人參各一兩，黑瘦者人參減半，為末，蜜丸，梧子大，每八十丸，鹽湯溫酒下。名二至者，取冬至一陽生，夏至一陰生之義也。常服補虛損，煖腰膝，壯筋骨，明眼目，滋陰降火神效。○二神交濟丹 茯神、薏苡仁各三兩，酸棗仁、枸杞、白朮、神麴各二兩，柏子仁、芡實、生地、麥門冬、當歸、人參、陳皮、白芍、白茯、砂仁各一兩，以上十六味，每神守領八味，合八節，共廿四兩，合二十四氣，為一歲也。為末，用熟水四盞，調煉蜜四兩，煮山藥四兩，為丸，梧子大，每三五十丸，米能下，血虛甚去芍，加鹿茸；腰斷甚去地黃，加五味子。治心脾腎二經虛者。○異類有情丸　鹿角霜、龜板各三兩六錢，鹿茸、虎脛骨各二兩四錢，為末，雄猪脊髓九條，同煉蜜擣丸梧子大，每五七八十丸，空心鹽湯下。蓋鹿陽也，龜虎陰也，血氣有情，各從其類，非金石草木例也。如有厚味善飲之人，可加猪膽汁一二合，以寓降火之義耳。

五臟六腑諸虛丸丹能交水火之重達舌卷

心腎丸　熟地、生地、山藥、茯神各三兩，石棗、枸杞、龜板、牛膝、黃連、牡丹皮、鹿茸各一兩，當歸、澤瀉、黃柏各一兩半，生甘草五錢，為末，蜜丸梧子大，辰砂為衣，每五十丸，加至百丸，空心鹽湯溫酒化下。法曰：心惡熱，腎惡燥，此方補精益血，清熱潤燥。治心腎虛而有熱，驚悸怔忡，遺精盜汗，目暗耳鳴，腰痛足痿，黑髮。久服令人有子。○究源心腎丸　牛膝、熟地、肉蓯蓉、鹿茸、附子、人參、遠志、茯神、黃芪、山藥、當歸、龍骨、五味各一兩，兔絲子三兩，浸藥酒煮糊丸梧子大，每五十丸，空心棗湯下。治同上。常服調陰陽，補心腎，虛溫寒燥濕最効。○瑞蓮丸　子蒼朮主脾一斤，生用四兩，酒、醋、米泔各浸四兩；蓮肉主心一斤，去皮心，酒浸入猪肚內，煮極爛取出焙乾；枸杞子主肺，五味子主腎，熟地主血，故紙主腎，各二兩，為末，用前猪肚擣膏，同酒糊丸梧子大，每四五十丸，空心溫酒下。定心煖腎，生血化痰。○心虛人參固本丸　生地先入血，用麥門冬引入所生之地；熟地補腎精，用天門冬引入所補之地，各等分，人參減半，以通心氣，為末，或磨爛瓷粉晒乾，尤不滯脾，蜜丸梧子大，每五十丸，空心溫酒鹽湯化下。如有痰者，地黃用薑汁炒過。一方去參，加黃柏、知母，名鹿柏固本丸。○夢授天王補心丹　熟地、白茯、人參、遠志、菖蒲、玄參、柏子仁、桔梗、天門冬、丹參、酸棗仁、麥門冬、甘草、百部、五味子、茯神、當歸、杜仲各等分，為末，蜜丸彈子大，金箔為衣，每一丸，燈心棗湯化下，食遠臨臥服，或作小丸亦可。專治玩讀著作，勞神過度，以致潮熱盜汗，咳嗽失血，遺精怔忡，健忘，咽乾口燥，肌體羸瘦。調和心腎二經要藥。一方無菖蒲、熟地、杜仲、百部、茯神、甘草。○朱子讀書丸　茯神、遠志各一兩，人參、陳皮各七錢，菖蒲、當歸各五錢，甘草二錢半，為末，麵糊丸如急性子大，硃砂為衣，臨臥燈心煎湯下。○茯神湯　茯神一錢半，白朮、當歸各一錢，酸棗仁八分，人參、黃芪、黃柏各五分，甘草二分，燈心煎湯，用硃砂末二分點舌上，後以此湯送下。治神不守舍。○肝虛天麻丸　天麻、牛膝、萆薢、玄參各六兩，杜仲七兩，附子一兩，羌活十四兩，當歸十兩，生地一斤。一方加獨活五兩，去腎風。為末，蜜丸梧子大，每五七十丸，病甚加百丸，空心溫酒下。治風熱，養血脈，行榮衛，壯筋骨。○鹿茸四斤丸　肉蓯蓉、天麻、兔絲子、牛膝、熟地、杜仲、鹿茸、木瓜各半斤，為末，蜜丸梧子大，每五十丸，空心米湯或酒下。治肝腎虛損之極，以致筋骨痿弱，不能自持，起居無力，足膝疼酸，肌體瘦悴，血氣不生。○牛膝丸　牛膝、萆薢、杜仲、蓯蓉、兔絲子、防風、葫蘆芭、補骨脂、沙苑蒺藜各一兩，肉桂五錢，為末，酒煮猪腰子為丸梧子大，每五七十丸，空心酒下。治肝腎損，骨痿不能起于床，宜益精；筋緩不能自收持，宜緩中。○脾虛返本丸　黃犍牛肉五斤，去筋膜，切片，河水洗數遍，仍浸一宿，再洗一二遍，用好酒入磁罌內，重泥封固，桑柴火煮一日夜，取出焙乾，為末半斤；山藥、蓮肉俱用葱鹽炒，去葱鹽，白茯苓、小茴香各四兩，為末，棗肉擣膏，入好酒和丸梧子大，晒乾，空心酒下五十丸，日三服，久則日一服。忌用麵糊米飲之類為丸。補脾及諸虛損。○脾腎虛橘皮煎丸　陳皮十五兩，甘草十兩，當歸萆薢蓯蓉吳萸厚朴肉桂陽起石巴戟石斛附子兎絲子牛膝鹿茸杜仲乾姜各三兩為末用酒五升於磁器入橘皮末煎熬如餳却將諸末入內攪勻仍入石臼內搗丸梧子大每卅丸空心温酒鹽湯化下治脾腎大虛不進飲食肌體羸瘦四肢無力兼治久癱久痢癥瘕〇天真丸肉蓯蓉一兩山藥十兩當歸十二兩天門冬一斤為末用羊肉七斤洗去脂膜批開入藥末裹定以麻縛之用酒四瓶煮令酒乾再添水二升又煮候肉爛如泥又入黄芪末五兩人參末三兩白朮末二兩糯飯焙乾為末同搗丸梧子大每三百丸温酒下如覺難丸入蒸餅五七枚焙乾為末同搗為丸治脾腎俱虛及一切亡血過多形容枯槁四肢羸弱飲食不進腸胃溏泄津液枯竭久服生血補氣暖胃駐顏〇腎虛小兎絲子丸兎絲子五兩山藥二兩七錢蓮肉二兩白茯苓一兩為末山藥留一半打糊丸梧子大每五十丸空心鹽湯下脚無力木瓜煎湯下治腎虛損目眩耳鳴四肢倦怠遺精尿血心腹脹滿脚膝酸疼股內濕痒小便滑數水道澁痛時有遺瀝等症一方加五味子二兩名玄兎丹更加枸杞子二兩合人參固本丸名玄兎固本丸〇三味安腎丸破故紙小茴香乳香各等分為末蜜丸梧子大每卅丸空心鹽湯下或煎藥下治下虛腎氣不得歸元變見難症諸藥不効者用此補腎令其納氣一方去乳香加葫蘆巴川練肉續斷桃仁杏仁山藥茯苓各等分名九味安腎丸治腎虛腰痛目眩耳聾面黑羸瘦〇大補丸黄柏二兩六錢朮知母一兩四錢水故紙二兩八錢火胡桃肉一兩二錢金砂仁五錢土為末蜜丸梧子大每卅丸空心鹽湯下〇加減內固丸石斛葫蘆巴各二兩巴戟蓯蓉山茱萸兎絲子各三兩故紙二兩半小茴一兩附子五錢為末蜜丸梧子大每五十丸空心温酒鹽湯化下治命門火衰腎寒陰痿元陽虛憊陰溺於下陽浮於上水火不能既濟

補陽無燥冷補能明耳目

〇冷補丸天麥二門冬生熟二地黄牛膝白芍地骨皮石斛玄參磁石沉香蒺藜等分蜜丸鹽湯下七十丸治誤服金石峻藥腎水焦燥口渴目暗耳聾腿弱腿痛小便赤大便或秘

補陰無滯腎氣兼養歸茸

〇三一腎氣丸生地熟地山藥山茱萸各四兩牡丹皮赤茯白茯澤瀉鎖陽龜板各三兩半牛膝枸杞天門冬麥門冬人參各一兩知母黄柏肉桂五味子各二兩虛甚加鹿茸虎骨各一兩為末蜜丸梧子大每七十丸空心鹽湯下蓋固本丸胸滿有痰者不宜補陰丸脾虛有濕者不宜惟腎氣丸補血滋陰而兼理痰濕又無降火之劇效以三方合一有黄柏知母以瀉邪火茯苓澤瀉以滲邪濕諸藥補心腎諸臟精血深得其宜〇當歸膏當歸十一兩生地白朮各八兩熟地甘草貝母各一兩半薏苡仁四兩芍藥半斤三味用米粉炒茯苓六兩蓮肉人參地骨皮各二兩山藥麥門冬各二兩半枸杞子十兩天門冬一兩五味子五錢琥珀六分用水五升微火煎之再加水五升如此者四次濾去查文武火煎每斤加熟蜜四兩春五兩夏六兩共熬成膏吐血加牡丹皮一兩骨蒸加青蒿汁童便各一碗痨痰加鍾乳粉五錢每服二茶匙空心白湯調下治五勞七傷諸虛百損脾胃虛弱養血和中滋榮筋骨養陰抑陽久服多獲奇功〇歸茸丸鹿茸酒蒸當歸酒浸各等分為細末用烏梅水煮去核和前末搗勻和丸如梧桐子大每服六七十丸空心米飲送下治精血枯竭面色黧黑耳聾目暗口乾多渴腰痛脚弱小便白濁上燥下寒不受峻補等症効

瓊玉女貞

松柏四聖久服調真養性 ○瓊玉膏 生地十六斤，擣取汁，冬蜜十斤，煎濾過，人參末一斤半，茯苓末三斤，四味和勻，入磁瓷內，用綿紙七重，厚布一重，緊封瓷口，置銅鍋內，用桑柴火煮三晝夜，再用黃蠟紙二三重包扎瓷口，納井中浸一日夜，至次日再入舊湯內煮一日夜，出水氣，每日空心溫酒調服，或加天門冬，名瓊液膏，大能塡精補髓，化腸胃為筋骨，萬神具足，五臟盈溢，髮白轉黑，返老還童，行如奔馬，日進數服，終日不食亦不飢渴，癱瘓癆瘵尤妙，修合沐浴，忌雞犬孝服婦人。○單人參膏 每用人參一斤，切片，入砂鍋內，水浮藥一指，文武火煎乾一半，傾在別處，又將查如前煎三次，嚼參無味乃止，却將前汁仍入鍋內，文武火慢慢熬成一碗，服之，治七情勞傷，精神短少，言語不接，肺虛咳嗽，及治失血後或行倒倉法後，真能回元氣于無何有之鄉，惟肺有火者不宜，或加天門冬佐之。○地黃膏 治血虛生瘡，肌膚燥痒，自汗遺精，便多，婦人乳火等症，或加當歸等分，一方用生地擣汁，入鹿角膠十分之一，蜜、酒、生薑、蘇子自然汁量入，煎膏。○天門冬膏 用炭火煎至半，入蜜熬，滴水不散為度，有人單服生三十二斤，又能去積聚風痰，補肺療咳嗽失血，潤五臟，殺三蟲伏尸，除瘟疫，輕身益氣，令人不饑。○茯苓膏 白茯苓為末，用水和濕，入水漂去浮膜，用澄下者，以布紐去水，晒乾再研，漂再晒，凡三次，每末一斤，入白蜜二斤拌和，貯磁瓶內，箬殼封口，置鍋內，桑柴火懸煮一日，連瓶埋五穀內，次早倒出，以舊在上者裝在下，舊在下者裝瓶上，再煮再入穀內，凡三日夜，次早取出，埋浮土中七日，每早晚用三四匙，噙嚼少時，以白湯下，治痰火煩鬱燥渴，一切下部諸疾殊効。○女貞丹 即冬青子，去梗葉，酒浸一日夜，布袋擦去粗皮，晒乾為末，待有旱蓮草出，取數石，擣汁熬濃，丸前末梧子大，少則以蜜加入，每百丸，空心臨臥白湯或酒下，久服髮白轉黑，強陰不足，止諸血，倍膂力，健腰膝，初服令老者便無夜起。○松脂丸 松脂一斤，白茯半斤，為末，蜜丸服，可長生辟穀。○四聖不老丹 松脂一斤四兩，白茯苓、甘菊花、柏子仁各八兩，為末，蜜丸梧子大，每七十二丸，清晨鹽湯酒下。○松梅丸 松脂一斤，地黃十兩，烏梅六兩，俱酒蒸爛，擣膏為丸梧子大，每五十丸，空心米飲鹽湯化下，大能加飲食，肥身體，清小便，潤大腸，補勞傷，除骨蒸，補元氣津液，令精不倦。○松柏實丸 松脂十斤，松實、柏實各三斤，菊花五斤，為末，蜜丸梧子大，每卅丸，白湯下，可以不饑。○餌長松根法 長松根皮色似薺苨，長三五寸，味微苦，類人參，清香可愛，生古松下，多雜甘草中，得煎湯服之，亦可毛髮復生，顏貌如故，又解諸蟲蛇毒。○柏脂丸 夏日劚向陽者甘株，可得半斤，煉法同松脂，其色味功効尤勝，但不可多得耳，久服煉形延年，忌魚肉。○單柏葉煎 取近上東向勿雜枝者，置甑中，令滿，盆覆蒸三石米飯久，愈久愈善，水淋數過，陰乾，煎服，百病不生，顏色悅澤，齒落更生，耳目聰明，或丸蒸丸晒為末，蜜丸服之，治大風髮眉脫落。秤金男胞蒼烏八仙常殖返老還童 ○秤金丹 熟地二兩，枸杞、蓮蕊、槐角俱用酒浸，春秋三夏一冬六日，晒乾，薄荷各三兩，沒石子一兩，人參、木香各五錢，為末，蜜丸芡實大，每一丸，空心噙化，日三服，久服鬚髮黑。○大造丸 紫河車一具，酷黃柏鹽酒浸炙各一兩半，龜板童便浸三日，酥炙，凡邪火止能動物，不能生物，故用二味為佐，杜仲酥炙一兩半，牛膝酒浸一兩二錢，腎經要藥，生地二兩半，用砂仁六錢，白茯二兩，以絲絹包之，同入磁罐內，酒煮乾，再添煮七次取出去砂仁茯苓蓋地黃得砂仁茯苓則入腎經人參一兩天門冬麥門冬各一兩三錢夏加五味子七錢係肺下行生腎蓋金水二臟為生化之源婦人去龜板加當歸男婦法症去人參遺精白濁赤白帶下加牡蠣為末用地黃搗膏再添酒糊共搗丸梧子大每七八十丸空心臨臥鹽湯下寒月酒下治虛弱陽物僅具形迹面色痿黃并大病後不能作呼喚聲及足久不任地女人月水不調兼素慣小產難產及多生女少生男夫婦服之可生男補益之功極重久服耳目聰明鬚髮皆黑延年益壽有合造化之功故名大造本方去諸藥用龜板牛膝杜仲黃柏加陳皮乾姜各五錢名補天丸天一生水義也○又方紫河車一具黃柏當歸白朮五味子小茴枸杞各一兩杜仲牛膝天門冬麥門冬生地各一兩半熟地柏葉各二兩陳皮七錢半乾姜二錢骨熱加地骨皮知母牡丹皮血虛倍歸地氣虛加參芪腎虛加覆盆子小茴山茱萸巴戟腰腳疼痛加蒼朮草薢鎖陽續斷婦人去黃柏加川芎香附條芩為末將河車蒸爛入蜜和藥搗丸梧子大每七十丸空心鹽湯下本方去白朮小茴柏葉陳皮加知母龜板茯苓虎脛骨山藥茯神黃芪人參白芍入豬脊髓三條為丸服名大補元丸○紫河車丹男胞衣一具焙人參一兩半白朮一兩木香茯苓各五錢茯神當歸熟地各一兩乳香沒藥各四錢硃砂二錢麝香二分為末酒糊丸梧子大每五十丸空心人參煎湯下日三服治虛勞羸瘦喘嗽痰氣及飛尸鬼疰最穩○單河車一味為丸以之入血分藥滋陰退熱入氣分藥壯陽生子入痰藥治痰入風藥治風入癲狂藥治顛狂失心等症雖病危將絕一服更活一二日大抵男精女血構成非金石草木可比紫者北方之色河者北方流水之名車者胚胎九九數足載而乘之之謂也○還元丹人乳粉秋石丹茯神人參各四兩為末用好酒化鹿角膠二兩作糊為丸梧子大每卅丸空心溫酒或鹽湯下補精神氣血視聽言動不衰○還元秋石丹秋石丹一斤白茯苓一斤天門冬麥門冬生地熟地人參枸杞入乳粉各四兩為末蜜丸梧子大每卅丸白湯或酒下治諸虛百損○蒼朮膏蒼朮廿斤打細入砂鍋內煮每一次只煮四兩半斤用水量鍋大小煮極濃去查又加蒼朮湊水煮之不但煎成一鍋方纔加水雖初煎一鍋之時如水墜一寸即加一寸末後一鍋盡其蒼朮矣卻不加水用絹濾過再熬成膏或加蜜四斤每空心服之初服或作泄或瀉痰或作飽或善飢久服輕身健骨治傷食濕腫四肢無力酒色過度勞逸有傷骨熱痰火等症蒼朮氣極雄壯通行脾腎二經古云若欲長生須服山精即此是也一方加石楠葉三斤枸杞子楮實子各二斤○加味蒼朮膏蒼朮十斤搗如泥入大鍋內用水二桶以文武火煮至十餘碗取出細濾入磁罐內以人參生地熟地黃柏遠志杜仲川芎胡桃肉川椒故紙當歸姜汁各四兩青鹽二兩硃砂一兩旱蓮草汁二碗白蜜二斤各藥為末共入膏內封固大鍋水煮官香一炷為度取出埋土中七日每空心酒湯化下通達諸身關節流注遍體毛竅養精養氣養神久服精滿氣盈燒丹田滅相火男子精冷絕陽婦人胞冷不孕髮白轉黑齒落更生○白朮膏每白朮一斤加陳皮四兩煎膏同人參治一切脾胃不和飲食無味泄瀉等症○何首烏丸首烏一斤米泔浸曬乾用壯婦生男乳汁拌曬一二次候乾用木臼搗末棗肉為丸如挾火者用蜜丸梧子大初服廿丸每十日加十丸至百丸止空心鹽湯溫酒化下主壯氣血益脾胃堅筋骨烏須髮

延壽令人多子其氣雄壯通十一經絡非陽虛甚者不可單服一方加牛膝半斤用黑豆三升煎濃汁蒸三次共搗成泥曬為末棗肉為丸服治骨軟風腰膝疼痛行履不得遍身搔癢○卻老烏鬚健陽丹赤白何首烏各一斤牛膝半斤用黑豆汁蒸三次赤茯苓用牛乳五升白茯苓入乳汁五升各以文武火煮乾用各一斤兎絲子故紙各半斤為末忌鐵蜜丸彈子大每一丸日二次或加生地熟地各一斤研爛加入尤妙○八仙添壽丹何首烏六兩半牛膝三兩如前製山茱萸柏子仁知母黃柏鹽酒當歸各四兩為末蜜丸梧子大每卅丸空心酒下七日後添十丸至七十丸止忌燒酒辛辣物○延年益壽不老丹生地熟地人參天門冬麥門冬各三兩地骨皮白茯苓各五兩何首烏半斤用砂鍋先下黑羊肉一斤黑豆二合量着水于上加竹篦盛住首烏以盆覆定蒸一二時取出曬為末蜜丸梧子大每五十丸空心酒下去地皮或加小茴名七仙丹○二仙人飯即黃精先取覆去底釜上安頓以黃精納入令滿蜜蓋蒸之候氣溜取出暴乾如此九蒸九暴先生時有一石熟有三升方好蒸之不熟則刺入喉嚨既熟暴乾不乾則易爛食之甘美補中益氣耐老不飢

沉寒痼冷，鉛汞硫砂何峻燥。

金液丹用硫黃將鐵杓熬溶傾入井水或麻油內撥用桑柴灰淋濾汁七八遍揉水去紅暈為末蒸餅丸梧子大每廿丸空心米飲下傷寒陰症不拘丸數治吐利日久脾胃虛損手足厥逆精神昏睡露睛口鼻氣冷欲成慢驚或身冷脈微自汗小便不禁等症皆效○黑錫丹黑錫溶去渣硫磺溶化水浸各二兩却將錫再溶化漸入硫磺俟結成一片傾地上去火毒研至無聲為度此為丹頭入附子破故紙肉蔻小茴川練陽起石木香沉香葫蘆巴各一兩肉桂五錢為末和勻酒糊丸梧子大陰乾入布袋內擦令光熟每三五十丸空心薑鹽湯或棗湯下婦人艾醋湯下一切冷痰鹽酒下年高有客熱者服之效治脾胃俱虛冷氣刺痛止汗墜痰陰濕破癖或加從蓉牛膝白朮丁香名接氣丹治真元氣憊○靈砂水銀三兩硫磺一兩煉成者研細糯米糊丸梧子大每五七丸至十五丸空心人參棗湯或鹽湯下疝氣偏墜木腎腫痛茴香酒小虛癆喘嗽生薑烏梅蘇梗煎湯下腰腹滿痛莪朮煎湯下盜汗溺多擬壯濁入鹽煎湯下瘧疾不已桃柳枝湯下吐逆反胃丁香藿香煎湯下白濁遺精白茯煎湯下中風痰厥面青木香磨湯研灌走注風遍身痛葱白酒下脚痛木瓜煎湯下氣滯生薑陳皮煎湯下婦人血氣痛玄胡索五靈酒醋各半煎湯下小兒慢驚沉困胃虛神脫人參丁香煎湯下大治諸虛痼冷厥逆如神○養正丹用黑錫丹頭二兩就火微溶入水銀一兩頓攪勿宜令青烟起烟起便走了水銀又入硃砂末一兩炒令十分勻和即放地上候冷為末糯米糊丸菉豆大每卅丸空心鹽湯下升降水火助陽接真治眩逆反胃痰結頭暈腰疼腹痛霍亂吐瀉○二氣丹硫黃硝石等分為末同炒黃色研糯米糊丸梧子大每四十丸井水下治伏暑傷冷中脘痞結或嘔或泄○來復丹硫黃硝石各一兩為末入銚內微火溫炒用柳木不住手攪令陰陽氣相入再研細入五靈脂青皮陳皮各三兩為末次入玄精石末一兩及硝黃末和勻醋糊丸豌豆大每卅丸空心米飲下甚者五十丸小兒三五丸或一丸小兒慢驚吐利不止變成虛風搐搦者非風乃胃氣欲絕也米飲下老人伏暑昏悶紫蘇煎湯下產後血逆上搶惡露不止及赤白帶下醋湯下常服和陰陽益精神散腰腎陰濕止腹臟冷痛活一應痰疾不辨陰陽症及中暑霍亂吐瀉神效

補真養氣。金石草木稍春容補真丸葫蘆芭香附陽起石川烏肉蓯蓉兎絲子沉香肉豆蔻五味子各五錢鹿茸巴戟鍾乳粉各一兩為末用羊腰子兩對以葱椒酒煮爛和酒糊爲丸梧子大每七十丸空心米飲鹽湯化下治飲食不進處以脾胃藥不効者乃房勞過度真火衰弱不能熏蒸脾土致中州不運飲食不進胸膈痞塞或不食脹滿或已食不消大腑溏泄古人雖云補腎不如補脾其實補脾不如補腎也。養氣丹禹餘粮紫石英磁石各半斤赤石脂代赭石各一斤各以水研挹其清者置紙上以竹篩盛之候乾各用瓦罐收貯鹽泥固濟候乾以炭五十斤分作五處煅此五藥以炭火益之火盡再煅如此者三次埋地內兩日去火毒取出再研入肉蓯蓉一兩半附子二兩茴香丁香木香故紙肉桂巴戟山藥肉豆蔻鍾乳粉鹿茸當歸沉香白茯遠志没藥陽起石五靈脂乳香硃砂各一兩為末和前藥研勻糯米糊調每兩作五十丸陰乾入布袋內擦光每廿丸空心溫酒薑鹽湯化下婦人艾醋湯下治諸虛百損真陽不固上實下虛氣不升降或咳嗽喘促一切體弱氣虛及婦人血海冷憊等症。金鎖正元丹五倍子茯苓各八錢巴戟葫蘆巴肉蓯蓉各一兩六錢補骨脂一兩硃砂龍骨各二錢為末酒糊丸梧子大每廿丸空心溫酒鹽湯化下治元臟虛冷真氣不足胸膈痞脹呼吸短氣四肢倦怠腰膝酸疼目暗耳鳴怔忡盜汗遺精白濁一切虛損之症及水穀不消嘔逆惡心。椒附丸附子檳榔各五錢陳皮牽牛五味子菖蒲川椒乾薑各一兩剉碎用米醋于磁器內文武火煮乾焙為末醋糊丸梧子大每卅丸空心鹽酒下治下元不足內挾積冷臍腹拘急舉動乏力小便頻數夜多盜汗。沉香華澄茄丸附子華澄茄沉香葫蘆芭肉桂補骨脂茴香巴戟木香川練肉各四兩桃仁二兩川烏五錢為末麵糊丸梧子大每卅丸空心鹽湯下或煎服亦好治內挾積冷臍腹弦急痛引腰背面色痿黃臟腑自利小便滑數及小腸一切氣痛並治

虛火蒸熱歸芪胡連猪肚五蒸湯人參黃芩知母地黃葛根石羔粳米麥門冬各等分甘草減半小麥一撮水煎服治男婦諸虛煩熱蒸痿自汗等症。五蒸丸青蒿童便浸地骨皮生地石膏各一兩當歸七錢胡黃連五錢鱉甲一片為末蜜丸梧子大每七十丸小麥煎湯下治男婦煩蒸潮熱脈數口乾。古歸芪湯當歸一錢黃芪五錢水煎服治虛火上攻頭目渾身胸背發熱。大胡連丸胡黃連銀柴胡黃芩當歸白芍茯苓陳皮熟地知母各一兩人參白朮川連桔梗甘草地骨皮半夏秦艽各八錢黃芪一兩二錢黃柏五味子各一兩半牛黃三錢犀角二錢為末蜜丸梧子大每六七十丸茶清下治傳尸癆熱面紅咳嗽等症。香連猪肚丸木香五錢黃連生地青皮銀柴胡鱉甲各一兩為末入猪肚索縛定于砂鍋內煮爛取出搗丸梧子大小兒黍米大每卅丸米飲下治骨蒸疳癆羸瘦癆痢亦宜

虛多煩渴參柴地骨門冬人參清肌散人參白朮茯苓赤芍當歸柴胡半夏葛根各等分甘草減半姜棗煎服治男婦氣虛無汗潮熱。二人參地骨散人參地骨皮柴胡生地黃芪各一錢半知母石羔各一錢茯苓五分姜煎服治臟中積冷榮中熱脈按不足舉有餘乃陰不足陽有餘也。人參門冬湯人參麥門冬小麥茯苓各一錢竹茹一團白芍八分甘草五分水煎服治虛熱煩渴

蒼苓梔濕熱盛三蒼苓丸蒼朮五錢片芩三錢甘草一錢半為末

易老炊餅丸服，治濕熱發熱。○蒼梔丸，蒼朮、香附各五錢，山梔一兩半，夏川芎、白芷各二錢，為末，神麯糊丸服，治手心發熱。○蒼連丸，蒼朮二兩，香附二兩半，片芩、黃連各炒五錢，為末，瓜蔞根為丸服，治濕痰發熱。○蒼芎丸，芎藥一兩二錢半，香附一兩，蒼朮五錢，片芩二錢，甘草一錢半，為末，炊餅為丸服，治大病後陰虛氣鬱夜熱。**上甲下甲積熱烘**。○上下甲丸，上甲、下甲各一兩，側柏葉、瓜蔞仁、半夏、黃連、黃芩、黃柏各五錢，為末，蒸餅為丸服，退勞熱、食積痰。○下甲丸，下甲五兩，側柏一兩半，香附三兩，為末，薑汁浸地黃膏為丸，梧子大，每卅丸，空心白湯下，治卸結不散。以上二方乃丹溪所立，滴諭上甲下甲，人無識者，後詢老醫云：上甲即鱉甲，下甲即龜板。此二味善治陰虛食積發熱，當從之。○**汗有火者二甘芷砂調衛愈**。○三甘湯，生甘草、炙甘草、五味子、烏梅各等分，薑棗煎服，治胃熱食後復助其火，汗出如雨。○古芷砂散，白芷一兩，硃砂五錢，為末，每一錢，茯神、麥門冬煎湯下，治驚恐自汗，倦意困弱，服黃芪、牡蠣不止者宜。○調衛湯，麻黃根、黃芪各一錢，羌活二分，生甘草、歸尾、生黃芩、半夏各五分，麥門冬、生地各二分，豬苓一分，蘇木、紅花各二分，五味子七粒，水煎服，治濕勝自汗，衛氣虛弱，表虛不任風寒。**汗挾濕者四製白朮玉屏風**。○四製白朮散，白朮四兩，用黃芪、石斛、牡蠣、麥麩各炒一兩，取單朮為末，每三錢，粟米飲下，治盜汗。○玉屏風散，防風、黃芪各一錢，以實表氣；白朮二錢，以燥內濕，水煎，治自汗。**瘵入骨處清燥湯中減四味**。去胡黃連、豬苓、澤瀉，名減味清燥湯，治骨瘵。**厥初昏時蘇合香丸灌一鐘**。白朮、青木香、硃砂、犀角、沉香、麝香、訶子皮、丁香、安息香、蓽撥、白檀香、香附各二兩，龍腦、薰陸香、蘇合香油各一兩，為末，用安息香以酒熬成膏，同煎合香油和蜜調劑，每服旋丸梧子大，取井水溫冷任意下四丸，老人小兒酒化下一丸。凡痰氣及中風痰涎壅上，喉中有聲不能下者，合青州白丸子同丸，姜汁化下，立効。中風如見鬼神者，白湯下；脚氣衝心，用草麻和丸，搗爛貼脚心，疼痛立止；心腹絞痛，辛痛中滿，嘔吐，姜湯下；傷風咳嗽，姜葱汁白湯下；兼治傳尸骨蒸，肺痿狂忤，鬼氣狐狸妖魅，霍亂吐瀉，時氣瘴瘧，赤白暴痢，瘀血月閉，痃癖疔腫等疾，產婦中風，小兒驚風，牙關緊硬不省者，擦牙即開，然後用風藥治之；小兒吐瀉驚疳，先用火煨此藥，然後用姜葱汁化開，白湯下。小兒用緋袋盛，當心帶之，一切邪鬼不敢近。**熱癆止料生犀**散**危氏善用**。犀角、地骨皮、秦艽、麥門冬、枳殼、大黃、柴胡、茯苓、赤芍、桑白皮、黃芪、人參、鱉甲、知母各等分，有痰加半夏，熱輕去大黃加黃芩，每三錢，入陳青蒿二根，煎服，治骨蒸肌瘦，日晡潮熱，盜汗，五心煩燥，及大病後餘毒不解，兼治癆瘵，又小兒疳熱。**虛癆加減四物**湯**節齋奇功**。川芎、熟地、知母、天門冬各一錢，白芍、當歸、白朮各一錢三分，黃柏、陳皮各七分，生地、甘草各五分，炒乾姜三分，空心姜煎服。潮熱，加桑白皮、沙參、地骨皮；盜汗及久病者，去川芎，加牡蠣、酸棗仁、浮小麥；咳嗽，加桑白皮、五味子；痰，加貝母、瓜蔞；遺精，加牡蠣、龍骨、山茱萸；白濁，加茯苓、黃連；咽咳血，加桑白皮、黃芩、山梔；嗽痰血，加桑白皮、貝母、黃連、瓜蔞；嘔吐血，加山梔、黃連、乾姜、蒲黃、韭汁、姜汁；咯唾血，加桔梗、玄參、柏葉。外五臟受症，如腰背足脛痠疼，加杜仲、牛膝、龜板；口舌生瘡，驚惕，加黃連、胡黃連、遠志、茯神、皮枯鼻塞聲沉加桔梗麥蔓白部腸痛夢遺加龍膽草青皮青黛竹茹頑核加玄參香附貝母腹痛飲食無味去知柏門冬生地倍白芍加白朮人參扁豆薏苡仁澤瀉腹塊加鱉甲山查麥芽葛氏可久擅名癆瘵葛氏方第一十灰散大薊小薊柏葉荷葉茅根茜根大黃山梔牡丹皮棕櫚各一錢俱燒存性為末用藕汁或蘿蔔汁磨京墨調服其血立止如血出升斗用單花蕊石散止之○第二單花蕊石散一味煆為末每三錢食後溫童便調服男加酒一半女加醋一半和服使瘀血化為黃水止血後用獨參湯補之○第三獨參湯人參二兩棗煎服服後宜熟睡後用諸藥除根但人參肺熱者大忌虛而有火者亦必以天門冬佐之○第四保和湯止嗽寧肺知母貝母天門冬麥門冬款冬花各六分天花粉薏苡仁杏仁五味子各四分粉草兜鈴紫菀百合桔梗阿膠當歸生地紫蘇薄荷各一分一方無生地有百部姜煎入飴糖一匙食後日三服血盛加蒲黃茜根藕節大薊小薊茅花痰加南星半夏橘紅茯苓枳殼枳實喘盛加桑白皮陳皮大腹皮蘿蔔子葶藶蘇子熱盛加山梔黃連黃柏連翹風盛加防風荊芥穗金沸草甘菊細辛香附寒盛加人參芍藥桂枝五味子白蠟○第五保真湯補虛除熱當歸生地白朮黃芪人參各六分蓮肉赤茯白茯各一分天門冬麥門冬陳皮白芍知母黃柏熟地五味子地骨皮銀柴胡各三分赤芍甘草各五分食後棗煎服驚悸加茯苓遠志柏子仁酸棗仁淋濁加萆薢烏藥猪苓澤瀉便澁加木通石葦萹蓄遺精加龍骨牡蠣蓮鬚蓮子燥熱加滑石石羔青蒿鱉甲盜汗加浮麥牡蠣黃芪麻黃根○第六太平丸止久嗽潤肺治肺癰肺痿天門冬麥門冬知母貝母款冬花杏仁各二兩當歸生地熟地黃連阿膠各一兩半蒲黃京墨桔梗薄荷各一兩麝香少許為末蜜丸彈子大食後細嚼一丸薄荷煎湯緩緩化下臨臥再服一丸如痰盛先服消化丸次服此丸仰臥使藥流入肺竅則肺清潤其嗽自除○第七消化丸止熱痰壅盛青礞石明礬皂角南星半夏白茯陳皮各二兩枳殼枳實各一兩半薄荷一兩沉香黃芩各五錢為末姜汁浸神麯糊為丸梧子大每百丸臨臥飴糖拌吞次噙太平丸二藥相攻痰嗽除根○第八潤肺膏治久嗽肺燥肺痿羊肺一具洗淨用杏仁柿霜真酥蛤粉各一兩白蜜二兩同水攪勻灌入肺中煮熟如常服食與前七藥相間服之亦佳○第九白鳳膏治怯極虛憊吐痰嗽血發熱先將黑嘴白鴨一隻縛定量病人飲酒多少以酒盪溫將鴨項割開滴血入酒攪勻服之直入肺經潤補其肺卻將鴨乾燖去毛于脇邊開一孔去腸雜拭乾次將大棗二升去核每個棗中以參苓平胃散填實卻入鴨腹中用麻繩定置砂鍋內四圍用慢火煨以陳酒一瓶作三次添入煮乾為度然後取出棗子陰乾隨意食之人參煎湯送下用此愈後宜服補髓丹○第十補髓丹生精補髓和血順氣羊豬脊髓各一條團魚烏雞各一隻製淨去骨用酒一碗于砂鍋內煮熟擂爛再入大山藥五條蓮肉半斤京棗百枚霜柿一枚以井水一碗煮熟擂爛再用慢火熬之後入明膠四兩黃蠟三兩逐漸投入擂成膏子和平胃散末四君子末各四兩知母黃柏末各一兩搜和成劑如硬加白蜜為丸梧子大每百丸不拘時棗湯下○附人參潤肺丸人參款冬花細辛甘草杏仁各四兩官桂桔梗各五兩知母六兩為末蜜丸芡實大每一丸食後細嚼淡姜湯下治肺虛咳嗽喘急日久成勞○益肺湯川芎當歸芍藥熟地白朮甘草五味子麥

門冬桑白皮茯苓各五分阿膠一錢二分姜煎溫服治榮衛俱虛發熱自汗肺氣喘急咳嗽痰唾○黃芪
散黃芪麥門冬熟地桔梗白芍各一錢甘草八分水煎服治咳血成勞一方加人參五味子各六分名五
味黃芪散

河車青蒿儘可追蟲

紫河車丸紫河車焙乾一具龍膽草甘草各二錢鱉甲五錢桔梗胡黃連大黃苦參黃柏知母貝母敗鼓心人中白各二錢半犀角莪朮芒硝各一錢半辰砂
一兩為末蜜丸梧子大辰砂為衣每廿丸至卅丸腸熱食前溫酒下臟熱食後溫酒下傳尸勞瘵二具可
愈其餘勞怯一月要復○天靈蓋散天靈蓋兩指大檳榔五箇麝香阿魏甘遂安息香各三錢硃砂一錢
為末每服三錢用薤白蔥白各十四莖青蒿二握甘草桃枝柳枝各五寸桑白皮石榴根各一片以童便
四大碗于磁器內文武火煎至一碗去渣分作三盞調前藥末五更初服男患女煎女患男煎服藥後如
覺欲吐即用白梅含之五更盡須下勞蟲及惡物黃水黑糞如未下良久又進一服天明又進一服如瀉
不止用龍骨黃連等分為末白水調及白梅粥補之○蛤蚧散蛤蚧一對知母貝母桑白皮甘草各二兩
人參一兩俱用酥油浴化入醋等分和勻炙前藥黃色勿焦茯苓一兩炒杏仁六兩炒搗去油每二錢水
煎食遠服忌油膩生冷毒物或為末白湯調服亦可治勞瘵瘦弱肺損咳嗽等症○青蒿膏青蒿一斗五
升用童便三十碗文武火熬童便減十碗去渣再熬至十碗入豬膽汁七枚再熬數沸甘草末收之每用
一茶匙白湯調服○青蒿飲青蒿桃枝各一握蔥白甘草各三寸用童便二碗煎至碗半去渣入阿魏一
分再煎一二沸分二分臨服時入檳榔末五錢調下如惡心必吐吐後令心安再進一服其蟲定出送藥
人不可與病人對立恐蟲傷人若男病女煎女病男煎忌雞犬等物患者宜冬進三服一年內五服則病
除根治遠年近日勞瘵骨蒸潮熱
等症不問男婦服之其効如神

五臟五方代勞瘵

○五鳳丸烏雞卵去黃五枚吳茱萸東行根三升黃蠟三兩乾漆四兩粳米粉半升同入鍋中火煉至可丸即
丸如小豆大隔宿勿食清晨米飲下百廿丸小兒五十丸蟲即爛盡治肝勞熱生長蟲在肝為病令人恐
畏不安眼中赤澀○雷公丸雷丸五枚陳皮桃仁各一兩一錢半貫眾蕪荑青葙子乾漆各一兩鶴虱一
兩姜蠶十四枚為末蜜丸小豆大每廿丸空心溫酒下治心勞熱有蟲長尺餘名蠱蟲貫心即死○茱萸
根湯茱萸東行根一錢火麻子八錢陳皮一兩半水煎服或下蟲或下黃汁凡合此藥禁聲勿語方驗治
脾勞熱內有白蟲食脾令人好嘔而胸中咳嘔不出○五臟下氣丸麥門冬五兩蜀椒一兩遠志附子細
辛乾生姜甘草各五錢百部人參白朮黃芪各七錢半桂心二錢半杏仁廿四粒為末蜜丸彈子大每一
丸徐徐含化忌生冷肥膩治肺勞熱瘦損有蟲在肺令人咳逆氣喘所謂憂恚氣膈寒熱皆膏肓之疾針
灸不着○千金散貫眾三兩乾漆二兩蕪荑胡粉槐白皮各一兩吳萸五十粒杏仁四十五粒為末平旦
井水調服方寸匕漸加病瘥即止治腎勞熱蟯蟲生腎中令四肢腫急○追病丹史君子皮二兩乾漆焙
一兩貫眾五錢雄黃一錢硫黃信石各三分為末分作六服候每早思食之時思肉則用肉思雞則用雞
煮熟切碎入小茴末三分拌和先食肉少許後以煮肉汁入藥末調勻服之隨睡即蟲
被毒或利或吐出蟲用藥之時切令病者知之治瘵病咳血吐痰思食無厭者宜用

萬病萬應美砂雄

萬病解毒丹又名紫金錠 山茨菇去皮焙二兩 文蛤去蟲上三兩 麝香三錢 續隨子去油一兩 紅牙大戟洗焙一兩半 各爲淨末，和勻，糯米粥調于木臼內搗千餘下，每料分作四十錠，每服半錠，重者一錠，隨從湯使磨服。此藥宜端午、重陽、七夕日淨室焚香修合。凡居家出入不可無，宜珍藏之。如中蠱及桃生毒、狐狸鼠莽、惡菌河豚、死牛馬肉毒、山嵐瘴氣、諸藥金石、飲食草木、鳥獸百蟲一切諸毒，及泄瀉肚腹急痛、霍亂絞腸沙等症，並用薄荷煎湯下。癰疽發背、無名疔腫、對口、發天蛇頭、一切惡瘡、諸風癮疹、赤腫諸瘤，並用淡酒下，外以涼水調塗患處，日夜各數次，覺癢立消。未成膿者甚効，已成膿者亦殺大勢，惟已潰出膿血者忌服。陰陽二毒、四時瘟疫，冷水薄荷一小葉同磨下。心氣痛及白痢，淡姜湯下。赤痢冷水下。中顛邪、鬼氣鬼胎，溫酒下。自縊溺水、鬼迷驚死，心頭溫者，並冷水灌下即醒。蛇犬蜈蚣一應惡蟲傷，酒下，外用冷水磨塗瘍處。新久瘧疾，臨發時東流水煎桃柳枝湯下。小兒慢急驚風、五疳五痢、癮疹瘡瘤，並用蜜水薄荷小葉同磨，量大小服之。如牙關緊急，磨擦牙上。諸痔冷水下，并塗患處。牙疼酒磨塗，及含藥少許吞下。湯火傷，東流水磨塗。打撲傷，松節炒酒下。遠年近日頭痛及太陽穴疼，用酒入薄荷研爛，敷太陽穴。失心猪羊顛，并中風中氣、眼喎口噤、筋脈拘攣、骨節風腫、手足疼痛，並用酒下。婦人腹內結塊不消，月經過期不至，腹內作痛，用酒下，惟孕婦忌服。兩廣蠱毒最多，從宦于此，覺意思不快，即服一錠，或吐或痢而愈。便毒堅硬，痔未成膿，若痛大小便難，各進一錠，後去三次，痛止而消。發背癰頭如粟，重若負石，內服外塗，後去三四次，肛門似灸，即日而瘥。闌剝死牛，遍身生紫泡俱潰，急進一錠，吐瀉即愈。小兒疳積六七日不醒，挖口灌之。女子爲邪所交，腹中作痞，服之隨下惡物，其邪仍至，又服半錠，更燒三錠，藥氣滿屋，邪不再至。久患癆瘵，爲尸蟲所噬，磨下一錠，吐蟲千條，後服蘇合香丸而愈。男子轉食，婦人膈氣，及遠年苦頭風作暈，酒磨服之，吐痰而愈。考其藥味，雖不言補，令瘦之人服之至効，誠濟世衛身之寶也。○萬應丸 檳榔五錢 大黃八兩 黑豆四兩 爲末，用皂角十錠、苦練根皮一握，煎汁熬膏爲丸，梧子大。先用沉香爲衣，後用雷丸、木香爲衣。每三丸，四更時沙糖水送下，善下諸蟲。○三難丸 [illegible] 乾漆 姜蠶各三錢 貫衆 酸石榴皮各五錢 硃砂 雄黃 雷丸 甘遂各一錢半 爲末，米粉煮糊爲丸，麻子大，每十丸，五更時粥飲下，善殺諸蟲，或加麝香少許尤妙。

取積打蟲通幽，寸白非易。

○取積藥 巴豆不拘多少，去殼，水畧浸，去內外衣膜，紙壓去油，置薄刃上燒赤色，入雄黃、沉香各少許，爲末，飯丸粟米大，大人一分，小兒半分，食後沙糖水下。○追蟲打蟲丸 黑豆 檳榔各四兩 雷丸 木香 甘草各一兩 爲末，大人四錢，小兒二錢，量人虛實，空心以滾湯入沙糖少許調下，待走去惡積蟲二三次，方進稀粥湯補住。○治寸白蟲方 檳榔十個 向陽石榴皮七十片 水煎露一宿服，以下盡蟲爲度。○苦練根湯 苦練根去外苦皮，晒乾，每撮入黑豆二十粒，水煎，臨熟入沙糖二錢，調服。晚飯不可食，待藥氣行。

追蟲化蟲，鈎蟲黑白見縱。

○追蟲丸 大黃 黑豆各一兩 山查 莪朮各六錢 檳榔 大腹子各四錢 雷丸 沙糖各三錢 木香二錢 皂角一錢 爲末，沸湯調，量人大小虛實服之。○化蟲丸 硫黃一兩 木香五錢 蜜陀僧少許 爲末，炒泡附子一枚，以醋熬成膏，和丸菉豆大，每廿丸，荊芥茶清下，能化蟲爲水。○使君子丸 使君子陳皮各一兩厚朴甘草訶子各五錢如兼驚及熱渴者加青黛五錢臟腑不調者去之一方有川芎無訶子青黛為末蜜丸芡實大每一丸米飲化下小兒半丸乳汁下治臟腑虛滑疳瘦下利腹脹脇痛不思乳食常服安蟲補胃消疳肥肌〇三鈞丸黑白丸先用白丸子磁石雲母石蛇含石甘草各等分為末糯米糊丸黃豆大每一丸燈心煎湯下後用黑丸子針砂青黛桔梗甘遂各等分為末醋煮糯米糊丸龍眼核大以粗線一條穿住燈心湯下待病者作嘔若不嘔再喫烏梅水一口又含冷水一口方為病者打擦胸前背上畧抽動其線令病人吐去冷水仍作嘔聲如是者三四次黑白丸子挾病根痰血齊吐瀉吐後須要隨各經病調治方可除根但煮糊雖用極高山頂上泉或武當回龍水為丸方不化別水則不吐轉凡胃口肚腹作痛又肺竅失聲者俱有血痰宜用

續嗣壯陽麻雀巨勝打老兒之名甚異

〇續嗣丸山茱萸天門冬麥門冬各五兩故紙八兩兎絲子枸杞子覆盆子蛇床子巴戟熟地韭子各三兩龍骨黃芪牡蠣山藥當歸鎖陽各二兩人參杜仲各一兩半陳皮白朮各一兩黃狗腎酥炙二對為末用紫河車一具同門冬地黃煉蜜搗丸梧子大每百丸空心臨臥溫酒鹽湯化下〇壯陽丹仙茅蛇床子五味子白茯苓山藥杜仲各一兩韭子故紙巴戟熟地山茱萸兎絲子各二兩海狗腎一對紫梢花一兩用雄雞肝二副搗成一塊陰乾為末用雄雞肝腎雄鵝肝腎各一副以鹽酒化椒末蒸熟搗爛和入前藥再用酒煮山藥糊為丸梧子大每百丸空心鹽湯下陽痿精冷者加桂附石燕〇雀卵丸兎絲子末一斤于春二三月取麻雀卵五百箇去黃用白和丸梧子大每八十丸空心鹽湯或酒下腰痛加杜仲四分之一下元冷加附子六分之一此藥當預製成末遇有雀卵不拘多少而用〇巨勝子丸熟地四兩生地何首烏牛膝天門冬枸杞茯苓兎絲子巨勝子白茯苓柏子仁天雄酸棗仁故紙巴戟五味子覆盆子山藥楮實續斷各一兩韭子芡實川椒葫蘆巴蓮花蕊各五錢木香二錢半為末蜜丸梧子大每七十丸虛甚者百丸空心溫酒下〇還少丹菖蒲用桑枝同蒸牛膝用黃精汁或酒浸三日巴戟用枸杞湯浸軟再酒浸一時取出同菊花焙黃色五味子劈作兩邊用蜜蒸一日漿水浸一宿茯神水飛去浮濁楮實水浸去浮者用酒蒸一日熟地枸杞茯苓小茴山藥遠志杜仲山茱萸各等分去各製藥為末蜜用棗肉為丸梧子大每三五十丸空心溫酒鹽湯化下一方茯苓換茯神加續斷名打老兒丸治陽虛不舉真氣衰弱精神短少小便無度眼目昏花腰膝疼痛兩腳麻冷不能行走

衍宗溫腎玄牝思仙種十子之德極備

〇五子衍宗丸枸杞子兎絲子各五兩五味子一兩覆盆子四兩車前二兩慣遺泄者去車前加蓮子為末蜜丸梧子大每空心九十丸臨臥五十丸白湯或鹽湯冬月酒下添精補髓疎利腎氣不問下焦虛實寒熱服之自能平補〇溫腎丸巴戟二兩當歸鹿茸益智杜仲生地茯神山藥兎絲子遠志蛇床子續斷各一兩山茱萸熟地各三兩為末蜜丸梧子大每三五十丸空心溫酒下精虛加鍾乳粉五味子陽道衰倍續斷不固加龍骨牡蠣倍鹿茸〇玄牝太極丸蒼朮四兩用米泔鹽水酒醋各浸炒一兩補脾當歸熟地各三兩補血川芎一兩葫蘆巴益陽氣芍藥各一兩二錢磁石一兩三錢補陽黃柏用鹽浸知母水炒治相火五味子去痰收肺氣巴戟佐腎白朮補脾各一

兩半枸杞補肝故紙補腎小茴治小腸氣白茯鹽酒蒸補心各二兩半木瓜用牛膝水浸杜仲蓯蓉各二兩沒藥一兩治腎損益心血陽起石一兩用黃芩水浸裝入羊角內以泥封固火煆青烟起取出以指研對日不瑩爲度如瑩復煆爲末擇壬子庚申旺日用雞子六十箇打開一孔去內拭乾以末入內用紙糊住令雞抱子出爲度收藥蜜丸梧子大每八十一丸空心鹽湯下久服神清氣爽長顏色填骨髓倍進飲食和平臟腑精濃能施生子有効。○金鎖思仙丹蓮蕊蓮子芡實各等分爲末金櫻膏和丸梧子大每卅丸空心鹽湯下一月見効即不走泄候女人月信住取車前子水煎服之一交即孕久服精神完固能成地仙平時忌葵菜車前子治男子嗜慾過多精氣不固。○芡實丸雞頭實五百箇七夕蓮花鬚山茱萸各一兩沙苑白蒺藜五兩覆盆子二兩五花龍骨五錢爲末煉蜜爲丸如梧桐子大每服六七十丸空心蓮肉煎湯送下治夢泄及陽虛來交先泄者神効。○種子大補丸人參麥門冬生地黃熟地黃杜仲巴戟天沙苑白蒺藜天門冬枸杞子黃柏白茯神白茯苓白朮白芍藥各四兩牛膝當歸黑桑椹芡實圓眼肉鹿角膠各五兩爲末用雄鹿血和蜜爲丸梧子大每五十丸空心溫酒鹽湯化下。○十子丸槐子蒸七次覆盆子枸杞子桑椹子冬青子二味共蒸各八兩沒石子兎絲子蛇床子五味子栢子仁各四兩如女血不足去柏子加香附川芎當歸生地熟地酒色過度不能生腎加鹿角霜巴戟山茱萸生地枳殼黃柏何首烏爲末蜜丸梧子大每五十丸空心鹽湯下以乾物壓之治五勞七傷心神恍惚夢遺鬼交及五痔七疝等症

三子養親延壽加味補陰扶下弱

三子養親湯紫蘇子蘿蔔子白芥子各等分紙上微炒微微研碎勻三錢用絹袋盛之煮湯勿煎太過令味苦辣口大便素實者入熟蜜一匙冬加姜一片能進飲食養脾胃。○卻病延壽湯人參白朮牛膝白芍陳皮茯苓山查各一錢當歸甘草各五分姜煎服春加川芎夏秋加黃芩麥門冬冬倍生姜小水長如舊止藥。○加味補陰丸黃柏知母各四兩牛膝杜仲巴戟熟地山茱萸各三兩蓯蓉白茯枸杞遠志山藥鹿茸龜板各二兩爲末蜜丸梧子大每八十丸空心鹽湯下。

神仙訓老益壽竹瀝枳朮鎮中宮

神仙訓老丸生地熟地牛膝山藥蓯蓉枸杞各五兩川椒雌雄何首烏藁本各十兩爲末酒糊丸梧子大每五十丸空心溫酒鹽湯送下。忌蘿蔔此藥性溫無毒治百病常服補下元潤皮膚延年益壽氣力倍當髮白轉黑齒落更生小兒亦可服之。○遇仙益壽丹蝙蝠十箇搗爛曬乾紫黑桑椹四升取汁查曬乾杜仲童子髮各六兩天門冬三兩黃精蜜蒸曬九次何首烏熟地川椒各四兩枸杞當歸各二兩爲末旱蓮草秋石丹玄胡索各末四兩用桑椹汁拌三味曬蒸三次酒煮三味打糊爲丸梧子大每服不拘多少隨便飲下忌蘿蔔補經絡起陰發陽關三焦開橫氣消五穀益氣脈安五臟除心熱和筋骨去盜汗注顏烏鬚輕身健體夜視有光。○竹瀝枳朮丸半夏南星用白礬皂角生姜煮半日枳實條芩陳皮蒼朮山查芥子白茯各一兩黃連當歸各五錢爲末神麯六兩用姜汁竹瀝各一盞煮糊丸梧子大每百丸白湯下有痰姜湯下化痰清火健脾消食亦能卻瘴

噫萬般補養皆爲僞惟有操心是要規

卷七終

婦人小兒外科用藥賦 本草

婦人之病，與男無異，經絡氣血，只見於胞絡多病。癥瘕胎產，全屬乎衝任。調經、固經，香附四製、七製或單製。

調經散當歸一錢半，麥門冬二錢，吳茱萸、肉桂各五分，人參、半夏、白芍、川芎、牡丹皮各一錢，阿膠、甘草各七分半，薑煎服。治經水或前後，或多少，或逾月不至，或一月再至。○小調經散當歸、赤芍、桂心各一兩，沒藥、琥珀、甘草各一錢，細辛、麝香各五分，為末，酒入薑汁調服五分。治敗血停積五臟，日久腐爛成水，變為浮腫，忌用利水之藥，產後浮腫亦宜。○固經丸黃芩、白芍、龜板各一兩，椿根皮七錢，黃柏三錢，香附二錢半，為末，酒糊丸梧子大，每五十丸酒下。治經水過多。○四製香附丸香附一斤，分四分，用酒、醋、童便、鹽水各浸七日，焙乾為末，醋糊丸梧子大，每七十丸空心鹽酒下。治經候不調。如瘦人加澤蘭葉、赤茯苓，又合四物湯各四兩，加白朮、陳皮、澤蘭葉各二兩，黃柏、甘草各一兩，名十味香附丸。○七製香附丸香附米十四兩，分七分：一分同當歸二兩酒浸，一分同莪朮二兩童便浸，一分同牡丹皮、艾葉各一兩米泔浸，一分同烏藥二兩米泔浸，一分同川芎、玄胡索各一兩水浸，一分同三稜、北胡各一兩醋浸，一分同紅花、烏梅各一兩鹽水浸，春三、夏二、秋七、冬十日，曬乾，取單香附為末，浸藥水打糊為丸梧子大，每八十丸臨臥酒下。治諸虛百損，氣血不調，月水前後，結成癥瘕，或骨蒸發熱，四肢無力。○單香附丸香附一斤，用米泔浸一宿，曬乾，又以米醋於砂罐內同煮，旋添旋煮，以極透爛為度，取焙為末，醋糊丸梧子大，每服五十丸，米飲、淡醋湯送下。專治婦妾氣鬱，情不宣通，經多不調，血氣刺痛，腹脇膨脹，頭暈惡心，帶下便血，瘕癥。或炒焦為丸，善止血崩。一方加當歸二兩，艾葉四兩，名艾附丸。○單香附散治胎前產後諸症。香附米童便浸曬，略炒為末，每二錢，白湯、溫酒任下。嘔吐泄瀉，膨脹，飲食不化，加砂仁三分，或木香一分，莪朮、檳榔各二分，藿香正氣散下。吐瘀，咽食不下，諸氣心腹、小腹、腰痛，或結痞塊，聚散無時，加玄胡索、砂仁各四分，甚者加莪朮、姜黃、木香各三分。一應頭痛腦眩，加川芎五分，茶清下。產後惡露不下，臍腹作痛，或胎衣不下，甚則衝心悶，加莪朮、玄胡索、五靈脂、香附、木香各七分，五積散下。○抑氣散香附四兩，茯神、甘草各一兩，陳皮二兩，為末，每二錢沸湯調服。治婦人氣盛於血，變生諸症，頭暈膈滿。○墨附丸四製香附一斤，淨綿艾四兩，用醋一碗煮二味至乾，入石臼內搗爛，捏成餅子，於新瓦上焙乾，入白茯、當歸、人參、川芎、熟地、徽墨火煆紅醋淬各一兩，木香五錢，為末，醋糊丸梧子大，每服八十丸酒下。治婦人久無子，而經水不調，及素墮胎者亦効。○百子附歸丸四製香附十二兩，阿膠、艾葉、四物湯料各二兩，為末，用陳石榴一枚連皮搗碎煎水打糊丸梧子大，每百丸空心湯醋淡下。調經養血，安胎順氣，胎前產後，及月事參差，有餘不足，諸症悉治，久服有孕。

通經、導經、地黃養陰抑陰或滋陰。

通經丸川椒、莪

朮乾漆當歸青皮乾姜大黄桃仁紅花桂心各等分為末用一半和醋熬成膏調餘藥為丸梧子大每五十丸空心醋湯溫酒送下治經候不通臍腹疼痛積成血瘕○導經丸即四物湯加官桂桃仁各一兩大黄二兩血竭二錢半紅花少許地雞甘一箇為末蜜丸梧子大每五十丸量虛實加減空心酒下治經候不通掣腰連股腿疼痛○養陰柏子丸柏子仁牛膝卷柏各五錢澤蘭葉續斷各二兩熟地三兩為末蜜丸梧子大每卅丸空心米飲下治血虛經少或閉皮熱骨疼漸瘦脈數○赤芍地黄丸赤芍一兩生地二兩北胡黄芩秦艽各五錢為末每丸梧子大每卅丸空心烏梅煎湯下○柴胡抑肝湯柴胡二錢半赤芍牡丹皮各一錢半青皮二錢連翹生地各五分地骨皮香附蒼朮山梔各一錢川芎七分甘草二分神麯八分空心臨卧水煎服治寡居獨陰寒熱類瘧等症○滋陰百補丸益母草半斤當歸六兩川芎熟地白芷各四兩芍藥三兩人參茯苓玄胡索各二兩甘草一兩四製香附一斤為末蜜丸梧子大每五十丸空心砂仁煎湯下治勞傷氣血不足乍寒乍熱心腹疼痛不思飲食尪羸乏力等症

乾漆牛漆萬痛立止。○萬痛丸乾漆牛漆各一兩為末用生地黄汁一兩調勻入磁器內漫火熬至可丸則丸梧子大早晨每廿丸空心米飲溫酒任下病去止藥治月經淤閉繞臍寒疝痛徹及產後血氣不調腹中癥瘕等症

烏賊藘茹兩鼻聞馨。○烏賊丸烏賊魚骨四兩藘茹一兩為末雀卵清丸小豆大每五丸至十丸鮑魚煎湯下以乾物壓之抑腸中也治少時脫血或醉入房以致血竭肝傷胸脇支滿妨於飲食食至先聞腥臊臭氣唾出清液或前後泄血月事衰少不來兼治男子精竭陽事痿弱面無精彩病名血枯

蒼莎子宮痰塞堪理。○蒼莎丸蒼朮香附各四兩黄芩二兩為末蒸餅丸梧子大姜湯下調中散鬱一方加半夏等分名中和丸治濕痰氣熱○清海蒼莎丸南星蒼朮川芎香附作丸服之治肥人痰多占住血海地位因而下多者目必漸昏

烏藥湯血海疼痛能禁。○烏藥一錢半香附二錢當歸一錢木香甘草各五分空心水煎服

當歸散。桃仁散。經行甚澀。○當歸散白朮五錢黄芩山茱當歸川芎白芍各一兩冷者去芩加肉桂為末每二錢空心酒下日三服治經脉過期不勻或三四月不行或一月再至以致腰腹疼痛○桃仁散桃仁甘草半夏澤蘭葉牛膝當歸桂心牡丹皮人參蒲黄川芎各五分赤芍生地各一錢姜煎服治月水不調或淋瀝不斷斷後復來狀如瀉水或前或後或閉不來四肢沉重欲眠不能飲食腹中堅痛多思酸物

葶歸丸。桑皮散。水腫侵尋。○葶歸丸當歸人參大黄桂心瞿麥赤芍白茯各三兩葶藶一錢為末蜜丸梧子大每十五丸空心米飲下○桑皮散桑白皮郁李仁各一錢赤茯二錢木香防己大腹皮各五分蘇子木通檳榔青皮各七分半姜煎服治脚氣感發兩脚浮腫小便赤澀腹脇脹滿氣急坐卧不得

血風疼痛芎藭人參荊芥穗。○芎藭散川芎一錢羌活枳殼甘草各五分赤茯苓赤芍酸棗仁桂心當歸木香牛漆各一分姜煎熱服治血風身體骨節疼痛心膈壅滯不思飲食○人參荊芥散人參荊芥生地柴胡鱉甲酸棗仁枳殼羚羊角白朮各七分半桂心川芎當歸防風甘草各五分姜煎熱服治血風體痛頭昏目澀心怔煩渴寒熱血汗顴赤口乾痰嗽胸滿或月水

不調脇腹疼痛痃癖興硬或產後瘦弱症孕婦禁服○麒麟竭丸血竭乳香沒藥白芍當歸各六錢虎骨五錢水蛭麝香各二錢為末酒糊丸菉豆大每二錢空心酒下治寒濕相搏血滯經絡痛甚

血風走注柴胡烏頭蒼耳心○柴胡調經湯羌活蒼朮各一錢獨活藁本升麻各五分柴胡七分乾葛當歸甘草各三分紅花少許水煎熱服取微汗治經水色鮮不止頭項脊骨強痛不思飲食○烏頭丸烏頭一兩芫花乾姜各五錢俱醋煮乾再入桂心天麻海桐皮黑豆各三錢為末另用黑豆煮爛搗為丸梧子大每七丸至十丸黑豆淋酒下忌一切毒物治血風走注攻刺半身不遂麻痺搔癢急風口眼喎斜語言蹇澀手足拘攣○單蒼耳散川嫩蒼耳草心陰乾為末每一錢溫酒調服治血風攻注頭旋倒地不知人事

血氣乾姜大黃為血竭○單大黃膏又名血竭膏錦紋大黃四兩酒浸焙乾為末用醋一碗熬成膏丸如雞子大每一丸臨臥熱酒化下大便通利紅脈自下此治乾血氣調經仙藥也一方加香附子

冷熱勞代四物以丹參○單丹參散丹參為末每二錢酒調服治經脈不調產前胎動不安產後惡露不下腰脊疼痛骨節煩疼

地黃交加血積化水○交加散生地一斤生姜十二兩各搗自然汁以生地汁炒生姜渣生姜汁炒生地渣各乾焙為末每三錢酒調服治胎前產後百病榮衛不通經脈不調腹中擷痛氣血多少結聚為瘕產後中風不能轉側尤妙尋常腹痛亦宜一方加玄胡索當歸川芎白芍各二兩人參桃仁各一兩半沒藥木香各一兩香附半斤為末醋糊丸梧子大每五十丸空心姜湯下名交加地黃丸治經水不調血塊氣痞肚腹疼痛

瓦松存性經閉如霖○瓦松散瓦松即屋遊土牛膝當歸尾各等分瓦上焙焦存性為末先一日白水調服七分五更再進一服即通治經水三年不行者

琥珀調經有種○琥珀調經丸香附米一斤分作三分用童便米醋各浸九日和淨艾綿四兩拌勻再加醋五碗入砂鍋內同煮乾為度入川芎當歸芍藥熟地生地沒藥各三兩琥珀一兩為末醋糊丸梧子大每百丸空心艾醋湯下治婦人胞冷無子能令經正

螽斯求嗣可忺○螽斯丸香附白薇半夏茯苓杜仲厚朴當歸秦艽各三兩防風肉桂乾姜牛膝沙參各二兩二錢細辛人參各四錢為末蜜丸梧子大每廿五丸酒下經調受補者服七日即交合孕後忌服

崩中漏下膠艾當歸龍骨○膠艾四物湯阿膠艾葉當歸川芎甘草各四分芍藥熟地各八分水酒各半空心煎服治勞傷氣血月水過多或崩漏不止及妊娠胎氣不安或因損動漏血傷胎者亦宜○當歸龍骨丸當歸芍藥黃連槐子艾葉茯苓各五錢龍骨黃柏各一兩木香二錢半為末水丸小豆大每五十丸米飲下治月事失常經水過多及赤白帶下淋瀝妊娠胎動不安疼痛漏下產後惡露不止大人小兒痢疾亦宜

有氣有熱香附橘歸黃芩○備金散香附四兩當歸一兩二錢五靈脂一兩為末每五錢淡醋湯調服治血崩不止○古橘歸丸橘皮四兩當歸二兩為末蜜丸梧子大每五十丸溫酒下治婦人肌膚手足俱有血絲露此怒氣傷肝血失常經故也一方加玄胡索治室女氣血相搏腹中刺痛引心或經行遲少或經事不調○單芩心丸條芩二兩用醋浸七日炙乾又浸又炙如此者七次為末醋糊丸梧子大每七十丸溫

酒下，治天癸當住不住，或過多不止。

暫澀靈脂散名紗帽。單五靈脂散一味，炒烟盡，爲末，每一錢，温酒調服，治血崩諸藥不能止，及男子腳積氣，兼解藥毒。如産後惡血未淨，水酒童便各半煎服；或心腹脇腳痛不可忍，只用童便煎服；中風加草烏五分同煎；腸風下血，用烏梅、柏葉煎湯調服；如心煩口渴，加蒲黄；或畏此藥氣者，燒灰服之，尤妙；如蛇蝎蜈蚣咬，塗傷處立愈。○烏紗帽散：漆紗頭巾取陽氣上行也，赤芍、香附、乾荷葉、男子髮、當歸、棕櫚各等分，並於新瓦上焙存性，爲末，每五錢，童便調服，如人行十里久，再進一服即止。如産後去血過多，加米醋、京墨、麝香少許。

内補養榮丹號女金。内補當歸丸：當歸、阿膠、白芷、續斷、乾姜、川芎、甘草各四兩，白朮、吳茱萸各三兩，肉桂、附子、白芍各三兩，蒲黄八錢，熟地五錢，爲末，蜜丸梧子大，每五十丸，温酒下，治氣血俱虛，月水不調，或崩中漏下，去血過多，肌體羸瘦，及月水將行，腹腿重痛。○加味養榮丸：當歸、熟地、白朮各二兩，芍藥、川芎、黄芩、香附各一兩半，陳皮、貝母、茯苓、麥門冬各一兩，阿膠七錢，甘草五錢，黑豆炒去皮四十九粒，爲末，蜜丸梧子大，每七八十丸，鹽湯温酒送下，治經脉參前，外潮内煩，咳嗽，飲食減少，頭昏目眩，滯下血風，血氣久無嗣息，一切痰火不受峻補等症，服之有孕，又治胎前胎動胎漏，常服可無小産之患，忌食諸血。○女金丹：白芍、當歸、川芎、人參、白朮、茯苓、藁本、白芷、白薇、桂心、玄胡索、牡丹皮、赤石脂各一兩，俱酒浸三日，晒乾，沒藥、甘草各五錢，香附一斤，醋浸，共爲末，蜜丸梧子大，每五十丸，温酒下，治婦人無子，或無痰火等疾，經事亦調，爾谷不減，固久無孕，及子宫有陰無陽，不能生發，宜服此。皷動微陽，一月即効。或有經事參後，赤白帶下，崩中淋漓，及積年血風，手足麻痺，半身不遂，或血氣心腹疼痛，脾虧飲食無味，面色痿黄，常作吐逆泄瀉，及驚悸中風，浮腫癱瘓，消渴，一切虛勞等症，臨産艱難，及死胎，爲丸彈子大，用蜜湯化下，産後瘀血，眩暈寒熱，頭痛，無所不治，用淡醋湯送下，真女中金丹也。

帶下溼熱樗皮加以蒼柏、側柏、芩柏、芩朮，不論赤白。蒼朮樗皮丸：蒼朮、黄柏、樗皮、海石、半夏、南星、川芎、香附、乾姜各等分，爲末，醋糊丸梧子大，每五六十丸，白湯下，暑月去姜，加滑石，治肥人白帶是濕痰。○側柏樗皮丸：樗皮二兩，側柏葉（酒蒸）、黄柏、黄連各五錢，香附、白朮、白芍各一兩，白芷燒存性三錢，爲末，粥丸，米飲下，治白帶因七情所傷而脉數者。○芩柏樗皮丸：黄芩、黄柏、樗皮、滑石、川芎、海石、青黛、當歸、芍藥各等分，醋糊丸服，治瘦人帶下多熱。○芩朮樗皮丸：黄芩、白朮各三錢，樗皮、白芍、山茱萸各二錢半，白芷、黄連各二錢，黄柏一錢半，爲末，酒糊丸，温酒下，治孕婦白帶。○芩朮芍葵丸：白朮二兩，黄芩五錢，紅白葵花二錢半，白芍七錢半，爲末，蒸餅丸，煎四物湯下，治結痰白帶。○龜柏姜梔丸：龜板三兩，黄柏一兩，乾姜炒一錢，梔子二錢半，爲末，酒糊丸，白湯下，治赤白帶下，或時腹痛。○蒼柏辛芎散：蒼朮、黄柏、辛夷、川芎、南星、滑石、半夏、牡蠣（酒）、芩，水煎，温服，治婦人上有頭風鼻涕，下有白帶。

帶下虛寒附桂煖宫，補經固真，平補鎮心，兼治濁淫。附桂湯：附子三錢，肉桂一錢，黄柏、知母、升麻、甘草各五分，黄芪一錢半，人參七分，水煎服，治白帶腥臭，多悲不樂，大寒。○煖宫丸：當歸、川芎、白芍、熟地、茯苓、牡丹皮、艾葉、龍骨、牡蠣、赤石脂各等分，麪糊丸梧子大，每三十丸，艾醋湯下，治赤白帶下，及子宫虛冷

無子○苦練丸又名小煖宮丸苦練肉小茴當歸各一兩為末酒糊丸梧子大每五十丸酒下治熱入大
小腸赤白帶下○補經固真湯柴胡黃芩郁李仁甘草各一錢人參乾姜各二錢橘皮五分白葵花一朵
赤帶換紅葵花水煎溫服治始病崩中日久白帶下流不止○東垣固真丸黃柏白芍各五錢柴胡白石
脂各一兩龍骨當歸各二兩乾姜四兩為末麪糊丸梧子大每十丸白湯下少時以早飯壓之勿令熱藥
犯胃也忌生冷熱酒溼麪治白帶久下不止臍腹冷痛陰中亦然目中溜火視物昏花齒惡熱飲此皆寒
溼乘於胞內肝經陰火上溢故目中溜火其惡熱飲者陽明經中伏火也宜此丸大瀉寒溼○平補鎮心
丹茯苓茯神五味子車前子肉桂麥門冬各一兩二錢半遠志山藥天門冬熟地各一兩半酸棗仁二錢
半人參硃砂各五錢龍齒二兩半為末蜜丸梧子大每卅丸米飲下治思慮太過心血不足或時怔忡常
服安心腎益榮衛虛火烏雞須另餞虛滯烏雞宜善擣○大烏雞丸四製香附一斤熟地四兩生地當歸白芍人參各三兩川芎鱉甲各三兩半白朮黃芪牛膝柴胡牡丹皮
知母貝母各二兩黃連地橘皮乾姜玄胡索各一兩茯苓二兩半秦艽一兩半為末用白毛烏骨雄雞一
隻閉死去毛腸淨用艾葉青蒿各四兩裝一半在雞腹內將雞并餘艾蒿同入罎內以童便和水浸過雞
二寸許煮爛取出去骨焙乾為末如有筋骨疼痛去肉用骨焙焦為末與前末和以雞汁打糊丸梧子大
每五六十丸加至七八十丸溫酒或米飲下忌煎炒莧菜治婦人羸瘦血虛有熱經水不調崩漏帶下不
能成胎骨蒸等症如月水先期加黃芩黃連地骨皮月水後期加參朮黃芪白帶加二朮香附升麻白芷
柴胡其雞如得白絲毛烏骨崇冠者尤妙須另於一處以黃芪炒末為丸餵之不可近雌雞○小烏雞丸
吳萸良姜白姜當歸芍藥玄胡索故紙川椒陳皮青皮劉寄奴生地蒼朮川芎各一兩荷葉灰四兩艾
二兩為末用烏雞肉煮爛為丸如未曾生育過者戶門油膜包裹子宮因此不孕者宜加鳳凰衣燒存性
七箇硃砂為衣如腹痛血黑色者加炒黃連有痰濕加南星蒼朮香附同丸梧子大每五十丸月水不通
紅花蘇木酒下子宮久冷茯苓煎湯下赤帶茶清下血崩豆淋酒調綿灰下胎不安蜜酒下腸風陳米飲
調百草霜下心疼菖蒲酒下漏胎下血烏梅酒下耳聾臘茶清下死胎不動斑貓三箇煎酒下腰脚痛當
歸酒下胞衣不下芸苔菜研水下頭風薄荷煎湯下血風眼黑甘草煎湯下生瘡地黃煎湯下身體疼痛
黃芪末調酒下胎前產後白痢乾姜煎湯下赤痢甘草煎湯下治氣塊血塊作痛與葱白湯閑服百病醋湯下琥珀硃砂女子愛○琥珀硃砂丸琥珀木香當歸沒藥各四錢乳香一錢麝香硃砂
各二分半為末水丸如圓眼核大每用一丸溫酒磨服治室女帶下白芷地榆滑者欽○白芷散白芷一兩海螵蛸煅二箇胎髮燒灰一箇為末每二錢酒調服治赤白帶下一方用白芷六兩以
石灰半斤淹三宿洗去灰將白芷炒焦入椒目四兩或加茴根少許為末粥丸服治崩中白帶○單地榆散地榆三兩醋水煎服治漏下五色一十二帶一曰多赤二曰多白三曰月水不通四曰餘蝕五曰子臟
堅六曰子門僻七曰交合陰陽患痛八曰小腹寒痛九曰子門閉十曰子宮冷十一曰夢與鬼交十二曰子臟不足兼治嘔吐下血癥瘕綏治○香附海粉連蘿開鬱正元而

已○温白琥珀暫服○香粉丸香附四兩海粉桃仁白朮各一兩為末神麯糊丸服治婦人血塊如盂有孕難服峻藥○連蘿丸黄連一兩半用吴萸益智各炒過一半去萸智蘿蔔子一兩半香附山查各一兩川芎山梔三稜莪朮神麯桃仁各五錢為末蒸餅丸服治婦人死血食積痰飲成塊在兩脇動作雷鳴嘈雜眩暈身熱時作時止○開鬱正元散白朮陳皮青皮香附山查海粉桔梗茯苓玄胡索神麯砂仁麥芽甘草各等分姜煎服治痰飲血氣鬱結食積氣不升降積聚脹痛宜此利氣行血和脾向導○温白丸皂角巴霜厚朴吴萸紫菀黄連各五錢茯苓人參蜀椒肉桂乾姜柴胡桔梗菖蒲各一兩川烏二兩半為末蜜丸梧子大每五丸姜湯下治心腹積聚癥瘕大如杯碗胸脇脹滿及十種水氣痞塞反胃吐逆並治○琥珀丸琥珀白芍川烏牛膝鱉甲莪朮當歸厚朴各一兩木香澤蘭官桂各五錢麝香五分為末酒糊丸梧子大每七十丸米飲下治婦人血瘕腹中有塊攻刺小腹痛重或腰背相引為痛久而不治黄瘦羸之○古硝黄膏朴硝大黄各一兩或入麝五分為末用大蒜搗膏和勻貼積塊効

癥瘕猛攻桃奴桃仁見睍猪肝麝香而已辰砂神聖代針

○桃奴散桃奴猳猪糞玄胡索肉桂五靈脂香附各炒過砂仁桃仁各等分為末每三錢酒調服治血蠱及瘀血停積經水不通男子跌撲傷皆効○千金桃仁煎桃仁用醋二升半於磁器內慢火煎減一半入桃仁大黄末各二兩虻虫末五錢於內不住手攪可丸時再入朴硝末二兩攪勻取出丸如梧子大每五丸五更温酒下日午瀉下惡物以盡為度治經脉不通及血積瘕癥等症○見睍丹附子四錢鬼箭羽紫石英各三錢澤瀉肉桂玄胡索木香各二錢血竭一錢半水蛭一錢檳榔二錢半桃仁卅個三稜五錢大黄三錢為末酒糊丸梧子大每卅丸温酒下治石瘕狀如懷孕○猪肝丸用獖猪肝一具入巴豆五十粒劄在肝內以醋三碗慢火熬令爛熟去巴豆搗爛入三稜末和丸梧子大每五丸熱酒下治一切癥瘕刺痛數年不愈者神効○麝香丹麝香當歸木香没藥桂心莪朮各五錢芫花檳榔各一兩五靈脂桃仁三稜各三分阿魏一分為末粳米飯丸梧子大每十丸姜湯下治痃癖冷氣兼疰氣心腹痛不可忍○辰砂一粒丹附子鬱金橘紅各等分為末醋糊丸棗核大辰砂為衣每一丸男酒下女醋湯下服後又服神聖代針散治氣鬱心疼及小腸膀胱疝氣痛不可止○神聖代針散乳香没藥當歸白芷川芎各五錢青紅蜻蜓去足翅一兩為末每服一字甚者五分先點好茶一盞次糝藥末在茶上不得吹攪立地細細呷之治血積疝氣及心驚欲死小腸氣搐如角弓膀胱腫硬一切氣刺虛痛并婦人血癖血迷血暈血刺衝心胞衣不下難產及一切痛疾服之神効

鬼胎如抱甕斑玄墜落

○抱甕丸芫花吳萸川烏秦艽柴胡姜蠶巴戟巴豆各等分為末蜜丸梧子大每七丸蜜酒下惡物立出而愈輕者只芫花巴豆巴戟○古斑玄丸斑猫玄胡索各等分為末糊丸酒下以胎瑩為度治鬼胎惑於妖魅狀似癥瘕一切氣血痛亦効

蠱腫似貿冀四香代侵

○四香散木香沉香乳香甘草各一分川芎胡椒陳皮人參白蒺各五錢桂心乾姜砂仁茴香各一兩大茄焙五兩為末每二錢陳米飲調服忌羊肉治脾氣血氣血蠱氣蠱水蠱石蠱

安胎束胎芩朮歸芎常用

○安胎當歸湯當歸川

芎各八分，人參、阿膠各六分，棗子、艾葉，水酒煎服。治舉動驚悸，胎動下墜，腹痛下血。○古杜續丸：杜仲、續斷各二兩，為末，棗肉丸梧子大，每卅丸，米飲下。治胎動腰痛，宜此防其或墮。○束胎丸：黃芩一兩，寒月減五錢，白朮二兩，陳皮三兩，茯苓七錢半，為末，粥丸梧子大，每三四十丸，白湯下。八箇月可服。○古芩朮湯：子芩一兩，白朮五錢，水煎服。一方用芩朮等分為末，粥丸梧子大，每五十丸，白湯下，名安胎丸。治四五月常墮不安，內熱甚故也。古方一月用烏雌雞，三月用赤雄雞，十月用豬腰子，餘月用鯉魚，煮汁煎藥，尤妙。○金匱當歸散：黃芩、白朮、當歸、川芎、白芍各一兩，為末，每二錢，酒調服，或酒糊為丸，茶清下。此方養血清熱，孕婦宜常服之。如瘦人血少有熱，胎動不安，素患半產者，皆宜服之，以清其源而無後患也。長胎瘦胎歸地枳，甘並行。○長胎白朮丸：白朮、川芎、阿膠、生地各六分，當歸一兩，牡蠣二分，川椒三分，為末，蜜丸梧子大，每卅丸，米飲下。治孕婦宿有風冷，胎痿不長，或將理失宜，傷動胎氣，多致損墮，常服益血保胎，調補衝任。○瘦胎枳甘散：枳殼五兩，粉草一兩半，為末，每二錢，白湯點服，或加香附一兩，尤妙。治八九箇月內胎氣壅滿，常宜服之，滑胎易產。益血舒氣，若稍弱者，恐致胎寒腹痛，胎弱多驚，當佐以歸地木香為丸用之，則陰陽調和，有益胎嗣。胎漏者膠艾補中止血。○古膠艾湯：阿膠一兩，艾葉二兩，水煎服。治跌撲傷陰動胎，或胎上搶心，腹痛下血。○膠艾芎歸湯：阿膠、艾葉、川芎、當歸各一錢，甘草二分，水煎服。治胎動不安，或下血，在八九箇月內，少加砂仁。○芎歸補中湯：川芎、當歸、赤芍、黃芪、白朮各七分，阿膠、五味子、乾姜各四分，人參、杜仲、甘草、木香各三分，水煎服。治血氣虛弱，胎漏不能禁養，以致數月而墮。胎怯者參朮益氣救生。○益氣救生散：人參、白朮、陳皮、訶子、神麯各等分，為末，每二錢，水煎服。治胎氣本怯，不宜瘦胎，合服此藥，安胎益氣易產。惡阻旋覆胎自保。○旋覆花散：旋覆花一錢，厚朴、白朮、枳殼、黃芩、茯苓各三錢，芍藥、半夏麴、生姜各二錢，水煎服。忌葷腥餳醋生冷。治孕婦六七月間胎動，惡阻嘔逆，酸水惡食多臥。○保胎飲：當歸、川芎、芍藥、熟地、半夏、茯苓、甘草、白朮、黃芪、阿膠、艾葉、地榆各七分，姜煎服。治胎動不安，腹腸疼痛，或時下血，及惡阻一切等症並治。瘧痢厚朴脾能醒。○醒脾飲子：厚朴、草豆蔻各五錢，乾姜四分，甘草一分，姜棗煎服。治子瘧子痢，口淡，及曾湯風冷，兼治老人氣虛便閉，少津液引飲。子癇芎活羚羊角。湯：羚羊角、獨活、酸棗仁、五加皮各五分，薏苡仁、防風、當歸、川芎、茯神、杏仁各四分，木香、甘草各二分半，姜煎服。治孕婦中風，頭項強直，筋脈拘急，言語蹇澀，痰涎不利，或時發搐，不省人事，名曰子癇。○古芎活散：川芎、羌活各等分，水煎，入酒少許溫服。胎前安胎，產後逐惡血，下胞衣。子氣防己天仙藤。○防己散：防己一錢，桑白皮、赤茯苓、紫蘇各二錢，木香五分，姜煎服。治妊孕腫滿喘促，小便不利。○天仙藤散：天仙藤即青木香藤、香附、烏藥、陳皮、甘草各六分，姜煎，入紫蘇、木瓜各二片同煎，日三服，腫消止藥。治孕婦兩足漸腫，以致喘悶，飲食不美，甚則腳指間有黃水出，名曰子氣。

臨產

芎歸黑神來甦無憂橫逆。○古芎歸湯：川芎、當歸各二錢，水煎，入酒溫服。治胎前產後腹痛，體熱頭疼，諸疾，及男子一切去血尤宜。如孕婦因事築磕，看胎或子死腹中，惡露特下，疼痛不已口噤欲絕者用酒煎乾再入水煎一二沸灌以探之若不擱則痛止子母俱安若胎擱立便逐下如難産倒橫子死腹中先用黑豆炒熟入白水童便各一盞藥四錢煎服如胎産五七日不下垂死及矮石女子交骨不開者加龜板并主育過婦人頭髮燒灰為末每三錢酒調服○古黑神散　百草霜白芷各等分為末每二錢水煎入童便米醋少許調服治橫生逆産纔胎及胎前産後虛損月水不止崩漏等症○來甦散　木香神麯陳皮麥芽黃芪阿膠白芍各一錢苧根甘草各三錢糯米一合半氣弱加生姜煎抉口灌之連進為妙治臨産用力太過氣脉衰微精神困倦頭眩目暈口噤面青髮直不省人事○無憂散　當歸川芎白芍各一錢枳殼五分乳香髮灰各三分木香甘草各一分半水煎服治胎肥氣逆或人瘦血少胎弱臨産難生

催生三退六一返魂兔腦神靈

○三退散　蛇退一條蟬退十四枚男子頭髮雞彈大俱燒灰為末分三服酒調下治橫逆難産子死腹中○三退六一散　益元散一兩男子髮一團用香油熬化蛇退一條蟬退五枚穿山甲一片各燒存性為末用韲水煎二沸入髮灰拌勻服之催生神效○返魂丹　即單益母膏丸端午日採紫花方莖者連根洗淨於石臼內搗爛以布濾取濃汁入砂鍋內文武火熬成膏如砂糖色為度磁罐收貯每服一匙或陰乾忌鐵為末蜜丸彈子大每服一丸照後湯使下一方用益母草半斤加當歸木香赤芍各二兩為末蜜丸梧子大每五十丸白湯下名加味益母丸服百日有孕催生用童便下如胎前臍腹刺痛胎動不安下血不止米飲或秦艽當歸煎湯下胎前産後臍腹作痛作聲或寒熱往來狀如瘧疾者米湯下臨産并産後各先用一丸童便入酒下定魂魄血氣自然調順諸病不生又破血痛養脉息調經絡功效不能盡述産後胎衣不下落在胞中及臨産一切産難橫生不順死胎經日不下脹滿腹中心悶心痛炒鹽湯下産後中風牙關緊急半身不遂失音不語童便入酒下産後氣喘咳嗽胸膈不利惡心嘔吐酸水面目浮腫兩脇疼痛舉動失力者温酒下産後太陽穴痛呵欠心怔氣短肌體羸瘦不思飲食血風身熱手足頑麻百節疼痛温米飲下産後眼前黑暗血暈血熱口渴煩悶如見鬼神不省人事薄荷自然汁或薄荷煎湯下或童便酒各半下産後面垢顔赤五心煩熱或結血塊臍腹奔痛時發寒熱有冷汗者童便入酒或薄荷湯下産後惡露結滯臍腹刺痛惡物上衝心胸滿悶及産後未經滿月血氣不通咳嗽四肢無力臨睡自汗不止月水不調久而不治則為骨蒸之疾或鼻衄口乾舌黑俱童便入酒下産後二便不通煩燥日若薄荷湯下産後痢疾米湯下産後漏血棗湯下産後赤白帶膠艾湯下血崩漏下糯米湯下勒乳痛或成癰為末水調塗乳上一宿自瘥或生腸敷亦妙婦人久無子温酒下服至一月决有效驗○兔腦丸　臘月兔腦髓一枚鼠内腎母丁香益母草各一錢乳香一分麝香一字為末兔髓或兔血和丸芡實大硃砂為衣油紙封固陰乾每一丸破水後醋湯或赤小豆煎湯下即産隨男女左右手握藥出是驗又産難日久水乾服黑神散藥不效最宜兔腦滑之倉卒以兔皮毛燒灰酒調服方寸匕亦好又能下胞衣○龜殼散　龜殼一箇生過男女婦人頭髮一握燒存性川芎當歸各一兩為末每三錢水煎服良久生胎死胎俱下胎産五七日不下垂死及矮石女子交骨不開

死胎霹靂如聖

○霹靂丹　蛇退一條蠶退二錢男子髮路上左脚草鞋各一

錢各燒存性乳香五分黑鉛二錢半水銀七分半為末用獖猪心血和丸如梧子大金銀箔七片為衣每二丸倒流水灌下或入伏龍肝調下上青己頭戴出為妙治臨產驚恐氣逆目翻口禁面黑唇青口中沫出子母俱損兩臉微紅子死母活○如聖膏巴豆十六箇萆麻子四十九箇麝香二錢共搗如泥攤絹綿上如胎死腹中貼臍上一時產下即時揭去如胞衣不下貼脚心胞衣下即洗去若稍遲腸便出即以此膏塗頂上即入○古桂香丸肉桂一兩麝香一錢為末飯丸菉豆大每十五丸小兒七丸白湯下治大人小兒過食瓜菓腹脹氣急一方減桂五錢加斑猫一錢半善下死胎

胞衣奪命流弓奪开命

丹大黃附子牡丹皮乾漆各等分醋煮大黃膏為丸梧子大每十五丸至廿丸溫酒下治產後血入胞衣脹滿衝心久而不下或去血過多肺氣喘促先取鞋底炙熱熨小腹次進此藥○奪命丸牡丹皮桃仁茯苓赤芍桂心各等分為末蜜丸彈子大每一丸醋湯化下或葱白煎濃湯下尤妙連進兩丸胎死腐爛立出

產後補虛當歸羊肉。內炙暖脘

補虛湯人參白朮各一錢當歸川芎黃芪陳皮各五分甘草三分姜煎服治產後一切雜病只大補氣血為主如熱輕者倍加茯苓冷之熱甚者加炒黑乾姜引藥入肝分生血又能制肺氣與補陰虛同意曾誤服熱藥及熱食者少加酒茶暫服○人參當歸散當歸熟地白芍人參麥門冬肉桂各一錢先以粳米一合淡竹葉十片水二盞煎至一盞去米竹入前藥并姜棗煎湯服治產後去血過多血虛則內熱心胸煩滿吸吸短氣自汗頭痛悶亂晡時轉甚○當歸羊肉湯人參當歸各七錢黃芪一兩生姜五錢用羊肉一片或代以猪腰煮清汁五盞去肉入前藥煎作六服早晚頻進治產後發熱自汗肢體疼痛名曰蓐勞○羊肉湯精羯羊肉二兩當歸陳皮各一兩生姜五錢水煎入酒調服加葱鹽亦可治產後腹中虛痛氣血不足羸弱力倦及冬月生產寒氣入於產門臍下脹滿此寒疝也○肉炙散藿香葉丁香皮茴香肉桂熟地各一兩半甘草白朮當歸山藥白芷各八兩藁本乾姜川芎黃芪白芍木香各一兩陳皮四兩每三錢姜艾煎服或為末溫酒調服治胎前產後一切血疾血崩虛憊腹脇疼痛氣逆嘔吐冷氣凝積塊硬刺痛泄下清白或下五色腹中虛鳴氣滿堅硬澀血腰疼口吐清水頻產血衰顏色青黃勞傷劣弱月經不調下血墮胎血迷血暈血癖時發疼痛頭目眩暈惡血衝心悶絕昏迷惡露不止體虛厥汗手足逆冷等症如產後下血過多加蒲黃惡露不淨加當歸紅花嘔加生姜上熱下冷加荊芥○暖脘丸良姜姜黃蓽澄茄陳皮莪朮人參三稜各等分為末用蘿蔔煮爛搗汁煮糊丸梧子大每五十丸蘿蔔煎湯下治產後血氣衰弱飲食停積口乾煩悶心下居痛

產後血暈四味七珍清魂調經

君公散瓜蒂藜蘆白礬雄黃等分為末每用少許吹鼻嚏內服白薇湯治產後血厥而冒○四味散當歸玄胡索血竭沒藥各五分童便煎服治產後一切諸疾纔分娩宜服如心腹寒倍當歸氣悶喘急倍玄胡索惡露不快倍血竭心腹痛甚倍沒藥○七珍散川芎人參菖蒲生地各一兩防風辰砂各五錢細辛一錢為末每一錢薄荷煎湯調服治產後虛弱多致停積敗血閉於心竅神志不明又心氣通於舌心氣閉塞則舌亦強矣故令不語○寧神膏辰砂乳香各五錢酸棗仁人參茯苓各一兩琥珀七錢半為末燈心棗子煎湯調服一錢或蜜丸彈子

大薄荷煎湯化服一丸，治失血過多，心神昏悶，言語失常，不得睡臥。○清魂散荊芥四兩，川芎二兩，澤蘭葉、人參各一兩，甘草八錢，為末，每二錢，熱湯溫酒各半調停灌下。治產後血暈，昏不知人。○單荊芥散一味，焙乾為末，每二錢，黑豆淬酒調服。治產後中風，牙關緊急，手足瘛瘲。或麻油燈上燒焦，童便調服，治崩中不止。○古荊歸湯荊芥、當歸身尾各等分，為末，每服三錢，黑豆淬酒調服，或童子小便亦可。口噤者抉開灌之，或吹鼻中皆效。二方用蜜丸或麪糊丸，如梧桐子大，每服五七十丸，空心米飲下。治產後中風，不省人事，口噤，牙關緊急，手足瘛瘲，如角弓狀，口吐涎沫，亦治血暈，四肢強直，或築心眼倒，吐瀉欲死，宜此清神氣，通血脉，其效如神。○大調經散大豆一盃半，炒去皮，茯神一兩，琥珀一錢，為末，每三錢，濃煎烏豆紫蘇湯調服。治產後血虛，惡露未消，𧏮氣未平，敗濁凝滯，榮衛不調，陰陽相乘，增寒發熱，自汗腫滿。

白薇黑龍鬱冒汗多便秘。○白薇湯白薇、當歸各六錢，人參三錢，甘草一錢半，分二貼，水煎服。治產後胃弱不食，脉微多汗，亡目發眩，鬱冒等症。○黑龍丹當歸、川芎、生地、良姜、五靈脂各二錢，細挫，俱入砂罐子內，紙筋鹽泥固濟，火煅通紅，候冷取出，入百草霜一兩，硫黃、乳香各二錢，琥珀、花蘂石各一錢，為末，醋糊丸彈子大，每三丸，炭火煅令通紅，投入生姜自然汁內淬之，以童便合酒灌服。治難產或胎衣不下，產後血暈，妄言見鬼，及血崩，惡露不止，腹痛血腫，血風身熱，頭痛顛癇，一切危症，服之神効。

桂心木檳血凝氣滯心疼。桂心湯桂心、小草、吳茱、乾姜、獨活、熟地、當歸、白芍各一錢，甘草、細辛各三分，水煎服。治素有宿寒，因產大虛，寒搏於血，血凝不散，上衝心之脉絡，故作心痛。○木檳湯木香、檳榔、玄胡索、金鈴子、三稜、莪朮、厚朴、桔梗、川芎、當歸、白芍、黃芩、甘草各等分，水煎服。治產後七情感傷，血與氣併心痛。

惡露不斷下○烏金調酒或牡蠣。○烏金散麒麟竭、百草霜、男子亂髮灰、松墨煅醋淬、鯉魚鱗燒灰、玄胡索、肉桂、當歸、赤芍各等分，為末，每二錢，空心溫酒下。治產後敗血不止，淋瀝不斷，臍腹疼痛，頭目昏眩無力。○牡蠣散牡蠣粉、川芎、熟地、茯苓、龍骨各二錢，續斷、當歸、艾葉、人參、五味子、地榆各一錢，甘草五分，分二貼，姜棗煎，空心服。治產後惡露淋瀝不斷，心悶短氣，四肢之弱，不思飲食，頭目昏重，五心煩熱，面黃體瘦。

冷熱諸淋白茅為君共茯苓。○白茅湯白茅根五錢，瞿麥、白茯苓各三錢半，葵子、人參各一錢一分半，蒲黃、桃膠、滑石、半夏各七錢半，甘草五分，紫貝一箇煅，石首魚腦砂二箇煅，分二貼，姜三片，燈心、甘根水煎服。或為末，每二錢，木通煎湯下。如氣壅，木通、橘皮煎湯下。治產後諸淋，無間冷熱，膏石氣等淋。

氣塞少乳漏蘆散。○漏蘆二兩半，蛇退煅十條，瓜蔞實十箇煅存性，為末，每二錢，酒調服，仍食熱羹湯助之。治婦人肥盛，氣脉壅塞，乳汁不行，或經絡凝滯，乳內脹痛，或作癰腫，將欲成膿者。

氣滯少乳湧泉名。○湧泉散瞿麥、麥門冬、王不留行、龍骨、穿山甲等分，為末，每一錢，熱酒下。先食猪懸蹄羹，後服此藥，服後以梳刮左右乳房。○又方王不留行、白丁香、漏蘆、天花粉、姜蚕等分，為末，猪懸蹄煮汁下。兼治乳脹痛及乳癰腫。

○噫！婦性最險而鬱，陰道易虧難成。○

幼科未載素問扁鵲始稱兒醫。夾驚夾積是主。出麻出痘尤奇。兒病與大科相同惟兒病多驚則利之涼之溫之。辰砂龍腦救急。利驚丸天竺黃滑石各一錢半牛黃南星半夏輕粉各一錢天麻硃砂青黛韭地蚯蚓黃各三錢白附子雄黃山查各二錢半蟬退全蝎姜蠶各七枚甘草巴霜各五分麝香八分金箔卅片為末麵糊丸蘿蔔子大分作五處用金箔硃砂滑石青黛雄黃各為衣每一歲至三歲服五丸五歲至九歲服七丸十歲至十三歲服十丸諸驚風薄荷煎湯下痰多用滑石為衣的食痰用雄黃為衣的餘症白水下治急驚風症并廿四驚水瀉痢疾痰火腹脹食積諸般雜症服之有積則行有驚則利服後宜服啟脾散○啟脾散蓮肉一兩白朮茯苓山藥神麯山查各五錢人參豬苓澤瀉藿香木香當歸白芍砂仁各三錢肉豆蔻三個陳皮二錢甘草一錢驚風後加辰砂滑石各二錢為末任意姜湯調服初生兒塗乳頭上服之百病愈後俱用此藥調脾為主○大利驚丸南星二錢白附子牙硝天麻五靈脂全蝎各一錢輕粉五分巴霜一字為末糊丸麻子大每一丸薄荷生姜泡湯下治小兒臍風肚脹臍腫身體重着四肢柔直日夜多啼不能吮乳甚則發為風搐及釣腸鎖肚撮口內氣引痛腸胃鬱結不通宜此下痰利驚○涼驚丸青黛草龍膽各三錢鈎藤二錢防風黃連各五分牛黃龍腦麝香各一字為末糊丸粟米大每三五丸金銀煎湯下治驚熱胎驚發搐心神恍惚牙關緊急上視潮熱手足動搖搐拳抽掣○小涼驚丸鬱金二個用皂角水浸黃連牙硝木香藿香龍膽草各五錢全蝎六個為末糊丸麻子大雄黃麝香硃砂金銀箔為衣每五七丸風痰驚熱用麻仁防風蟬退潮熱桃柳枝鎮驚薄荷燈心夜啼燈心薄荷灶心土盤腸釣氣天釣鈎藤吐藿香瀉木瓜陳皮白痢白姜粟殼赤痢甘草烏梅大便閉枳殼硝黃咳嗽烏梅桑白皮吐不止丁香末劫黃荊葉精神不爽冬瓜仁當服金銀薄荷俱煎湯下治驚熱恍惚四肢抽掣潮熱昏迷下熱下醒或為驚悸所觸而致陽症驚癇○溫驚丸人參辰砂赤石脂茯苓各五錢白朮一兩山藥二兩乳香麝香各二錢為末蜜丸芡實大每一丸薄荷煎飲化下治胎寒腹痛吮乳便青乳食不化○大溫驚丸人參茯苓白朮辰砂麥門冬木香代赭石各五錢甘草酸棗仁各一兩姜蠶桔梗尾各二錢半全蝎五個金銀箔各六片為末蜜丸菉豆大量兒大小服之急驚潮熱薄荷竹茹慢驚冬瓜仁夜啼灶心土搐搦防風傷風荊芥疹痘蟬退常服金銀薄荷俱煎湯下治心熱煩燥夜啼常用安神定志去驚如驚風已退神志未定者加琥珀遠志○硃銀丸水銀蒸棗肉研如泥全蝎各一錢白附子二錢半南星硃砂片腦各一字天漿子牛黃蘆薈麝香各半分鉛霜五分和水銀研姜蠶七個為末粟米糊丸芥子大每一丸薄荷煎湯下利去胎中蘊毒為度未利再服治小兒臍風口噤眼翻一切胎風胎毒痰盛壯熱亦治驚積宜量用之○辰砂膏辰砂二錢硼砂馬牙硝各一錢半玄明粉二錢全蝎珍珠末各一錢麝香一字為末油紙封裹自然成膏每取一豆許金銀薄荷煎湯下潮搐甘草煎湯下月內兒乳汁調敷奶上令吮之治口噤眼閉啼聲漸小舌上聚肉如粟米狀吮乳不得口吐白沫二便皆通○辰砂化痰丸辰砂枯礬各五錢南星一兩半夏麯三兩為末姜汁煮麵糊丸梧子大另用辰砂為衣每十丸姜湯下。亦治風壅小兒痰嗽。生姜薄荷煎湯化下一丸。治風化痰安神定志。利咽膈清頭目。止咳嗽。除煩悶。〇龍腦安神丸。茯苓三兩。人參、地骨皮、甘草、麥門冬各二兩。桑白皮、犀角各一兩。牛黄五錢。龍腦、麝香各三錢。硃砂、牙硝各二錢。為末。蜜丸彈子大。金箔十五片為衣。每一丸。冬月温水。夏月冷水化下。小兒量服之。治五種顛癇發作無時。及虛勞發熱。咳嗽語澁舌強。〇金箔鎮心丸。全蝎七箇。用薄荷葉包纏。慢火炙乾。天麻、防風、羌活、牛黄、赤茯苓、犀角、甘草、辰砂、麝香各一錢。為末。蜜丸皂子大。金箔甘片為衣。每二三丸。薄荷煎湯化下。鎮心解熱。退驚安神。除煩燥。止夜啼。〇天麻防風丸。天麻、防風、人參各一兩。全蝎七箇。姜蚕、粉草各五錢。雄黄、硃砂各二錢半。牛黄一錢。麝香五分。為末。蜜丸梧子大。每一丸至二丸。薄荷煎湯化下。治撮口臍風。及一切驚風。身熱多睡。驚悸。手足搐掣。精神昏憒。痰涎不利。及風濕邪熱。並宜。一方去牛黄用人參。或冬瓜仁煎湯下。治慢驚不省。手足微動。眼上視。昏睡。〇三轉驚丸。人參、防風、白附子、姜蚕、全蝎各一錢。南星、天麻各二錢。為末。飛麪糊丸梧子大。每十丸。姜湯下。治小兒脾氣虛弱。泄瀉瘦弱。冷疳洞泄。及吐瀉久病。轉成慢驚。身冷瘈瘲等症。

積則消之。化之下之。紫霜白玉攸宜。

消積丸。丁香、砂仁各十二箇。烏梅肉、巴豆肉各三箇。史君子十五箇。為末。飯丸粟子大。每三丸。橘皮煎湯下。治乳食傷積。心腹脹滿。氣麤壯熱。或嘔或瀉。〇三味木香丸。木香、莪朮、砂仁、青皮、硃砂、代赭石各二錢。丁香、巴豆肉各一錢。為末。飛麪糊丸麻子大。每三丸。乳積乳汁下。食積米飲下。後以大異香散、氣積橘皮煎湯下。後與流氣飲子。〇紫霜丸。代赭石、赤石脂各一兩。杏仁五十粒。巴霜卅粒。為末。蒸餅丸粟米大。每三丸或十丸。量兒大小。米飲乳汁任下。以利為度。未利再服。治食癎腹脹。身熱。腰強眼瞪。宜先用此取積。並不虛人。又治變蒸發熱不解。并挾傷寒壯熱。汗後不解。及乳哺失節。胸有痰癖。宿食乳則嘅吐。先寒後熱。或內挾冷食。大便酸臭。兼治驚積。凡兒有熱。不欲飲乳。眠卧不寧。此皆發搐之漸。即以此丸導之。時間量與此減其盛勢。則無驚風釣癇之患。〇白玉餅。白附子、南星、滑石、輕粉各一錢。巴霜十九粒。為末。麪糊丸綠豆大。捏作餅。三歲一丸。五歲二丸。煎湯化下。治腹中有癖。但飲乳嗽而生痰。及急慢驚風。癇痓潮搐。壯熱痰涎壅盛。一方去輕粉南星白附子。用半夏十二箇。巴霜五十粒。滑石、寒食麪各一兩。水丸。姜湯下。治脾氣不足。乳食不消。吐瀉驚癇。肚腹潮熱。痰嗽。瘧疾等症。

風寒感傷。羌活大青膏當者。

〇羌活膏。天麻、赤茯苓各五錢。羌活、防風各二錢半。人參、全蝎、硃砂、硫黄、水銀各一錢。先以水銀硫黄同研如泥。次以餘藥同為末。蜜調成膏。旋丸皂子大。每一丸。煎薄荷湯化下。台傷寒陰症。及脾虛生痰。肝熱生風。或吐瀉後成慢驚。〇大青膏。天麻、青黛各一錢。白附子一錢半。蝎梢、烏蛇肉各五分。硃砂、麝香、天竺黄各一字。為末。蜜調成膏。每服半皂子大。月中兒粳米大。煎薄荷湯化下。五歲以上。煎甘露飲下。治傷風發熱。熱則生風。欲為驚搐。血氣未實。不能勝邪故也。大小便調。口中氣熱。宜此發之。〇大黄丸。大黄一兩。黑丑五錢。川芎五分。甘草一分。為末。糊丸麻子大。每十丸。量兒大小虛實。蜜湯下。以微利為度。治風熱內實。口中氣熱。大小便閉。飲水不止。有下症者宜服。

痰喘咳嗽。葶牛百部丸可為。

葶牛丸。葶藶、黑丑、杏仁、防己各等分。為末。棗肉丸麻子大。每五十丸。淡姜湯下。治乳食衝肺。傷

風咳嗽面赤身熱痰盛喘促○百部丸百部麻黄各三錢杏仁四十箇為末蜜丸皂子大每二三丸溫水化下治感寒壅咳嗽喘

生犀紫陽連翹飲能寬變蒸諸熱小生犀散犀角一錢地骨皮赤芍柴胡乾葛各一兩甘草二兩每三錢水煎服治骨蒸肌熱瘦悴頰赤口渴睡熱盜汗五心煩熱○紫陽黑散麻黄杏仁各一兩大黄五錢俱燒存性為末每一字乳汁調或水煎抱兒於溫煖處連服微汗身涼即愈治變蒸解利熱氣○連翹飲連翹瞿麥滑石車前子牛蒡子赤芍各一分山梔仁木通蟬退當歸防風各半分黄芩荊芥各一分半柴胡甘草各二分水煎服即入正散加減治小兒諸熱表裏俱宜如風熱痰熱變蒸熱肝熱大腸熱痘疹熱加麥門冬丹熱實熱血熱三焦熱小腸熱加大黄燈心麻痘熱過氣熱已出未出症熱加紫草當歸餘毒熱胎熱肺熱瀉寒後瘡疹後餘毒發熱加薄荷項上生核作熱癰癤毒熱加大黄朴硝○寬熱飲枳殼一兩水浸去穰以巴豆四十九粒同炒黄去巴大黄一兩朴硝五錢甘草一錢為末每三五分薄荷煎湯調服當利下如鼻涕或成塊腥臭惡物治小兒驚熱天釣手足搐搦肚脹有熱兼治食積乳癖生痰動氣

天乙觀音銀白散善調虛弱胃脾天乙丸灯心一斤以米粉漿洗晒乾為末入水澄之浮者為灯心取出入藥二兩半赤白茯苓兼茯神共五兩滑石豬苓各五兩澤瀉三兩為末用人參一斤煎膏一方用人參白朮各六兩甘草四兩同煎膏和丸如龍眼大硃砂為衣金箔裹之每一丸隨病換引化下大段小兒主理本天一生水之妙凡治病以水道通利為捷徑也此方清心利便所以散火也凡小兒蘊熱丹毒驚風痰熱變蒸發熱之症用之最當而嘔吐瀉痢諸症無不治也○觀音散人參一錢蓮肉神麯各二分茯苓一分半白朮黄芪木香白扁豆甘草各一分姜棗煎服治外感風冷內傷飲食嘔逆吐瀉不進飲食久漸羸弱一方加防風羌活天麻全蝎名全蝎觀音散治吐瀉後慢脾風甚者加川烏○銀白散升麻知母山藥白扁豆人參白朮茯苓甘草各等分為末每一錢沸湯調服治小兒百病加減由人如慢驚搐搦麝香飯湯下急驚定後陳米湯下驚吐不止丁香煎湯下天柱骨倒脚軟濃米湯下夾驚傷寒薄荷葱白煎湯下疳氣肚脹氣急多渴百合煎湯下肚熱面赤驚叫金銀薄荷煎湯下赤白痢不思食及諸病後倦怠不思食姜棗煎湯下吃食不知飢飽不長肌肉麥芽生姜煎湯下暴吐紫蘇木瓜煎湯下神形脫語言不正及大人吐瀉藿香葉煎湯調服若稟受氣怯小兒可每日一服最妙

痘初消毒加地皮快斑透肌如四聖○消毒飲鼠粘子八分荊芥四分甘草二分水煎溫服治痘欲出未出已出壯熱未徹咽痛胸緊便秘及愈後一切瘡毒赤腫等症急進三四服快透消毒飲手神効惟內虛便利者忌用如虛熱加地骨皮壯熱加黄芩紫草實者加生犀磨汁痘已出未匀減荊芥二分出不快及痒加蟬退有汗加防風減食加人參山查便秘加大黄氣虛加參朮血虛加芎歸百般加減由人○快斑散紫草蟬退人參白芍各五分木通二分甘草一分水煎服治痘出不快一方去木通加穿山甲等分治痘已出被風復入○透肌散紫草一錢升麻甘草各五分糯米五十粒水煎服治痘已發不快解毒清熱涼血加蟬退地骨皮酒芩○如聖湯白芍升麻乾葛各五分甘草紫草木通各二分半山查根三寸姜葱煎熱服治痘

瘡已出未出，身熱如火，頭疼，臉赤，呵欠，鼻嚏，如心煩加麥門冬、赤茯苓，煩渴合生脉散，身熱如火加酒芩、地皮。○四聖散　紫草、木通各一錢，枳殼、甘草各五分，水煎溫服。治痘出不快，及倒靨陷伏，惡候毒氣入內，腹脹溺赤，如氣弱去枳殼，加黃芪。○加味四聖散　紫草、木通、木香、黃芪、川芎、甘草、人參各等分，蟬退減半，每二錢，水煎服。治痘出不快，及變陷倒靨，小便赤澀，餘熱不除，一切惡候，或痘出被風吹復不見，入皮膚內鬱熱不散。如便閉加枳殼，便調加糯米，能解毒發痘也。

痘出解毒誇紫草，活血勻氣勝萬金。

○解毒防風湯　防風五分，地骨皮、黃芪、枳殼、白芍、荊芥穗、鼠粘子各二分半，水煎溫服。治痘七日後，壯熱毒盛，氣弱，痘出不快，及痘出而聲又啞。○紫草飲　紫草一兩，用百沸湯一碗沃之，以物蓋定，勿令泄氣，俟溫量兒大小服之，雖出亦輕。治痘欲出未出，或痘一熱出齊，服此重變輕，惟便利者忌服，或加陳皮、葱白尤妙。如發斑疹，加鈎藤酒調服。○紫草膏　紫草、白附子、甘草、麻黃各五錢，全蝎廿箇，姜蚕八箇，蟾酥一錢，為末，另用紫草一兩煎膏，入煉蜜二兩，酒半盞，攪勻和丸菉豆大，每一丸。治痘已出不快，及驚風癎疾，如初發熱重者，敗毒散化下；初發驚狂者，薄荷、葱白、燈心煎湯下。色紅紫黑陷，紫草煎湯下。色淡白灰陷，熱酒下。○加味紫草飲　紫草、白芍、麻黃、甘草各五分，水煎溫服。治痘出未退，如洋壯又北方皮厚之人，加蟾酥、辰砂，蓋紫草解毒，麻黃發汗，固能發痘，佐以辰砂解胎毒，涼心火，蟾酥善祛臟腑毒氣從毛孔作臭汗出。凡表實難出，俱宜用此四味。如血虛出不勻，色不潤者，加當歸。○紫草木香湯　紫草、木香、人參、白朮、茯苓、甘草各四分，糯米卅粒，水煎溫服。治痘出不快，大便泄利，蓋紫草能利大便，故用木香、白朮佐之。或隱或見者，加藿香。○紫草木通湯　紫草、木通、人參、茯苓、糯米各四分，甘草二分，水煎溫服。治痘出不快，如大便利者，去紫草，加木香。○活血散　赤芍、歸尾、紅花、紫草各五錢，木香二錢，血竭一錢，為末，每二錢，痘色紫，白酒調下；熱極血焦不紅，活紫草煎酒下。○小活血散　單白芍炒為末，每一錢，出快，溫酒下；痘痛，溫水下；倒靨，紫草煎湯入酒少許調服，大能活血止痛，除煩，如兩腳踡攣，加甘草，即芍藥甘草湯也。○勻氣散　即八味順氣散各五分，甘草二分半，木香一分半，為末，酒調服。治氣滯痘出不快，及肉腠厚密，身痛，諸氣飲。蒼朮、白芷、防風、升麻、黃芩、白芍藥、連翹、歸尾各等分，甘草節減半，水煎服。治氣實痰鬱發不出者。○連翹散　連翹、防風、山梔、甘草各等分，水煎服。治痘發熱不快。○萬金散　防風二錢，人參、蟬退各一錢，薄荷三葉，水煎服，或為末，每二錢，用開花蘿蔔煎湯調服。取其欲發之義耳。治痘已出未能勻透，色不紅潤，實者加升麻。

鼠粘湯治稠密以防陷伏。

○鼠粘子、當歸、甘草、地骨皮、黃芩、柴胡、黃芪、連翹各等分，水煎溫服，熱退即止。治痘出稠密，身熱不退，宜急服此，預以防青乾黑陷。

調解散醫冰硬而為邪侵。

○青皮、陳皮、桔梗、枳殼、當歸、半夏、川芎、木通、乾葛、甘草、紫蘇、紫草各二分，人參一分，姜棗煎服。未效，加山查根。治痘已發，或為風冷所折，榮衛不和，或又為宿食所傷，內氣壅遏，以致冰硬。

黑陷宣毒宣風兮，大戟山梔豬尾無。

○宣毒膏　硃砂、乳香各一兩，馬牙硝、甘草各五錢，腦麝各一錢，為末，臘月八日取小活豬尾血一盞和攪勻，以新竹筒一箇盛之，用綿紙數重封口，懸於大糞坑中，浸至清明日取出，晒乾，更入腦麝各一錢為末，丸氷皂子大，每一丸，人參煎湯化下。治毒盛痘出不快，攢黑倒靨，神効。○宣風散：檳榔、陳皮、炙甘草各五錢，牽牛四兩，為末，幼者五分，壯者一錢，食前蜜湯調服。治痘青乾黑陷，身不大熱，煩渴腹脹而喘，二便赤澀，面赤悶亂大吐，乃熱畜於內，當利小便，不愈者宜服，利後宣和脾胃。○單大戟丸：又名百祥丸。紅牙大戟一兩，用漿水煮極軟，去骨晒乾，復入原汁中煮，汁盡焙乾，為末，蒸餅丸粟米大，每二十丸，研赤麻湯下。量兒大小服之。治痘紫黑陷甚，寒戰噤口，戛齒，身黃紫腫。○山梔仁湯：山梔仁、白鮮皮、赤芍、升麻各二分，寒水石、甘草各一分，紫草、薄荷各少許，水煎溫服。治痘疹及斑毒，狀如蚊咬，毒盛黑色。○豬尾膏：龍腦一錢，為末，旋滴小活豬尾血為丸，小豆大，每一丸，煩燥，紫草煎湯下；陷伏，溫酒下；或用豬心血為丸亦可。治痘出未透，心煩狂躁，氣喘妄譫，便閉能食，或已發毒盛陷伏者，宜此速治。惟虛者忌用。○無價四屎散：人屎，用無疾童子者；豬、貓、犬屎，用未破陽雄者。先於重九日，各置淨處，隨之飼食，勿令雜食，至明日換盡腸中宿垢，方收其屎，陰乾。候臘月八日，日未出時，火煅烟淨，白色為度。但表虛痘發不快，倒靨黑陷，及一切惡瘡，每用一字，蜜水調服，其効如神。若緊急黑陷甚者，只單燒人屎亦好。

黑陷人齒猫齒兮，蟬退穿山兔血難尋。○人齒散：人齒脫落者，以砂鍋固濟，火煅通紅，取出，候冷為末，每三分，或入麝香少許尤妙。如痘出不快，既出倒靨不發，寒熱脈遲，或服涼藥過多，溫酒下。痘出色黑陷，和豬尾血下；痘黑靨不出，加赤小豆七粒，薄荷泡酒下；如七日前黑陷屬熱毒，燈心煎湯下。紫陷屬氣熱，溫酒下；血陷屬血熱，灰陷屬血寒，俱酒入麝香下；白陷屬氣寒，當歸酒下；如黑陷甚者，用人齒五分，羌活一錢，穿山甲、麝香各少許，為末，每一錢，麻黃、薄荷煎湯調下，一服便起。凡人齒不可過用一錢，過則陽盡出表，陰盛裏寒，必痘爛溏泄，急以四君子湯加芎歸救之。○四齒散：人齒、猫齒、狗齒、豬齒各二錢半，砂鍋固濟，火煅通紅，候冷為末，每五分，熱酒調服。治痘不紅，不起發，色灰白，或黑陷而焦，取効如神。○單蟬退湯：蟬退廿一箇，或加甘草一錢半，水煎服。治痘疹已出不透，腹痛，或痘黑靨，或搐搦熱毒，及風毒客於皮膚，瘙痒不止，驚怪巔癇，夜啼寒熱亦宜。○周天散：蟬退五分，地龍一兩，為末，每二錢，研乳香湯下。治痘瘡黑陷，項強目直，腹脹喘急，發搐，逾進二服而愈。○獨聖散：穿山甲取前足及嘴上者，炒為末，每五分，木香煎湯少入酒調下，或入麝少許尤妙。如七日後黑陷，紫草煎湯下；紫陷，溫酒下；血陷、灰陷俱酒入麝香下；白陷，當歸煎湯下。○兔血丸：硃砂一兩，用麻黃、升麻、紫草、荔枝殼四味同煎一日夜，研細，乃將四味煎湯飛過，晒乾，天靈蓋三錢，洗淨，用麝香三錢炙令黃色，為末，和勻，臘月辰日取兔血，或棗肉為丸，菉豆大，每一丸，溫酒化下。治氣虛血熱，痘瘡外黑赤而內白陷者，神効。或曰：用藥末於發熱未出時，用紫草、升麻、紫蘇、葱白煎湯調下一分，表汗出，痘亦稀。但天靈蓋并燒化，非至險不可輕用。痘家最忌穢污，凡臙帶、童便、犬穢、牛糞之類，非經煅燒，聞之不可，而況服之乎。

牛蠶散牛黃丹，目黃便閉而膿不乾。○古牛蚕散：牛蒡子五錢，姜蚕二錢半，入紫草三莖，煎服。治痘早歲熱極大熱，目黃脇動，身熱手冷，發甚如驚，惟虛寒者忌用。○牛黃丹：牛黃一錢，生大黃、寒水石、升麻各五錢，朴硝、硃砂各五分，為末，蜜丸黍米大，每十丸，量兒加減，人參或紫草薄荷煎湯下。治痘出大便不通，瘡中膿水不乾雞白湯熟艾湯口渴下利而血相雜雞白湯雞白半盞豆豉一盞山梔十枚水煮雞白爛後量兒大小服之以去惡積治痘疹身熱不利黃赤膿血○三黃熟艾湯
黃芩黃連黃柏熟艾各等分水煎服或加糯米紫草甘草亦妙治痘瘡正出以收未收下利黃臭膿血身熱大渴宜此湯以解其毒身熱經曰喜三參三參湯柴胡麥門冬人參玄參甘草各等
分草龍胆減半水煎服熱退即止治痘壯熱經日不除胃冷吐瀉愛蘇葉曹燈散糯米一撮丁香十六箇木瓜三分藿香蘇葉甘草各一分為末每一錢或五分棗米粟子煎湯下治痘出嘔
吐泄瀉煩渴胃中虛冷噫寍醫十男子莫醫一婦人寍醫十婦人莫醫一小兒寍醫十小兒莫醫一老兒
癰疽雖屬外科用藥却同內傷癰疽凡皆飲食七情房勞損瀉脾腎肝所致間有外邪相傳及小瘡瘍傳經亦皆因內有毒以召之也是以薛立齋專用補中益氣湯以補後天腎
氣丸以補先天中間雜症氣用四君子血用四物湯痰用二陳湯鬱用越麯丸一同內科惟初起內托內消和解稍似傷寒故曰必通內科與儒而後可言知外科也托邪毒而不陷分經
絡以用方膝背尻臀黃連羌活力厚黃連消毒散黃連羌活各一錢黃芩黃柏藁本防己桔梗各五分生地知母獨活防風歸尾連翹各四分黃芪蘇木陳皮澤瀉各二分人
參甘草各三分水煎服治足太陽經分癰疽發於腦項或背腫勢外散熱毒焮發麻木不痛宜先灸之或痛而發熱並宜服之○內托羌活湯羌活黃柏各二錢黃芪一錢半防風藁本歸尾各一錢連翹甘草蒼
朮陳皮各五分肉桂三分水二盞酒一盞煎至一盞熱服治足太陽經分癰疽發於尻臀堅硬腫痛大作兩尺脉緊無力臂膊乳膺白芷升麻性涼白芷升麻湯白芷一錢半升麻桔梗
各一錢甘草紅花各五分黃芪酒芩各四錢生芩三錢分二貼水酒各半煎服治手陽明經分臂上生癰此得八風之變也○內托升麻湯葛根升麻連翹各一錢半黃芪當歸炙甘草各一錢鼠粘子五分肉桂
三分黃柏二分水二盞酒一盞同煎服治兩乳間出黑頭瘡瘡頂陷下作黑眼子并乳癰初起亦宜十味中和湯疎邪於鬢耳側脇石菖蒲牛蒡子羌活川芎防風漏蘆荊芥麥門
冬前胡甘草各等分水煎服治手足少陽經分發癰及時毒脉弦在半表半裏者八味逍遙散降火於手足少陽當歸芍藥茯苓白朮柴胡甘草各一錢牡丹炒山梔各七分水
煎服治脾胃血虛有熱生癰或遍身瘙痒煩熱肢體作痛頭目昏重或怔忡煩赤口燥咽乾口舌生瘡耳內作痛或發熱盜汗食少嗜臥或胸乳腹脹小便不利或手足少陽火盛內熱晡熱月經不調寒熱往來
或脇乳腫痛耳下結核等症如頭目不清加川芎五分蔓荊子七分太陰腿內膝足芪柴附子湯入酒內托芪柴湯黃芪二錢柴胡一錢羌活五分連翹一錢半土瓜根酒洗一
錢歸尾七分半肉桂三分生地黃柏各二分水二盞酒一盞煎熱服治足太陰厥陰經分瘡生腿內近膝股或癰或附骨疽初起腫痛勢大○附子六物湯附子防己肉桂各一錢茯苓白朮各七分甘草二分半

姜煎服治足太陰經流注四氣骨節煩疼四肢拘急目汗短氣小便不利手足或時浮腫兼治五痺**少陰腿外臁脛內托黃芪酒煎湯**內托酒煎湯黃芪歸尾各二錢柴胡一錢連翹肉桂大力子白芷各一錢升麻七分黃柏甘草各五分水酒各半煎服治足少陰經分癰生腿外側或因寒濕得附骨疽或微侵足陽明經分堅硬腫痛不能行**瀉心護心心主痛痒**瀉心湯大黃一錢黃連黃芩山梔漏蘆澤蘭連翹蘇木各五分量虛實水煎服治癰疽瘡毒腫盛發躁煩渴脈洪實而數○護心散菉豆粉四錢乳香一錢為末甘草煎湯調時時細呷瘡色沉晦加肉桂二錢當歸一錢煎湯調服治諸發背疔腫曾經汗下毒氣攻心迷悶嘔吐喘欬泄瀉而痛喉舌生瘡名曰心氣絕初起宜服此藥最能反出毒氣不致內陷發後亦可間服此藥加山枇杷皮末二錢又可外敷止痛**瀉肝清肝肝主膽瀉**龍膽瀉肝湯龍膽草澤瀉各一錢車前子木通生地當歸尾山梔黃芩甘草各五分水煎治肝經濕熱或囊癰便毒下疳懸癰腫焮作痛小便澀滯或婦人陰瘡痒痛或男子陰挺腫脹或出膿水○清肝湯川芎當歸各一錢白芍一錢半柴胡八分山梔炒牡丹皮各四分水煎服治肝經血虛而有怒火○清肝解鬱湯當歸白朮各一錢半人參柴胡牡丹皮陳皮川芎各八分茯苓貝母芍藥熟地山梔各一錢甘草五分水煎服治癰疽因肝經血虛風熱或肝經鬱火傷血乳內結核或為腫潰不愈凡肝膽經氣血不和之症並皆治之○清肝益榮湯白朮二錢熟地一錢半當歸山梔木瓜茯苓各一錢龍膽草八分川芎芍藥柴胡各七分甘草五分水煎服治肝膽小腸經風熱血燥筋攣結核或耳項胸乳脇肋作痛或作癰子并一切肝火血症○梔子清肝湯山梔柴胡牡丹皮各一錢茯苓川芎芍藥當歸牛蒡子各七分甘草五分水煎服治三焦及足少陽經血虛肝火風熱耳內作痒或生瘡出水或頸項胸乳等處作痛或寒熱晡甚目汗口苦或目唇瘡動等症下陰痛或寒熱加酒炒芩連焮連太陽或頭痛加羌活○柴胡清肝湯柴胡山梔各一錢半黃芩人參川芎各一錢連翹桔梗各八分甘草五分水煎服治鬢疽及肝膽三焦風熱怒火以致頸項耳前後或胸乳脇肋作痛或晡熱不食寒熱往來嘔吐泄瀉等症**惟未發為氣血實歟當奪泄以瀉其壅盛內疎清熱消毒敗毒解毒打膿追膿潰膿善用**內疎黃連湯連翹二錢大黃一錢半黃連黃芩山梔薄荷木香檳榔芍藥當歸桔梗甘草各一錢水煎服量虛實用之治熱毒在臟癰疽腫硬發熱嘔吐大便秘結脈洪而實屬純陽症一方去木檳加金銀花牡丹皮○清熱消毒飲金銀花二錢芍藥川芎生地各一錢半當歸黃連山梔連翹甘草各一錢水煎服治癰疽陽症腫痛發寒熱作渴等症○人參敗毒散治一切癰疽焮痛發寒熱或拘急頭痛屬表症宜用○黃連解毒湯治癰疽焮痛煩燥飲冷洪脈數或狂言等症二方見傷寒門○打膿散木鱉子虛者七箇實者九箇金銀花黃芩黃連黃柏歸尾各一錢大黃一兩甘草節穿山甲各七分芒硝三錢水煎五更服大便見膿小便見血為效治諸癰腫不放膿出○追膿化毒散穿山甲當歸大黃各三錢玄胡粉姜蠶乳香沒藥各一錢半白芷二錢水煎服并查治一切癰疽瘰癧便毒痰火胸緊初起下以平之○潰膿散白芷上中二錢下一錢六

分，陰一錢四分。穿山甲上三片，中二片，下陰一片半。乳香上一錢四分，中九分，下陰八分。姜蠶上一錢，中五分，下一錢四分，陰一錢二分。甘草節上一錢六分，中一錢四分，下一錢三分，陰一錢六分。爲末，先以當歸煎酒，將瘡洗過。如瘡在頭心上者，服四錢四分；心膈中者，服三錢七分；腿足下者，服三錢半；肚腹内陰者，服四錢半。俱用水酒各一盞煎，調前末，通口盡服，如不足，好酒和之，取利爲度。治癰疽發背、疔瘡瘰癧、對口乳癰、男婦便毒、魚口，已成未成皆效。

惟已發爲榮衛薄歟，當補托以接其虛怯。托裏、清中、温中、和中、建中、抑青、益黃、益氣相當。

○托裏散　人參　黃芪各二錢，白朮　陳皮　當歸　熟地　茯苓　芍藥各一錢半，甘草一錢，水煎服。治癰疽氣血虛不能起發腐潰收斂，或惡寒發熱，肌肉不生，宜此補托。如焮腫熱毒，加黃連；漫腫氣虛，倍參朮；表邪加羌活、川芎；表虛倍參芪；内熱飲冷便秘，去參芪歸朮，加大黃；内虛飲熱便秘，倍參芪歸朮；寒熱飲冷潮盗肝熱，去參芪，加柴胡、炒山梔；不作膿，膿不潰，氣虛也，加參朮、桂；腫赤作痛，血凝滯也，加乳香、沒藥；肉赤不斂，血虛有熱，加熟地、壯丹皮；肉黯不斂，陽氣虛寒也，加參芪、肉桂；白斂肉白不斂，陽氣虛也；膿多不斂，氣血虛也，俱倍參芪歸朮；漫腫不痛，肉死不潰，脾虛甚也，加參朮、羌活；膿多帶赤，血虛也，倍參朮歸地；忿怒晡熱出血，肝火血虛也，加壯丹、山梔、熟地；面青脇脹出血，肝虛不能藏也，加山藥、山茱萸、五味子；食少體倦出血，脾虛不能攝也，倍參芪歸地；鬱結少寐出血，加遠志、酸棗仁、茯神、龍眼肉；欲嘔作嘔，或外搽内服寒涼，或痛甚，或感外邪穢氣作嘔，胃虛也，加藿香、參朮；少食腹痛，腸鳴泄瀉，脾虛寒也，加炮姜、木香；膿多作渴，氣血虛也，加熟地、五味子、麥門冬；莖痛溺澁精，内敗也，加山藥、山茱萸、澤瀉；勞役溺赤，氣下陷也，加升麻、柴胡；日晡頭痛眩暈，陰血虛也，加熟地；身熱惡衣，欲投水中，脉沉微細，氣脫發躁也，加羌活、附桂；晡熱多痰，脾血虛也，倍歸地參朮；善思體痛不寐，盗汗，脾血虛也，加茯神、酸棗仁；寢寐汗出，腎氣虛也，加五味子；飲食汗出，胃氣虛也，加參朮、五味子；睡覺飽而盗汗，宿食也，加參朮、半夏；婦人勞怒夜熱，或譫或適經行，熱在血分也，加柴胡、生地、壯丹皮。

○托裏消毒散　人參　黃芪　當歸　芍藥　白朮　茯苓　陳皮各一錢，連翹　白芷　金銀花各七分，甘草五分，水煎服。一方去連翹，加川芎、皂刺、乳香、沒藥。治癰疽腫痛，俱慢色不甚赤，元氣虛弱，或行攻伐，不能潰散者，宜用之。未成者消，已成者潰，又去腐生新之良劑也。加減同前，但虛弱及已潰者，去翹、芷、金銀花三味消毒之藥。

○托裏清中湯　人參　白朮　茯苓　陳皮　半夏　桔梗各一錢，甘草五分，姜棗煎服。治癰疽脾胃虛弱，痰氣不清，飲食少思等症。

○托裏温中湯　附子四錢，乾姜　羌活各二錢，益智仁　丁香　沉香　木香　茴香　陳皮各一錢，甘草二錢，姜煎服。治癰疽陽氣虛寒，腸鳴切痛，大便溏泄，嘔逆昏憒。此寒變内陷，緩不可救。

○托裏和中湯　人參　白朮　茯苓　陳皮　半夏　炮姜各一錢，木香　甘草各五分，姜棗煎服。治癰疽中氣虛弱，飲食少思，瘡不消散，或不腫毒，或潰而不斂等症。

○托裏建中湯　人參　白朮　茯苓各二錢，半夏　炮姜各一錢，甘草五分，姜棗煎服。治癰疽元氣素虛，或因寒涼傷脾損胃，飲食少思，或作嘔泄瀉等症，急服此藥，以温中氣。

○托裏益青湯　人參　白朮　茯苓　陳皮　半夏各一錢，芍藥　柴胡各五分，甘草三分，姜棗煎服。治癰疽脾胃虛弱，肝木所侮，以致飲食少思，或胸膈不利等症。

○托裏益氣湯　人參

白朮半夏陳皮川芎香附山梔蒼朮各一錢甘草五分姜棗煎服治瘰癧脾胃虛寒水海土以致飲食少思或嘔吐泄瀉等症兼治癰疽六鬱所傷中風虛弱食少等症○托裏益氣湯白朮二錢人參茯苓貝母陳皮香附芍藥當歸熟地各一錢桔梗甘草各五分水煎服治癰腫硬白色不變或晡熱或潰而不斂并一切血氣內症如口乾加五味子麥門冬寒熱往來加柴胡地骨皮膿清加黃芪膿多加川芎肌肉遲生加白斂肉桂。

且夫腦疽羌活最靈

○當歸羌活湯當歸酒炒芩連各二錢酒柏連翹防風羌活甘草山梔子各一錢獨活藁本各七分澤瀉五分水浸良久入酒一匙煎熱服日二次三日盡六服却將藥清汁調下木香檳榔末各三錢因膏粱熱鬱者宜實弱寒濕者少用

頭瘡酒歸立化

○酒歸飲酒當歸白朮各一錢半酒芩酒芍川芎陳皮各五分酒天麻蒼朮蒼耳各七分半酒甘草黃柏各四分防風三分水煎日四五服服後縮睡片時

瘰癧未破宜內消調經通經散堅軟硬而必效立應斑雞其霸乎

○升麻調經湯升麻八分葛根草龍膽黃連桔梗連翹酒芩酒柏莪朮三稜甘草各五分歸尾芍藥各三分生黃芩四分捐虛加夏枯草有痰加天花粉知母各五分少陽加柴胡四分先用水浸半日煎熱服再用大料為末蜜丸菉豆大每百丸服藥時足高去枕仰卧綫綫以煎湯送下治瘰癧連頸或至頰車屬足陽明瘡深遠隱曲肉庭屬足少陰乃戊胃傳於癸腎俱作塊堅硬大小不一並皆治之○柴胡通經湯柴胡連翹歸尾甘草黃芩黍粘子三稜桔梗各二分黃連五分紅花少許水煎熱服忌苦藥泄大便治少陽部分頸側有核堅而不潰名曰馬刀二湯元氣無虧者可服○海藻散堅丸海藻昆布龍膽草蛤粉通草貝母枯礬真松蘿各三錢麥麴四錢半夏二錢為末酒調服或蜜丸菉豆大每卅丸臨卧鹽湯白湯下并含化嚥之忌甘草魚雞猪肉五辛生冷治瘰癧馬刀堅硬形瘦潮熱不食兼治一切癭氣神效○軟硬皂子丸皂子一盞去粗皮黃心玄參連翹各一兩水五盞煮乾揀軟者食後細嚼津液下硬者蜜丸如彈每夜含化一丸半月即效未破者破已破者令核易落不問遠年近日腫硬疼痛者宜如體盛硬甚者皂子用硇砂醋煮令酥瘰少少服瘰多多服○必效散硼砂一錢半輕粉一錢麝香五分巴豆五箇檳榔一箇斑猫四十枚為末用雞子二箇取清調勻復入殼內濕紙封固蒸熟取出晒為末虛者五分實者一錢五更姜酒調服如小腹作痛溺如粉片血子是毒出也若覺小便澀痛用益元散一服或毒從大便出尤快未下三日後再進一服以病根去盡為度治暴患瘰癧宜此劫之○立應散連翹赤芍川芎當歸甘草滑石各五錢黃芩斑猫各三錢土蜂用蜜水洗飯上蒸晒乾白牽牛各二錢半川烏尖七箇為末每一錢濃煎木通湯調臨卧服毒從小便出如粉片血塊是也未效再服繼以宣熱丹解其風熱且斑猫性毒濟以烏尖或衝上麻悶者嚼葱白茶清下以解之如小便澀用燈心煎湯調五苓散患處用好膏藥貼若宣導癰疽惡毒去黃芩○斑雞丸斑猫一兩薄荷四兩為末以雞子清和丸菉豆大空心及半空心臨卧茶清下一丸每日加一丸加至五丸每日減一丸減至一丸又每日加一丸加至五丸後每日仍服五丸以臍下痛小便取下惡物為效如小便秘喫葱茶少許或用烏雞子一箇頂上開一竅攪勻以斑猫一箇入內以紙封之蒸熟去斑猫

上海掃葉山房校印

吃彈一日一箇煎生料五積散送下不過四五枚已破者生肌未破者消散治瘰癧多年不瘥

瘰癧已破兼外治白蛇白蠶宣熱補中而銀石蠶繭猫蝠可敷也

白蛇散白花蛇二兩青皮黑丑各五錢生犀角五分為末每一錢入膩粉五分研勻五更糯米飲調下已時利下惡物十日後再進一服忌發風壅熱物如瘡已成者一月可効治九漏瘰癧增寒發熱或痛或不痛利後用海藻石決明羌活瞿麥各等分為末米飲調下二錢日三服下盡清水後調補以除病根○白蠶丸海藻姜蠶各等分為末取白梅肉湯泡搗丸梧子大每六七十丸臨卧米飲下毒當從大便泄去忌豆心雞羊酒麵日五六服治癧生於頭項上交接名蛇盤癧宜早治之或單用海藻一斤浸酒服亦好○宣熱丹薄荷晃角連翹何首烏蔓荊子三稜荊芥各一兩為末用熱醋浸淡豆豉二兩半搗膏和丸梧子大每卅丸熟水下日一服解瘰癧風熱之毒自小便宣毒後又病雖愈宜常服之○補中癧毒餅黃芪一錢人參三分甘草五分已上三味補氣調中為主當歸生地熟地白芍各三分已上四味和血主血涼血催芍藥兼能益氣之虛陳皮三分順氣升麻五分足陽明引藥柴胡五分足少陽引藥連翹一錢散血結氣聚瘡藥不可缺也防風五分散結去上部風邪已上共為末湯浸蒸餅調劑理作餅子晒乾搗如米粒大每三錢白湯下治瘰癧馬刀挾癭在于足少陽陽明部分受心脾之邪而作如足陽明部瘡多倍升麻加漏蘆一錢乾葛五分手足太陽項脊皆腫强者加羌活一錢獨活五分腫甚加鼠粘子三分堅硬加昆布硬甚加三稜莪朮各二分寒月身涼或有腹痛加肉桂二分暑月身熱或有煩悶加酒黃連黃柏各三分腸胃有瘀血加牡丹皮二分少食加麥芽神麴各二分便秘加酒大黃或麻仁桃仁秦艽陰寒秘結去諸苦藥加附子一錢姜煎冷服如瘡屬陽明部分忌柴胡鼠粘子屬少陽部分為馬刀挾癭忌獨活漏蘆升麻乾葛加瞿麥三分○銀石散硃砂雄黃蛇含石磁石各一錢半銀右石乳香沒藥各一錢七分明礬一錢信石白丁香各六分麝香三分牛黃一分巴豆二錢半為末唾口涎調勻用本身男左女右手塗瘡上外用新筆蘸藥圈四圍藥點中間水粉膏貼之上藥一七二七其核自落後用生肌散○蠶繭散蠶繭三箇白礬信石各一錢俱火煅為末摻爛肉上三日其核即下○猫蝠散猫頭骨一箇蝙蝠一箇二味俱撒黑豆上同燒其骨化碎為末乾摻治瘰癧多年不愈神効

通用猫頭要減加

猫頭丸猫頭骨一箇酥炙蝙蝠一箇以硃砂三錢填入腹內瓦上炙焦南星白礬各一兩為末用黃蠟溶化和丸菉豆大每卅丸臨卧米飲下如風熱實者加防風黃芩山梔蟬退川芎連翹桔梗各五錢虛者加夏枯草二兩虛瘺骨蒸加玄參一兩胡黃連五錢汗多加牡蠣三錢有咳加麥門冬一兩血虛加歸芎生地氣虛加參朮各一兩毒重加雄黃痛甚加乳沒各二錢堅硬加海藻四錢成漏加穿山甲一兩俱燥用蜜為丸空心及夜卧含化三丸尤妙治瘰癧馬刀不論遠年近日已破未破用此加減得宜皆効

吞貼夏枯益虛者

單夏枯草散夏枯草六兩水二鍾煎至七分食遠服虛甚者煎成膏多服益善并塗患處兼服十全大補湯加香附貝母遠志治瘰癧馬刀已潰未潰或日久成漏者盖散結退寒熱之聖藥也惟實者宜以行散之藥佐之○治瘰癧潰爛久不愈者用鼠骨亂髮如雞子大

以三年臘月猪脂煎令骨髮俱消半塗瘡半酒調服須臾鼠子從瘡口出

瘰核潤便含化丹或海帶丸以內消融含化丹姜蠶大黃青黛膽星各等分為末蜜丸含化治瘰項耳後結核○海帶丸海帶青皮貝母陳皮各等分甚者加昆布為末蜜丸彈子大每一丸食後含化治瘰核瘻氣經久不消

瘿瘤開結敵掌散或南星膏以外敷瀉神効開結散沉香二錢木香三錢陳皮四兩珍珠四十九粒砂鍋固濟火煆猪厭肉子生猪項下喉嚨系一核如棗大微扁色紅取四十九箇瓦上焙乾共為末每二錢臥時冷酒調徐徐嚥下輕者三五服見効重者一料全愈忌酸鹹油膩滯氣之物治男婦項下瘿疾不問遠年近日皆効○敵掌散海藻一兩散結黃柏二兩降火為末每用少許置掌中時時舐之津液送下如消三分之二即止後服○單方大蜘蛛擂酒頻服或海藻浸酒久服瘿氣瀝瀝皆効○南星膏鮮南星一箇研細稠粘滴好醋三五點和膏或醋調乾南星末亦好先將針刺痛處令氣透却以前膏攤紙上量形大小貼之覺痒則頻頻貼取効治肌膚頭面頸項主瘿瘤大如拳小如栗或軟或硬或不疼不痛癰疽亦治熱者加黃柏虛者加川烏尖少許

乳核一醉可消芷貝中漏蘆可加一醉膏瓜蔞一箇去皮研爛甘草五錢沒藥二錢半用紅酒三碗煎至一碗半分兩次溫服重者再進一服以瘥為度或加當歸白芷乳香亦妙治癰疽發背乳癰初起神効如要宣毒加皂刺一分○古芷貝散白芷貝母各等分為末每一錢酒調頻服治有孕乳結核名曰吹妳有口外吹妳宜此頻服不然膿出若無乳行者加漏蘆煎酒調服外用起酵生麪如蜂窠發過上有青色無妨焙乾為末井水調敷如乾以水時潤之甚者加白芷貝母乳香沒藥少許

乳癰單青頻服瓜蔞外參芪難舍單青皮湯青皮四錢水煎日二服治婦人久積憂鬱乳房內有核如鱉棊子一方用陳皮去白炒為末入麝香少許每二錢酒調服初發赤腫痛不可忍一服即散已潰及外吹妳亦効○瓜蔞散瓜蔞仁消毒青皮疎肝各一錢石膏二錢清胃甘草節行痰沒藥止痛歸尾破血皂刺金銀花各五分青橘葉取汁二七解毒水酒各半煎空心服治乳癰未潰者即散如已潰者去石膏沒藥皂刺金銀花用當歸身加人參黃芪川芎白芍煎服○單方用蒲公英金銀花等分水煎濃汁入酒少許服之即散○治乳勞癰爛見心者用猫兒腹下毛煆存性為末乾摻或入輕粉少許清油調搽

消肺癰膿以南星補肺補脾真要訣消膿飲南星一錢知母貝母生地阿膠川芎桑白皮白芨白芷甘草各五分射干桔梗天門冬薄荷杏仁半夏紫蘇防風各七分半生姜七片烏梅一箇水煎服治肺癰有膿腥氣上衝嘔吐咳嗽○參芪補肺湯人參黃芪白朮茯苓陳皮當歸山茱萸山藥五味子麥門冬甘草各五分熟地一錢半牡丹皮一錢姜煎服治肺癰腎水不足虛火上炎咳吐膿血發熱作渴小便不調○參朮補脾湯人參白朮各二錢黃芪二錢半茯苓陳皮當歸各一錢升麻三分麥冬七分桔梗六分五味子四分甘草五分姜煎服治肺癰脾氣虛弱咳吐膿涎中滿不食凡肺癰見膿血久不愈必兼服此藥以補脾生肺否則不治

止肺痿血用紫菀白斂白芨非苟且○紫菀散紫菀知母貝母各一錢半人參桔梗茯苓各一錢

阿膠甘草各五分五味子十粒薑煎服治虛勞咳嗽見膿血肺痿腸癰○單白薇散同槿樹皮煎湯飲之能收斂瘡口○單白芨散為末每二錢臨臥糯米飲調服治久嗽成痿咯血紅痰內固清心散○癰發胸前○內固清心散辰砂茯苓人參白豆蔻雄黃菉豆朴硝甘草腦麝皂角各等分為末每一錢蜜湯調服治惡瘡熱甚焮痛作渴煩躁以此解毒神効○清白散遠志赤茯苓赤芍生地麥門冬知母甘草各等分為末煎服治癰有熱症如小便閉加燈心木通○清心丸黃連一兩茯神赤茯苓各五錢為末蜜丸梧子大每百丸米飲送下治諸瘡痒瘡瘍皆屬心火此藥主之神効瓜蔞湯疽生脇下○瓜蔞一箇當歸甘草各五分沒藥乳香各一錢水酒各半煎服治乳癰腸癰一切癰疽初起者消已成者潰及潰後餘毒老幼皆宜其查又可外敷大射干能升胃三仁牡丹清芳○大射干湯射干山梔赤茯苓升麻各一錢赤芍一錢半白朮五分水煎入地黃汁一合蜜少許調服治胃脘壅熱成癰癘爛成膿身皮甲錯咳嗽膿血如熱毒盛加犀角汁以及升麻咽痛便秘加馬牙硝馬勃○三仁湯薏苡仁二錢半冬瓜仁二錢桃仁牡丹皮各一錢半水煎溫服治腸癰腸中疼痛煩毒不安或脹滿不食溺澁婦人產後虛熱多有此病縱非是癰症疑似之間便可服之○牡丹散牡丹皮人參天麻白茯苓黃芪薏苡仁桃仁白芷當歸川芎各一錢官桂甘草各五分木香三分水煎服治腸癰冷症腹濡而痛時時下膿或血大黃湯本利腸○敗醬梅豆多寡○大黃湯大黃朴硝各一錢牡丹皮瓜蔞仁桃仁各二錢水煎服治腸癰小腹堅腫按之則痛肉色如故或焮赤腫小便如淋汗出增寒其脈遲緊膿未成者宜急服之○敗醬散薏苡仁二錢半敗醬一錢半附子五分水煎空心溫服以小便利為度治腸癰脈數身無熱腹濡冷症○梅豆湯烏梅一箇黑豆百粒薏苡仁二合水煎入阿膠生蒲黃各一錢再煎服治腸癰冷熱症及肺癰咳唾膿血不止便毒兩解兩股疼立消○兩解湯辣桂大黃白芍澤瀉牽牛桃仁各一錢乾姜五分甘草二分半水煎溫服治便毒內蘊熱氣外挾寒邪精血交錯腫結疼痛懸癰國老而元氣可掉○國老膏粉草帶節一兩用山澗水一碗浸三時令透以新水炙乾仍投前水浸透再炙至水乾為度用酒三盞煎至八分空心服并查三日一服治懸癰不拘腫兩關服即愈痔初連翹連歸蘇葛秦艽止痛神○連翹散黃連阿魏山查神麴桃仁連翹槐角犀角各等分為末以少許置掌中時時𦧇之津液嚥下如三分消二即止後服治食積痔○連歸丸全當歸酒黃連各四兩防風枳殼各二兩為末用煎浸黃連酒打糊丸梧子大每六七十丸米飲下忌羊魚雞鵝煎炒熱物治痔漏及脫肛便血○加味連殼丸黃連一兩枳殼厚朴各五錢當歸四錢木香黃柏各三錢荊芥一錢蝟皮一箇為末糊丸梧子大每卅丸溫水下治溼熱內甚飽食腸澼發為諸痔久而成瘻○加味香蘇散陳皮枳殼川芎槐花各五分檳榔木香桃仁蘇梗香附甘草各二分半薑棗煎服治氣痔○乾葛湯乾葛枳殼半夏茯苓生地杏仁各五分黃芩甘草各二分半黑豆百粒薑三片白梅一箇水煎服治遇飲酒發動痔瘡腫痛流血○秦艽湯秦艽羌活各一錢二分黃芪一錢防風七分升麻麻黃柴胡炙甘草各五分藁本三分細辛紅花

各少許水煎服忌風處大小便治痔漏成塊下垂不任○止痛丸羌活一兩郁李仁一兩半大黃八錢檳榔木香桂心川芎各五錢、木香丸梧子大每卅丸空心白湯下治痔痛甚便燥者宜此微利之古云積氣生於脾臟傳大腸疼痛陣難當但令猪瀉三焦火莫慢多方立紀綱○三神丸枳殼皂角煆五倍子炒各等分為末蜜丸梧子大每二三十丸溫水下治熱酒色但飽食久坐成痔初起經久皆効

痔久槐角槐膽地黃蝟皮釣腸妙

槐角丸槐角一兩地榆黃芩防風當歸枳殼各八兩為末酒糊丸梧子大每卅丸空心米飲下治痔漏脫肛五腫腸風下血等症○加味槐角丸槐角生地各二兩以生血涼血當歸黃芪各一兩阿膠川芎各五錢以補虛黃連瀉心火條芩涼大腸枳殼寬大腸秦艽去大腸風防風為血症上使連翹為血症中使又能散經絡中火邪地榆為血症下使又能涼血升麻各一兩并散火邪又與白芷五錢引諸藥入大腸經絡蓋痔乃經絡病也共為末蜜丸或酒糊丸梧子大每五十丸漸至七八十丸溫酒下治痔漏通用及腸風下血○槐膽丹三月上巳日揀肥實槐子用瓷盆如法固濟埋背陰墻下約二三尺深預先取黑牛膽五六箇臘月八日取前槐子裝在膽內高懸陰乾至次年清明日取出磁器收貯每空心白湯下一日服一粒二日二粒漸加至十五粒止以後一日減一粒週而復始不問遠年近日痔瘡服之如神久服黑髮固齒○加味地黃丸熟地黃芪各一兩半槐花黃柏杜仲白芷各一兩山茱萸獨活山藥各八錢牡丹皮茯苓澤瀉各六錢白附子二錢蜜丸梧子大每五十丸空心米飲下五痔滋陰必用之○蝟皮丸槐花艾葉炒黃枳殼地榆當歸川芎黃芪白芍枯礬貫衆各五錢蝟皮一兩髮灰三錢猪蹄甲十枚炙乾皂莢一錠醋炙為末蜜丸梧子大每五十丸米飲下治諸痔出血裏急疼痛欲成漏者○釣腸丸瓜蔞蝟皮各二箇胡桃肉十五兩俱燒存性雞冠花五兩青礬煆白礬煆附子生各一兩白附子天南星枳殼半夏訶子各二兩為末醋糊丸梧子大每廿丸空心溫酒下治諸痔久漏脫肛腫痛或生瘡時有膿血及腸風下血虛寒經久不愈

漏無經利水而豚胃芎歸急補虛

○牽牛酒黑牽牛末一分入猪腰子內以線扎荷葉包慢火煨熟空心細嚼溫酒送下通行漏瘡中惡水自大腸出○豚胃丸蝟皮七錢牡丹皮黃連各一兩槐花一兩羌活六錢入猪肚內縫定煮爛去藥食肚如硬再服以患處軟方止或同藥為丸服亦可痔漏皆効○芎歸丸川芎當歸黃芪神麴地榆槐花各五錢阿膠荊芥木賊髮灰各一錢為末蜜丸梧子大米飲下五十丸治痔下血不止

漏賁內生肌而黃蠟黑玉自充鷇

○內生肌丸枯礬鹿角芝麻各一兩為末蜜丸梧子大溫酒下卅丸竅塞後去鹿角加象牙一兩黃蠟為丸常服斷根○加味蠟礬丸象牙五錢露蜂房姜蠶蛇退血竭木香各三錢乳香二錢白礬二兩為末黃蠟四兩為丸梧子大溫酒下廿丸治新久諸痛○黑玉丹蝟皮牛角腮各八兩猪蹄甲百枚雷丸芝麻各三兩槐角三兩頭髮敗棕各四兩苦練根二兩半溫入罐內燒存性取出入乳香一兩麝香四錢為末酒糊丸梧子大先嚼胡桃一枚溫酒下十五丸日二服甚者三服忌別藥治男婦痔漏腸風疼痛或穀道蟲痒不可忍○熏漏瘡方艾葉五倍子白膠香苦練根等分如燒香法置長桶內坐熏瘡處○洗漏瘡方露蜂房白芷或大腹皮苦參煎

湯煎洗候水出盡拭乾取向東石榴根皮爲末乾摻以殺淫蟲少頃傅藥○茵髮散人茵頭髮雞肶胵各等分俱燒存性入麝香輕粉少許爲末乾摻乾者麻油調搽治漏瘡惡瘡生肌裏欲乾者用之○蜂房散露蜂房炙黃三分穿山甲龍骨各一分麝香少許爲末臘月猪脂調傅濕則乾摻治久年漏瘡或暫瘥復發或移於別處○取漏蟲法用活黃鱔一條擲在地上就其盤曲處以竹釘五七枚釘穿以香油塗之覆瘡上着布繫定良久覺瘡痛不可忍取鱔入水中覺蠕動有如線之蟲未盡再覆如是者五六易後用乾艾煎湯入白礬三錢洗淨以黃連檳榔等分爲末熱之月餘方愈臁瘡亦宜○蝸牛膏蝸牛一錢片腦麝香各少許搗爛取汁敷瘡上痛止腫消○古熊水膏熊膽二分半冰片半分爲末用白雞膽三枚取汁或蝸牛田螺井水同調勻入罐內勿令泄氣臨卧以手指搽瘡上

陰瘡柏蛤銅綠妬精蘆膽以津調

柏蛤散黃柏以磁鋒刮末同蛤粉末等分摻上即愈蓋黃柏去熱蛤粉燥濕故也治下疳濕瘡○銅綠散五倍子五錢白礬一錢乳香五分輕粉一字銅綠少許爲末洗淨摻之治男婦陰部濕淹瘡○蘆膽散蘆甘石一兩半黃連八錢同入鍋煮一宿去黃連取甘石晒乾入片腦五分爲末乾摻治下疳瘡或湯泡少許洗一切眼疾○津調散黃連款冬花等分爲末先以地骨皮蛇床子煎湯洗拭淨後以津液調敷治妬精瘡臭爛膿汁淋瀝

陰蝕鳳衣旱螺截疳鸞管兼敷俵

○鳳衣散鳳凰衣煆黃連各等分輕粉片腦各少許爲末乾摻或鴨子清調治下疳痛腫瘡神効○旱螺散白田螺殼煆過入腦麝輕粉各少許爲末香油調搽下疳瘡上即愈○截疳散密陀僧白斂白芨黃丹各一錢黃連五分輕粉一分腦麝各半分爲末乾摻或維入瘡口以膏貼之治年深疳瘻瘡大効○鸞管散黃連大黃各二錢鸞管石赤石脂各五分雄黃一分片腦半分爲末津液調敷治病瘥後犯房玉莖皮破腫痛○洗下疳瘡藥黃連黃柏當歸白芷獨活防風朴硝荊芥各等分水煎入銅錢五十文烏梅五箇鹽一匙煎溫湯日洗五七次洗後用木香檳榔黃連銅青輕粉枯礬螺蛸各等分麝香少許爲末至夜敷上

補心硫鯉膿滯陰戶如淋

○補心湯人參茯苓前胡半夏川芎各三分陳皮枳殼紫蘇桔梗乾姜甘草各五錢當歸白芍各一兩熟地一兩半每四錢姜棗煎服治婦人陰戶生瘡或痛或痒如蟲行狀膿汁淋瀝陰蝕已盡治之當補心養胃如濕熱有蟲者去姜蘇參梗加苦參北艾桃仁吳萸水炒黃連○古硫鯉丸大鯉魚一箇去鱗皮入硫黃一兩黃泥固濟火煆烟盡爲末米糊丸梧子大每廿丸溫酒下如下血主蟲所下如柿汁臭穢及心中疼痛悶絕虛煩甚者不治

藿香養胃主瘡子宮可笑

○藿香養胃湯藿香薏苡仁神麴烏藥砂仁半夏茯苓白朮人參各五分蓽澄茄甘草各三分半姜棗煎服治陽明經虛不榮肌肉陰中生瘡不愈

止痒囊痒牡礬檳硫頭擦

牡礬丹牡蠣黃丹各二兩枯礬四兩爲末遇夜睡時用手捏藥於痒處擦之不一時又擦三四次後自然平服治陰囊兩傍生瘡或陰濕水出其痒甚苦夜則擦之無足後必自痛又兩股及腳心汗濕無可奈何者亦宜○硫檳散檳榔二箇破開以黃丹三錢合在內濕紙包煨蛇床子硫黃各四錢全蝎六箇輕粉青黛各五分麝香少許各爲末和勻再用少許清油調抹兩掌擦熱抱囊一頃次

□兩腿上。治陰囊上及兩腿上風濕瘡痒。

利囊濕，龍膽慢炒易瘳；黑龍湯：龍膽草炒黑、柴胡、木通、甘草節、當歸、金銀花、皂刺、赤芍、防風、黃連、吳萸水炒各等分，水煎服。一服腫痛止，後加川芎、茯苓。治陰囊腫痛，潰爛寒熱作渴。

附骨寒鬱，漏盧取以汗下。○漏蘆飲子：漏蘆、白斂、黃芩、麻黃、枳實、升麻、芍藥、甘草、朴硝各五分，大黃一錢，水煎熱服。治一切惡瘡毒腫，丹熘瘰癧，疔腫魚眼，五發癰疽，自醫吹妳初起，如傷寒表裏症具者宜服。

附疽濕熱，蒼柏加以青甘；青草蒼柏湯：蒼朮、黃柏各三錢，青皮一錢半，甘草五分。虛者加牛膝一錢，夏加黃芩八分，冬加桂枝五分；痛甚無汗加麻黃二分。水煎，入姜汁少許調服。治環跳穴痛不已。

大苦參吮人面於膝蓋。○大苦參丸：苦參四兩，防風、荊芥、白芷、川烏、赤芍、何首烏、獨活、山梔、川芎、牙皂、蔓荊子、茯苓、山藥、蒺藜、黃芪、羌活、白附子各一兩，草烏三錢，為末，麵糊丸梧子大，每三五十丸，空心溫酒茶清下。治人面瘡及臁瘡。

白膠香敷傷手於脛尖。白膠香散：白膠香、赤石脂、枯礬各五錢，黃柏、乳香、沒藥、輕粉各二錢，為末，乾摻，濕則油調敷。治諸瘡侵蝕，日久不愈，下注臁瘡，疼痛，內外踝生瘡。○謝傳傷手瘡方：豬屎火煅、檳榔各五錢，片腦五分，花椒、龍骨膏三分，有膿水加輕粉一錢，為末，乾摻，濕者麻油調搽。治手脛生瘡，腫痛作痒，抓破汁流，或打傷有瘡者尤妙。

外臁，龍骨、馬齒而窑土兼除濕熱；○龍骨膏：龍骨、乳香、沒藥、陀僧各二錢，海螵蛸一錢半，肥皂子燒存性五個，為末，用綿紙雙重，以針撞亂孔，清油調藥夾內，縛貼瘡上，隔日一番兩面貼之。○馬齒膏：馬齒莧煎汁一釜，澄去渣，入黃蠟三兩，慢火熬成膏，塗之。治卅六種風瘡，多年惡瘡，及臁瘡頑癬，白禿，杖瘡，從加梳垢，可封疔腫。○窑土膏：經年窑竈土燥濕，或只用竈心土、黃丹、輕粉、黃柏散熱，乳香、沒藥止痛，赤石脂生肌，各等分為末，清油調成膏，用傘紙夾住貼之，以絹縛定，縱痒不可動，直待臁瘡結痂去之，未愈再貼，先以茶清洗過，方貼。

內臁，油艾礬紙而黃蠟能補潰瘡。○桐油膏：桐油二兩，宣水毒，百草霜主肌止血，黃丹生肌止痛，髮灰補陰，冷者加鹿角灰、乳香各三錢，同熬成膏，攤油紙上貼之。血虛痛甚者尤宜。如經年紫黑者，先用爐灰膏去瘀。○斷艾膏：斷艾、川椒各五錢，水粉一兩，黃丹三錢，輕粉一錢，為末，熟桐油調膏，隔紙貼之効。○蠟礬紙：綿紙疊十二重，看瘡大小，剪成方塊，以紙撚釘住，卻用麻油二兩，入川椒四十九粒，慢火煎枯黑，去查，入槐枝四十九寸，煎枯黑，去查，入黃蠟一兩，枯礬一錢，輕粉二分，溶化，即入前紙，令油滲透，勿使焦黃，取起，貼時用槐枝葱椒煎湯洗，拭，取前紙齊當貼上，外另用油紙絣絹緊縛，過時取下近瘡紙二重，候紙取盡，則瘡全愈，其効如神。氣虛膿多者尤宜。○黃蠟膏：香油一兩，入胎髮如梅大，熬消化，入白膠香、黃蠟各一兩，溶化，入生龍骨、赤石脂、血竭末各一兩，攪勻，候冷，磁器收貯，每用捏作薄片，貼瘡上，外以箬葉絹綿縛之，三日後番過藥貼，以活血藥煎湯洗之。外臁亦妙。

瘡疥，活血四物、槿皮、首烏、當歸連歸可食。○活血四物湯：當歸、川芎、芍藥、生地各一錢半，桃仁九個，紅花一錢，蘇木八分，連翹、黃連、防風、甘草各六分，水煎服。治諸疥瘡經久不愈。○槿皮散：槿皮、枳殼各燒存性四兩，杏仁水煮熟、荊芥穗各二兩，炙甘草五錢，為末，每服二錢，溫好酒調下。治肺臟風毒，遍身瘡疥，及癮疹瘙痒，兼治面上粉刺風刺。○何首烏散：何烏首、荊芥、防風、蔓荊子、威靈仙、蚵蚾草、甘草各一兩，為末，白湯調服二錢。治脾肺風毒，頭面遍身癬疥瘙痒，及紫白癜風，肌肉頑麻等症。○當歸飲：當歸、白芍、川芎、生地、防風、荊芥、蒺藜各一錢，何首烏、黃芪、甘草各五分，姜煎服。治遍身疥癬，或腫或痒，或膿水浸淫，或發赤疹㾦瘟，皆心血凝滯，內蘊風熱所發。○當歸丸：當歸五錢，黃連一錢半，大黃二錢半，甘草一兩，為末，先以當歸蒸成膏，和丸胡椒大，每一二十丸，食前米飲下，漸加至利為度。治疥瘡血熱便秘，及疹痘已出，聲啞喘急，便秘等症。○連歸湯：黃連、當歸各一錢，連翹、黃芩各七分，甘草三分，黑瘦人合四物湯加大楓子、黃柏，肥白人加荊、防、羌活、白芷、蒼朮，取其能勝濕也，稟受實者合四物湯加大黃、芒硝，水煎服。治諸瘡痛。瘡疥摩風○一上吳茱剪草三黃硫黃任禿。○摩風膏：蛇床子五錢，大楓子十四箇，杏仁廿箇，枯礬、樟腦各二錢，川椒、輕粉、水銀各三錢，雄黃一錢半，銀硃一錢，為末，用烏桕油三兩，研勻為丸，彈子大，磁器收貯，每用少許，呵洋磊落之。治疥癬風癩，諸濕痒瘡，及婦人陰蝕瘡，漆瘡，火丹，諸般惡瘡。○一上散：雄黃三錢半，寒水石、白膠香、黑狗脊、蛇床子各一兩，枯礬、黃連各五錢，吳萸、硫黃各三錢，斑猫十四箇，為末，先以湯洗去瘡痂，然後用臘月猪油調于掌上擦勻，鼻中嗅二三次，却擦上，一擦即愈。治濕疥腫痛，作痒臭爛。○吳茱萸散：吳萸、白礬各二錢，寒水石二錢半，蛇床子三錢，黃柏、大黃、硫黃、輕粉各一錢，檳榔一箇，樟腦五分，為末，香油調敷。治乾疥及春月發者，宜此開鬱為主。○剪草散：寒水石、蕪荑各二錢，剪草、枯礬、吳萸、黃柏各一錢，蒼朮、厚朴、雄黃各五分，蛇床三錢，輕粉一錢，為末，香油調敷。治沙疥。○三黃散：黃芩、黃連、大黃各三錢，蛇床子、寒水石各三兩，黃丹五分，白礬一錢，輕粉、白芷、無名異、木香各少許，為末，須先洗刺破，油調敷之。治濃窠瘡，退熱消腫止痛，乾膿結痂。○硫黃餅：礬製硫黃一兩，為末，用水調成餅，貼磁器碗底，覆轉，用蘄艾一兩，川椒二錢，為末，火燃熏乾硫黃，臨用先以柳、桃、桑、槐、楮五枝煎湯洗拭，然後用麻油調硫黃末搽之。治虫瘡及冷瘡，喜就火炙湯泡者。○抑考退熱，治乾痒出血，須用芩、連、大黃，或松香、樟腦；退腫止痛，須用寒水石、白芷；止痒殺虫，用狗脊或蛇床子、枯礬；殺虫用蕪荑、水銀、硫黃，甚者加藜蘆、斑猫；乾膿用無名異、松皮炭；頭瘡加黃連、方解石；脚上用黃柏；陰囊用吳萸；紅色用黃丹；青色用青黛；喜就火與熱湯，用硫黃；濕瘡用香油調，乾瘡用猪油調。頑癬浮萍為君。○頑癬丸：浮萍、蒼朮、蒼耳各一兩，苦參一兩半，黃芪五錢，香附二錢半，為末，酒糊為丸，白湯下。○古浮蛇丸：浮萍半斤，烏梢蛇三錢，為末，蜜丸重六錢，三日服一丸，用風藥洗身上，隨量飲酒嚼下，取汗。九日服三丸，大麻風癬亦効，忌鹽。血風馬莧可餌。○天馬齒膏：馬齒莧焙乾五錢，黃丹、黃柏、枯礬、兒茶各三錢，輕粉一錢，為末，生桐油調攤油紙上，用葱椒煎湯洗淨患處貼之。治兩足血風瘡粉，兩足背風濕瘡痛痒至骨，皆効。癩風初起吐下。○醉仙再造莫遲疑。○醉仙散：胡麻子、牛蒡子、蔓荊子、枸杞子各一兩，俱炒紫色，白蒺藜、苦參、瓜蔞根、防風各五錢，輕粉四錢，為末，每一錢，早午晚各茶清調服，服後五七日間，先於牙縫內出臭涎，渾身覺疼，昏悶如醉，後利下臭屎膿血為効，量大小虛實服之。治大風瘡遍身癮疹，搔痒麻木，或去輕粉，量體加芩、連可調理餘毒。○再造散大黃、皂刺各一兩，白牽牛六錢，鬱金五錢。一方無此二味，為末，每五錢或二錢，五更酒調，面東服之，當日利下惡物，或膿或虫，如虫嘴黑色是多年，赤色是近日。數日後又進一服，去虫積盡乃止。大治癩風惡疾。

大麻紫雲補瀉參蛇蠲痺換肌骨。

○大麻風丸苦參三斤，羌活、獨活、白芷、白斂、白蒺藜、天花粉、何首烏各四兩，皂刺、蝦、當歸各半斤，為末，用皂角五斤切細，溫水浸五日，去渣，慢火熬成膏，和丸梧子大，每百丸，空心酒下。治大麻風初起，遍身瘡點五色，不知痛痒，手足麻木等症。○紫雲風丸何首烏四兩，五加皮、姜蠶、苦參、當歸各二兩，全蝎一兩半，牛蒡子、羌活、獨活、白芷、細辛、生地、漢防己、黃連、芎藭、蟬退、防風、荊芥、蒼朮各二兩，為末，煉蜜或酒糊丸梧子大，每七十丸，溫酒米飲任下。治血分受濕，遍身發紫血泡，痛痒有蟲，苦白水疱則為天疱瘡，乃此類之輕者。○補氣瀉營湯升麻、連翹各六錢，蘇木、當歸、黃連、黃芪、全蝎、地龍各三分，黃芩、生地各四分，人參二分，甘草一分半，桔梗五分，桃仁二枚，水酒各半煎，減半，入麝香少許，胡桐淚一分，虻血、水蛭各三枚，白豆蔻二分，再煎熱服。或為丸亦好。治大風滿面連頸極痒，眉脫鼻崩，膚敗，宜辛溫散血，甘溫補氣，兼瀉胃熱、心火，以止痒補肺，以升陽，外用針砭去惡血。忌酒麵生冷物。○活神丹羌活、玄參、當歸、熟地各等分，為末，蜜丸梧子大，每五十丸，空心白湯下。大風病血虛者可常服之。○加味苦參丸苦參一斤，防風、荊芥、蒼耳子、胡麻子、皂刺各十兩，蔓荊子、牛蒡子、黃荊子、枸杞子、何首烏、禹餘糧、蛇床子各三兩，白芷一兩半，為末，用皂角煎膏和丸梧子大，每五十丸，茶酒任下。治大風瘡及諸風赤白癜風。○單苦參酒苦參半斤，洗淨剉碎，將絹袋兜浸酒二埕，春冬浸一月，秋夏浸十日，每飲一小鐘，日三次，大能消一切風熱瘡毒，理脾補心，養氣瘡科聖藥。如酒盡，以苦參晒乾為末，酒糊丸服，尤妙。○三蛇丹土桃蛇、烏梢蛇、白花蛇各一條，苦參四兩，為末，用皂角煎膏為丸梧子大，每六七十丸，煎防風通聖散下，粥飯壓之，日三服，三日一洗，乃安。治大風手足麻木，髮脫眉落，遍身瘡疹瘙痒，一切疥癩風痰皆效。○白花蛇丸白花蛇一條，當歸二兩，川芎、白芍、生地、防風、荊芥、酒芩、連翹、胡麻子、何首烏、升麻、羌活、桔梗各一兩，為末，將浸蛇酒和水打糊丸梧子大，每七十丸，茶清下。治頭面手足白屑瘡痒，皮膚皺燥。○蠲痺散羌活、獨活、皂刺、白芷各五分，當歸、白朮各一錢半，赤芍一錢，土茯苓五錢，水煎服。治癩風肢節拳攣，宜此養血祛風。○換肌散烏梢蛇、白花蛇、地龍各三兩，細辛、白芷、天麻、蔓荊子、當歸、苦參、威靈仙、荊芥穗、甘菊花、紫參、沙參、木賊、不灰木、炙甘草、沙苑蒺藜、天門冬、赤芍、定風草、何首烏、石菖蒲、胡麻子、草烏、蒼朮、川芎、木鱉子各一兩，為末，每五錢，溫酒調服。治癩風年深不愈，以致眉髮脫落，鼻梁崩損，重者方可服之。○換骨丸苦參、浮萍各一兩半，大黃、槐花、白芷、川芎各一兩二錢，蒼朮一兩，乳香、沒藥、沉香、木香各三錢，麝香五分，為末，用麻黃五斤煎膏和丸彈子大，每一丸，臨臥溫酒化下，忌風二三日。兼治一切疥癩風疾。一方去蒼、麝，加當歸、防風、甘松、白花蛇，尤妙。○凌霄花散凌霄花五錢，蟬退、地龍、姜蠶、全蝎各七枚，為末，每二錢，溫酒調服，服後於浴室中住在湯內一時許，服藥則効。治諸癩風症。○浴癩方用桃、柳、桑、槐、楮五枝各一斤，煎濃湯一桶，先漱喉，半溫坐桶內半時，頃浸洗一日，一月洗兩次，極妙。一切瘡疽亦効。

楊梅輕減通聖丸搽洗何須幾

上海埽葉山房校印

遺。加減通聖散防風白鮮皮赤芍連翹黃芩各八分，牛蒡子一錢，金錢花三分，山梔歸尾各五分，荊芥槐花各四分，姜蠶甘草各二分，水煎服。如初起便秘，加酒大黃一錢半；便難加皂子三分；胃弱食少，加白朮一錢，陳皮半夏各五分；頭上多加川芎八分，薄荷一分；下部多加牛膝黃柏各四分；遍身多加木通桔梗地骨皮各六分；心火加黃連；腎火加玄參各四分；氣虛加參芪；血虛加熟地各六分；久虛便利加硬飯五錢。○加減通聖丸即前方共半斤，再加苦參半斤，為末，酒糊或蜜丸梧子大，每七十丸，空心米飲溫酒任下。○搽藥杏仁十四枚，針挑火上燒半生半熟，輕粉一錢，片腦二厘，為末，猪胆汁或香油調搽，不畏痛者加膽礬三分，摩風膏亦好。○洗藥王地骨皮荊芥苦參細辛各五錢，煎湯先熏後洗，遍身出汗為効，如洗務要湯寬浸洗，良久方住。

楊梅重多。化毒散吹藥限定三日。

○化毒散王大黃一兩，解熱毒；穿山甲五錢，虛者三錢，解毒；姜蠶三錢，去風；蜈蚣一條，去蟲；歸尾五錢，破血，為末，每二錢，酒調，日二服。○吹藥黑鉛八分，溶化入水銀一錢，同結成餅，銀硃一錢半，炒明礬雄黃各一錢，為末，棗肉搗勻，分作六丸，每用一丸，放火罐內，令病人以巾包頭，日吹服，看其藥丸，待烟盡則止，當日早午晚各吹一丸，次日早午吹二丸，第三日只早吹一丸，吹後三五日或日流涎，以黃連綠豆煎湯解之。又服化毒散三日後，以加減通聖散丸調理斷根。

皂刺皂根。頑癬筋疼可祛。

○皂刺丸皂刺一兩，桑寄生、何首烏、石南藤、白蒺藜、五加皮、地骨皮、白鮮皮各七錢，草烏、枸杞、牛蒡子、歸尾、五靈脂、蔓荊子、胡麻子、防風、苦參、虎脛骨、地龍、京墨、木鱉、天花粉各五錢，白膠香、乳香、沒藥各二錢，痛甚加麝一字，為末，麵糊為丸梧子大，每五十丸，硬飯湯下，日二次服，兩月斷根，忌向肉魚腥房事。治遠年楊梅癬癬頑瘡筋骨疼痛。○皂根丸當歸二兩，黃芪一兩半，人參、蘄艾各一兩，麻黃五錢，皂角樹根皮四兩，為末，蜜丸梧子大，每五十丸，土茯苓煎濃湯下，治楊梅風毒。

仙粮象牙。大楓癩瘡如失。

○仙遺粮湯土茯苓一兩，乾者七錢，防風、木瓜、木通、薏苡仁、白鮮皮、金銀花各五分，皂子四分，水煎，空心日三服。治楊梅風毒及誤服輕粉，以致癱瘓筋骨疼痛，不能動履，或壞肌傷骨者，服此除根，永無後患。凡患下疳瘡者，宜此預防之，如氣虛加參芪，血虛加芎歸熟地、牛膝，肺熱去土茯苓，倍薏苡仁、金銀花。○仙遺粮丸土茯苓一斤，防風、木通、薏苡仁、防己、白茯苓、金銀花、木瓜、白鮮皮、皂刺各五錢，白芥子四錢，當歸身七錢，為末，蜜丸，或浸酒服，忌生冷魚雞煎炒茶酒房室十餘日。治楊梅瘡後腫塊或癱，如虛弱者加人參五錢甚妙。○單仙遺粮丸一味為末，蜜丸梧子大，每五十丸，川椒煎湯下。治楊梅瘡或鼻崩眉落，筋緩骨拳者皆効。○象牙丸象牙三錢，鱉甲、蝟皮各一箇，為末，棗肉丸櫻桃大，每一丸，空心小便化下，服七日後仍用三味為末，猪胆汁調敷。海楊梅瘡成漏。○大楓丸大楓子肉半斤，荊芥、當歸、苦參各一兩半，羌活、獨活、防風、蟬退、全蝎各一兩，為末，用大楓子殼煮汁，和碗米糊丸梧子大，每百丸，日三次，溫酒下。但大楓子性熱燥，痰傷血，服多病愈失明，用者慎之。○取輕粉法用開口川椒，每空心以土茯苓煎湯吞下卅粒，即刲輕粉於椒內，從大便出，洗起川椒服至椒內無輕粉乃止。○治天泡瘡方用野菊花、棗木根煎湯洗，洗後用防風通聖散同蚯蚓泥為末，略炒，蜜調敷之，極妙。或只用黃柏、滑石為末，油調敷之。如從肚皮上起者裏熱發外宜内服防風通聖散加減 提疔奪金外治十種有三 提疔錠子雄黃硃砂各三錢青鹽砒霜白丁香輕粉斑貓各一錢半蟾酥麝香各一兩草麻子百粒為末用黃蠟溶化和丸梧子大捻作錠子用針刺破疔頭於一錠於疔上又刺四邊五七下令惡血出為妙却用水粉膏貼之內服奪命丹治疔瘡危篤發昏兼治瘰癧○奪金丹用明礬四兩溶化入黃丹二兩銀釵攪之慢火熬令紫色先以針週迴挑破用津液調軟數度無令瘡乾其疔即潰如不潰入信石一錢雄黃硇砂各五分貼之即潰治一十三種疔瘡 追疔保生接命奇功第一 追疔湯羌活獨活青皮防風黃連赤芍細辛甘草節蟬退姜蠶獨腳蓮各五分先將澤蘭葉金銀花金線重樓各一錢生姜擂酒或搗水入酒熱服然後用生姜十片水酒各半煎前藥熱服衣覆取汗如有膿加首烏白者要加加青木香大黃在腳加木瓜病減後前藥加大黃二錢以去餘毒○保生錠子蟾酥三錢雄黃二錢為末用青桑皮二兩同搗如泥為丸六分重捻作錠子硃砂為衣陰乾如疔瘡用冷葱湯磨服八分仍用冷葱湯漱口嚥下外用針刺開疔頭將錠子一分填入疔內被蓋出汗二日爛出即愈如背發亦用冷葱湯磨服再磨二分敷患處被蓋出汗其患即愈體虛清貴及婦人胎前產後毒淺者最宜○蟾肝丸端午日取蟾用一具入雄黃五錢搗丸菉豆大硃砂為衣每三丸葱酒下善能發汗解毒如痘疹不出用胡荽酒下最妙○奪命丹蟾酥硃砂雄黃膽礬血竭乳香沒藥各三錢蜈蚣麝香各五分細辛全蝎蟬退穿山甲姜蠶牙皂各六錢白礬用信少許同括去信不用片腦各五分為末端午日用酒糊丸菉豆大每三丸用葱酒一小鍾吞下被蓋出汗或汗或不汗再進一丸服後吃白粥調理忌黃瓜水茄一切動風之物治癰疽發背疔瘡乳癰魚口便毒一切無名腫毒及小兒驚風亦効奪飛龍奪命丹○一捻金即前奪命丹為末每服二三丸溫酒調下如服奪命丹後毒未盡起再用此末灌之惟疔瘡服此藥後身京者即死○治疔單方蒼耳草一握生姜四兩同搗爛入生頭酒一碗去渣熱服大汗即愈或以菉豆野菊花為末酒調飲醉睡覺痛定熱除外用蒼耳根莖苗子燒灰為末醋泔或澱調塗疔上毒根即出山鄉疔腫初起緊急無奪命丹者用此更快又或無蒼耳處用烏桕葉搗汁一二碗頓服得大便利為妙冬月用根研水服之以利為度食災牛馬患者尤効○五聖湯大黃金銀花甘草各一兩瓜蔞一箇皂刺二兩每用生姜一兩酒煎服一方去皂刺加當歸赤芍枳殼治一切疔腫癰疽初覺憎寒頭痛○蜂蛇散上蜂房一窠蛇退一條共入罐中鹽泥固濟火煅存性為末每一錢空心酒調服少頃腹中大痛痛止疔瘡化為黃水體實者後服五聖湯 折傷損內雞鳴花蘂石堪消 雞鳴散大黃一兩桃仁七粒歸尾五錢酒煎五更雞鳴時服取下惡血即愈治墜壓傷損瘀血凝積痛不可忍若氣絕不能言者急以小便灌之即甦○花蘂石散硫黃四兩花蘂石一兩為末入瓦罐內鹽泥固濟晒乾安四方磚上以炭火自巳午時煅至經宿候冷取出研細磁罐盛之如一切金刃及打撲身體出血者急於傷處摻藥其血化為黃水如內傷血入臟腑熱煎童便入酒少許調服一錢立効如牛腸出不損者急送入用桑白皮或生白麻為線縫合肚皮縫上摻藥血止立活並不得封裹瘡口恐作膿血如瘡乾以津液潤之然後摻藥如婦人

產後敗血不盡惡露奔心胎死腹中胎衣不下並用童便調服○人中白散火煆醋淬為末每五分酒調服治閃挫跌撲傷骨極重者

○單折傷見紅歸鬚蝦霜可塗

○當歸鬚散歸尾一錢半紅花八分桃仁七分甘草五分赤芍烏藥香附蘇木各一錢官桂六分水酒各半煎空心服治打撲以致氣凝血結胸腹脇痛或寒熱如挫閃氣血不順腰脇痛者加青皮木香脇痛加柴胡川芎○古蝦霜散蝦粉百草霜各等分為末每一二錢糯米飲調服側柏枝研汁尤効治傷損大吐血或因酒食飽低頭掬損吐血過多并血妄行口鼻俱出但聲未失者皆効如鼻衄血衄及炙瘡出血並用乾摻立止○古烏附湯烏藥一錢香附二錢甘草三分為末淡鹽湯調服治跌撲吐衄不止又能調中快氣治心腹刺痛

定痛應痛稱陣王

○乳香定痛散乳香當歸白朮各二錢白芷沒藥甘草羌活人參各一錢為末每二錢溫酒并童便調服治打撲墜墮傷損一切疼痛如血虛者去羌參加川芎芍藥生地牡丹皮○應痛丸草烏八兩生姜生葱各一斤同搗淹兩宿焙蒼朮破故紙骨碎補各八兩穿山甲小茴各六兩為末酒糊丸梧子大每五十丸溫酒米飲任下忌熱物治折後為四氣所侵手足疼痛○陣王丹大黃一兩石灰六兩同炒灰紫色為度去火毒歸過敷傷處立効一方加小兒髮灰乳香沒藥蒲黃各少許為末用未開眼老鼠子和藥搗爛陰乾為末不問刀箭出血木石損傷敷之如神且免破傷風症

夾骨接骨見醫林

○夾骨法小蝦蟆四五箇皮硝三分生姜一兩酒糟一碗腫者加紅內消同搗爛敷手足折傷之處一方用菉豆粉一味炒令紫色以熱酒同熱醋調敷損處用竹紙蓋貼將杉木皮或桑皮二片夾定其効如神○小麯散小麥麯鍋煤各五分狗頭骨乳香五倍子各一分為末用熱酒調敷痛處不可敷破處重者加天靈蓋少許尤妙爛者只用鳳尾草一味搗爛敷之或以此草煎湯洗亦好○接骨紫金丹土鱉自然銅骨碎補大黃血竭歸尾乳香沒藥硼砂各等分為末每八厘熱酒調服其骨自接治跌打骨節瘀血攻心發熱昏暈及瘀血自下吐血等症如遇經事不調每服加麝七厘即通○接骨丹乳香沒藥各五錢自然銅一兩滑石二兩龍骨赤石脂各三錢麝香一字為末用好酒三碗煮乾就炒燥為末化黃蠟五錢為丸彈子大每一丸酒煎用東南柳枝攪散熱服若骨已接去石脂龍骨臨臥含化一丸亦妙○麻藥方牙皂木鱉紫金皮白芷半夏烏藥土當歸川芎川烏各五兩草烏小茴坐拏草酒煮熟各一兩木香三錢傷重手近不得者更加坐拏草草烏及蔓陀羅花各五錢並無製煆為末諸樣骨碎骨折出臼窩者每服二錢好紅酒調下麻倒不識痛處或用刀割開或剪去骨鋒以手整頓骨節歸原用夾夾定然後醫治如箭鏃入骨不出亦可用此麻藥或鉗出或鑿開取出後用鹽湯或鹽水與服立醒○鬭齒方點椒五錢天靈蓋紅內消白芷各二錢為末齒動摻上即安或已落有血絲未斷者亦可摻藥齒齦間鬭之○接指方蘇木為末敷斷指間接定外用蠶繭包縛完固數日如故亦治刀矢所傷者

破傷鬭關定搐蜈蝎星風及二烏

○蜈蚣散蜈蚣二條江鰾三錢無江鰾以全蝎代之為末每一錢防風羌活煎湯調服治破傷風搐搦角弓反張外用擦牙或吹鼻亦好如表解不已傳入裏者當服江鰾丸○單全蝎散蝎梢七箇為末熱酒調服凡患破傷風症非此不除○古星風散南星防

風各等分為末，如破傷及金刃傷，或打撲內有損傷，以藥末敷傷處，然後以溫酒調下一錢。如牙關緊急，角弓反張，及打傷欲死，但心頭微溫者，以童便調灌二錢，并進二服。如顛犬咬，先以口含漿水洗拭，搽之，更不作膿，大効。蓋南星為防風所製，服之不麻。○三烏丸 生川烏、白芷、天麻各二錢，生草烏、雄黃各一錢，為末，酒糊丸梧子大，每十丸溫酒下。治破傷風角弓反張，牙關緊急。○烏蛇散 烏梢蛇六錢，麻黃一兩，草烏、乾姜、附子、川芎、白附子、天麻各五錢，蠍梢二錢半，為末，每一錢熱酒調，日三服。治破傷風及洗頭風。**破血止血定疼，蠐螬魚膠與甲賓。**○蠐螬酒 破傷初覺有風時，急取熱糞堆內蠐螬蟲一二箇，用手捏住，待蟲口中吐些小水，如緊急只剪去尾，將腹內黃水抹瘡口內，滴些小入熱酒內飲之，身穿厚衣，片時瘡口覺麻，兩脇微汗，風出立効。虎咬亦宜。○魚膠散 魚膠燒存性，為末，入麝香少許，每二錢熱酒米飲任下，亦可溶化外敷。治破傷風口噤強直。○硃砂指甲散 人手足指甲燒存性六錢，硃砂、南星、獨活各二錢，為末，分作三服，熱酒調下。治破傷風手足顫掉不已。**表熱瓜石，小芎而半表無汗，審羌榆。**○瓜石湯 瓜蔞仁九錢，滑石一錢半，南星、蒼朮、赤芍、陳皮各一錢，黃連、黃柏、黃芩、白芷各五分，甘草二分，薑煎服。治破傷風發熱。○小芎黃湯 川芎五錢，黃芩三錢，甘草一錢，水煎服。治破傷風表熱。○羌麻湯 羌活、麻黃、菊花、川芎、石膏、防風、前胡、黃芩、細辛、枳殼、茯苓、蔓荊子、甘草各五分，白芷、薄荷各二分半，姜煎熱服。治破傷風半表半裏無汗。○榆丁散 地榆、紫花地丁、草、防風、馬齒莧各等分為末，每三錢溫米飲下。治破傷風半表裏，頭微汗，身無汗，不可發汗者宜此。**裏實江鰾，大芎而臟和養血兼防朮。**○江鰾丸 野鴿糞炒、江鰾燒、姜蠶各五分，雄黃一錢，蜈蚣二條，天麻一錢，為末，分作二分，糯一分燒飯為丸梧子大，硃砂為衣；糯一分加巴霜二分半，飯為丸。每用硃砂藥廿丸，加巴霜藥一丸，二服加二丸，至便利為度，再服硃砂藥，病愈即止。治破傷風驚而發搐，臟腑秘澁，邪在裏者宜此下之。○大芎黃湯 川芎一錢，大黃、羌活、黃芩各二錢，水煎服。治破傷風二便秘赤，自汗不止。○養血當歸地黃湯 當歸、川芎、生地、芍藥、藁本、防風、白芷各一錢，細辛少許，水煎服。治病久氣血漸虛，邪氣入胃，宜此養血榮筋。○白朮防風湯 白朮、黃芪各二錢，防風四錢，水煎溫服。治破傷風發表過多，臟腑和而自汗不止者宜。**通用忍冬或丸或散。**○忍冬藤湯丸 忍冬藤五兩，甘草節一兩，或加黃芪、當歸各五兩尤妙，入砂鍋內，水二碗慢火煎至一碗，入酒一大碗，煎數沸，作三次溫服，一日夜喫盡。如病重，一日夜服兩劑，候大小腸通利為藥力到。外用忍冬藤連花葉木杵搗爛，入酒少許，敷瘡四圍，留中以泄毒氣。治一切癰毒外發內疽，及婦人乳癰，常服托裏消毒。一方用忍冬根藤花葉，貫罐內，以酒浸之，糠火煨一宿，取出晒乾，入甘草少許，為末，酒糊丸梧子大，每百丸溫酒米飲任下。消渴後宜服此，免藥預防發癰，亦主痔漏根。**施黃蠟加礬加葱。**○蠟礬丸 黃蠟二兩溶化，待溫入明礬末四兩，和勻，眾手急丸梧子大，每卅丸，食前酒下，日二服。定痛生肌，護膜止瀉，消毒化膿，及諸內癰排膿托裏之功甚大。或金石補藥發疽，非此莫治。若遍身生瘡，狀如蛇頭者，每服百丸，大有神効。若蛇蝎及一切毒蟲所傷，溶化熱塗患處，內更服之，其毒即解，為外科癰疽之要藥也。服至三四後愈見其功癰毒潰後服之甚穩腸癰瘰癧及内科心痛尤効如漏瘡用丸浴化加雞膍胵髮灰末和勻成條塞入漏孔○葱礬丸端午午時取明礬為末晒乾磁器貯之遇腫毒初起用末三錢和葱白搗勻酒調服盡量一醉或吐以茶壓之或飯與葱搗丸服亦可外用礬末五錢麝香一分取蝦蟆腸肚和藥搗疊敷瘡四圍一日夜即愈治諸腫發背一切惡瘡返魂湯既可加減赤芍木通白芷何首烏枳殼小茴烏藥當歸甘草各五分水酒各半煎湯便隨症用之治血氣逆於肉理故令壅結癰疽最宜調和榮衛但此方宜與内托十宣散相間用之並加忍冬藤最治内癰但當審其虛實或通或補補則用附子通則用大黃如不明虛實則此方亦能通順可無他變惟流注加獨活毒重加穿山甲全蝎蟬退連翹隨症加減化毒丸仍要折衷大黃牽牛槐花白芷穿山甲蜈蚣姜蠶全蝎雄黃硃砂蟾酥明礬鉛丹各等分為末米糊丸梧子大每八丸葱酒下癰疽初起用之發汗如神痛極乳香内服口渴竹芪見效○乳香止痛散粟殼六兩白芷三兩炙甘草陳皮各二兩没藥乳香各一兩丁香五錢每五錢水煎服治瘡腫疼痛不止○竹葉黃芪湯淡竹葉生地各一錢黃芪潰麥門冬當歸川芎甘草黃芪芍藥人參半夏石羔各五錢水煎服治癰疽氣血虛胃火盛而作渴等症甚聖愈作主食少參芪收功○聖愈湯生地熟地川芎人參各五錢當歸黃芪各一錢水煎服治癰疽膿水出多心煩睡卧不安五心煩熱等症○人參黃芪湯人參白术陳皮蒼术麥門冬當歸各五分黃芪一錢升麻六分黃柏四分神麯三分水煎服治潰後少食不眠發熱等症蒜豉灸以拔毒○隔蒜灸法先以濕紙覆上立候紙先乾處為瘡頭記定然後用獨蒜去兩頭切中間三分厚安瘡頭上用艾炷於蒜上灸之每五炷換蒜再灸如瘡大有十數頭作一處生者以蒜搗爛攤患處鋪艾灸蒜敗再換治一切癰疽腫毒大痛或不痛或麻木若痛灸至不痛不痛灸至痛其痛乃隨火而散此拔引鬱毒從治之法有回生之功若瘡色或白或紫不起發不大痛不作膿不問日期最宜多灸未成者消已成者殺其大勢○豆豉餅淡豆豉為末用唾津或漱口水和作餅如錢大半分厚置患處以艾炷餅上灸之餅乾又易治癰疽腫硬不潰潰而不斂并一切頑瘡惡瘡未成即消已成即潰不斂者血氣虛敗也桑葱熨以祛風○桑枝灸法治發背不起發不腐用桑枝燃着吹息火焰以火頭灸患處日三五次每次片時取瘀肉腐動為度若腐肉已去新肉生遲宜灸四圍陰瘡瘰癧流注臁瘡寒邪所襲久不愈者尤宜用之未潰則拔毒止痛已潰則補接陽氣其陽症腫痛甚或重如負石初起用之水出即消其經數日者用之雖潰亦淺且無苦楚○葱熨法生葱搗爛炒熱頻熨患處至冷再換治流注結核骨癰鶴膝等症尤用隔蒜灸餘腫尚存用此熨之以助氣血行壅滯其功甚大又跌撲損傷止痛消腫散血之良劑也洗毒肉汁易求○洗毒散蛇床子地骨皮紫花地丁草麻黃荊芥防風枯礬各三錢葱白三根水三碗煎至二碗於無風處洗之治諸般惡瘡及風濕陰蝕瘡○肉汁湯白芷甘草羌活蜂房黃芩赤芍當歸各一錢用猪蹄爪肉一斤者汁分二次去油花肉查方入前藥煎十沸候溫以絹蘸湯揩洗惡血隨洗而下忌風冷婦人猫犬治一切瘡疽有口點於爐灰當審

爐灰膏 用響鐄爐內灰一升半風化石灰一升炒紅以竹箕盛貯用滾湯三碗慢慢淋自然汁一碗銅鍋盛慢火熬如稀糊先下巴豆末次下蟾酥各二錢白丁香末五分炒石灰一錢攪勻再熬如乾麵糊取起候冷以磁罐盛貯勿令泄氣每用時以簪頭挑少許於指甲上研口呵氣調勻如泥將患處用針撥開以藥點之治一切無名腫毒惡瘡及外治瘰癧氣粟除瘤點痣等症有膿者潰無膿者就散惟好肉及眼上忌用如點瘰癧去蟾酥加輕粉一錢畏痛加乳香沒藥各一錢尋常消瘤點痣只用灰膏不必加藥○去惡散 雄黃一錢巴豆一箇同研如泥入乳香沒藥各末少許又再研勻如諸瘡毒有惡肉不能去者每取少許點上即去

敷分陰陽。

陰陽散 赤芍生血止痛去風白芷去風生肌止痛石菖蒲和氣行血能破腫硬五倍子消腫生肌各二兩獨活三兩止風動血紫荊皮五兩破氣逐血消腫為末蔥酒或醋調敷治癰疽腫毒流注此藥平和故曰陰陽○抑陽散 天花粉三兩姜黃白芷赤芍各一兩為末茶湯任調敷治癰疽屬陽症○抑陰散 草烏二兩白芷赤芍南星各一兩肉桂五錢蔥湯或煎酒調敷治癰元氣虛寒腫不消散或不潰斂或筋攣骨疼一切冷症神効○雞血散 用雄雞剪去冠尖少許倒提滴血瘡上血盡再換不過五六雞痛止毒消其瘡自愈內以人參六兩分作六次盡日煎服治癰疽屬陰症○鐵桶散 乳香沒藥大黃黃柏黃連南星半夏防風羌活皂刺木鱉子瓜蔞根阿膠甘草節黃烏各等分為末醋調成膏砂鍋內火熬黑色敷之寒者熱用熱者寒用治癰疽腫痛赤暈散漫及諸般瘡癤○鐵井欄 芙蓉葉重陽前採蒼耳葉端午前採燒存性為末蜜水調敷一切腫毒背癰以此藥圍定不復畔開○單巴豆膏 巴豆炒焦研如膏須臨用製之庶不乾燥如發背中央肉死塗之即腐未死塗之生肌惡瘡臁瘡久不收斂內有毒根以紙燃蘸藥納之根去即斂元氣虛弱或因尅伐胃氣以致毒氣散漫中央肉死急服大補之劑中塗三四寸許至五六日赤黯之界自判紋如刀割狀中央漸潰若脾氣大虛肉不知痛急補脾胃肉多復生○單小粉膏 用隔年小粉愈舊者愈好不拘多少入鍋炒之初炒如餳炒久則乾成黃黑色候冷為末陳米醋調冷稀稠得所以磁罐收貯如一切癰疽發背無名腫毒初發焮熱未破者量所腫大小用厚皮紙離開中剪一孔以泄毒氣貼上即如水冷疼痛即止少頃覺癢不得搔動久則腫痛自消其効如神○單糯米膏 揀淨糯米三升入磁盆內於端午前四十九日以冷水浸之一日兩度換水時以轉手潤轉勿令米碎至端午日取出用絹袋盛之風乾每旋取少許炒黑為末冷水調成膏量瘡口大小貼之綿帛包定直候瘡愈為度若金瘡誤犯生水瘡口作膿急以此藥裹定腫處已消直至瘡愈若癰疽毒瘡初覺焮腫咽腮並貼項下及腫處若竹木簽刺入肉者臨臥貼之明日其刺出在藥內若貼腫毒乾即換之常令濕為妙惟金瘡水毒不可換恐傷瘡口

線有三品

上品錠子 專治一十八種痔漏紅礬二兩半乳香沒藥硃砂各三錢半黃五分半硇砂一錢熟四分生白信火煅一兩○中品錠子 專治翻花癭瘤等症白礬三兩八錢半乳香沒藥各五錢半硃砂三錢半黃七分半硇砂五分熟五分生金信一兩半火煅黑烟止用淡清烟○下品錠子 專治發背疔瘡等症紅礬三兩二錢乳香六錢沒藥五錢硃砂三錢半黃四分半硇砂二錢四分半熟半生白信三兩火煅黑烟盡半日取起用各依法製為末麵糊和丸

撚成錠子，看瘡漏大小深淺插入錠子，如肉內黑色，勿上生肌散，直待黑肉去盡，方可上生肌散。若瘡無頭者，用太乙膏加厚藥一粒貼之。白礬二兩，乳香三錢二分，沒藥三錢七分，硃砂四分，牛黃五分，白信二兩，火煅烟盡，半日取用。巴霜三錢，白丁香二錢半，姜黃二錢半，為末，或唾津調敷，一日換三次，但瘡破插上前錠子。○通用青金錠子：銅綠三錢，青礬、膽礬、輕粉、砒霜、白丁香、苦葶藶各一錢，片腦、麝香各少許，為末，麵糊或煉蜜加白芨末為錠子，如麻黃大，二三寸長，看瘡口深淺插入。疼者可治，不痛者不治。如閉瘡口，用生砒去死肉，用煅砒生好肉，去砒加枯礬。○取久疽久痔漏中朽骨法：用烏骨雞脛骨，以信石實之，鹽泥固濟，火煅通紅，地上出火毒，取骨為末，飯丸如粟米大，以皮紙撚送入竅內，外用膏藥封之，其骨自出。

取膿射膿透膿

○隔皮取膿法：驢蹄肉焙、蕎麥粉炒各一兩，白鹽五錢，草烏四錢，為末，水調作餅，慢火炙微黃色，去火毒，為末，醋調成膏，攤厚紙上，貼患處，水自毛孔而出，其腫自退，諸般腫毒皆効。○射膿法：枯礬、黃丹各一錢，砒霜五分，為末，麵糊為丸，撚作錠子，每用粘藥於頭欲出處，以膏貼之，自潰。治諸瘡癰膿水已成，即當針開決出陳臭惡瘀，若惡瘀不出，須當用此藥以射其膿。○又方：用陳壞米一錢，硇砂五分，白丁香廿一粒，為末，粳米粥丸粳米大，每用一丸貼瘡上，以膏貼之，其膿自潰。○透膿散：蠶繭一個燒灰，酒調服，即透一個瘡口，若用兩三個，即透兩三個瘡口。或用黃蠟作小丸服之，俱不可多服。治諸癰瘡及附骨疽不破者，不用針刀，一服即破。

生肌完肌平肌

○生肌定痛散：乳香、沒藥、龍骨、硃砂、雄黃各一錢，血竭、兒茶、海螵蛸各二錢，赤石脂五錢，白芨、白蘞各一錢半，片腦一分，或加天靈蓋一錢，為末摻之，外貼膏藥，生肌住痛如神。○生肌長肉膏：龍骨三錢，白芷二錢半，血竭二錢，黃丹、神砂各五錢，石膏一兩，樟腦少許，為末，先將黃蠟一兩溶化，入香油少許，然後入藥末攪勻，得所撚成條子，塞瘡口內，肌肉自長。如痛甚，加乳香、沒藥各二錢。○完肌散：定粉、枯礬、黃連、乳香、龍骨各二錢，黃丹、輕粉各一錢，為末摻之。○平肌散：狗頭骨、露蜂房、男頭髮各燒存性一錢，桑白皮五分，麝香、輕粉各少許，為末，津液調敷，治瘡漏及一切瘻漏，經久不合。○易簡方：端午日採一朶半含花藥，量入古墻內舊屋脊上舊船底上三樣石灰，搗爛陰乾，為末，乾摻，乾者麻油調搽。不問金刃跌撲、狗咬、湯火所傷，神効。

斷血金毛無踪

○斷血藥：金毛狗脊一兩，明礬三錢，血竭少許，為末，摻上，其血即止。○又方：寒水石、花藥石、龍骨、黃丹、沒藥各五錢，黃藥子七錢半。一方加白芨、乳香、輕粉，為末敷上，以絹帛扎定。治金瘡出血不止，及諸瘡疼痛，膿血不乾，久不生肌。

斂口木檳有准

○斂口藥：輕粉、木香、黃連、白芨為末，臨肉滿摻之。諸瘡不合口者，皆効。若用之太速，恐毒氣未盡，必於其傍遂發大疽。○古香榔散：木香、檳榔各等分為末，摻上，乾者蠟油調塗，生肌斂肉，止痛甚速。一方加黃連、當歸各等分。○單方：用經霜桑葉為末，頻摻，治瘡大窟不斂。外又以桑葉煎湯洗之。或加白蘞、白芨、雞肶胵之類亦可。

外貼內服太乙雲母麒麟竭神應萬應千捶欲成丹

○太乙膏：玄參、白芷、當歸、肉桂、大黃、赤芍、生地各一兩，以油二斤半浸，夏三冬十春秋七日，方入銅鍋內，文武火煎至藥枯黑，濾去渣，入黃丹十二兩，以桃枝不住手攪，煎至滴水成珠，軟硬得中，即成膏矣。治一切癰疽腫毒不問年月深淺已未成膿者亦效凡發背以溫水洗拭蘸絲絹貼之更用冷水送下血氣不通溫酒下赤白帶當歸酒下咳嗽及喉閉纏喉風綿裹含化一切風赤眼貼兩太陽穴更以山梔子湯下打撲損傷外貼內服陳皮煎湯下腰痛外貼內服鹽湯下唾血桑白皮煎湯下婦人經閉腹痛作痛貼之經行痛止一切疥瘡則棟油少許和膏塗之虎犬蛇咬湯火金瘡傷並外貼內服諸瘰漏瘡臁及楊梅瘡毒潰爛先用鹽湯洗淨貼之亦用溫酒下三五十丸梧子大以蛤粉為衣其膏可收十年不壞愈久愈烈○雲母膏　川椒白芷赤芍肉桂當歸菖蒲黃蓍白芨川芎木香龍膽草白蘞防風厚朴桔梗柴胡人參蒼朮黃芩附子茯苓良姜百合皮松脂各五錢甘草柏葉桑白皮槐枝柳枝陳皮各二兩用清油四十兩浸封七日文武火煎以柳木不住手攪候匝沸乃下火沸定又上火如此者三次以藥枯黑濾去渣再熬入黃丹廿兩沒藥鹽花血竭麝香乳香各末五錢雲母硝石各末四兩以槐枝不住手攪滴水成珠不軟不硬為度磁器收貯候溫將水銀二兩以絹包定以手細彈鋪在膏上名養膏母用時先刮去水銀或丸梧子大服或攤絳布上貼隨宜用之如發背先以敗蒲煎湯洗拭貼之內服一兩分三次溫酒下未成者即愈乳癰瘰癧骨疽毒穿至骨外貼內服一兩分三次酒下甚者即瀉惡物腸癰內服五兩分五次甘草煎湯下未成膿者消已成膿者隨藥下膿下後每日乃酒下五丸膿止住服發頤發鬢發眉發耳臍癰牙疼瘰癧及一切瘡癤腫毒並外貼即時毒消痛止而愈甚者內服風眼貼兩太陽穴小腸氣茴香煎酒下一分日二服即愈難產溫酒下一分血暈欲死薑汁和童便溫酒下下丸即醒死胎榆白皮煎湯下五錢即生壁虎蜘蛛咬外貼留瘡口虎豹咬甘草煎湯洗拭貼之每日一換蛇犬咬外貼內服十丸香油下箭頭入肉外貼每日嚥熱菉豆少許箭頭自出中毒藥酒下一分每日一服四日瀉出惡物立瘥但有所苦藥到即愈忌羊血餘無所忌如收此藥防身以蠟紙裹不可風乾可收三十年不損藥力○鯽魚膏　當歸木鱉肉知母五倍子細辛白芷各五錢槐柳枝各十四寸一方用山茨菇紅芽大戟巴豆各五錢用香油三斤半同煎八味入鍋內文武火煎以柳枝不住手攪煎至藥枯黑濾去渣入松香末十兩瀝青末二兩仍不住手攪如沸溢即下火攪之再上火一茶頃滴水成珠不軟不硬離火入鯽魚三錢輕粉麝香各二錢雄黃四錢乳香沒藥各末五錢徐徐而下連攪極勻凝則再上火勿令沸溢傾入水中浸半日後以手搏之漸軟和畜擣揉扯如金絲之狀再入水浸之如削絲扯春夏須換水多浸愈妙緊急亦浸兩宿治一切癰疽惡發毒瘡生者貼之即散潰者即斂逐瘀生肌首尾可用一切疔腫結核並貼患處臁瘡先用韭汁白礬入湯洗淨以牛蒡子葉或金剛藤葉之貼半日取盡惡水候乾貼膏刻日可愈一切腫毒肥瘡黃濕痒痛等瘡並洗拭貼之一切打撲損傷閃挫氣滯等症並貼患處頭疼貼兩太陽穴赤眼貼眼泡兩尾腸風冷嗽貼脊心牙疼刮藥塞牙縫面腫貼面小兒疳痢等疾為丸菉豆大米飲下二三十丸一切風寒濕痺臂腿疼痛俱貼痛處無有不效○神應膏　香油一斤入亂髮一團雞子大於銚中文武火熬至髮枯入杏仁一兩再煎枯黑濾去渣入黃蓍七錢半玄參五錢熬一二時久住火候火力稍息入帶子蜂房一兩蛇退五錢以柳木不住手攪慢火熬至枯黑濾去渣入黃丹五兩不住手攪勻滴水成珠不軟不硬磁器收貯隨意

癰貼治諸般癰腫癧毒外科神藥人多忽之。○萬應膏木香 川芎 牛膝 生地 細辛 白芷 秦艽 歸尾 枳殼 獨活 防風 大楓子 羌活 黃芩 南星 草麻子 半夏 蒼朮 貝母 赤芍 杏仁 白斂 茅香 兩頭尖 艾葉 連翹 川烏 甘草節 肉桂 良姜 續斷 威靈仙 荊芥 藁本 丁香 金銀花 丁皮 藿香 紅花 青風藤 烏藥 蘇木 玄參 白鮮皮 姜蠶 草烏 桃仁 五加皮 山梔 牙皂 苦參 穿山甲 五倍子 真降節 骨碎補 蒼耳頭 蟬退 蜂房 鱉甲 全蝎 麻黃 白芨各一兩 大黃二兩 蜈蚣廿一條 蛇退三條 桃柳榆槐桑楝楮七樣樹皮各廿一寸用麻油十二斤浸春五夏三秋七冬十日方入銅鍋內文武火煎至藥枯黑濾去渣磁器收貯另用松香一斤溶化入前藥油二兩同熬滴水成珠不軟不硬另濾入水中當攪扯如金色即成膏矣治一切風氣寒濕手足拘攣骨節酸疼男人痞積女人血瘕及腰疼脇痛諸般疼痛結核轉筋頑癬頑瘡積年不愈腫毒初發楊梅腫硬未破者俱貼患處肚腹疼痛瘧痢俱貼臍上痢白而寒者尤効咳嗽哮喘受寒噁心胸膈脹滿男婦面色痿黃脾胃等症及心疼俱貼前心負重傷力渾身拘痛者貼後心與腰眼諸疝小腸氣等症貼臍下神効。○千槌膏白松香一斤 草麻仁 杏仁各三百粒 銅青三兩 乳香 沒藥各一兩半 輕粉二錢共入石臼內向日下以木杵槌成膏如燥少加香油槌之磁器收貯每用忌火宜於湯內溶化紅絹攤開貼之治諸般癰毒無名惡瘡未成者散已成者拔毒追膿如腹中痞塊及瘰癧貼大椎及身柱穴甚効如神

呼膿長肉。白蠟琥珀水粉分。白膏紅膏綠膏如練錦。

呼膿長肉膏麻油三斤入桃柳槐枝各七寸頭髮一團雞子大熬焦枯入當歸 黃芪 黃連各一兩半 黃柏 黃芩 大黃 白芷 杏仁 防風 荊芥 羌活 獨活 連翹 山梔各一兩 赤芍 地黃 白芨 青風藤 金銀花各八錢文武火煎至藥枯黑濾去渣入黃丹半斤黃蠟五兩瀝青二兩同煎至油滾漸漸加之滴入水中軟硬得所方入乳香 沒藥各味五錢 血竭 輕粉各三錢急手攪勻磁器收貯專治癰疽發背疔瘡等毒已破出膿者油紙攤貼如膿多用絹揩淨將此膏收火邊略烘再貼第三次另換一箇貼之貼得將收日量瘡大小貼之。○白蠟膏當歸 生地各一兩用麻油一兩煎藥枯黑濾去渣入白蠟或黃蠟一兩溶化候冷攪勻即成膏矣治癰疽發背湯火等症去腐生肌止痛補血續筋又與新肉相宜其效如神或加乳香 沒藥 龍骨 血竭 兒茶 輕粉尤妙。

○琥珀膏歸尾 川芎 黃芪 稍 蜂房 皂角 升麻 甘草 稍 草麻子 木鱉子 芍藥 白斂 獨活 藁本 防風 稍 枸杞子 瓜蔞仁 蘇木 白芷 杏仁 黃連 槐枝各一兩用水五大碗煎至減半去渣其渣再用水五大碗煎至減半去渣與前汁和勻以槐枝不住手攪慢火熬至成膏入香油四斤真酥二兩羊腎脂油四兩攪勻文武煎至水盡約以紙條蘸着不燥為度方除滓入黃丹二斤槐枝不住手攪滴水成珠軟硬得所如欲軟添丹硬再加油再熬方入琥珀 木香 乳香 沒藥 雲母 雄黃 硃砂 甘松各末二錢半 髮灰二兩 枯礬一兩 輕粉 麝香各末二錢急攪令極勻熾煎數沸以磁器收貯厚紙紅絹攤開量瘡大小貼之神効治五發惡瘡疔腫瘰癧遠年冷廢瘡漏一切無名腫毒及虎犬蛇傷並皆治之。○水粉膏黃丹半斤 水粉四兩研勻用麻油一斤煎至滴水成珠次下乳香 沒藥 龍骨 血竭 兒茶 輕粉各末二錢攪勻磁器收貯攤紙貼之治癰疽瘰癧生肌斂口止痛如貼灸火瘡不須下乳沒等藥便好。○白膏水粉一兩半 赤石脂一兩 樟腦五錢 輕粉

二錢半為末用生豬脂去膜同搗成膏先將生肌散糝上然後貼之神效。紅膏藥先以黃蠟一兩溶化次下香油三錢黃丹五錢攪勻再熬成膏磁器收貯貼諸瘡毒及湯火金瘡等傷。綠膏藥銅青草麻子各一兩松香四兩木鱉子五十箇杏仁五錢巴豆五粒乳香輕粉各二錢為末搗勻打淨石上用斧搥千餘下成膏收貯水浸旋用治諸般惡瘡腫毒軟癤。貼膏藥法如瘡有膿血不淨痂瘢閉凝須用藥水洗淨拭乾候水色乾却用膏貼貼後有黃水膿血流出用紙揩從側畔出一日一換黃水膿血止兩日三日一換貼至愈凡洗拭換膏必須預備即貼之新肉惡風故也。

吁。瘍醫設天官。掌制毒有方。創于手。菩薩心。誤傷何忍。周禮天官掌瘍醫制五毒方為外科之祖

拾遺

二香散紫蘇陳皮蒼朮厚朴扁豆甘草各五分香附一錢半香茹一錢生姜木瓜各二片葱白二莖水煎服治四時感冒冷濕寒暑嘔惡泄利腹痛瘴氣飲冷當風頭疼身熱傷食不化如外感腫滿倍加車前子木瓜

柴苓湯即小柴胡湯合四苓散退熱止瀉

胃苓湯即平胃散合四苓散止瀉利水

荊防敗毒散即人參敗毒散加荊芥防風牛蒡子薄荷前胡治一切風熱丹毒風疹風堆風腫及大頭病等症如內熱加芩連口渴加天花粉

枳梗二陳湯即二陳湯加枳殼桔梗寬胸膈化痰氣治痞滿

芩連二陳湯即二陳湯加黃芩黃連薑汁炒降火

梔子乾姜湯山梔七枚乾姜一兩水煎溫服得吐即止治醫以丸藥大下身熱不去微煩蓋丸藥不能除熱但損正氣邪氣乘虛留于胸中而未深入則身熱不去而微煩是用山梔苦寒以吐煩乾姜辛熱以益氣

三白姜棗湯即三白湯加姜棗煎服治汗下後頭項強發熱無汗心滿痛小便不利

八珍湯即八物湯去白朮加砂仁等分姜七片棗三枚水煎服相血氣理脾胃

丁香爛飯丸丁香三稜莪朮木香各二錢甘草甘松砂仁丁香皮益智仁各六錢香附一兩為末湯浸蒸餅為丸菉豆大每卅丸白湯下或細嚼服之亦可治飲食所傷

三稜消積丸三稜莪朮炒麯各七錢巴豆和皮米炒黑焦去米青皮陳皮茴香各五錢丁香皮益智仁各三錢為末醋糊丸每十丸至廿丸溫姜湯下量虛實加減得利即止治傷生冷硬物不能消化心腹滿悶

導氣枳實丸茯苓黃芩白朮黃連各三錢澤瀉二錢大黃一兩枳實神麯各五錢為末湯浸蒸餅丸菉豆大一倍每五十丸至七十丸白湯下治傷濕熱之物不得施化而作痞悶不安

大枳殼丸莪朮厚朴人參青皮黑丑枳殼茯苓木香陳皮白朮半夏麥芽神麯三稜各一兩檳榔大黃各二兩一方有乾生姜五錢為末姜汁糊丸梧子大每三四十丸姜湯下常服美食治一切酒食傷胸膈閉悶疼痛飲食不消兩脇刺痛嘔逆惡心並皆治之

三黃枳朮丸黃芩二兩黃連大黃神麯陳皮白朮各一兩枳實五錢為末湯浸蒸餅為丸菉豆大一倍每五十丸白湯下量所傷服之治傷肉食濕麵辛辣味厚之物鼻塞悶亂不快

木香枳朮丸木香枳實各一兩白朮二兩為末荷葉煨飯搗丸梧子大每五十丸溫水下破滯氣消食

橘半枳朮丸橘皮半夏枳實各一兩白朮二兩為末荷葉煨飯搗丸梧子大每五六十丸橘皮煎湯下治飲食傷脾停積痰飲心胸痞悶如食不消加神麯麥芽氣逆加木香白豆蔻胃脘痛加草豆蔻氣升加沉香

南星丸南星黃芩酒浸香附蒼朮童便浸各二兩川芎酒浸一兩半山梔炒一兩龍膽草酒浸陳皮連翹蘿蔔子青黛各五錢柴胡三錢為末神麯糊丸服病服至春夏便當作嘈治

卻痛散五靈脂蒲黃各五錢當歸肉桂菖蒲木香胡椒各一兩川烏一兩半每四錢入食鹽米醋少許水煎溫服治心氣冷痛不可忍

古玄金散玄胡索金鈴子各一兩為末每二錢溫酒或白湯調服治熱厥心痛或發或止或久不愈者

三味玄胡散玄胡索肉桂各一兩木香二錢為末每二錢姜湯或酒調服治冷心痛

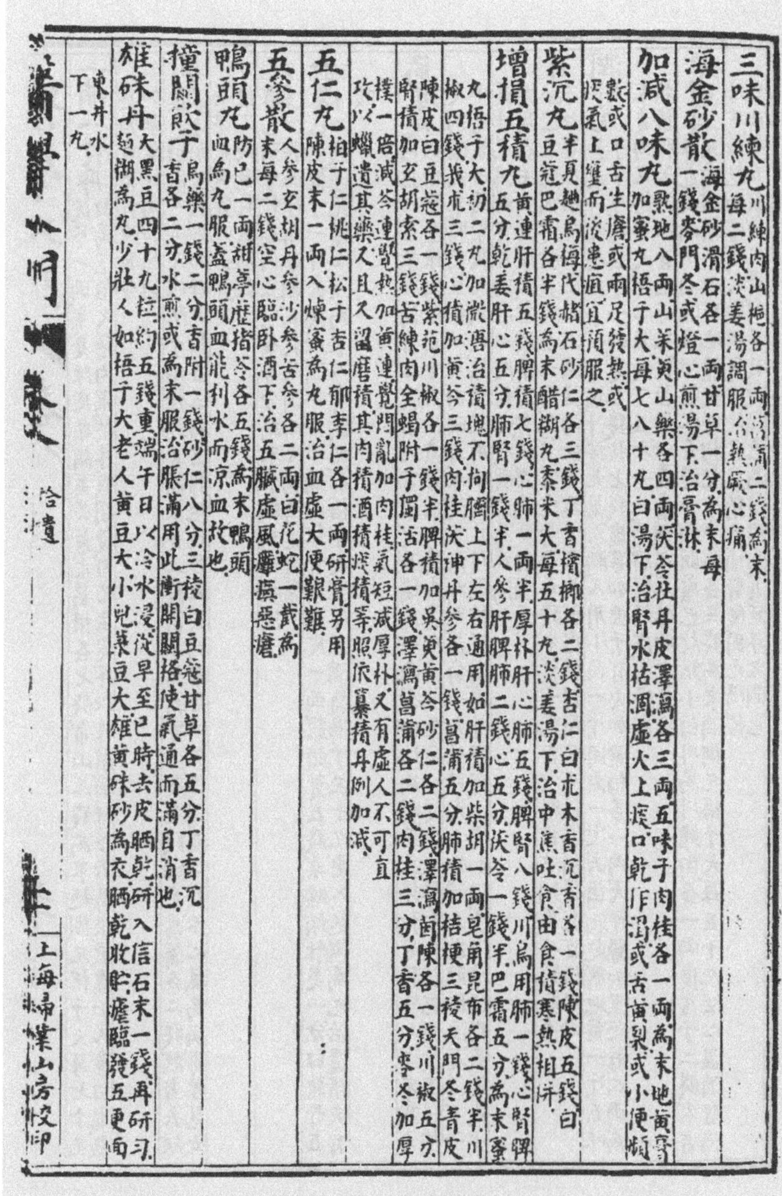

三味川練丸 川練肉山梔各一兩吳茱萸二錢為末每二錢淡姜湯調服治熱厥心痛。

海金砂散 海金砂滑石各一兩甘草一分為末每一錢麥門冬或燈心煎湯下治膏淋。

加減八味丸 熟地八兩山茱萸山藥各四兩茯苓牡丹皮澤瀉各三兩五味子肉桂各一兩為末地黃膏加蜜丸梧子大每七八十丸白湯下治腎水枯涸虛火上炎口乾作渴或舌黃裂或小便頻數或口舌生瘡或兩足發熱或腰氣上壅而淡患癰宜預服之。

紫沉丸 半夏麯烏梅代赭石砂仁各三錢丁香檳榔各二錢杏仁白朮木香沉香各一錢陳皮五錢白豆蔻巴霜各半錢為末醋糊丸黍米大每五十丸淡姜湯下治中焦吐食由食積寒熱相拼。

增損五積丸 黃連肝積五錢脾積七錢心肺一兩半厚朴肝心肺五錢脾腎八錢川烏用肺一錢心腎脾五分乾姜肝心五分肺腎一錢半人參肝脾肺二錢心五分茯苓一錢半巴霜五分為末蜜丸梧子大初二丸加漸漸治積塊不拘臟上下左右通用如肝積加柴胡一兩皂角昆布各二錢半川椒四錢莪朮三錢心積加黃芩三錢肉桂茯神丹參各一錢菖蒲五分肺積加桔梗三稜天門冬青皮陳皮白豆蔻各一錢紫菀川椒各一錢半脾積加吳萸黃芩砂仁各二錢澤瀉茵陳各一錢川椒五分腎積加玄胡索三錢苦練肉全蝎附子獨活各一錢澤瀉菖蒲各二錢肉桂三分丁香五分秋冬加厚樸一倍減芩連覺熱加黃連覺悶亂加肉桂氣短減厚朴又有虛人不可直攻以蠟遺其藥又且久留磨積其肉積酒積痰積等照依糞積丹例加減。

五仁丸 柏子仁桃仁松子杏仁郁李仁各一兩研膏另用陳皮末一兩入煉蜜為丸服治血虛大便艱難。

五參散 人參玄胡丹參沙參苦參各二兩白花蛇一截為末每二錢空心臨卧酒下治五臟虛風癧瘍惡瘡。

鴨頭丸 防己一兩甜葶藶猪苓各五錢為末鴨頭血為丸服蓋鴨頭血能利水而涼血故也。

撞關飲子 烏藥一錢二分香附一錢砂仁八分三稜白豆蔻甘草各五分丁香沉香各二分水煎或為末服治脹滿用此衝開關格使氣通而滿自消也。

雄砞丹 大黑豆四十九粒約五錢重端午日以冷水浸從早至巳時去皮晒乾研入信石末一錢再研勻麵糊為丸少壯人如梧子大老人黃豆大小兒菉豆大雄黃砞砂為衣晒乾收貯瘧臨發五更面東井水下一丸。

醫學入門　拾遺　上海錦章書局校印

一補一發丹茯苓一兩半夏陳皮柴胡黄芩蒼朮葛根各七錢常山三錢爲末麵糊丸梧子大每七十丸白湯下治久瘧内傷挾外感間發内必主痰外以汗解如汗多去葛根氣虚加人參白朮熱甚加黄芩黄連寒多加草菓口渴加烏梅

別離散白朮一兩天雄附子肉桂乾姜茜根各三錢茵芋葉桑寄生各五錢細辛菖蒲各二錢熱者去雄附姜桂加知母黄柏各三錢當歸地黄各五錢爲末空心白湯調服二錢治心風爲病男夢見女女夢見男宜此去邪使不復見故云別離

火輪丸附子乾姜肉豆蔻各等分爲末米糊爲丸服使脾土運轉如輪五穀易消而大腸傳送有常

金櫻丸金櫻子一升去穰以酒二升砂鍋内熬膏桑白皮一兩雞頭實五錢桑螵蛸酥炙一分白龍骨五錢蓮花鬚二分爲末入膏爲丸如梧子大空心温酒鹽湯下三十丸更入麵糊爲丸治遺精或有咳

烏犀丸巴豆一百單八箇去心膜用沉香水浸過橘皮一兩去白切片將巴豆拌和受曉露七夜文武火炒令黑色揀出巴豆令去油盡蒼朮六錢去麄皮濃煎犀角水浸受太陽七日晒乾微炒連將橘皮同爲末將巴豆和入末内碾勻水浸蒸餅爲丸蘿蔔子大量兒大小加減丸數臨卧生姜湯下治小兒驚疳積聚腹大潮熱揉指咬甲蛔虫目札頸核腹痛遍身瘡疥小便如泔多汗嗜泥炭或瀉或渴或吐或瀉或百日内臍血紋刺啼叫脾虚易爲傷犯爲疾發生並宜服之常服消宿食破滯氣發散瘡毒

百倍丸牛膝補骨脂龜板各一兩肉蓯蓉虎骨各五錢木鱉子乳香没藥自然銅各二錢爲末蜜丸梧子大空心温酒鹽湯任下三十丸治腎虚腰腿痛風及折傷補損有百倍之功

潤腎丸蒼朮一斤用韭菜一斤搗汁拌丸蒸九晒又用小茴一斤同蒸一次去茴晒乾熟地黄一斤五味子半斤乾姜冬一兩夏五錢秋七錢虚寒加韭子有火加黄柏各一兩大便燥加黑芝麻四兩爲末棗肉丸梧子大空心米飲下五七十丸治脾腎俱虚善退勞熱蓋脾苦濕以蒼朮燥之腎苦燥以姜棗潤之五味收之是也

草還丹蒼朮四兩用酒醋米泔鹽水各浸一兩胡蘆巴故紙小茴川烏川練肉各一兩覆盆子二錢木香五錢山藥穿山甲地龍茯苓枸杞子牛膝各三錢爲末酒糊丸梧子大每五十丸空心温酒鹽湯任下以乾物壓之大壯脾胃進飲食益精壯補腎經固元陽輕腰脚安五臟通九竅明耳目悅顔色烏鬚固齒真延年之劑也

黃芪丸 黃芪、烏藥、茴香、地龍、川椒、防風、川練肉、赤小豆、白蒺藜、海桐皮、威靈仙、陳皮各等分，為末，酒糊丸梧子大。每三十丸，空心溫酒下。治腎臟虛風攻注，手足頭面麻痺痛癢，或生瘡疥臁瘡疵腫。

大黃散 大黃、川芎各一兩，甘草、黃芩、枳殼各五錢。每一錢入紫草少許，水煎溫服。治麩瘡及斑瘡，大便不通。

取漏膿法 皮硝三兩，苦參一兩半，為末。用布四寸長、三寸闊，縫一袋，入藥半袋，以砒三分放藥末中間，方入全藥裝滿，縫袋中，兩頭安帶，跨馬係住。治內痔久漏，取膿最妙。惟牛乳外痔不用。

枇杷葉丸 枇杷葉蜜炙二斤，山藥一斤，枸杞子、山茱萸各半斤，吳茱萸一兩，為末，蜜丸梧子大。每七八十丸，清米飲下。治婦人血崩，經事失期，或前或後。能令有子，極効。

紅花湯 水蜜花、茅香、紅花、槐花、白雞冠花各等分，水煎服。忌腥冷發氣之物。治男女諸般血病。

史國公浸酒方 防風、羌活、虎脛骨、鱉甲、晚蠶砂炒、油松節、白朮各二兩，秦艽、萆薢、當歸、杜仲各二兩，牛膝一兩，蒼耳子四兩，枸杞子五兩，野茄根蒸熟晒乾八兩，各咀細，盛布袋中，入大罈內，入好酒三十五斤，封罈口，浸十四日滿，將罈入水鍋懸煮一時，取罈入土內埋三日，去火毒。每日清晨午後各服五七鍾，大有補益。治半身偏枯，手足拘攣，一切風疾，神効。衰年染患者亦宜。

固本酒 生地黃、熟地黃、天門冬、麥門冬、人參、白茯苓各四兩。如上熱，去人參；下虛寒，加韭子二兩；婦人虛寒，用桃核連皮為引。久服生子。如法浸酒服。忌蘿蔔、葱、蒜。治虛勞，烏鬚。一方去茯苓，加牛膝、枸杞、黃柏、木香、砂仁。

仙酒方 蒼朮二兩，枸杞、當歸、川芎、白芍、陳皮、天麻各一兩，晚蠶砂、五加皮、枳殼、半夏、肉桂、杜仲、防已、牛膝、桔梗、木瓜、白芷各五錢，如法浸酒服之。

五積酒 用五積散去麻黃，加防已、杜仲、牛膝。風熱合敗毒散同浸，濾汁為丸。治虛寒筋骨酸疼，腰腳無力。

婦人小兒外科用藥賦及拾遺終

雜病婦人小兒外科總方

氣類

四君子湯扶胃降火補虛固本氣虛有熱用之性緩不暴不助虛陽故稱君子治男子一切內傷外感及小兒脾胃不調等症若女子氣虛亦宜用之惟血虛者不宜單服耗血一切大病後最宜服之以調脾胃人參一錢補中益氣白朮二錢扶胃健脾茯苓二錢養心利水氣弱腎無邪火者去之甘草六分和中降火生姜三片有汗去之棗子一枚水煎不拘時溫服痰加陳皮半夏竹瀝姜汁虛勞有熱合四物湯內傷停飲目眩去參加官桂減甘草吐瀉加藿香黃芪扁豆泄瀉不止加訶子豆蔻陽虛加附子脾胃虛弱加官桂當歸黃芪胃冷加附子丁香砂仁脾困氣短加木香砂仁人參腹脹不思食加白豆蔻枳實砂仁胸膈喘急加枳實半夏枳殼咳嗽加桑白皮五味子杏仁心煩口渴倍參加黃芪心煩不定加辰砂酸棗仁遠志心熱加麥門冬茯苓蓮肉氣痛加玄胡索小茴香當歸氣塊加三稜莪朮茴香附子腹痛加乾姜赤芍官桂遍身疼痛加赤芍官桂氣虛成瘧加蒼朮黃柏黃芩外感寒熱冬加麻黃桂枝三時加防風羌活風熱邪加荊芥黃芩薄荷潮熱往來加前胡川芎口渴加木瓜乾葛烏梅小便不通加澤瀉木通豬苓大便不通加檳榔大黃小兒風疾加全蝎白附子細辛疹痘已出未成加升麻乾葛婦人產難加麝香白芷百草霜凡病後調理加陳皮病後虛熱加柴胡當歸升麻餘可類推量病依藥性百般加減由人○又有變方之法如三白湯六君子湯觀音散異功散補中益氣湯及烏藥順氣散木香勻氣散七氣湯丸溫氣快氣行氣散氣降氣破氣消氣補氣清氣之旨自此方而變化之也

六君子湯治脾臟不和嘔吐少食頭目不清上燥下寒服熱藥不得者即四君子湯加陳皮半夏各等分甘草減半姜棗煎服○凡人參養胃湯四獸飲衛生湯托裏清中湯之類皆自此方而變化之也

血類

四物湯調益榮衛滋養氣血治衝任月事不調臍腹疼痛崩中漏下將理失宜胎動不安血下不止及產後乘虛風寒內搏惡露不下小腹堅痛時發寒熱等症若男子精血虛損發熱亦宜用之蓋女子以血為主而氣為之本氣順則血活氣滯則血死故欲治血當先理氣男子以精為主而血為之本血盛則精強血衰則精滯故欲益精當先補血故二方為男女通用也

白芍二錢半錢中破血腹痛非此不除心經藥也夏月倍用之當歸二錢潤中和氣刺痛如刀非此不除腎經藥也冬倍用之熟地二錢半滋陰生血臍痛非此不除肝經藥也秋月宜倍用之男子加此。川芎二錢清陽和血行血頭痛非此不除肝經藥也春倍用之女人亦倍水煎溫服常服順四時之氣而有對症不愈者失其輔耳風加羌活防風熱加黃芩燥加天門冬寒加桂心陰虛火動加知母黃柏有嗽加二陳湯少許老人性急作勞兩腿痛加桃仁陳皮牛膝生甘草入生姜研潛行散熱飲三四貼而安貧勞人狀深渾身發熱手足皆疼如煨晝輕夜重倍芎芍加人參五味子如喘手足乃疼加牛膝人參白朮桃仁陳皮甘草檳榔生姜五十貼而安如性急人味厚常服熱燥之藥左脇紅點痛必有膿在內加桔梗香附生姜煎服十餘貼痛處腫針出膿再用數貼調理而安如貧婦性急血如注疼甚加香附則柏四服覺渴單服十餘貼而安如懷孕瘖瘂不能言加銷黃各一錢蜜少許沉冷時時呷之心火下降肺金自清則能言矣其餘照依藥性類推及婦人門加減〇又如犀角地黃湯當歸和血散凡補血溫血主血涼血止血行血破血消積血皆自此方而變化之也

八物湯治氣血俱虛男婦百症小兒瘡痘通用即四君子湯合四物湯水煎溫服加減同前有痰合二陳湯名八物二陳湯〇凡人參養榮湯十全大補湯益氣養榮湯之類皆自此方而變化之也

痰類

二陳湯痰乃脾胃津液周流運用而氣由之如道路然不可無者濕盛痰多加以外感固滯於中斯為患耳痰不盛者有感亦輕風寒客之痰以徊火則上攻心自而為瘖中痰厥暑濕乘之血氣相着附於筋骨而為腫毒癰患怒火迷竅則為顛狂十病九痰誠哉此方總括一身之痰如要上行加引上藥如要下行加引下藥惟酒痰燥痰不宜

陳皮二錢和脾消痰利氣半夏一錢燥濕豁痰溫中血虛燥症須用姜汁製麴茯苓八分行竅滲濕和中甘草四分健脾瀉火和中生姜三片水煎溫服如血虛合四物湯氣虛合四君子湯濕痰身重倦怠加蒼朮寒痰氣喘加杏仁麻黃細辛紫蘇風痰加南星姜蠶皂角痰盛加竹瀝姜汁熱痰加黃芩黃連胃脘痰火加石膏痰結吐不出加瓜蔞仁血痰加黃芩麥門冬知母芍藥竹瀝姜汁胸中鬱痰加香附朴硝胸中老痰又虛痰燥痰去半夏加貝母海粉各病照依藥性類推加減由人〇又如星香散導痰湯凡一切行痰消尅痰積之藥皆自此方而變化之也

鬱類

越鞠丸凡願欲不遂如寡婦僧道之類各私不遂或先富後貧之類或久病不愈皆宜用之

蒼朮　神麴　川芎　山梔　香附各等分，為末，水丸菉豆大，溫湯下七十丸。蓋氣血痰三者多有兼鬱，而鬱有六，隨症加減。如氣鬱胸脇痛，脉浮細，合四君子湯；血鬱四肢無力，能食便紅，脉沉，合四物湯；痰鬱動則喘，寸脉沉滑，合二陳湯；濕鬱周身走痛或關節痛，遇陰寒則發，脉沉細，加白芷、茯苓；熱鬱小便赤，脉沉數，加青黛；食鬱噯酸腹飽不能食，左寸脉平和，右寸脉緊盛，加山查、針砂；春諸鬱加防風，夏諸鬱加苦參，秋冬諸鬱加吳茱。○又如六鬱湯、流氣飲子、四七湯、分氣飲之類，皆自此方而變化之也。

六鬱湯能解諸鬱。

陳皮　半夏　川芎　蒼朮各一錢　赤茯苓　山梔仁各七分　香附二錢　砂仁　甘草各五分　生薑三片，水煎溫服，隨症加減。

陰虛生內熱湯

當歸　川芎　蒼朮　陳皮各八分　白芍　山梔　天花粉各六分　白朮　麥門冬夏月多用　沙參各七分　玄參五分　黃柏三分　甘草二分　生姜三片，水煎服。或以山藥代參朮，久服去川芎，冬月加破故紙。此方與下陰分生陽湯義相發明。

陰分生陽湯

白朮七分　白芍六分　當歸一錢　甘草二分　蒼朮五分　陳皮八分　生姜三片　棗子一枚。或加參苓，或以山藥代參苓，水煎服。入蜜亦可，加肉菓、破故紙亦可。冬日尤宜用故紙，蓋以三焦者，乃下焦元氣生發之根蒂也。

升陽益胃養榮湯

當歸一錢，全用，隨參朮能補血　白芍八分，炒，隨白朮大能理脾　人參七分　山梔仁，炒，八分　甘草五分，如食菘菜，以蜜代之　白朮五分　木通五分，以漸而減　生姜三片　棗子二枚　粳米一撮，水煎熱服。蓋蒼朮、山梔大能除鬱，因食冷物鬱火於脾胃者，故屬脾。脾者土也，熱伏地中，此病多因血虛血得之也。又有胃虛過食冷物鬱遏陽氣於脾土之中，並宜服之。又肉菓、補骨脂二物，冬月可服。○已上三方，古菴所立鬱門，曾纂其畧，今更詳之。

總方畢

通用古方詩括 此等方如文家程式，不可不記，以為骨。但外感内傷，當依各門類加減穿合摘變而通之。加者，本方外加別藥一二味。減者，本方内減去一二味。穿者，如四君子湯穿四物湯、二陳湯，二三方穿而為一，或有去取。合者，如四君子湯合四物湯，更無去取。摘者，如用四君子湯，有痰摘二陳湯中陳皮、半夏，血虛摘四物湯中當歸或地黃二味，血虛頭痛摘川芎一味，血虛腹痛摘芍藥一味。千方萬方，尤藥皆然，知此則處方有骨。正東垣所謂善用方者，不執方而未嘗不本於方也。凡詩括内方無等分者，悉見各門總方及用藥賦。

麻黃湯中用桂枝，杏仁甘草四般兒。發熱惡寒身體痛，須知一服汗淋漓。見四卷三十七頁

桂枝湯内藥三般，芍藥甘草一處攢。若把二方相合服，方名各半治傷寒。見四卷三十八頁

九味羌活湯防風，黃芩白芷與川芎。蒼朮生地細辛草，煎法還用姜棗葱。見四卷三十九頁

大羌活湯即九味，已獨知連朮相助。一十四般白水煎，兩感風寒須此治。見四卷二十六頁

香蘇散即君香蘇，甘草陳皮各半咀。無汗麻黃宜量入，腦痛芎芷不可無。見四卷二十九頁

升麻葛根湯四味，攢上芍藥甘草是。傷寒發熱與頭疼，汗出惡寒風熱治。見四卷三十八頁

十神湯内紫蘇多，甘草陳皮香附顆。乾葛升麻并芍藥，川芎白芷麻黃和。見四卷二十九頁

古蒼荊散藥相等，甘草減半性不猛。未發熱時宜急煎，感冒風寒濕可省。又名沖和散。蒼朮、荊芥各等分，甘草減半，水煎溫服。治感冒寒濕，身體沉重，肢節痠疼，項背拘急，鼻塞聲重，氣壅上盛，咽渴不利等症。

消風百解散荊芥，芷陳皮麻黃蒼朮比。甘草攢成姜葱煎，頭疼發熱咳嗽使。荊芥、蒼朮、白芷、陳皮、麻黃各八分，甘草四分，姜葱煎服。治四時傷寒，頭痛發熱，鼻塞聲重。如咳嗽，加烏梅。

上海埽葉山房校印

參蘇飲內用陳皮桔梗前胡半夏宜乾葛茯苓同甘草木香枳殼總堪題見四卷二十八頁

大青龍湯桂麻黃甘草杏仁石羔藏生薑棗子煎熱服惡寒無汗用爲良見四卷二十六頁

小青龍湯治喘嗽姜桂麻黃細辛湊半夏五味芍藥甘心胸水氣自然透見四卷二十八頁

白虎湯中用石羔甘草知母本方拔人參亦有加之用熱渴虛煩用米熬見四卷四十一頁

竹葉石羔湯用參門冬半夏更加臨甘草生姜兼用米虛寒自利熱家尋見四卷二十八頁

黃連解毒湯四味黃柏黃芩梔子是退黃解熱又除煩吐血便紅皆可治見四卷三十二頁

人參敗毒散桔梗甘草川芎茯苓等枳殼前胡羌獨活柴胡十味性涼冷見四卷二十九頁

瓜蒂散中赤小豆二味勻平有傳授豆豉一合水同煎吐去膈痰須此救見四卷三十九頁

小柴胡湯只五般半夏人參一處攢更有黃芩與甘草加減由人效百端見四卷四十一頁

大柴胡湯用大黃半夏枳殼此爲良更有黃芩赤芍藥姜棗煎來利大腸見四卷四十一頁

小承氣湯枳朴黃結胸譫語煎之嘗三化湯只加羌活中風六竅閉效非常○三化湯即本方加羌活等分水煎服利中風九竅俱閉昏緩舌强見四卷四十頁

大承氣湯用朴硝大黃等分不須饒厚枳倍加并枳殼通腸利便有功勞二方見四卷四十頁

桃仁承氣豆般竒甘草硝黃并桂枝血症發黃并血蓄熱泄亂語總相宜見四卷二十九頁

四逆湯中姜半兩生附減半去皮尖一兩甘草水煎服厥而下利用之痊見四卷四十二頁

理中湯用甘草姜白朮人參是之常若是內中加附子更名附子理中湯見四卷四十二頁

小建中湯芍藥三生姜甘草一分參更有桂枝一錢半膠飴大棗治虛寒見四卷四十二頁

玄武湯中芍藥魁茯苓白朮甘草熄附子炮來加減用生姜五片陽可回見四卷四十二頁

炙甘草湯參阿膠麥門生姜大棗饒生地黃麻子仁桂入此煮酒治虛勞見四卷四十二頁

補中益氣黃芪參甘草白朮當歸身柴胡升麻陳皮伴形虛勞損喘皆休見四卷四十七頁

升陽益胃參朮芪黃連半茯草陳皮澤瀉防風姜獨活柴胡白芍也堪題見四卷四十七頁

益胃升陽當歸身參朮芩芪麯炒陳甘草升麻柴胡使秋間服者去黃芩見四卷四十八頁

調中益氣橘升麻甘草柴胡蒼朮加黃芪木香參八味從前選用也堪誇見四卷四十八頁

升陽補氣湯升麻澤瀉防風白芍誇厚朴柴胡姜獨活甘草地黃生用佳升麻澤瀉防風白芍羌活獨活甘草各五分厚朴一分柴胡二錢二分生地七分半姜棗煎服治飲食不時飢飽勞役胃氣不足脾氣下溜氣短無力不能寒熱早飯後昏悶怠惰四肢不收懶于動作五心煩熱如腹脹及腹窄狹加厚朴腹中硬加炒仁

雙和散桂甘草芍黃芪參歸熟地黃姜棗煎來補氣血生甘芍藥也堪嘗見四卷四十八頁

升陽散火湯升麻葛根柴胡防風加炙草人參羌獨活生甘芍藥總堪誇見四卷四十八頁

通關細辛皂角等入鼻須看有嚏否去辛加半或加礬方名急救稀涎散通關散細辛皂角等分為末吹入鼻內治中風不省牙關緊急用此有嚏可治無嚏者死。稀涎散皂角半夏明礬各等分為末每二錢白湯調服即吐治中風肢散涎潮隔塞氣閉不通

烏藥順氣散陳皮姜枳殼姜蠶芎芷詳甘草麻黃桔梗入中風先服最為良烏藥陳皮各一錢乾姜二分半枳殼姜蠶川芎白芷桔梗

上海埽葉山房校印

甘草各五分、麻黃一錢半、姜棗煎溫服、治男婦一切風氣攻注、肢節疼痛癱瘓、言語蹇澁、先服此疏氣道、然後進以風藥、氣升為逆、降下為順、順氣者正所謂降氣也、如陰積浮腫、合五積散、麻痺痛極、合三五七散、二三年不能行者、合獨活寄生湯、日夜疼痛、合左經湯。

祛風通氣散烏藥君。芎芷甘梗橘朮臣。麻殼人參為佐使。姜棗煎來任屈伸。烏藥一錢半、川芎白芷甘草桔梗陳皮白朮各一錢、麻黃、枳殼人參各五分、姜棗煎服、或為末、每一錢、紫蘇木瓜煎湯調服、搔痒加薄荷少許、治男婦氣虛、內風攻注、或外風中襲、頭目昏痛、鼻塞口吐、語澁、甚則身如板片、攣拳屈伸不便、肩背刺痛、胸脇膨脹、脚膝軟弱、痰多咳嗽、嘔吐惡心、空濕不食、胎前產後、一切虛風等症。

星香散內炮南星。更有木香生用靈。若加川烏與附子。方名改換號三生。星香散南星四錢、木香五分、姜十片、水煎熱服、治中風痰盛、服熱藥不得者。○三生飲南星二錢、川烏附子各一錢、木香五分、姜十片、水煎溫服、治中風昏迷、痰涎壅併、口眼喎斜、半身不遂、脉沉無熱者可服、去川烏名星附湯。

資壽解語湯附子風。天麻酸棗桂羊充。甘草羌活次第入。竹瀝多湊立奇功。附子防風天麻酸棗仁各三分、官桂羚羊角各七分半、甘草羌活各五分、水煎、入竹瀝調服、治風中心脾、舌强不語、半身不遂。

小續命湯防已桂。杏仁黃芩芍藥配。甘草參芎與麻黃。附子防風一同例。防已肉桂杏仁黃芩芍藥甘草人參川芎麻黃各一錢、附子五分、防風一錢半、姜棗煎服、治卒暴中風、不省人事、漸覺半身不遂、口眼喎斜、手足顫掉、語言蹇澁、肢體麻痺、精神昏亂、頭目眩暈、痰壅筋攣、骨節煩疼、又治脚氣緩弱、及久病風入、每遇天色陰晦、節候變更、宜預服之、以防瘖啞、如有六經見症、加減照依傷寒、無汗惡寒、合麻黃湯、有汗惡風、合桂枝湯、身熱無汗、合白虎湯、有汗合葛根湯、身凉無汗、合古姜附湯、有汗合古桂附湯、無此四症、少陰厥陰、肢節攣痛麻木、用本方八錢、加羌活四兩、連翹六兩、為丸服亦好。○交濟湯即本方合排風湯加檳榔。

排風湯朮桂苓芎。杏芍甘麻與防風。獨活當歸白鮮佐。稀涎治搐最多功。白朮肉桂川芎杏仁芍藥甘草防風當歸各五分、茯苓麻黃獨活各七分半、白鮮皮二分半、姜煎溫服、治男婦中風、又風虛冷濕、邪氣入於五臟、令人狂言妄語、精神錯亂、以致手足不仁、痰涎壅盛、此湯安心定志、聰耳明目、大理榮血、去肝邪、服有微汗不妨。

大秦艽湯羌獨活，芎芷甘辛兩地黄，歸芍芩苓防白朮，石羔十六味平良。秦艽石羔各一錢半，羌活獨活川芎白芷甘草生地熟地當歸白芍黄芩茯苓防風白朮各一錢，細辛二分半，水煎溫服。治中風內外無症，知爲血弱不能榮筋，手足不能運動，舌强不能言，宜養血而筋自榮。如天陰雨加生姜，心下痞加枳實。

羌活愈風湯草參芪，防風蔓細枳艽皮，麻荊薄荷枸獨芷，芎歸杜仲柴前知，生熟地黄半朴桂，芩苓芍朮巳羔依。羌活甘草人參黄芪防風蔓荊子細辛枳壳秦艽地骨皮麻黄甘菊花薄荷枸杞子獨活白芷川芎當歸杜仲柴胡前胡知母熟地半夏厚朴防巳各五分，生地石羔蒼朮各一錢，肉桂二分半，芍藥黄芩茯苓各七分半，水煎，遇天陰生姜三片，煎，空心溫服。治肝腎虛，筋骨弱，語言難，精神昏憒，及風濕體重，或瘦而一肢偏枯，或肥而半身不遂，或恐而健忘，喜已多思，皆精不足也，宜此安神養心，調陰陽，不問男婦小兒風癇急慢驚風神効。

萬寶回春湯甚奇，甘麻芩巳杏仁依，生地熟地芎歸芍，黑附香附沉半皮，茯神參朮防風桂，烏藥川烏姜黄芪。

防風通聖將軍芍，薄荷芎歸草朴硝，梔翹芩梗并白朮，麻黄荊芥滑石羔。見四卷六十四頁

頭痛

川芎茶調散薄荷，白芷防風甘草和，更有細辛羌活等，荊芥同煎用者多。川芎荊芥各四兩，薄荷白芷甘草羌活各二兩，防風一兩半，細辛一兩，爲末每二錢，茶清調服。治諸風上攻，頭目昏重，偏正頭疼，鼻塞聲重。

消風散用荊芥參，甘草陳皮白茯苓，姜蠶芎藭防風藿，蟬退厚朴羌活停。荊芥甘草各二兩，人參茯苓姜蠶川芎防風藿香蟬退羌活各一兩，陳皮厚朴各五錢，爲末每二錢，感風頭痛鼻流清涕，荊芥煎湯下；瘡癬，溫酒下。治諸風上攻，頭目昏眩，項背拘急，鼻塞聲重，耳鳴，及皮膚頑麻疹痒，婦人血風頭皮腫痒。又治眼胞皮肉有似膠凝，腫如桃李，特出熱淚，及偏風牽引兩瞼赤爛，經年不安，風眼要藥也。

三五七散山茱萸，姜附細辛防茯咀，每服二錢溫酒下，風寒入腦致陽虛。附子細辛各三兩，山茱萸炮乾姜各五兩，防風茯苓各七兩，一

方無茯苓，有山藥五兩，為末，每二錢，酒調服。治陽虛風寒入腦，頭痛目眩運轉，耳内蟬鳴，一切風寒濕痺，脚氣緩弱，及八風五痺，肢體不仁等症。

山茱萸散甘菊花。人參山藥茯神遮。小芎六味各五錢。治眩暈轉實堪誇。山茱萸一兩，甘菊、人參、山藥、茯神、川芎各五錢，為末，每二錢，茶清或酒調服。治風眩頭暈有効。

羌吳湯麻藁升茂，黃柏芩連與芎歸。細蔓紅花蒼朮半。頭頂項痛即時移。黃芩、黃柏各二錢，蒼朮一錢，羌活、麻黃、吳萸四分，藁本、升麻、黃茂各二分，當歸、川芎、蔓荊子、細辛、黃連、半夏、紅花各一分，水煎温服。治厥陰頭頂項痛，或痰涎厥冷，脉浮而緩。

面

升麻胃風葛芷蒼。柴藁蔓歸皂寇薑。甘柏麻黃姜棗煮。能消面腫與牙脹。見七卷一百

眼

明目流氣飲大黃。芎辛牛蒡菊花防。芥蔓蒺玄甘木賊。決明梔子與芩蒼。大黃、川芎、細辛、牛蒡子、甘菊、防風、白蒺藜、荊芥、蔓荊子、玄參、甘草、木賊、黃芩、山梔各一兩，草決明一兩半，蒼朮二兩，為末，每二錢，臨卧冷酒調服。治肝經不足，風熱上攻，視物不明，常見黑花，當風多淚，隱澁難開，或生翳障，婦人血風，時行暴赤，一切眼疾，並宜服之。

洗心散用麻大黃。白朮當歸芍藥涼。荊芥穗同甘草等。姜薄加上水煎湯。麻黃、大黃、當歸、芍藥、荊芥、甘草各八分，白朮一分半，生姜、薄荷各少許，水煎服。治風痰壅滯，心經積熱，口苦唇燥，二便秘澁，眼睛腫痛，多淚羞明，並皆治之。

洗肝散用薄荷葉。當歸羌活山梔仁。大黃防風甘草等。川芎治眼効如神。各等分，為末，每二錢，熱水調服。治風毒上攻，暴赤腫痛，隱澁眵淚等症。

川芎石羔散歸朮。芩梔大黃寒水石。滑菊荊參草梗砂。防翹薄荷葉煎熟。川芎、芍藥、當歸、山梔、黃芩、大黃、菊花、荊芥、人參、白朮各五分，滑石四錢，寒水石、桔梗各二錢，甘草三錢，石羔、防風、連翹、薄荷各一錢，砂仁二分半，水煎温服。忌姜醋發熱物。治風熱上攻，頭目昏眩痛悶，風痰喘嗽，鼻塞口瘡，煩渴淋閉，眼生翳膜。此藥清神爽志，宣通氣血，又治中風偏枯，解中外諸邪，調理諸病勞復傳染。

還睛散用白蒺藜草決木賊與山梔防甘蟬退青葙子爲末門冬湯下之蒺藜甘草木賊防風山梔各五錢草決明一兩青葙子蟬退各二錢半爲末每二錢麥門冬煎湯下治肝肺一切風熱翳膜及腎風熱或暗怱痛如針刺或小兒疳眼初起澁痛久則生瘡瞖腫淚出難開一切肝風及瀉痢後虛熱上行不可點者並宜服之爲眼科通用之藥

蟬花散即還睛散加上荊芥草龍胆蔓蜜芎菊各均平茶清調下昏翳展白蒺藜甘草木賊防風山梔草決明青葙子蟬退川芎荊芥蔓荊子密蒙花菊花草龍胆各等分一方無青葙龍胆有穀精草羌活黄芩等分爲末每二錢茶清或荊芎湯調服治肝經蘊熱毒氣上攻眼目赤腫昏翳多淚羞明一切風毒並宜

四物龍胆湯地黄川芎芍藥當歸良防風防己草龍胆眼疼食後水煎嘗當歸川芎赤芍生地各一錢防風六分草龍胆防已各四分水煎溫服治目赤暴發雲翳疼痛不可忍

補陽湯分物除川芎黄芪羌獨活防風澤瀉陳柴知母桂空心煎服效非常見七卷九頁

齒

犀角升麻湯白芷防風川芎白附子甘草羌活與黄芩風熱牙疼皆可使犀角七分半升麻防風羌活川芎白芷黄芩白附子各五分甘草一分半水煎漱服治胃經風毒氣血凝滯麻痺不仁鼻額間痛唇口夾車髮際連牙腫痛口不能開難言語飲食亦妨礙左額頰上如糊繃急手觸之則痛

獨活散內用川芎羌活荊防薄荷成生地黄兼細辛使煎來漱嚥治牙齦獨活川芎羌活防風各五分荊芥薄荷生地細辛各二分水煎漱服治風毒攻注牙齦腫痛

甘露飲兩地黄茵陳天麥枇杷枳殼芩石甘等分煎之用男婦咽牙客熱靈生地黄熟地黄茵陳天門冬麥門冬枇杷葉枳殼黄芩石斛甘草各等分水煎服治胃中客熱咽膈乾燥牙宣齦腫或身黄如疸等症用之如神

通氣防風湯羌獨君藁本荊芎甘五分鬱加升柴寒蒼柏太陽脊強痛堪均防風羌活獨活各一錢藁本蔓荊子川芎甘草各五分水

煎溫服。治手足太陽經氣鬱不通，肩背痛不可四顧，脊痛項强，腰似折，項似拔，如身重腰沉沉然者，經中有寒濕也。加酒浸防己，輕加附子，重加川烏各一錢；有鬱加升麻、柴胡；有濕熱加蒼朮、黃柏各五分。

活絡湯用羌獨活。芎歸白朮甘草嚼。姜煎一盞不拘時。風濕臂痛勝諸藥。

羌活、獨活、川芎、當歸、白朮、甘草各一錢半，姜煎溫服。治風濕臂痛，諸藥不效者。

舒經湯中姜黃最。歸草桐朮共切碎。赤芍羌活又少些。沉香磨服治諸痛。

姜黃五錢，當歸、甘草、海桐皮、白朮各二錢半，赤芍、羌活各二錢二分半，分二貼，姜煎，入沉香少許。腰已上痛食後，腰已下痛食前服。治氣血凝滯經絡，以致臂痛不舉，及諸痛風針灸不効者。

痺風

五痺湯中羌白朮。姜黃防己三錢足。甘草一錢姜同煎。筋緩皮頑堪再續。

羌活、白朮、姜黃、防己各二錢，甘草一錢，一方有柴胡。姜煎熱服。治風寒濕氣客留肌體，手足緩弱，頑麻不仁。

三痺湯即寄生湯。黃防續斷湊成方。一切風痺拘攣疾。煎服爲丸任意嘗。

杜仲、牛膝、細辛、人參、茯苓、桂心、白芍、甘草、防風、當歸、川芎、黃芪、續斷各一錢，獨活、秦艽、生地各五分，姜棗煎熱服。治血氣澁滯，手足拘攣，風痺等疾。

麻木

黃芪湯治渾身麻。蔓草橘參芍藥遐。臨卧水煎還滾服。大熱三分黃柏加。

黃芪、人參、芍藥各一錢，蔓荊子四分，橘皮、甘草各六分，水煎熱服。治頭面手足、腑背腿腳或遍身麻木不仁，及兩目羞明隱澁睛痛。

補氣湯黃芪白芍。甘草澤瀉陳皮摶。水煎能治皮膚麻。兼醫眼目多昏錯。

白芍、陳皮各一錢半，黃芪、甘草各一錢，澤瀉五分，水煎溫服。治肝氣不行，皮膚間麻木，兼治兩目縮小，羞明畏日，視物無力。

感寒

五積白芷陳皮朴。桔梗枳殼川芎芍。甘草蒼朮茯苓歸。半夏桂姜麻黃着。熟料去麻加土烏。藥除芷桂朴醋炒署。

五積散：白芷、川芎、芍藥、甘草、茯苓、當歸、肉桂各三分，陳皮、麻黃各六分，厚朴、乾姜各四分，桔梗一分半，枳殼五分半，半夏二分，蒼朮七分半，姜葱煎服。胃寒用煨姜；如腹痛或挾氣，加吳茱萸；調經入艾醋體薄有汗去蒼朮麻黃氣虛去枳梗加參朮若産後餘血流入遍身肢節腰脚疼痛去麻黃加人參木瓜桃仁小茴姜煎此方大治感冒寒邪頭疼身痛項強拘急惡寒嘔吐腹痛又傷寒發熱頭疼惡風内傷生冷外感風寒并寒濕客于經絡腰脚痠疼又婦人經脉不調又腹痛帶下等症○熟料五積散即本方除白芷肉桂二味外餘十三味用慢火炒令色變攤冷入桂芷和勻産後寒熱去麻黃用烏藥一錢俱用淡醋炒過尋常冬月感寒無汗量用麻黃同烏藥乾炒半身不遂或須麻痺又卒中風加麝少許四肢逆冷嘔吐加附子二分久虛脾瀉每用罌炒過加陳米一撮烏梅一個乳癰初作加牛膝生地各三分産後又尋常血氣痛加木香玄胡索各五分

藿香正氣用紫蘇。大腹陳皮桔梗咀。甘草茯苓半夏麴。厚朴白芷棗姜扶。見四卷二十七頁

又不換金正氣散。蒼陳朴半藿甘六。傷濕消加白茯苓。汗多去蒼換白朮。見四卷二十五頁

神朮散用五兩蒼。芎芷細辛藁本姜。甘草六件各一兩。風寒泄痢總相當。○蒼朮五兩川芎白芷細辛藁本羌活甘草各一兩每三錢姜葱煎溫服傷風鼻塞爲末葱白茶清調下治四時感冒風寒又中霧露頭疼項強寒熱身痛鼻塞聲重咳嗽時行飧泄下痢皆効

金沸草散麻甘芎。荊芥前胡半夏姜。肺受風寒頭目痛。咳嗽聲粘時疫方。見四卷三十一頁

蘇沉九寶飲薄荷。陳麻桂桑蘇與杏。仁大腹皮同甘草。入諸般咳嗽効如神。○薄荷陳皮麻黃官桂桑白皮紫蘇杏仁大腹皮甘草各等分生姜烏梅煎服治諸般咳嗽哮吼夜不得卧

發明半夏溫肺湯。細辛桂心旋覆花。甘草陳皮參桔梗。芍藥茯苓赤者佳。○半夏細辛桂心旋覆花甘草陳皮人參桔梗芍藥各五錢赤茯苓三分每四錢姜煎溫服治虛寒咳嗽又中脘痰水冷氣心下汪洋嘈雜多唾清水脇脹不食脉沉弦細遲此胃虛冷所致也

人參清肺飲烏梅。桑地骨皮知母培。阿杏桔梗甘罌粟。加蜜澄清得効來。○人參烏梅桑白皮地骨皮知母阿膠桔梗甘草罌粟殼杏仁等分棗煎入蜜一匙澄清溫服治肺胃虛寒咳嗽喘急并久勞咳唾血腥臭

上海埽葉山房校印

洗肺散半夏黄芩。天麥門冬與杏仁。甘草五味姜煎服。咳嗽痰盛用最靈。半夏三分，黄芩二分半，天門冬、麥門冬、五味子、甘草各五分，杏仁一分，姜煎温服。治咳嗽痰盛，肺氣不利。

貝母散中桑白皮。款冬花與杏仁知。五味甘草姜煎熟。火嗽日久服無時。貝母、桑白皮、五味子、甘草各五分，知母二分半，款冬花二錢，杏仁三錢，姜煎温服。治咳嗽多日不愈。火嗽亦宜。又甚者加黄蠟五分，同煎，以潤肺。

款冬花散知母半。桑葉麻黄阿膠粘。杏仁貝母并半夏。甘草㕮咀入姜煎。款冬花、杏仁、阿膠、麻黄、半夏各五分，桑葉、知母、貝母、甘草各一錢，姜煎温服。治肺感風寒，咳嗽咽痛，鼻塞流涕。

霍亂

木瓜湯用吳茱萸。茴香甘草蘇鹽扶。再研生蒜塗心腳。不慮筋攣入腹愈。木瓜、吳茱萸各二錢，茴香二分半，甘草二分，生姜、紫蘇各少許，水煎入鹽一撮，温服。治霍亂吐瀉，轉筋擾悶。

心痛

手拈散用玄胡索。沒藥甘草五靈脂。等分為末。每服三錢温酒下。心脾氣痛總能醫。一方只用玄胡索、五靈脂等分，先將靈脂焙乾，後同玄胡索粉水炒熱，去渣入酒醋少許，剌服。

雞舌香散有良姜。赤芍肉桂香附良。天台烏藥同甘草。入鹽些小點煎湯。良姜、赤芍、肉桂、香附、烏藥各四錢，甘草五分，為末，每二錢，鹽湯點服。治男婦臟腑虛弱，陰陽不和，中脘氣滯，停積痰飲，胸膈脹滿，心脾引痛。

蟠葱散用玄胡索。桂姜蒼朮甘草搏。稜莪青檳白茯苓。葱煎熱服見懽樂。玄胡索、肉桂、乾姜各一分，蒼朮、甘草各四分，砂仁、檳榔、丁皮各二分，三稜、莪朮、青皮、白茯苓各三分，連鬚葱二根，水煎熱服。治男婦脾胃虛冷，氣滯不行，攻刺心腹，痛連胸脇，膀胱小腸腎氣，及婦人血氣刺痛，並皆治之。

暑

香茹散內藥三般。厚朴相參扁豆攢。加上黄連為絕妙。和中祛暑最能安。香茹一錢半，厚朴、扁豆、黄連各七分，四味俱用姜汁拌和炒，青水煎入酒少許必竟冷服乃効治伏暑引飲或吐或瀉姜能袪暑和中惟氣實者宜用〇茹藿湯即香茹散合藿香正氣散〇香葛湯即香茹散合升麻葛根湯〇十味香

茹散即香茹散合四君子湯加黃芪木瓜等分為末熱湯冷水任調下消暑氣和脾胃

桂苓甘露飲即五苓〇加上寒水滑石羔〇甘草為末姜湯下〇濕熱霍亂見功高〇茯苓澤瀉各一兩白朮猪苓肉桂各五錢甘草石羔寒水石各二兩滑石四兩為末每三錢溫湯新汲水任下姜湯尤良治渴寒中暑冒風飲食中外一切所傷濕熱內甚口乾煩渴飲食霍亂轉筋腹滿痛悶及小兒吐瀉驚風一方去猪苓加人參藿香葛根木香

六和湯半夏縮砂仁〇杏仁參草扁豆停〇木瓜赤茯藿香葉〇香茹厚朴治瀉頻〇半夏砂仁杏仁人參甘草各二分扁豆木瓜赤茯苓藿香各四分香茹厚朴各八分姜棗煎溫服治暑傷心脾霍亂轉筋嘔瀉寒熱痰嗽痞喘頭目昏痛肢體浮腫便澁冒暑背寒伏熱厥冷瘧痢中酒煩渴畏食又暑毒客上焦胸膈痞塞上氣喘急湯藥入口即吐加麝少許神効如日間冒暑夜感風露加川芎羌活婦人胎前産後亦宜

清暑益氣草參芪〇麥冬五味青陳皮〇澤瀉升麻蒼白朮〇神麯葛柏與當歸〇見四卷四十七頁

瘧

清脾飲裏有柴胡〇半夏黃芩草菓咀〇白朮茯苓加厚朴〇青皮甘草棗姜扶〇柴胡半夏黃芩草菓白朮茯苓厚朴青皮各等分甘草減半姜棗煎服治因食傷脾停滯痰飲發瘧熱多寒少或但熱不寒膈滿能食口苦舌乾心煩而渴此方乃小柴平胃二陳合而加減一方倍茯苓至五錢加常山二錢姜煎露服五更截瘧令人不吐為妙

人參養胃茯苓甘〇陳半朴菓藿梅堪〇能醫外感停痰食〇寒瘧尤當早服合〇寒多加桂附有熱加柴胡黃芩見三卷

芎歸鱉甲散茯苓〇芍藥半夏橘紅青〇熱加柴胡寒草菓〇烏梅姜棗其勞形〇鱉甲一錢川芎當歸茯苓芍藥半夏陳皮青皮各五分烏梅一箇姜棗煎服治勞瘧寒熱如熱多加柴胡寒多加草菓

對金飲子先厚朴〇蒼朮甘草陳皮攝〇加上草菓又為良〇姜棗煎來調治瘧〇厚朴蒼朮甘草陳皮草菓各等分姜棗煎服治寒熱瘧疾愈後調理脾胃尤好

上海埽葉山房校印

導滯湯歸芩連桂。大黃檳木甘草次。赤加甘草白加姜。胃弱去黃加朮制。見七卷十二頁 ○地黃湯芍朮柏榆枳滑加之因痛墜。生地芍藥白朮黃柏各一錢地榆五分水煎溫服治血痢疼痛如腹痛加枳殼厚朴後重加滑石初起用導滯湯稍久用地黃湯

真人養臟湯粟殼參。訶子當歸肉蔻真。白朮木香并芍藥。乾姜肉桂不須尋。罌粟殼一錢八分人參當歸白朮各三分訶子六分肉豆蔻二分半木香七分芍藥八分乾姜肉桂各四分一方有甘草九分水煎服治大人小兒冷熱不調下利赤白或膿血如魚腦裏急後重臍腹疼痛及脫肛下墜酒毒便紅等症皆宜惟臟寒者加附子

濕

滲濕湯中白朮先。丁香蒼朮茯苓兼。甘草陳皮芎等分。乾姜加上濕皆痊。白朮二錢蒼朮二錢茯苓甘草乾姜各五分丁香陳皮各二分半姜棗煎服治寒濕所傷身體重著如坐水中小便澁大便溏

除溼湯中用藿香。陳皮厚朴朮名蒼。白朮茯苓并半夏。入此甘草在中央。藿香蒼朮厚朴半夏各八分陳皮白朮茯苓各四分甘草二分姜棗煎服治寒濕所傷身體重著腰脚痠疼大便溏泄小便澁或利

五苓散內用猪苓。白朮茯苓澤瀉停。肉桂用之多與少。白水煎來止渴行。見四卷四十頁

四苓散即本方去肉桂　茹苓湯即香茹散合五苓散　藿苓湯即藿香正氣散合五苓散

痞滿

木香化滯湯當歸稍。枳實陳皮半夏遙。柴朮紅花草豆蔻。甘草生姜腹內消。半夏一錢柴胡蒼朮各四分草豆蔻五分木香陳皮各三分歸尾一分枳實二分紅花甘草各半分姜煎溫服治因憂氣食濕鬱結於中脘腹皮底微痛心下痞滿不思飲食常常痞氣

泄瀉

衛生湯即六君子。加上山藥薏苡仁。澤瀉黃連各等分。虛痰火瀉効如神。見七卷十頁

黃疸

茵陳蒿湯只一味。濃煎退疸去身黃。梔子柏皮兼可用。五苓加上又為良。見四卷二十八頁

一清飲子赤茯苓。川芎甘草柴桑皮。生姜棗子煎來服。黃疸發熱用之靈。茯苓二錢柴胡三錢川芎桑白皮各一錢甘草五分姜棗煎服

治頭痛發熱，及諸熱通用。

水腫

五皮散方亦甚奇，大腹桑根固用皮，茯苓姜橘俱等分，能救渾身没指危。大腹皮、桑白皮、茯苓皮、生姜皮、橘皮各等分，水煎溫服，忌生冷油膩堅硬之物。治風濕鬱滯脾經，面目虛浮，四肢腫滿，心腹膨脹，上氣喘急。一方去桑、橘皮，换地骨皮、五加皮，治妊娠子氣。

赤小豆湯木豬苓，桑皮防己連翹仁，漆瀉當歸商陸芍，熱甚加犀角又神。豬苓、桑白皮、防己、連翹、澤漆、澤瀉、當歸、商陸、赤芍、赤小豆等分，姜煎。治血氣俱熱，遂生瘡疥，變為腫滿，或生煩渴。

三和湯中君紫蘇，橘朴檳榔甘草扶，白朮金砂木通等，姜煎行腫可通渠。紫蘇、橘皮、厚朴、檳榔、甘草、白朮、海金砂、木通各等分，姜煎溫服。治水腫如脾弱者，倍白朮，入姜汁。氣虛加人參，血虛加牛膝、當歸身。

脹滿

平肝飲子用防歸，枳梗川芎木桂枝，楝參橘芍檳甘草，腹脇妨暈嘔脹醫。防風、枳殼、桔梗、桂枝、赤芍各五分，當歸、川芎、木香、人參、橘皮、甘草、檳榔各二分半，姜煎。治喜怒不節，肝氣不平，邪乘脾胃，心胸腹脅脹滿，頭暈嘔逆，脈來浮弦。

分氣紫蘇飲陳皮，大腹桑根白共推，甘桔菓苓五味子，喘氣脾虛病可移。紫蘇一錢六分，大腹皮、桑白皮、甘草、桔梗、草菓、茯苓、五味子各二分，姜煎，入鹽少許溫服。治男婦脾胃不和，胸膈噎塞，腹脇疼痛，氣促喘急，心下脹悶，飲食不思，嘔逆不止。

大正氣散藿香葉，檳榔朮半乾葛疊，枳殼橘紅朴桂甘，風寒濕氣脹須涉。白朮一錢半，藿香、檳榔、半夏、乾葛、枳殼、橘皮、厚朴、桂枝、甘草各五分，姜棗煎服。治脾胃怯弱，為風寒暑濕氣所傷，心腹脹滿，有妨飲食。

人參芎歸湯木香，蓬朮台烏甘草將，砂桂五靈脂半夏，入些蘇葉棗生姜。當歸五分，木香、蓬朮、烏藥、砂仁各七分，人參、甘草、官桂、五靈脂各四分，川芎、半夏各一錢，紫蘇、姜棗煎服。治咽燥漱水，迷妄驚恐，痛悶喘急，虛汗厥逆，小便多，大便黑，肚腹膨脹，名曰血脹症。

濁　萆薢分清飲菖蒲茯苓甘草天台烏益智仁等鹽煎服通心氣止精濁餘。萆薢石菖蒲茯苓甘草烏藥益智各等分入鹽一捻煎服如精滑別以綿裹龍骨同煎治真元不足下焦虛寒小便白濁頻數無度。

腰痛　人參順氣散芎甘梗朮芷陳皮枳殼等麻黃烏藥與白姜一切風寒腰痛省。見七卷十四頁

獨活湯中有大黃桂澤姜麯桃仁防黃連歸柏己甘草勞役腰痛免成傷。見七卷十四頁

蒼朮復煎散紅花黃柏柴胡川升麻藁本澤瀉羌白朮腦項背膝腰痛佳。蒼朮四兩紅花少許黃柏三錢柴胡升麻藁本澤瀉羌活白朮各五分先用水二碗煮蒼朮至二鍾去渣入餘藥煎服治寒濕相合腦痛惡寒煩悶脉沉洪項背脊骨髀眼膝腰疼痛忌油麵。

疝　補腎湯即四君子加芪附沉羌木瓜甘草紫蘇川芎少寒疝泄瀉用之佳。人參白朮茯苓黃芪附子各一錢沉香四分羌活五分木瓜一錢半紫蘇三分川芎甘草各二分姜煎溫服治寒入小腹疼痛泄瀉胸滿痞塞。

白怱散即四物湯枳朴莪稜茯桂姜參楝麯蘗青茴木葱鹽煎治冷膀胱。川芎當歸生地白芍枳殼厚朴莪朮三稜茯苓官桂乾姜人參川楝肉神麯麥芽青皮茴香木香各等分葱白食鹽煎服如大便利用訶子大便秘去鹽入大黃治一切冷氣入膀胱疝痛大治胎前產後腹痛胎動不安或血刺痛兼血臟宿冷百節倦痛肌體怯弱勞傷

帶

癖

聚香飲子乳沉丁木檀藿香葉共成胡索姜黃烏梗桂甘草姜煎疝氣盜。乳香沉香丁香木香檀香藿香各五分玄胡索姜黃川烏桔梗桂心甘草各二分半姜棗煎服治七情所傷遂成七疝心腸引痛不可俛仰。

烏附通氣湯四苓散加歸芍橘香查草朮間疝氣久與新風寒暑濕氣皆掃。白朮七分茯苓澤瀉各五分猪苓甘草木香各三分烏藥香附當歸芍藥山查橘皮各一錢水煎溫服治新久疝氣風寒暑濕七情皆動痛甚加檳榔玄胡索脉沉細惡寒加吳萸。

檳榔散內香蘇芍姜陳檳瓜一半和姜忽煎服治脚氣風濕疎通効若何蘇便香附各二錢甘草陳皮檳榔木瓜各一錢姜忽煎治風濕脚氣疎通氣道。

左經湯麻桂芩殼柴半甘加羌防朴姜苓小草已門冬對症加減旋斟酌麻黃桂心黃芩枳殼柴胡半夏甘草羌活防風厚朴白姜茯苓小草防已麥門冬各等分姜棗煎服治三陽經脚氣痰濕風腫腰足拘攣喘滿煩悶大小便秘如自汗去麻黃加白朮壯厲有熱去桂加前胡升麻腹痛加芍藥或附子便閉加大黃竹瀝喘滿加杏仁。

大腹皮散宜木瓜蘇葉子同蘿蔔佳沉香烏藥檳榔橘枳殼桑皮荊芥偕大腹皮六分木瓜五分蘇葉蘇子烏藥檳榔橘皮各二分蘿蔔子沉香枳殼桑白皮荊芥穗各三分姜煎溫服治諸脚氣腫痛小便不利。

脚氣

烏藥平氣散茯神甘參朮芎歸木芷含五味蘇子皆等分姜煎脚氣悉皆堪烏藥茯神甘草人參白朮川芎當歸木瓜白芷五味子蘇子各等分姜棗煎服治脚氣上攻頭目昏眩脚膝痠疼諸氣不和喘滿迫促。

當歸拈痛湯羌茵陳草芩升葛苦參人蒼白朮防猪澤瀉茯苓知母去查塵當歸防風猪苓澤瀉茯苓知母各三分羌活茵陳甘草黃芩各五分升麻乾葛苦參人參蒼朮各二分白朮一分半水煎溫服治濕熱為病肢節煩疼肩背沉重胸膈不利遍身疼痛足脛腫痛等症。

獨活寄生湯桑寄生杜仲牛膝細辛參秦艽茯苓桂芎甘地黃防風當歸芍獨活三錢桑寄生杜仲牛膝細辛人參秦艽茯苓桂心防風川芎各二分芍藥生地當歸各三分甘草半分姜煎溫服或為丸加乳香沒藥治腎氣虛弱腰背拘急筋攣骨痛脚膝偏枯冷痺緩弱一方有附子如歷節風并脚氣加乳香沒藥酒糊為丸服。

燥渴

活血潤燥生津飲天麥門冬五味子瓜蔞麻仁草當歸地黃生熟天花使天門冬麥門冬五味子瓜蔞仁麻子仁甘草當歸生地黃熟地黃天花粉各等分水煎溫服。

錢氏白朮散參苓甘草葛根五味藿香木香柴枳殼中消善穀十分靈白朮人參茯苓甘草藿香各四分葛根各八分枳殼五味子木

香柴胡各二分，水煎溫服，治消中善饑消穀。如小兒去柴胡、枳殼、五味子。

火

滋陰降火湯古方稀。四物湯中加栢知。甘草陳皮并白朮。天門麥冬遠志依。當歸、生地、白芍、白朮各一錢，麥門冬、甘草各五分，知母、黃栢、遠志、陳皮、川芎各六分，姜煎溫服，治潮咳汗血、遺精無泄者，乃養血降火之聖藥也。如有痰加瓜蔞仁、貝母；咳嗽加五味子、阿膠；夢遺加芡實、石蓮肉；有熱加秦艽、地骨皮；唾吐咯血加茜根、藕汁、玄參；氣虛血少加參芪。久病者去川芎。

人中白散生甘草。青黛黃栢如金寶。為末童便調二錢。丹溪治火方真巧。人中白二兩，黃栢、甘草、青黛各五錢，為末，每二錢，童便調服，治陰虛火盛及五心煩熱等症。

痛

枳殼煮散防風芎。乾葛細辛甘梗充。姜煎一盞空心服。脇疼氣痛儘能攻。見七卷十七頁

盬煎散歸芎芍稜。莪枳茯苓神麯青。朴朮小茴各等分。葱根並治腹心疼。見七卷十七頁

復元通聖散穿山甲。青陳甘草瓜蔞屑。每用熱酒下一錢。諸痛諸瘡活氣血。穿山甲、瓜蔞根各四錢，青皮、陳皮各二錢，甘草三錢，為末，酒調服，治諸氣閉澁、耳聾耳疼、諸瘡腹癰、便癰瘡疽、一切氣刺如瘡無頭者，津液調敷諸瘡腫痛，加金銀花、連翹各一錢。

淋

五淋散治五般淋。歸芍梔甘赤茯苓。每用空心煎水服。何憂氣血石膏淫。當歸、甘草各五分，芍藥、山梔各一錢，赤茯苓六分，水煎溫服，治腎氣不足，膀胱有熱，水道不通，淋瀝不出，或熱淋便血。

清心蓮子飲黃芩。甘草車前赤茯苓。麥門地骨參芪使。下虛上盛作諸淋。蓮子、赤茯苓、人參、黃芪各七分半，黃芩、甘草、車前子、麥門冬、地骨皮各五分，如發熱加柴胡、薄荷，水煎溫服，治下虛上盛，心火上炎，口苦咽乾，煩渴，小便赤澁，欲作諸淋。

平胃散中四般藥。蒼朮陳皮厚朴揩。更加甘草調脾胃。生姜棗子一同煎。平胃散：蒼朮二錢，調脾除濕寬中；陳皮一錢四分，和胃消痰溫

中厚朴一錢安胃，澤瀉調中，甘草八分調脾。瀉水和中，薑棗煎，入鹽少許溫服。此藥和脾達胃，扶根固本，兼有他症，照依藥性加減。溫補炒熟，消導生用。○平胡飲子即本方合小柴胡湯，治瘧寒熱相等。

參苓白朮散薏苡仁，甘草蓮肉山藥停，桔梗扁豆砂仁用，棗煎虛熱用之靈。人參、茯苓、白朮、甘草、山藥各三錢，薏苡仁、蓮肉、桔梗、白扁豆、砂仁各一錢半，為末，每二錢，棗子煎湯調服。治脾胃虛弱，飲食不進，或吐瀉，及大病後調助脾胃最妙。

凝神散參苓白朮，山藥扁豆粳米續，地黃地骨甘知母，門冬竹葉用幾十。人參、茯苓、白朮、山藥各一錢，扁豆、粳米、生地、甘草、知母各五分，地骨皮、麥門冬、淡竹葉各二分半，薑棗煎服。大能收斂胃氣，清涼肌表。一方去山藥、扁豆、知母、竹葉、地皮，加黃芪、當歸、白芍、茯神、桔梗，治癆瘵症，聲重血系便之。

葛花解酲湯縮砂仁，木香豆蔻茯青陳，參薑朮澤豬神麴，酒調一服味清辛。葛花、砂仁、白豆蔻各五錢，木香五分，茯苓、陳皮、人參、豬苓各一錢半，青皮、乾薑、白朮、澤瀉各三錢，神麴二錢，為末，每二錢，白湯或酒調服，得微汗為度。治飲酒太過，嘔吐痰逆，心神煩亂，胸膈痞塞，手足戰搖，飲食減少，小便不利。

益胃散薑黃澤瀉，乾薑砂草益智仁，白蔻黃芪參厚朴，陳皮通用十分靈。薑黃、乾薑、白豆蔻各三分，澤瀉、砂仁、甘草、人參、黃芪、厚朴、陳皮各七分，益智仁六分，水煎溫服。治服寒藥過多，或脾胃虛弱，胃脘作痛。

青皮湯橘玄胡索，莪朮三稜神麴藥，薑煎痞滿雖能調，過服能令人氣弱。青皮一錢，莪朮、三稜各七分，陳皮、神麴各五分，玄胡索三分，薑煎溫服。進食利脾，消積化聚。如痞滿加炒黃連三分，有鬱加山梔仁，少食加山查、麥芽各二分，婦人加香附一錢半，川芎八分，紅花、木香各一分。

消積正元散朮苓，麥查甘橘海粉青，香砂麴枳玄胡索，鬱火仍須善減增。白朮一錢，茯苓、陳皮、青皮、砂仁、麥芽、山查、甘草各三分，神麴、香附、枳實、玄胡索、海粉各五分，薑煎溫服。如上焦火鬱加酒炒芩、連，下焦火鬱加炒梔、柏，冷氣作疼加沉香、木香，磨水剌服。

散聚湯杏附桂心，檳榔橘半吳萸侵，茯枳芎歸甘草朴，便秘大黃旋酌斟。杏仁、桂心、橘皮各二分，附子、吳萸、茯苓、枳殼、川芎、厚朴、甘草各

上海掃葉山房校印

一分，檳榔半夏當歸各少許，姜煎溫服。如大便秘加大黃。治久氣積聚，狀氣如癥瘕，隨氣上下，發作有時，心腹絞痛，攻刺腰脇，小腹䐜脹，大小便不利。

四七湯理七情氣○陳皮厚朴半夏製○紫蘇葉同生姜煮○喘急兼將中脘扑。四七湯厚朴一錢半，半夏二錢半，陳皮二錢，紫蘇一錢，姜棗煎服。治七情相干，痰涎凝結，如絮膜，如梅核，窒碍咽喉之間，咯不出，嚥不下，或中脘痞滿，氣不舒快，或痰涎壅盛，上氣喘急，或因痰飲中節，嘔逆惡心，兼治婦人惡阻，及男子思慮過度，小便白濁。

七氣湯中半夏多○朴桂苓芍紫蘇對○橘參姜棗同煎服○七情霍亂妙難過○半夏一錢，厚朴桂心各六分，白茯苓白芍各八分，紫蘇橘皮各四分，人參二分，姜棗煎，溫服。治七情鬱發，致五臟陰陽乖戾，吐利交作，寒熱眩暈，痞滿噎塞。一方用人參甘草肉桂各五分，半夏二錢半，姜煎服。治七情鬱結于中，心腹絞痛，大便虛秘等症。

大七氣湯稜莪真○橘藿梗桂益智仁○甘青香附煎，白水○一切氣積自舒伸○三稜莪术青皮陳皮藿香桔梗官桂益智仁各一錢，甘草七分半，香附一分半，姜棗煎服。治七情相干，陰陽不得升降，氣道壅滯，攻衝作疼。一方無三稜，有半夏麯。

大異香散京三稜○莪术半夏與陳青○藿梗智仁香附子○甘草枳殼有高能○三稜莪术青皮陳皮半夏麯藿香梗桔益智仁香附枳殼各五分，甘草半分，姜棗煎服。治穀脹氣脹。

紺珠正氣天香湯○天台烏藥與乾姜○香附陳皮紫蘇葉○婦人得此是奇方○烏藥一錢半，香附六錢，陳皮紫蘇乾姜各六分，水煎熱服。治婦人一切諸氣作痛，或上塞心胸，或攻築脅肋腹中，結塊發渴刺痛，月水因之不調，或眩暈嘔吐，往來寒熱，胎前產後一切氣症。

分心氣飲木通桂○赤芍茯苓半夏配○桑白大腹青陳皮○甘草羌活紫蘇對○木通官桂赤芍赤茯苓半夏甘草羌活桑白皮大腹皮青皮陳皮各五分，紫蘇二分，姜棗燈心煎服。治男婦一切七情留滯，心胸痞悶，脇肋虛脹，噎塞吞酸，嘔噦惡心，頭目昏，四肢倦，面色黃，口舌乾，飲食減少，日漸羸瘦，或大腸虛澁，或病後胸中虛痞，不思飲食，皆効。

流氣飲子蘇烏藥○青皮大腹苓歸芍○芎芪枳半防風甘○木香桔梗隨人酌○紫蘇烏藥青皮桔梗各五分，陳皮茯苓當歸芍藥川芎黃芪枳實半夏防風甘草各七分半，大腹子一錢，木香二分半。一方有枳殼檳榔，各五分，姜棗煎服。治氣攻肩背，脇肋走注疼痛，及痞脹噎喘，氣閉浮腫，脚氣。

木香流氣飲藿香茯參朮甘菓檳瓜通夏朴青丁陳大腹蘇蒲桂芷香麥冬。木香藿香草菓檳榔丁香大腹皮蒼朮肉桂各六分紫蘇甘草厚朴青皮陳皮香附各一錢半赤茯苓人參白朮木瓜菖蒲白芷麥門冬各四分木通八分半夏二分姜棗煎服治諸氣痞塞胸膈膨脹面目虛浮四肢腫滿口苦咽乾大小便秘

木香勻氣散藿丁檀白豆砂仁甘草鹽點服沸湯爲末用氣痞惡心積痛蠲。木香丁香檀香白豆蔻各二錢藿香甘草各八錢砂仁四錢一方有沉香爲末每二錢入鹽少許沸湯點服治氣滯胸膈虛痞惡心宿冷不消心腹刺痛又名木香調氣散

木香順氣散青陳智澤歸吳姜半苓升柴草蔻蒼朴類能消䐜脹濁氣生。木香草豆蔻蒼朮各三分厚朴四分青皮陳皮益智仁茯苓澤瀉生姜半夏吳茰當歸各五分升麻柴胡各一分水煎溫服治濁氣在上則生䐜脹

蘇子降氣湯半夏甘草前胡肉桂咀當歸厚朴陳皮等姜棗同煎痰喘舒。蘇子半夏麯各五分甘草前胡當歸厚朴各二分肉桂陳皮各三分姜棗煎服治虛寒上攻氣不升降上盛下虛痰涎壅盛如虛喘加人參五味杏仁鹽梅紅棗虛煩加知母人參煎服

秘傳降氣湯訶子甘草柴胡骨碎補桑陳地骨五加皮枳梗半夏麯蘇使。訶子草菓骨碎補五加皮桔梗半夏麯各二分甘草柴胡地骨皮枳殼陳皮各四分桑白皮八分紫蘇一分姜煎溫服治氣不升降上盛頭目昏眩痰實嘔逆胸緊咽痛耳聾下虛腰腳無力小便數大便秘如心肺虛滿加人參茯苓熱盛加黃芩虛盛加附子婦人血虛加當歸

三和散用沉木香芎朮紫蘇大腹羌檳橘木瓜甘草翼水煎和氣自通腸。沉香紫蘇大腹皮羌活各四分木香白朮檳榔橘皮甘草各三分川芎一分木瓜二分水煎溫服治七情氣結五臟脾胃不和心腹脹急大小便秘飧食俱廢不渴者乃氣秘耳未可施以硝黃秘甚再加枳殼蘿蔔子皂角子氣滯腰疼倍木瓜浮腫加車前子葶藶子小便閉加麥門冬澤瀉

復元通氣散陳白丑甘茴穿甲木香有索歸乳沒俱爲末鬱瘀癰瘀并跌墜。陳皮白丑甘草玄胡索各一錢茴香穿山甲木香當歸各

一錢半，乳香、沒藥各五分，爲末，每二錢，熱酒白湯任下。治一切氣不宣通，瘀血凝滯，周身走痛，并跌墜損傷，或負重剉閃，氣滯血分作痛等症。一方去白丑、玄胡、當歸，加青皮、白芷、貝母、蒲黄，治發乳癰疽及一切腫毒瘰癧。

犀角地黄湯牡丹芍，藥四件有機關。加上大黄黄芩藥，能消瘀熱發狂蠻。見四卷二十九頁

清胃散升麻二錢六分，歸地與黄連。牡丹皮用一錢重，能止吐血及牙宣。升麻一錢，牡丹皮一錢，當歸、生地黄、黄連各六分，水煎冷服。治胃經膏粱積熱，吐衄牙宣，或唇口腫痛，或上下牙齦潰爛，腫痛連及面皮，惡寒發熱。

枇杷葉散香茹君，麥門陳皮厚朴分。丁瓜甘與茅根和，暑毒攻心吐血欣。枇杷葉、陳皮、厚朴、丁香各五分，香茹七分半，麥門冬、木瓜、茅根各一錢，炙甘草二分，姜煎溫服，或爲末，水調服。治中暑伏熱，煩渴引飲，嘔噦惡心，頭目昏眩。

小薊飲子生地黄，蒲滑通草藕節房。甘歸竹葉山梔子，每服空心白朮凉。小薊、生地、蒲黄、滑石、通草、藕節、甘草、當歸、淡竹葉、山梔各五分，水煎溫服。治下焦結熱，尿血成淋。

大薊飲子桑白皮，犀角升麻甘草宜。蒲黄杏仁桔梗炒，肺疽熱血用之宜。各等分，甘草減半，姜煎溫服。治嗜辛熱傷肺，嘔血名曰肺疽。

歸脾湯歸龍眼肉，酸棗遠志參芪朮。茯神木香甘草姜，憂思過度真宜服。當歸、龍眼肉、酸棗仁、遠志、人參、黄芪、白朮、茯神各一錢，木香五分，甘草三分，姜棗煎服。治憂思傷脾，肉熱食少，體倦，或血妄行，發熱嘔吐，或健忘怔忡，驚悸少寐，或心脾作痛，自汗盜汗，或肢體腫痛，大便不調，或經候不調，晡熱內熱，或唇口生瘡，流注等症。

二陳芎歸湯人參，阿膠五味細辛芎。姜煎尊治虛勞人，毛寒失血咳嗽咯。半夏、陳皮、赤茯苓、甘草、人參、阿膠、五味子、細辛各五分，白芍、川芎、當歸各一錢，姜煎溫服。治虛勞少血，津液內耗，心火炎，肺咳嗽，咯血，及血不榮肌肉，動輒毛寒咳嗽。

胃風湯參與芎歸，苓朮芍桂等相斟。粟米百粒止便血，腹痛還宜剩木香。人參、當歸、川芎、茯苓、白朮、芍藥、肉桂各七分，粟米百粒，水煎溫

服治風淫乘虛客于腸胃水穀不化泄瀉注下腹脇虛滿腸鳴疼痛及腸胃濕毒下如豆汁或下瘀血

當歸和血散槐花。青皮荊芥穗升麻。川芎白朮并熟地。腸澼濕毒用之佳。當歸升麻各二錢槐花青皮荊芥白朮熟地各六分川芎四分為末每二錢米飲下治腸澼濕毒下血

涼血地黃湯歸槐青柏知等分血淵靈。去槐青加荊細蔓。羌黃芎藁芩連升。柴胡紅花依次入空腹煎嘗

治血崩熟地當歸槐花青皮黃柏知母各等分如小便澀大便後重加木香檳榔水煎溫服治血淵最妙一方去槐花青皮用生地當歸各五分知母黃柏各二分加荊芥細辛蔓荊子黃芩各一分

羌活防風柴胡各三錢川芎藁本黃連升麻各二分紅花少許水煎溫服治血崩因腎水真陰不能鎮守包絡相火故血走而崩經脈不住或如豆汁五色相雜面黃體痛寒熱

五飲湯即六君子加枳朴豬澤前胡桂心芍藥旋覆等。薑煎痰飲盡消除。人參白朮茯苓甘草枳實厚朴陳皮半夏豬苓澤瀉前胡桂心芍藥旋覆花各等分薑煎溫服忌食肉生冷等物治酒後傷寒飲冷過多故成五飲如因酒有飲加葛花砂仁

小調中湯製法奇。連草瓜半交相持。大調中湯用四味。少加參朮茯苓歸。黃連煎水浸甘草甘草煎水浸黃連瓜蔞仁煎水浸半夏半夏煎水浸瓜蔞仁各炒水乾為度四味各等分薑煎溫服或薑汁糊為丸服尤妙治一切痰火及百般怪病善調脾胃神効 ○ 大調中湯即本方加人參白朮茯苓川芎當歸生地白芍治虛而挾痰火者用百般加減由人

定哮喘湯麻桑杏蘇子。白菓款冬花最良。甘草黃芩同半夏。水煎百沸不須薑。見七卷六十五頁

安脾散菓木丁香。百年壁土煮良薑。椒參朮橘苓甘草。入鹽點服米煎湯。高良薑一錢用陳壁土和水煮至乾草菓木香丁香胡椒人參白朮橘皮茯苓各五分甘草一錢半為末每二錢米飲入鹽少許調服治停飲傷胃噯食嘈酸嘔吐黃水不已

丁香煮散益智椒。紅豆青陳甘草梢。乾薑良薑川烏炮。薑鹽煎治胃家翻。丁香紅豆蔻青皮陳皮甘草乾薑良薑川烏各四分益智仁五

分胡椒二分，姜鹽煎服，治脾胃虛冷嘔吐不食。

呃逆 丁香二陳湯藿香。柿蒂二陳湯茹參。二方倍用生姜汁。䬸逆吞之不作聲。丁香二陳湯：陳皮二錢，茯苓、半夏各一錢半，甘草、藿香各五分，丁香四分，姜煎，入姜汁三五匙調服。柿蒂二陳湯：即前方去藿、丁，加柿蒂、人參各一錢，竹茹一團。

丁香透膈湯沉木香。甘草參苓麯蘖芳。藿朮砂附青陳朴。肉蔻白蔻半夏當。丁香、木香、麥芽、青皮、肉豆蔻、白豆蔻各二分半，沉香、陳皮、厚朴、藿香各三分，甘草七分半，草菓、神麯、半夏各一分半，人參、茯苓、砂仁、香附各五分，白朮一錢，姜棗煎服。治脾胃不和，痰逆惡心，嘔吐，飲食不進，十膈五噎，痞塞不通。

五膈寬中散青陳皮。丁香厚朴甘草咀。香附砂仁白豆蔻。木香八味總堪書。青皮、陳皮、丁香、砂仁各四分，厚朴、香附各一錢半，甘草五分，木香三分，白豆蔻二分，或加南星、半夏，爲末，每二錢，姜鹽湯點服。治四氣七情隔脾，陰陽不和，胸膈痞滿，停痰氣逆，遂成五膈，一切冷氣並皆治之。

五噎湯即六君子。湯去半夏朴枳稜。莪麯蘖使訶桂木檳。姜棗煎。虛實由人加減爾。見七卷二十五頁

痫 大續命湯桂麻黃。竹瀝生地汁兩防。附子石羔龍齒末。姜煎治癇身反張。肉桂、附子、石羔、防己各二分，麻黃、防風、龍齒、生姜各四分，水煎，入竹瀝七匙、生地汁五匙，頓服。治癇角弓反張，竄視，口噤吐沫。

怔忡 妙香散要麝香真。山藥茯苓并茯神。參芪遠志炙甘草。木香桔梗硃砂珍。麝香一錢，山藥、茯苓、茯神、黃芪、遠志各一兩，人參、甘草、桔梗各五錢，木香二錢半，辰砂三錢，爲末，每二錢，溫酒調服。治男婦心氣不足，精神恍惚，虛煩少睡，多盜汗。常服補益氣血，安鎮心神。

拔萃桔梗湯連翹。薄荷黃芩梔子饒。甘草同煎加竹葉。喉痺腫痛十分標。各等分，水煎溫服，即涼膈意也。治熱腫喉痺。

虛 十全大補有人參。肉桂川芎地黃蒸芍藥。茯苓并白朮。黃芪甘草當歸停。十全大補湯：人參、白朮、茯苓、甘草、當歸、川芎、熟地、芍藥、肉桂、黃芪各二分半，姜棗煎服。治男婦諸虛勞傷，生氣血，壯脾胃。

人參養榮即大補去芎加橘遠味熟劫勞散亦大補湯去芎桂加半味膠。人參養榮湯白芍三兩當歸人參白朮甘草黃芪肉桂陳皮各一兩熟地五味子茯苓各七錢遠志五錢每三錢姜煎空心溫服虛甚者煉蜜為丸可以常服治積虛成損四肢倦怠肌肉消瘦面少顏色汲汲短氣飲食無味如遺精加龍骨咳嗽加阿膠麥門冬夜火加知母黃柏○劫勞散白芍一錢黃芪甘草人參茯苓熟地當歸五味子半夏麴阿膠各四分姜棗煎服治心腎俱虛勞嗽無痰發熱盜汗四肢倦怠體瘦食少恍惚異夢嗽中有血名曰肺痿

黃芪建中湯肉桂甘草芍樂補榮衛姜棗飴糖煎服之或加當歸同此類。黃芪肉桂各七分甘草一錢半白芍三錢姜棗煎去渣入飴糖少許再煎令溶空心服治男婦諸虛不足小腹急痛脇脹胸滿驚悸面黃唇乾口燥腰痛骨瘦行步喘之短氣少食或因勞過或病後不復最宜服之如虛甚加附子血虛加當歸

黃芪益損湯斛桂芎歸朮半甘朮地白芍五味熟加柴諸虛勞倦此方議。官桂熟地半夏甘草木香各三分石斛當歸川芎黃芪白朮各一錢白芍一錢半五味子五分姜棗煎服如有熱加柴胡

從蓉散朮巴門冬茯草牛味杜仲供車前乾姜生地羣酒調陰痿最多功。肉從蓉白朮巴戟麥門冬茯苓甘草牛膝五味子杜仲各八錢車前子乾姜各五錢生地半斤為末每二錢食前酒調日三服治腎氣虛寒陰痿腰脊痛身重脛弱言音混濁陽氣頓絕劲

固真飲子參朮歸山藥茯地柏澤茱萸撲補骨脂五味陳皮茯苓杜仲甘草酌。人參山藥當歸黃芪黃柏各一錢熟地一錢半白朮澤瀉山茱萸補骨脂各五分五味子十粒陳皮茯苓各八分杜仲甘草各七分水煎溫服益門冬地黃驗本於滋陰久則滯胃滯經致生癖痕又或多服金石桂附助陽久則積溫成熱耗損真陰痰火妄動消渴肺痿症作惟此方備五味中年已上之人可以常服能治陰陽兩虛氣血不足飲食少五心熱自汗日晡潮熱精氣滑脫行步無力腰跨痠疼泄瀉脈沉弱嗽少痰多或乾咳或氣血精神不足體瘦頭目昏食少脈虛數潮熱將成勞症者或陽力氣虛脈弱腰背疼痛動輒鼻衄者或便血過多面黃體瘦食少氣促者或婦人陰虛體瘦食少虛熱自汗腹痛面浮腰痛赤白帶下者並宜服之此方備五味合氣沖和養氣血理脾胃充腠理補五臟無寒熱偏併過不及之失也

正氣補虛湯參藿朴芪地芎茯等分各桂歸芷味木丁姜附朮夏草減半勻。人參藿香葉厚朴黃芪白芷當歸熟地川芎茯神各五分

肉桂五味子白朮半夏附子丁香木香乾姜甘草各二分半，姜棗空心煎服。治內傷飲食七情兼外邪所襲，寒熱頭痛，身疼痛，脚軟弱，轉筋，自汗，肢冷麻痹，男婦諸虛通用，婦人產後感寒尤宜。

秦艽扶羸湯鱉甲。柴胡人參當歸切。地骨皮半紫菀甘。能治肺膽二經熱。秦艽鱉甲人參當歸半夏紫菀甘草各五分，柴胡一錢，地骨皮七分半，烏梅姜棗煎服。治膽肺二經虛熱，及肺痿骨蒸已成勞嗽，或寒或熱，聲嗄不出，體虛自汗，四肢怠惰，如熱瘧症，加大黃、黃芩、犀角、赤芍、青蒿、桂枝煎服，勞瘧亦効。

黃芪鱉甲湯桑地皮。桂菀參苓柴半知。天冬地黃赤芍藥。秦艽甘桔也相宜。桑白皮半夏甘草各二分半，地骨皮知母黃芪秦艽白茯苓赤芍柴胡各三分三厘，鱉甲天門冬各五分，肉桂人參苦梗各一分六厘半，紫菀生地各三分，水煎溫服。治虛勞客熱，肌肉消瘦，四肢煩熱，心悸盜汗，少食多咳，嗽有血，往來寒熱勞瘧等症。

保和湯知貝天麥門。款冬薏杏瓜蔞根。兜菀合桔甘五味。歸地蘇薄姜飴炆。見七卷三十一頁

保真湯歸芍朮茯參蓮肉天麥赤白苓陳芍知柏柴甘味。地骨地黃熟又生。見七卷三十一頁

潮熱

清骨散柴生地黃。熟地人參薄荷防。秦艽赤茯胡連芍。每服半兩水煎嘗。柴胡生地各二錢，熟地人參防風各一錢，薄荷七分，秦艽赤茯苓胡黃連各五錢，水煎溫服。治男婦不拘老幼，初覺五心煩熱，骨蒸加竹茹，頰赤潮盛加生犀角汁，或加猪胆汁一枚，猪脊髓一條，童便韭白煎服，惟胃弱者慎之。

汗

當歸六黃湯芩連。生熟地黃柏綿芪。降火補陰止盜汗。水煎一服上床時。黃芩黃連黃柏降火，生地熟地當歸補陰，各五分，黃芪止汗，三錢，臨卧水煎溫服，止盜汗之聖藥也。

燥

清燥湯芪蒼白朮參。苓連柏地當歸猪澤門冬五味子甘麴升柴痿痢醫。黃芪白朮各一錢半，蒼朮一錢，人參茯苓升麻各三分，黃連黃柏柴胡各一分，生地當歸猪苓麥門冬甘草神麴各二分，澤瀉五分，五味子九粒，水煎溫服。治痿厥癱瘓下痢等症。

藿仁養胃湯烏朮參。草神苓半夏麴砂仁薏苡蓽澄茄。能治陽明虛痿弱。藿香烏藥白朮人參茯神茯苓半夏麴砂仁薏苡仁各一錢半，蓽澄茄甘草各一錢，姜棗煎服。治胃虛不食，四肢痿弱，行立不能，皆由陽明胃虛，宗筋無所養，遂成痿躄。

四順清涼散歸芍黃甘草等分水煎嘗加以柴芩生薑使更能解熱入於陽。當歸芍藥大黃甘草各等分水煎溫服治血熱蘊結壅滯不通或一身盡熱或日晡肌熱或夜發熱皆血熱也。

涼膈散連翹山梔仁大黃甘草朴硝芩竹葉薄荷加蜜煮諸般積熱効如神。連翹一錢山梔大黃黃芩竹葉薄荷各五分朴硝二分半甘草一錢半水煎入蜜少許調服東垣去硝黃加桔梗治諸般積熱口舌生瘡痰實不利煩渴腸胃秘澁便溺不利一切風熱。人參瀉肺湯即涼膈散去朴硝加枳殼桔梗桑白皮杏仁各等分水煎溫服治熱嗽便秘。活命丹即涼膈散加藍根青黛蜜丸彈子大硃砂為衣金箔裹每臨臥茶清化下一丸治中風神不清。轉舌膏即涼膈散加菖蒲遠志為末煉蜜為丸如彈子大硃砂為衣每服一丸薄荷煎湯化下治中風頤癡舌塞不語。

八正散車前子瞿麥萹蓄滑石山梔仁大黃木通入甘草熱淋熱疝効如神。各等分燈心煎服治一切下熱症諸淋諸氣諸血。

導赤散主地木通甘草等分竹葉同去草加芩名火腑熱淋赤澁總收功。各等分水煎溫服治小腸實熱小便赤澁而渴煩滿而口舌生瘡。○火腑丹見六卷。

半夏湯中姜最多芩地遠志酸棗和茯苓秫米長流水胆熱不眠用莫訛。半夏乾姜各三錢黃芩一錢生地酸棗仁各五錢遠志茯苓各二錢秫米一合每一兩用長流水煎澄清溫服。一方無地黃遠志有麥門冬三錢甘草二錢人參一錢治胆腑實熱精神不守熱泄煩渴悶不得眠。

瀉黃散藿山梔仁石羔甘草防風停為末酒蜜相拌炒能醫口內瘡痍生。藿香七錢山梔一兩石羔五錢甘草三兩防風四兩剉碎用蜜酒拌炒香焙乾每三錢水煎溫服治脾胃壅熱口內生瘡煩悶多渴頰痛心煩唇燥口臭咽乾壅滯不食一方有砂仁。

瀉白散君桑白皮地骨相等甘草微一方加青茯人參加味瀉白散尤奇。瀉白散桑白皮地骨皮各二錢甘草一錢水煎溫服治肺熱上熱氣麁鼻塞或加知母貝母桔梗山梔仁麥門冬生地之類由人。○加味瀉白散桑白皮一錢半地骨皮茯苓各一錢二分人參八分青皮甘草各三分五味子陳皮各五分粳米一撮水煎溫服治陰氣在下陽氣在上致咳嗽嘔吐喘促。

加味石羔湯梔子。參苓知母生地使。竹葉水煎入蜜硝。膀胱實熱服之愈。石羔八錢山梔人參茯苓知母各三錢生地黃淡竹葉各一兩每一兩水煎去渣下蜜半合煮二沸食前服欲利加芒硝三錢治膀胱實熱脬轉不得小便苦煩滿難於俛仰。

婦人

逍遙散三白柴歸等。甘草減半薄荷煎。婦人調經專用此加味男癆總是仙。白术白芍白茯苓柴胡當歸各等分甘草減半薄荷少許煨姜煎服治婦人月經不調及血虛有熱無汗者最宜或加天花粉牡丹皮玄胡索子芩紅花與四物湯加減例同。

加味逍遙散白芍白朮各一錢白茯苓麥門冬生地各六分甘草桔梗各二分地骨皮當歸各八分山梔仁黃柏各三分水煎溫服治潮汗咳嗽虛甚者加山藥破故紙枸杞子餘與癆瘵加減同。

大溫經湯炒阿膠。芍藥芎歸參桂抄。門冬半牡吳萸草。生姜五片水中拋。阿膠芍藥川芎當歸人參肉桂牡丹皮吳萸甘草各二分半夏二分半麥門冬五分姜煎溫服治衝任虛損月事不調或崩中去血過多或經損孕瘀血停留小腹急痛五心煩熱。

小溫經湯歸芍芎。官桂牡丹莪朮等。人參甘草牛膝煎。寒客血室痛者宜。當歸芍藥川芎官桂牡丹皮莪朮各五分人參甘草牛膝各一錢水煎溫服治血海虛寒或為風邪所襲月水不利。

滋血湯中用馬鞭。牡丹荊芥穗相連。桂芍芎歸并枳殼。烏梅一箇也同煎。馬鞭草荊芥各八分牡丹皮二分肉桂赤芍川芎當歸枳殼各四分烏梅一箇水煎溫服以經調為度治血熱氣虛經候不調血聚四肢或為浮腫肌體發熱疑為癆瘵宜此藥滋養通利之。

紅花當歸散寄奴。牛膝紫葳白芷蘇。肉桂去皮甘草芍。月經若秘可通衢。紅花白芷肉桂各一分半當歸牛膝紫葳蘇木甘草各二分劉寄奴五分赤芍九分為末每二錢熱酒下經閉紅花煎湯下治血臟虛竭經候不調或斷續不來或積瘀塊腰腹痛肢體瘦弱。

紫葳散肉桂當歸。赤芍白芷牡丹皮。玄胡寄奴皆等分。紅花少入酒煎宜。紫葳肉桂赤芍藥玄胡索白芷牡丹皮當歸劉寄奴各等分酒一水二入紅花少許煎服、治婦人月水不行、發熱腹脹。

玄胡索散蓬莪朮。當歸酒浸共三稜。月水不調紅花使。更兼童便酒煎行。玄胡索莪朮當歸三稜各等分、爲末、每二錢空心酒調服、如氣血發甚、月水不調、童便紅花煎酒調服、治婦人氣血走作疼痛不可忍、及月水不調、面色萎黃、飲食減少、產後諸疾。

大玄胡索散歸木香。稜莪芎練朴檳榔。桂芎芩梗大黃藥。紅花甘草性多涼。玄胡索莪朮當歸三稜赤芍藥檳榔川練肉官桂厚朴木香川芎各一分半、桔梗黃芩大黃各五分、甘草一錢、檳榔二分、水煎日三次熱服、如惡物多、去大黃官桂、加黃藥子槐子龍骨各五分、治婦人經病并產後腹痛、或腹滿喘悶、或癥瘕癖塊、及一切心腹暴痛、平常人心胃急痛者尤宜服之。

桂枝桃仁湯生地黃。芍藥甘草半中良。經脈不通繞臍痛。煎加姜棗莫商量。桂枝桃仁生地芍藥各一錢、甘草五分、姜棗煎服、治寒客血室、月水不通、繞臍寒疝作痛、或月候前先腹痛不可忍。

桑寄生散川續斷。川芎當歸白朮伴。香附阿膠神草參。姜煎溫服治經漏。桑寄生續斷川芎當歸白朮香附阿膠茯神各五分、甘草人參各二分半、姜煎服、治胎漏及經血妄行淋瀝不已。

伏龍肝散艾石冬。姜桂當歸草地芎。單用龍肝芩地草。白朮阿膠治便紅。伏龍肝六分、艾葉川芎各一錢二分、赤石脂麥門冬各四分、乾姜當歸各三分、肉桂甘草熟地各二分、棗煎溫服、或爲末米飲調服、治血氣勞傷、衝任脈虛、經血非時注下、或如豆汁、或成血片、或五色相雜、及血崩赤白帶下、臍腹冷痛、經久不止、一方單用伏龍肝八分、黃芩生地甘草阿膠白朮各三分、水煎溫服、治先便後紅、及吐衄血等症。

解毒湯合四物湯。入藥等分共煎湯。經行不止崩不住。寒熱腹痛盡堪嘗。解毒四物湯黃連黃柏黃芩山梔當歸川芎白芍熟地各一錢、水煎溫服、治婦人經脈不住、或如豆汁、五色相雜、面色萎黃、臍腹刺痛、寒熱往來、崩漏不止等症。

四物承氣加朴硝。此名玉燭散。名標涼膈添歸同四物。名爲三和散同條。

牛膝散中用羚羊檳榔硝黃各一兩。防已牡丹桂甘芍。通經兼治腳氣腫。牛膝 羚羊角 檳榔 芒硝 大黃各一錢 防已 牡丹皮 肉桂 甘草 赤芍各五分。水煎溫服。治婦人月經不通。或腳氣腫痛。

大腹皮飲防木瓜。桑朴茯枳大黃加。青陳五味子等分。水煎入酒一分呵。大腹皮 防已 木通 瓜蔞仁 桑白皮 黃茯 枳殼 大黃 青皮 陳皮 五味子 厚朴各等分。水煎入酒少許。調服。治婦人血瘦單腹蠱脹。

茯苓補心湯治血虛。兩分四物一參蘇。感傷無汗與經閉。失血惡阻任意哺。即四物湯兩分。參蘇飲一分。姜煎溫服。治心虛不能藏血。咳嗽吐唾。五心煩熱。及婦人經閉。無汗潮熱。有孕惡阻。嘔吐等症。

紫蘇飲極能安胎。芍藥川芎大腹哉。當歸酒浸陳參草。姜葱煎服保仙懷。蘇葉 芍藥 川芎 大腹皮 當歸 陳皮各五分 人參 甘草各二分半。姜葱煎服。治胎氣不和。湊上心腹脹滿疼痛。謂之子懸。及臨產驚恐氣結。連日不下。

安胎飲八物去茯苓。加上陳皮與黃芩。蘇葉縮砂姜煎服。胎痛腰腹効可尋。當歸 芍藥 生地 白朮各一錢 人參 川芎 陳皮各五分 紫蘇 砂仁 子芩 甘草各三分。姜煎溫服。治胎氣不安。腰腹微疼。飲食不美。

固胎飲即八物湯。去茯少加桑樹羊。芩柏連參煎糯米。血虛阿膠旋化洋。生地 川芎各五分 歸身 白芍 陳皮 人參各一錢 白朮一錢半 甘草三分 黃連 黃柏各一分 辟荔七葉 即桑樹上羊兒藤 糯米廿粒 一方有黃芩五分。水煎服。如血虛不安者用阿膠。痛者用砂仁。止痛安胎行氣故也。

達生散用蘇莖葉。大腹甘草芩朮切。歸芍參陳黃楊腦。葱煎宜服在九月。大腹皮 甘草各二錢 黃芩 白朮 芍藥 當歸各一錢 人參 陳皮 紫蘇各五分 黃楊腦一箇 葱五莖。水煎溫服。懷孕八九箇月。及損虛者宜用。春加川芎。夏加黃芩。秋加澤瀉。冬加砂仁。或倶加枳殼。如氣虛加參朮。氣實倍香附陳皮。血虛倍當歸加生地。性急多怒加柴胡。食

易識多加黃楊腦腹痛加木香胎動加苧根

催生五積加烏附星香膠古酒調助。冬月破水後最宜。生胎死胎俱可墜。

催生五積散蒼朮一錢桔梗七分陳皮三分白芷桂心甘草川芎各一分半當歸乾姜厚朴白芍茯苓半夏枳殼川烏附子南星各二分木香半分阿膠杏仁各一分為末溫酒調下覺熱悶加白蘞新汲水調服治胎死腹中産母氣乏産道乾澀一方有麻黃無烏附星香止加杏仁阿膠其意以白芍開子宮餘藥助氣開竅麻黃內通陽氣冬月用之血行即墜但破水二三日不産者即可催下若胎已死亦即墜下未破水者忌服

牛膝湯治胎中死。瞿麥滑石冬葵子。赤小豆當歸木通。水煎一服見懽喜。

牛膝瞿麥赤小豆當歸木通各三分滑石六分葵子四分一方無赤豆水煎溫服治生産不順用此滑利水道令易産如胞衣不下去瞿麥連進二三服即下

八味黑神散蒲黃。熟地赤芍藥乾姜。桂心甘草并黑豆。酒便調嘗惡露乞。

黑豆四兩餘味各二兩為末每三錢熱酒童便調服治産後惡露不盡胞衣不下血氣攻心脹暈等症一方去蒲黃加附子

三分散用小柴胡。四物四君子同咀。産後傷寒并痢者。依方取効似神扶。

千金龍胆湯鈎藤。柴芩梗芍草茯苓。大黃一分蜣一箇。棗湯調下鎮風驚。

龍胆草鈎藤柴胡黃芩桔梗赤芍茯苓甘草各半分大黃一分蜣螂一枚為末每一錢或五分棗子煎湯調服治小兒初生臍風撮口月內胎驚氣逆發熱者宜一方去蜣螂加人參川芎水煎溫服治小兒病魃病

蝎梢餅蜈乳花蛇。南星姜蠶等硃砂。麝香減半磨化服。驚風關閉兼擦牙。

蜈蚣一條蝎梢乳香白花蛇硃砂南星姜蠶各五錢麝三錢為末酒糊作餅人參或薄荷煎湯磨化一餅治小兒臍風撮口驚風搐搦反張不納乳食四肢盡冷牙關緊者用此擦牙尤妙

脫甲散用麻黃根。柴歸知母龍胆草。參芎甘茯次第入。感寒發熱痛頭腦。

麻黃柴胡當歸知母龍胆草各三分人參川芎各二分茯苓二分半甘草四分姜葱煎服治小兒發熱頭疼日久不痊如表不解加麻黃裏不解加大黃

紅綿散天麻黃蝎。荊芥甘草發散多。入裏須加大黃類。驚搐加蟬紫薄荷。天麻麻黃全蝎荊芥甘草一方無荊芥有大黃白附子蘇木各等分水煎溫服量兒大小加減治小兒夾驚傷寒。加減紅綿散即本方去甘草加蟬退紫草薄荷各等分水煎溫服治痘感風寒發熱驚搐等症

人參羌活散枳梗芎。參苓柴前獨草兜。地骨天麻偏減半。感冒疹痘盡可攻。羌活獨活柴胡前胡枳殼桔梗人參茯苓川芎甘草各五分地骨皮天麻各二分半薄荷一葉姜棗煎服治小兒感冒四氣夾疹痘風痰瘈瘲煩熱作渴頭痛項强遍體拘急四肢煩疼

惺惺散即四君子。薄荷芎芍梗細瓜蔞。熱風寒并痘疹。水煎一服小兒誇。人參白朮茯苓甘草白芍桔梗瓜蔞根川芎各五分細辛一分薄荷半分生姜煎湯服治變蒸發熱或傷風寒時氣頭疼咳嗽痰涎鼻塞聲重氣麤清涕吐熱目澁多睡又欲作痘發熱頭疼

加減惺惺散蒼朮。荊防芎芷細辛羌。甘草當歸天花粉。赤芍薄荷桔梗良。

連翹飲即八正散。去蓄大黃加芍歸。荊防旁芩柴蟬退。竹葉燈心表裏宜。治小兒膈熱眼目腫赤唇口生瘡涕唾稠或驚風痰熱等症宜此常利小腸

觀音散即四君子。加麯苓朮蓮豆芷。更加蝎麻與羌防。慢驚嘔痰棗湯使。見八卷六頁

銀白散亦四君子。加茯藿扁蠶糯米。天升白附與山香。小兒百病有湯使。見八卷六頁

益黃散陳皮用一兩。青草丁訶各二錢。每服水調補脾胃。一切瘖嘔盡皆痊。陳皮一錢青皮甘草訶子各五分丁香二分水煎量兒大小加減服之治脾胃虛寒嘔吐不止或泄瀉腹痛或客熱在內不思乳食困之神懶心悶臟脹顖色青黃懨懨不省又治脾虛冷腹痛久冷瀉積瀉冷吐積吐交精吐乳慢驚等症神効

寢

異攻散即四君子。去甘加橘理胃脾。治痘更湊木歸桂。朴丁蔻半附攸宜。白朮茯苓各二錢人參橘皮各一錢半姜棗煎服治脾胃虛冷腹痛自利不食○陳氏異攻散用參朮茯苓橘皮加官桂厚朴丁香肉豆蔻各二分半附子半夏各一分半木香當歸各三分姜棗煎服治痘出欲靨未靨之間頭溫足冷腹脹瀉渴急服此藥能除風寒濕

宜調和陰陽滋養氣血使痘易出易靨不致痒塌助忌食蜜

木香散大腹皮桂參。訶茯前半草青丁。等分二錢姜煎服痘虛熱渴用之靈。木香大腹皮桂心人參訶子赤茯苓前胡半夏甘草青皮丁香各三分姜煎溫服治發痘瘡身熱作渴如不甚虛寒者二方去桂附丁香

透肌散紫升甘等。糯米煎吞發痘瘡。去升加木通枳殼方名四聖倒靨良。見八卷七頁

快斑蟬退紫草功。白朮人參與木香。甘草等分水煎服痘出不快須臾充。見八卷七頁

解毒防風湯地皮。荊芥鼠粘芍枳茯。等分水煎發痘瘀壯熱氣弱用之宜。見八卷七頁

消毒飲內君牛蒡。荊芥甘草升麻黨。熱加犀角與黃芩。加減在賦曾修纂。牛蒡子一錢二分荊芥二分甘草四分防風升麻各三分水煎溫服治毒飲壅渴壯熱心煩便秘痘瘆難出未能勻透餘毒亦宜便利者忌之○犀角消毒飲加本方加犀角黃芩治內縕邪熱咽膈不利壅嗽眼瞼腫腮項結核腫壅毒聚遍身瘆丹赤㾮又痘瘆已出未出不能快透或未出已出熱尚未解急進三四服快透消毒大人亦宜此與賦內消毒飲稍異皆古方以賦內纂有加減故耳

黃連消毒羌獨芩。柏黃藁草參歸。翹梗地知蘇橘澤。胸背尻臀太陽宜。內有防風防己

內托羌活湯酒柏芪黃歸藁連翹橘。甘蒼陳桂水酒煎。太陽豚臀此方擇。二方見八卷八頁

白芷升麻湯桔梗。甘草紅花黃芪逞。酒芩生芩水酒煎。陽明臂上癰疽省。見八卷八頁

內托升麻湯葛根。翹芪歸鼠肉桂君。甘草黃柏煎入酒。乳癰頭瘡効若神。見八卷八頁

十味中和湯芎瀉。牛蒡羌芎防漏蘆。荊麥前胡甘草等。能消鬢脇胆之辜。見八卷八頁

八味逍遙散歸芍。苓朮柴草桂梔略。無虛火盛少陽癰。乳脇頸項盡堪嚼。見八卷八頁

內托羗柴湯歸翹。土瓜根共羗桂饒。生地黃柏半酒水。腿內膝股太陰謌。亦治陰厥 見八卷八頁

附子六物湯防己。肉桂苓术甘草耳。姜煎專治足太陰。流注臂腫無不已。見八卷八頁

內托酒煎湯歸羗柴翹。肉桂大力兒升芷柏甘水和酒。腎經腿經濕寒移。見八卷九頁

瀉心湯中用大黃。芩連梔翹漏蘆良澤蘭蘇木各等分。水煎癰毒可通腸。見八卷九頁

龍胆瀉肝湯澤瀉。車前木通生地逕。歸梔芩草白水熬。肝經濕熱多腿鋳。見八卷九頁

清肝湯即四物湯。加柴梔牡去地黃。血虛怒火最能消。百般加減賦多方。見八卷九頁

內疎黃連涼膈意。加木香連檳芎歸。瘡腫發嘔大便燥。脉洪實者微利之。見八卷九頁

活命飲甘芎芷風歸。天花皂刺貝母隨。金銀花乳陳沒藥。大黃穿甲酒煎宜。甘草節赤芍白芷天花粉貝母乳香各一錢防風七分歸尾皂角刺陳皮各一錢半金銀花三錢沒藥五分大黃五錢穿山甲三片用好酒瓦罐煎密封罐口勿令泄氣煎熱隨瘡上下飲之服後再飲酒二三盃側卧而睡忌酸物鐵器此藥不動臟腑不傷氣血凡一切癰毒瘡瘍未成者內消已成者即潰排膿止痛消毒之聖藥惟已潰者忌用如在背皂刺為君在腹白芷為君在四肢金銀花為君在胸加瓜蔞仁二錢疔瘡加紫河車草根三錢大便調者宜去大黃

五香連翹湯麝香。乳丁沉木香大黃。通草寄生川獨活。甘草升麻扁竹涼。連翹扁竹根大黃桑寄生獨活木通升麻丁香各七錢沉香青木香各二錢半生甘草乳香麝香各一錢半每四錢水煎熱服以利惡毒為度一方有竹瀝芒硝隨熱輕重加減治一切積熱結核瘰癧癰疽瘡癤

內托復煎散地皮。芩芍參苓桂黃芪。兩防兩术歸甘草。苓朮先煎餘次之。地骨皮黃芩白芍人參茯苓肉桂黃芪防己當歸甘草白朮各一兩防風二兩蒼朮一斤先以水五碗煎蒼朮至三碗去渣入餘藥再煎至四盞取汁終日飲之其渣亦如前煎汁飲之治陰疽癰毒蘊結於中常服托裏健脾大熙冬月內托宜下宜散夏月及有熱者宜此方服最妙

流氣參歸芪梗風，木香甘枳芎川芎。桂檳芷朴蘇烏藥，流注傷寒不見蹤。十六味流氣飲：人參、當歸、黃芪、桔梗、防風、木香、甘草、枳殼、芍藥、川芎、肉桂、檳榔、白芷、厚朴、紫蘇、烏藥各等分。一方無檳榔、肉桂，有皂角刺。水煎溫服。治無名惡腫癰疽等疾。此表裏氣血藥也，非脈洪緩沉遲緊細者不宜用。

升麻和氣飲半歸蒼，茯梗陳甘枳殼姜。葛芍大黃并白芷，燈心十五治諸瘡。升麻、蒼朮、桔梗各一錢，半夏、當歸、茯苓、白芷各二分，陳皮、甘草各一錢半，乾姜、枳殼各半分，芍藥七分半，乾葛二錢，大黃五分，生姜五片，燈心十五根。煎服。治四肢瘡疥，痛癢不常，增寒發熱，陰下濕癢並治。

内托十宣散參芪歸，朴梗桂芎防芷草。十味為末酒調之，癰疽加減如珍寶。人參、黃芪、當歸、厚朴、桔梗、肉桂、川芎、防風、白芷、甘草各等分，或加忍冬藤尤妙。如天熱去桂，加瓜蔞根、赤茯苓。為末，每三錢至五六錢，不飲酒者木香磨湯調下，瘡愈服之尤佳。治一切癰疽瘡瘻，已成者潰，未成者散，敗膿自出，無用手擠，惡肉自去，不犯針刀。服藥後疼痛頓減，排膿生肌，其效如神。小兒痘疹亦宜用此托裏。

普濟消毒飲芩連鼠，參陳甘梗玄藍幾。翹升柴馬姜蠶同，或加防薄芎歸耳。大便硬者又加黃，煎湯調末隨人使。黃芩、黃連各五錢，鼠粘子、馬勃、板藍根、連翹各一錢，人參三錢，陳皮、生甘草、桔梗、玄參、柴胡各二錢，升麻、姜蠶各五分。為末，白湯調，時時服之。留一半蜜丸含化。或加防風、薄荷、川芎、當歸，水煎服。或大便硬，加酒大黃一二錢，以利為度。治天行大頭病，頭目腫盛，目不能開，上氣喘急，咽喉不利，舌乾口燥。此邪熱客於心肺，上攻頭目，互相傳染，害人甚速。

清震湯治雷頭風，升麻蒼朮一兩充。蓮葉一荷煎水服，腫痛寒熱立收功。每服五錢，水煎，食後徐徐溫服。治雷頭風，頭面疙瘩腫痛，增寒發熱，四肢拘急，症似傷寒。蓋雷屬震，震仰盂，故藥內加青荷葉，謂象其震之形狀也，宜此主之。

升麻調經湯葛龍，芩連柏梗連翹空。莪棱歸芍甘草董，少陽加柴癧無蹤。內有生芩、酒芩。見八卷十頁。

桔梗湯中用防己，百合貝母瓜蔞子。甘節參歸杏苡仁，桑白黃芪姜佐使。桔梗、防己、貝母、瓜蔞仁、人參、當歸、薏苡仁、桑白皮各四分，百合、甘草節、杏仁、黃芪各一分。姜煎，溫服。治肺癰咳嗽，膿血，咽乾多渴。如大便秘，加大黃；小便赤，加木通。

上海埽葉山房校印

知母茯苓湯黄芩。五味款冬。半术參。梗麥柴薄芎膠。草夜嗽歸地藥宜增。知母茯苓黄芩各一錢，五味子款冬花桔梗麥門冬柴胡各五分，人參半夏各七分，薄荷三分，甘草白朮各六分，川芎阿膠各四分。生姜煎服。治肺癰喘嗽不已，往來寒熱自汗。如夜嗽甚，加當歸地黄。

肺痿

紫菀散中知貝母。參梗茯苓阿膠許。甘草五味生姜煎。善治虛咳成肺痿。見八卷十一頁

人參平肺散桑皮苦。知草地骨五味群。青陳半茯門冬苓。姜煎為丸要搗勻。桑白皮一錢，知母七分，甘草地骨皮陳皮各五分，五味卅粒，茯苓青皮人參天門冬各四分。如熱加黄芩四分，紫蘇半夏各五分，姜煎溫服。或為末，姜汁糊丸彈子大，食後噙化。治心火尅肺，傳為肺痿，喘嗽喘嘔，痰涎壅盛，胸膈痞滿，咽嗌不利。如干後熱聲啞，加杏仁桔梗。有膿血將變癰，加紫菀。

腸癰

神効瓜蔞用一箇。當歸甘草五錢挫。乳沒一錢酒水煎。乳脇腸癰功莫過。見八卷十一頁

大射干湯赤茯苓。赤芍白朮及梔升。水煎入蜜地黄汁。胃癰甲錯自然清。見八卷十一頁

腸癰

大黄湯偏治腸癰。硝牡瓜蔞桃仁同。虛去硝黄加醬意。立止寒熱與消膿。敗醬薏苡仁。見八卷十一頁

痔

五痔散用猪鱉甲。蛇退蝟皮蜂房挾。每服二錢少入麝。不拘內外并冷熱。猪左懸蹄甲、鱉甲、蝟皮、露蜂房各五錢，蛇退一條，俱炒焦為末。每二錢入麝少許，井水調服。治五痔不拘內外冷熱。如牡痔倍鱉甲，牝痔倍蝟皮，腸痔倍猪甲，血痔倍蛇退，脈痔倍蜂房。

鶴膝風

大防風湯熟地黄。白朮參芎芪附羌。牛膝杜仲歸甘芍。痢後鶴膝空心嘗。熟地白朮防風當歸白芍杜仲黄芪各四分，附子川芎各三分，牛膝羌活甘草人參各二分。一方無羌活，有茯苓。姜棗煎服。去風順氣，活血壯筋。治足三陰經虧損，外邪乘虛患鶴膝風，或時骨節腫痛，或腫而不痛，不問已潰未潰，用三五劑後，當用調補之藥。或痢後脚痛緩弱不能行履，名曰痢風，或兩膝腫痛，脚脛枯腊，亦名鶴膝風。

癬疥

何首烏荊蔓荊芥。蚵蚾甘草威防再。湯酒每服抄二錢。能治癜風瘡癬疥。見八卷十三頁

折傷

浮萍散治諸風痒。荆芥川芎甘草麻黄。赤豆當歸各等分。葱根豆豉共煎湯。

復元活血湯當歸柴。將軍穿甲紅黄排。瓜蔞桃仁煎酒水。墜跌脇痛効難猜。當歸一錢二分，柴胡一錢，穿山甲、甘草、紅花、瓜蔞根各四分，酒大黄二錢，桃仁泥十枚，水酒各半煎服，以利為度。治從高墜下，惡血流於脇下，當痛不可忍者宜服。

當歸鬚散有紅花。桃仁甘草赤芍撟。烏藥香附蘇木桂。水酒煎治折傷家。見八卷十五頁

乳香定痛散歸朮。白芷没藥羌活足。甘參為末調酒便。專醫墮墜并跌撲。見八卷十五頁

傷風

如聖散中香白芷。川芎防風細辛使。雄黄蒼烏兩頭尖。熱酒調之忌油膩。白芷、川芎、細辛、防風各五錢，雄黄二錢半，蒼朮二兩，草烏四錢，兩頭尖四錢。一方加當歸、麻黄、荊芥、何首烏、全蝎、天麻、藁本各五錢，甘草二兩，人參三錢，川烏四兩，石斛一兩，為末，每一錢，臨卧茶清或熱酒少許調下。忌一切動風油膩熱物。治左癱右瘓，半身不遂，口眼喎斜，腰膝疼，手足麻，言語澁，遍身麻，上攻頭目，耳鳴，痰涎不利，偏正頭痛，一切諸風，及破傷風，角弓反張，蛇犬刀刃所傷，諸風濕等癬，及婦人産後敗血衝上，並宜服之。又可敷貼破傷處，風牙疼，乾擦即愈。如損骨者加乳香三錢。

養血當歸地黄湯。川芎芍藥藁本防。白芷細辛煎水服。破傷虛者急宜嘗。見八卷十六頁

四君子湯參苓朮。甘草姜棗煎要熱。氣虛用此古今同。合上四物八物足。見八卷二十二頁

四物湯地芍芎歸。血病還須血藥醫。熱者赤芍當歸尾。小芎生地始相宜。見八卷二十二頁

二陳湯要橘半陳。茯苓甘草姜煎溫。血虛合上四物藥。氣虛更宜合四君。見八卷二十二頁

六鬱湯陳皮半夏芎。茯苓蒼朮砂仁充。山梔香附子甘草。姜煎加減在心中。見八卷二十二頁

右方詩三百首，捷徑八十七首，新增二百一十三首。其間等分遵古，未及校正。用者因病加減，不必拘泥。即如清脾飲治熱多寒少，當以柴胡、黄芩為君，餘藥為佐，豈可九味皆等分耶？又如六味地黄丸補

腎固以地黃為君若病水腫當以澤瀉為君病遺精當以山茱萸為君丸藥亦可煎湯湯散亦可作丸膏藥間有可服者丸散亦有可外敷貼者存乎人之善悟耳

方詩終

急救諸方

萬病解毒丹乃急救通用妙劑外傷內傷縊死溺死皆驗萬病解毒丸中諸毒皆驗

救縊死 自旦至暮但心下微溫雖一日以上可活急抱起死人將繩寬解去切不可割斷極須按定其心却撫正喉嚨放倒臥令一人以手掌掩其口鼻兩人吹其兩耳一人急牽其髮不放手及屈伸其手足摩捋之少活即以粥飲與之此法救人無不活者○又法男用雌雞女用雄雞刺血滴口中即活

救溺死 先以刀抉開口放筋一根啣之使可出水然後解去其衣服以艾灸臍中令兩人以筆管吹其耳即活或以主人到馱死人即負持走吐水便活外用綿裹皂角末納穀道中水出即活內以鴨血灌之○又法用酒罈一箇以紙錢一把燒罈中急以罈口覆死人面上或臍上冷則再換水出即活如甦即用蘇合香丸擦牙

救凍死 其症四肢強直口噤只有微氣者且慢向火急用布袋盛熱灰放在心頭冷即換熱待眼開却用溫酒或米飲灌之冬月墮水凍死亦宜

救魘死 原有燈即得如無燈切不可用燈急用竹管吹其兩耳或通關散吹入鼻內或以鹽湯灌之或用韭菜搗汁滴入鼻中卒中惡死亦宜○或到客舍官驛及久無人居冷房睡中為鬼物所魘但聞其人吃吃作聲令人叫喚如不甦不急救則死用牛黃雄黃各一錢硃砂五分為末每排一錢燒於床下一錢用酒調灌之

救墮死 墮下瘀血衝心欲絕者用豆豉濃煎湯服若便覺氣絕不能言取藥不及急於擘開口以熱小便灌之

救絞腸沙 即腹痛難忍但陰沙腹痛而手足冷看其身上紅點以油燈心點火燒之即愈陽沙腹痛而手足煖以針刺其十指背近爪甲半分許即動爪甲而指背皮肉動處血出即安仍先自兩臂捋下其惡血令聚指頭血出為好

解砒毒 其症煩燥如狂心腹攪痛頭旋欲吐不吐面口青黑四肢逆冷此毒於肉飯中得之則易治飲酒中得之則散歸百脈難治在胸膈用瓜蒂散吐之在腹中急服萬病解毒丹下之或大承氣湯加雄黃青黛等分略煎冷服徐服參苓白术散仍忌雞鵝肉數日○一方用早禾稈燒灰井水調濃汁冷服一碗其毒下利即愈或用麻油或人糞汁皆可灌之○一方旋刺羊血或雞鴨血熱服兼解鼠

莽毒及丹藥毒。

解川烏附子毒心煩燥悶，甚則頭岑岑然，遍身皆黑，舒危必死。煎菉豆或黑豆冷飲，或防風甘草煎湯冷服。一切藥毒及犯熱物亦宜。但要心間煖者不妨。朱于全集云：緊急無藥，令急汲新水連飲，大嘔瀉而愈。

解巴豆毒令人大瀉或吐，煩渴發熱，急用黃連黃柏煎湯冷服，更以冷水浸手足，掌忌食熱湯熱性藥物。

解諸草毒治誤食毒草并百物毒殺人於必死，板藍根四兩，貫眾、青黛、生甘草各一兩，為末，蒸餅丸梧子大，另用青黛為衣。如覺精神恍惚惡心，即是誤中諸毒，急取十五丸，嚼爛，新汲水下，即解。

解豆腐毒過食令人生瘡、噯氣、遺精白濁，用生蘿蔔煎湯服，或子煎湯亦可。

解諸菌毒掘新地取真黃土，以冷水於內攪之，令濁，澄少頃，取飲之可解。亦治楓木菌食之令人笑不止。又方用芫生花為末，每一錢，新汲水下，以利為度。菌之毒者，蓋因蛇虫毒氣熏蒸所致。

解鼠莽毒用大黑豆煮汁服之。如欲試其驗，先刲鼠莽油葉，以汁洗其根，從此敗爛不復生發矣。

解鴆鳥毒即孔雀毛并胆也，用乾葛為末，水調服。○食鶩鴨中毒，以糯米泔溫服即消。

解六畜肉毒用犀角磨濃汁一碗服之。○食自死六畜毒，用黃柏末一二錢服之，不解再服。

解河豚魚毒一時困急殺人，急用清油吐出，或服槐花末、龍腦末皆可，至寶丹尤妙。諸魚毒，橄欖解之。

解斑猫毒其症吐而不止，或用菉豆，或烏豆，或糯米煎湯服。一方用澤蘭葉搗汁服，或乾者為末，白湯下。

解鱔鱉蝦蟆毒用生豆豉一合，新汲水半碗，浸汁熱服即愈。此三物令小便秘，臍下蔽痛，有致死者。

解中金蠶蠱毒纔覺中毒，宜先吮白礬，味甘而不澁，次嚼黑豆不腥者是也。用石榴根皮煎濃汁飲之，即吐出活虫，無不愈者。

解中諸物毒白礬、細茶等分為末，每三錢，新汲水調服，得吐即効，未吐再服，或萬病解毒丹丸下之。

解中毒 及蛇虫咬癰疽纏作服此毒氣不聚用青黛雄黃各等分為末新汲水下二錢。

誤吞銅鐵碗死 蕈病解毒丸大黃大戟連翹寒水石各二兩白玉簪白芷黃芩茯苓石羔滑石天花粉各三兩甘草薄荷乾葛各四兩山茨菰六兩貫衆一兩半青黛五錢為末菉豆粉糊丸彈子大每服一丸薄荷湯磨下治一切中毒能化銅鉄碗瓦同嚼化為粉碎此其驗也柳論中毒之症辨其自戕被害何物之中審其遠近久則不救治法上宜吐之以鵞翎探吐急以桐油灌吐之下以解毒丸旋斃利之中毒手足面青過時者不救緊急只以玄胡粉煎甘草湯利之亦可。

誤吞鐵鍼 用蠶豆煮熟同韭菜喫下針與菜從大便而出。

誤吞銅錢 不能化者用砂仁煎濃汁飲之其銅自下或用荸薺研爛服之其銅自化或用堅炭為末米飲調服於大便中瀉下如烏梅狀

誤吞蜈蚣 用生猪血令病人喫須臾生清油灌口中惡心其蜈蚣家在血中吐出繼以雄黃為末水調服。

誤吞水蛭 入腹經久必生小蛭能食人肝血腹痛不可忍面目黃瘦全不進食若不早治能令人死用田中乾泥一小塊小死魚三四箇將猪脂溶攪勻用巴豆十枚研爛入泥內為丸菉豆大用田中冷水吞下十丸小兒三五丸須臾大小水蛭一時皆下却以四物湯加黃芪煎服主血補脾

骨鯁入喉 用砂仁甘草等分為末以綿裹少許噙之良久骨隨痰出甚者用南硼砂少許水洗汲口中含化立愈○一方用金鳳花子或根嚼爛噙下骨化用溫水漱口免傷齒雞骨尤効○魚骨鯁詳四卷九十四葉○獸骨鯁用象牙梳磨水嚥下或桑木上虫屑米醋灌白下或狗涎灌之以狗善食諸骨也。

禾芒刺喉 或口舌中 取鵞涎灌之即下以鵞善消稻芒也。

虎咬 先喫清油一碗次用油洗傷處或白礬為末納傷處痛止立効或用沙糖水調塗并撮一二碗。

馬咬及踏傷人 用艾炙傷處并腫處或用人屎或馬屎燒灰為末皆可敷之

犬咬 風犬咬用防風五錢牽牛大黃各三錢斑猫一錢麝香三分雄黃二錢半為末每三錢遇傷時滚水調服利下惡物從小便而出○顛犬咬及常犬咬用虎脛骨或腦骨為末每二錢熱酒白湯任下

三月用白礬為末，搽之，再用斑猫九枚為末，酒調服，利下惡物從小便出即愈。

蛇咬 急飲好醋二碗，令毒氣不隨血走，或清油亦可。○一方用貝母為末，酒調，令患人盡醉飲之，頃久酒自傷處為水流出，候水盡，却以藥渣敷瘡上，若傷至垂死，但有微氣，服此即活。○惡蛇咬，用細辛、白芷各五錢，雄黃二錢，為末，每三錢入麝香少許，温酒調服。○誤飲蛇交水，研雄黃服之。

鼠咬 猫毛燒灰，入麝香少許，津液調敷。

蜈蚣咬 用雞屎塗之，良。○一方用蜘蛛咬去其毒，倚蜘蛛醉死，急以蜘蛛投冷水中，免傷其命。

蜘蛛咬 用醋磨生鐵汁，或桑白皮汁塗之。亦治蜈蚣咬。

壁虎咬 毒入必死，用桑柴燒灰，以水煎三四沸，濾濃汁，調白礬末塗傷處。兼治蛇咬。

蚯蚓咬 用雞屎塗之。又方急煎鹽湯洗浸腫處即消。

八脚虫傷 其虫隱於壁間，以尿射人，遍體生瘡如湯火傷，用烏雞翎燒灰為末，雞子白調敷。

蝎子螫 痛不可忍，用白礬、半夏各等分為末，醋調塗之，痛止。

黄蜂螫 用熱油洗之，清油擦之亦可，或用頭垢敷，或用鹽擦。

溪毒 兼辟射工。夏月出行，取知母為末，自隨，欲入水，先取少許投上流，亦取服之。○一方用蒼耳子搗汁服之。○已上有自取者，有誤犯者，其實人身難得，豈可尚氣縱情而輕棄其生耶？凡有生者慎之戒之。

避難止小兒哭法 用綿為一小毬，隨兒大小為之，略使滿口而不致閉其氣，量用甘草煎湯或甜物皆可漬之。臨時縛置兒口中，使咂其味，兒口有物，實之自不能作聲，而綿軟不傷兒口。此宋劉跂暇日記方也。丘瓊山云：此法平世誠無所用，不幸而遇禍亂，全活嬰兒之命，不可勝記。蓋嬰兒未解事者，不可戒語，啼聲不止，又恐為盜賊所聞，勢不得已，棄之道旁，哀哉！此法雖小，不可不知。

避難大道丸黑豆一升去皮貫仲甘草各一兩茯苓蒼朮砂仁各五錢剉碎用水五盞同豆熬煎火須文武緊慢得中直至水盡揀去藥取豆搗如泥作茨實大磁瓶密封每嚼一丸則忘食苗葉可爲終日飽雖異草殊木素所不識亦無毒甘甜與進飯糧一同專備荒亂飢餓食草木以濟生一方只黑豆一升按箤極淨貫仲一斤細剉用水斟酌多少慢火煮豆香熟日乾翻覆令展盡餘汁厳取黑豆去貫仲空心日啗五七粒在食草木無妨治與前同能忌魚肉菜果及熱水熟湯數日後身力壯健不復思飯食

散被毆瘢痕亦治跌朴用熟麻油與酒同煎服之臥火燒地上疼痛即消

傷重痛悶欲絕者用牛一隻剖腹納其人于牛腹浸熱血中可甦如傷腹用血竭飲之出血愈或打傷跌撲或戰陣砲矢所傷血流滿體氣貫胸膈悶絕者亦甦

治中創血出亦治金瘡用原蠶蛾一味炒爲末敷之立止血出如箭者亦効

鎗傷腹裂腸出者用黃芪當歸川芎白芷續斷鹿茸黃芩細辛乾姜附子芍藥各二兩爲末先飲酒次服五錢七日三服加至方寸七立驗傷重困之者亦宜

金刃中骨脈中不出者用白斂半夏等分爲末每方寸七日三服酒下至廿日自出

下蠶室創口不合方用所割勢火煆爲末酒調服昔有沈生者狎近女冠或欲白其師沈懼引刀自急割其勢瘡口流血經月不合或教以煆所割者搗爲末酒調服不數日而愈

救方終

怔疾

項上生瘡如櫻桃大有五色瘡破則項皮斷但逐日飲牛乳自消

四肢堅硬寒熱不止經日後四肢堅如石以物擊之似鐘磬聲日漸瘦惡用茱萸木香等分煎湯服即愈

大腸頭出寸餘痛苦直候乾自退落又出名截腸病若腸盡不治但初截寸餘可治用芝麻油器盛之以臂坐之飲大麻子汁數盞即愈

口鼻流水口鼻中腥臭水流以碗盛之有鐵色蝦魚如粳米大走躍不住以手捉之即化爲水此肉壞矣任意饌食雞肉自愈

兩足心凸 如脛上兩生黑色，色底硬如釘子，履地不得，脛骨生碎眼，髓流出，身發寒顫，惟思飲酒，此是肝腎氣冷熱相吞，用炮川烏末之，敷煎，進于湯服之効。

腹脹忽瀉 腹脹經久，忽瀉數升，晝夜不止，服藥不驗，乃為氣脫，用益智仁煎濃湯服立愈。

腹上麻痺 不仁，多煮葱白食之自愈。

四肢節脫 但有皮連，不能舉動，名曰筋解，用黃蘆三兩，以酒浸一宿，取出焙乾為末，每二錢，酒下，服盡安。

玉脛堅硬 不痿，精流無歇，時時如針狀，捏之則脫，乃為腎滿漏疾，用韭子、破故紙各一兩為末，每三錢，水煎，日三服，愈則住服。

喉間生肉 層層相疊，漸漸腫起，不痛，多日乃有竅子，臭氣自出，遂退飲食，用臭橘葉煎湯連服自愈。

腹中如鐵 石，臍中水出，旋變作虫行之狀，繞身匝啄，痒痛難忍，撥毛撓掃不盡，外用蒼朮煎濃湯浴之，內用蒼朮為末，入麝香少許，水調服之即愈。

眼見虫飛 眼前常見諸般禽虫飛走，以手捉之則無，乃肝膽經為疾，用酸棗仁、羌活、玄明粉、青葙子花各一兩為末，每二錢，水煎和渣飲，一日三服。

大腸虫出 不斷，斷之復生，行坐不得，用鶴虱末五錢，水調服之自愈。

眼睛垂出 至鼻，如黑角色，痛不可忍，或時時大便血出，名曰肝脹，用羌活煎汁，服數盞自愈。

腹中作聲 腹中有物作聲，隨人語言，用板藍汁一盞，分五次服之，又名應聲虫，當服雷丸自愈。

喜飲清油 五碗以來，方始快意，當得喫即安，不爾則病，此是髮入胃，被氣血裹了，遂化為虫，用雄黃五錢為末，水調服，其虫自出，如虫活者，置熱油中，逡巡間連油潑於長江中。

臥床能食 臥於床上，四肢不能動，只進得食，好大言語，喫物謂之失說物望病，治如說食猪肉時，便云所喫猪肉一頓，病者聞之即喜，遂置肉令病人見，臨要卻不與喫，此乃失他物望也，當自睡中涎出立愈。

十指節斷 壞，惟有筋連，無節，肉間虫出，如燈心長尺餘，遍身綠毛，名曰血餘，用茯苓、胡黃連煎湯飲之愈。

上海掃葉山房校印

遍身皮響 遍身忽皮底混混如波浪聲痒不可忍抓之血出亦不能解謂之氣奔用人參苦杖青鹽細辛各一兩作一服水煎十數沸去渣飲盡便愈

眼白渾黑 眼白瞳人渾黑見物依舊毛髮直如鉄條雖能飲食不語如醉名曰血潰用五靈脂為末每二錢溫酒調服自愈

肉片能飛 因著艾炙說大痂便退落瘡肉鮮肉片子飛出形如粉蝶騰空去了痛不可忍此乃血肉俱熱用大黃朴硝各五錢為末水調下微利即愈

多氣號哭 臨臥混身氣出約至五盞隨至血肉俱壞每宿漸多痒痛不可言狀雖喫水臥床晝夜號哭舌尖出血不止身齒俱黑唇動鼻開但飲鹽醋湯十數即安

眼赤鼻張 大喘渾身出斑毛髮直起乃熱毒氣結於下焦用白礬滑石各一兩為末作一服水三碗煎至半令不住飲候盡乃安

皮下虫走 有虫如蟹走于皮下作聲如小兒啼為筋肉之化用雷丸雄黃各一兩為末糝在猪肉片上炙熟喫盡自安

甲生肉刺 手足甲忽然長倒生肉刺如錐痛不可忍但煮葵菜喫自愈

鼻中毛出 晝夜可長一二尺漸漸粗圓如繩痛不可忍雖忍痛摘一莖即後更生此因食猪羊血過多所致用乳香硇砂各一兩為末飯丸梧子大空心臨臥各一服水下十丸自然退落

瘡似猫眼 面上及遍身生瘡似猫兒眼有光彩無膿血但痒痛不常飲食減少久則透脛名曰寒瘡多喫魚雞韭葱自愈

腸破腸出 臭穢急以香油摸腸用手送入煎人參枸杞淋之皮自合矣喫羊腎粥十日即愈

口鼻氣出 盤旋不散凝如黑蓋色過十日漸漸至肩胸與肉相連堅如金石無由飲食多因瘧後得之澤瀉煎湯日飲三盞連服五日愈

肉出如錐 遍身忽然肉出如錐既痒且痛不能飲食此名血壅若不速治潰而膿出以赤皮葱燒灰淋洗喫豆豉湯數盞自安

眉毛動搖 目不能視交睫喚之不應但能飲食有經日不効者用蒜三兩取汁酒調下即愈

毛竅血出 節次皆血不出皮膚脹如鼓須臾眼鼻口被氣脹合此名脈溢飲生姜汁水各一二盞即安

氣喘不言 忽然氣上喘不能語言口中汁流吐逆齒皆搖動氣出轉大則悶絕蘇復如是名曰傷寒併熱霍亂用人參大黃各五錢水煎熱服即安

口內肉毬 口內生肉毬，臭惡自己惡見，有根線長五寸餘，如釵股，吐毬出以飲食了，却吞其線，以手輕捏，痛徹於心，困不可言。用麝香末一錢，水調服，三日即驗。

瘡內有石 渾身生瘡，如綠泡，如甘棠梨，每箇破出水，內有石一片，如指甲大，泡復生，抽盡肌膚肉不可治。急用三稜、蓬朮各五兩，為末，分三服，酒調連進即愈。

頭面發熱 頭上面上發熱，有光色，他人手近之如火燒人。用蒜汁五錢，酒調下，吐如蛇狀遂安。

自覺自形 作兩人並臥，不別真假，不語，問亦無對，此乃離魂。用辰砂、人參、茯苓煎服，真者氣爽，假者自化。

善飲致羸 男子自幼喜飲酒，至長成日飲一二斗不醉，片時無酒叫呼不絕，全不進食，日就羸弱。令其父用手巾縛住其手足，令勿動搖，但扶少立，却取生辣酒一罈，就於其子口邊打開，其酒氣衝入口中，病者必欲取飲，堅不可與之。須臾口中忽吐物一塊，直下罈中，即用紙封裹罈口，用猛火燒滾約酒乾一半，即開視之，其一塊形如豬肝，約三兩重，周回有小孔如針眼，不可數計，棄之江中。飲食復舊，雖滴酒不能飲矣。

穿斷舌心 自行被跌，穿斷舌心，血出不止。用雞翎蘸米醋刷斷處，其血即止。仍用蒲黃、杏仁、硼砂少許為末，蜜調成膏，噙化而安。

浮腫如蛇 身上及頭面肉上浮腫如蛇狀者，用雨滴階磚上苔痕一錢，水化開，塗蛇頭上，其腫自消。

烟熏欲死 炭烟熏人，往往致死，口中含蘿蔔一片，烟氣不能毒人。或晒乾為末，備用亦可。或新水擂爛乾蘿蔔飲之亦可。凡居民逃避石室中，賊以烟火熏之，欲死迷悶者，與蘿蔔嚼汁下咽而甦。

心疼欲死 牙關緊急者，用隔年老葱白三五根，去皮鬚葉，搗為膏，將病人口抉開，用銀銅匙將葱膏送入喉中，用香油送下，但得葱膏下喉即甦。少時腹中虫物化為黃水，利下除根，永不再發矣。

五尸惡病 飛尸者，遊走皮膚，穿入臟腑，每發刺痛，變作無常。遁尸者，附骨入肉，攻鑿血脈，每發不可得近見尸喪，聞哭泣便發。風尸者，淫濯四肢，不知痛之所在，每發昏沉，得風雪便作。沉尸者，纏骨結臟，衝心脇，每發切痛，遇寒便作。注尸者，舉身沉重，精神錯雜，常覺昏廢，每節氣至，變輒成大惡。皆宜用忍冬葉剉數斛，煮令濃，取汁煎之，服如雞子大一枚，日三次。或蘇合香丸並佳。

卒中惡忤 中惡，中忤，鬼氣，其症暮夜或登廁，或出郊野，或遊空冷屋室，或人所不到之地，忽然眼見鬼物，鼻口吸着惡氣，驀然倒地，四肢厥冷，兩手握拳，鼻口出清血，性命逡巡，須臾不救。與尸厥同，但腹不鳴，心腹俱煖。凡人切勿移動，即令親眷眾人圍繞打鼓燒火，或燒麝香、安息香、蘇木、樟木之類，候甦方可移歸。或內急用生犀角剉末五錢，硃砂、麝香各一分，為末，每二錢新汲水調灌。體薄者桃枝葉煎湯下。

鬼擊徹痛　卒被鬼擊，如中箭刃，一點痛如注，不可忍。用桃皮一片，將裏面濕處貼痛上，取一匙頭安桃皮上，緊搓艾一團如胡桃大，安匙頭上灸之，須臾痛止。

鬼擊吐血　夢中被刺殺，或杖打，諸般不祥，卒然吐血、衄血、下血，甚者九竅皆有。宜用升麻、獨活、續斷、地黃各五錢，官桂一錢，為末，每二錢，食前白湯調下，日三服。

淘井殺人　夏月不可淘井，多致殺人，五七月尤甚。古塚及深塚中亦然，皆有伏氣，令人胃悶奄奄欲死。即取井水或池水潠其面，并冷水調雄黃末一二錢服之。轉筋入腹痛欲死者，使四人捉住手足，炙臍左邊二寸十四壯，又用生姜一兩，酒五盞，煮濃頓服，又醋煮衣絮，令微濕，裹轉筋處，又濃煮鹽湯通手浸恠疾手足沉溺腸間即甦。○凡入井塚，須先以雞毛投之，直下則無事，徘徊則有毒，當先以酒數升洒井塚中，停時然後可入。

驚癎不語　用密陀僧一味為末，茶調服一匕許。有因入山被虎蛇所逐，驚氣入心絡不語，服此立効。

血自皮膚濺出　用煮酒瓶上紙碎揉如楊花，以手捏在出血處即止。

咽塞呻吟不食　昔華陀見一人病咽塞，食不下，呻吟，令取蒜齏并大酢三升飲之，果吐蛇一條而愈。

恠疾終

治法

水火分治　此子和以臟腑分濕火化之，以肥人寒濕生痰，瘦人熱火生燥，以形體分言者尤精。

肝膽由來從火治○三焦胞絡都無異○　火內陰外陽，主乎動也。凡動皆相火之為，天非此火不能生物，人非此火不能有生。天之火出於龍雷，則木之氣出於海，則水之氣。然雷非伏不能鳴，龍非熱不能飛，海非附地不能波。鳴飛波皆動，為火也。人之火寄於肝腎，肝屬木，腎屬水，膀胱者腎之腑，心包絡者腎之配，三焦以焦言，而下焦司肝腎之分，皆陰而下也，故皆從火治。然人火同天，而以為元氣之賊者，人生恒動於欲，相火扇起，煎熬真陰，陰虛則病，絕陰則死。此戴人又東垣明言，不獨張子和而然也。

脾胃常將濕處求○肺與大腸同濕類○　腸胃屬濕，謂其水穀之海，浮濕聚水之鄉，實而不滿，脾動胃化，上輸清氣，此經先得其濕，金肺清肅，何屬濕論？以其清氣上升，則在天為雲，在人為氣；濁氣下降，則在天為雨，在人為濕。

腎與膀胱心小腸○　寒

熱臨時旋商議。心勞則傷其血，腎勞則損其精，精血一傷，水火偏勝，陰陽兩虛，寒熱時作，若明與膀胱實而不滿，出而不入，傷寒寒熱皆從此經而出，言其治無定法者，以其寒熱交差，治法不一也。惡寒表熱小膀濕。惡熱表寒心腎熾。十二經最端的。四經屬火四經濕。四經有熱有寒時。攻裏解表細消息。裏熱裏寒宜越竭。表熱表寒宜汗釋。濕同寒。火同熱。寒熱中停真浪舌。熱寒格拒病機深。亢則害兮承迺制。氣之來也，既以極而成炎，則氣之乘也，必以復而得平，物極則反，理之自然，姑以心火而言，其不亢則腎水雖心火之所畏，亦不過防之而已，一或有亢，即起而乘勝之矣，餘臟皆然。以人事言之，我與彼亢，則彼必害我，我能乘之，則彼反為我所制矣，此借喻耳。本論運氣勝復，詳素問六微旨論。緊寒數熱脈正邪。標本治之真妙訣。休治風。休治燥。治得火時風燥了。當解表時莫攻裏。當攻裏時莫解表。表裏如或兩可攻。後先內外分多少。治濕無過似決川。火常有餘，水常不足，然火有餘者，邪火也，若真火護衛形骸，灌溉臟腑，得之則生，失之則死，衰之則病，即真陽也，豈能有餘？水不足者，真水也，若邪水泛溢經絡，為腫痛麻痺痰痢瘡毒，宜止下分消，猶如決川，其間精枯血竭，潮熱痿弱，乃真水不足，心火獨炎，宜滋陰補腎，最忌滲利，此治水之折衷也。此固筌蹄最分曉。感謝軒岐萬世恩。爭奈醯雞笑天小。

標本分治

標本之道，要而博，小而大，不知標本，是謂妄治。

少陽從本為相火。太陰從中濕土坐。厥陰從中火是家。陽明從中濕是我。太陽少陰標本從。陰陽二氣相包裹。風從火斷汗之宜。燥與濕兼下之可。萬病能將火濕分。劈開軒岐無縫鎖。

標本論

天陽無圓，氣上外升，主浮晝動輕燥，六腑；地陰有方，血下內降，殺沉夜靜重濕，五臟。

夫治病者當知標本。以身論之則外為標。內為本。陽為標。陰為本。故六腑屬陽為標。五臟屬陰為本。各臟腑之經絡。在外為標。在內為本。更人身之氣為標。血為本。以病論之。先受病為本。後傳流病為標。凡治病者必先治其本後治其標若先治其標後治其本邪氣滋甚其病益蓄若先治其本後治其標雖病有十數症皆去矣謂如先生輕病後滋生重病亦先治輕病後治重病如是則邪氣乃伏蓋先治本故也若有中滿無問標本先治中滿謂其急也若中滿後有大小便不利亦無問標本先治大小便次治中滿謂尤急也又如先病發熱加之吐利大作粥藥難入略緩治熱一節且先定嘔吐漸進飲食方兼治瀉待元氣稍復乃攻熱耳此所謂緩則治其本急則治其標也（推其至理先治其標亦先治其本也）除大小便不利及中滿吐瀉之外其餘皆先其本不可不慎也假令肝受心火之邪是從先來者為實邪實則瀉其子也然非直瀉其火入肝經藥為之引用瀉火為君是治實邪之病也假令肝受腎邪是從後來者為虛邪虛則補其母入腎經藥為引用補肝經藥為君是也又經云工為標病為本但標本已得邪氣乃服（治療不相應者謂之標本不得）謂醫工無失色脈用之不惑治之大則（大法）若尺理到行所為弗順豈惟治人而神氣受害病者當去故醫逆理之人宜就新（醫）明悟之士乃得至真精曉（之醫）以全己也此二法乃治病之至理誠醫之良規也

求本論

將以施其療病之法當以窮其受病之源蓋疾疢不離陰陽二邪風熱火病屬陽濕燥寒病屬陰苟不求其本而治之則陰陽邪氣滋蔓而難制矣（之而傳變不勝其衆）今夫厥陰為標風木為本風邪傷人掉搖與癡卒暴強直之病生焉少陰為標君火為本熱邪傷人瘡瘍暴下水液渾混之病生焉少陽為標相火為本火邪傷人躁擾狂越如喪神守之病生焉善為治者風淫所勝平以辛涼熱淫所勝平以鹹寒火淫所勝平以

鹹冷。以其病本於陽。故必求其陽而療之。太陽為標濕土為本。濕邪傷人。腹滿身腫。諸痓強直之病生焉。陽明為標。燥金為本。燥邪傷人。臏鬱皴揭。諸濕枯涸之病生焉。太陽為標寒水為本寒邪傷人。吐痢腥穢諸寒收引之病生焉。善為治者。濕淫所勝。平以苦熱。燥淫所勝。平以苦溫。寒淫所勝。平以辛熱。以其病本於陰。故必求其陰而治之。如是而病之不愈者。未之有也。六氣為本。三陰三陽為標。蓋天之三氣。其氣自上而下。在人足三陽經受之。地之三氣。其氣自下而上。在人足三陰經受之。太陽寒水症。其脈浮而緊。緊者寒水本也。浮者太陰標也。發於三陽經。急以辛熱之藥攻本之緊。佐以甘寒輕劑解標之浮。由經入府。又當審脈之浮緊。若緊去浮在。是浮入府也。以寒藥解之。浮去緊在。是緊入府也。以熱藥攻之。浮緊不去。是浮緊俱入也。仍以熱藥攻其本。寒藥解其標。發於三陰經。急以辛熱之藥攻本之緊。佐以甘寒重劑解標之浮。由經之藏。又當言脈之浮緊。若緊去浮在。是浮入臟也。以寒藥解之。浮去緊在。是緊入臟也。以熱藥攻之。浮緊不去。是浮緊俱入也。仍以熱藥攻其本。寒藥解其標。少陰君火症。其脈沉而大。大者君火本也。沉者少陰標也。發於三陽經。則以辛寒之藥攻本之大。佐以甘溫輕劑解標之沉。發於三陰經。則以辛寒之藥攻本之大。佐以甘溫重劑解標之沉。少陽相火症。其脈浮而數。太陰濕土症。其脈沉而緩。本末同。故從本也。厥陰風木症。其脈沉而弦。陽明燥金症。其脈浮而短。本末與中不同。故不從標本。從乎中也。

抑論治法。各有其要。豈止于一端而已。其在表者。汗以發之。其在裏者。下之奪之。其在高者。因而越之。謂可吐也。慓悍者。按而收之。謂按摩也。臟寒虛奪者。治以灸焫。脈病攣痹者。治以針刺。血實蓄結腫熱者。治以砭石。氣滯痿厥寒熱者。治以導引。經絡不通。病生於不仁者。治以醪醴。血氣凝泣。病生於筋脈者。治以熨藥。始焉求其受病之本。終焉蠲其為病之邪者。無出於此也。昔者黃帝坐於明堂。受業於岐伯。傳道於雷公。曰。陰陽者天地之道也。綱紀萬物。變化按生。蓋有不測之神。斡旋宰制於其間。病既本於此。為工者奚可他求哉。又曰。有者求之。無者求之。此求病機之說。與夫必求其本之理一也。

雜治賦纂仁彌又編註病機藥性等書

百病難逃乎八要。經曰病有八要不知其要病將安去表裏寒熱虛實邪正而已治病必遵乎三法。新病去邪大劑猛治稍久去邪養正寬猛兼治久病藥必平和寬治緩治

正氣在人陽為表而陰為裏。上古名言邪氣害人表為陰而裏為陽。仲景妙訣實者脈盛皮熱腹脹前後不通。是為五實虛者脈虛皮寒氣弱泄利少食。是為五虛實者得汗便利則活虛者糜粥入胃泄止則生凡言實者皆指邪氣凡言虛者皆指正氣泄久五虛不治新病多寒久病反熱。新病正氣壯而屬寒濕者多久則正氣衰而屬濕熱者多即如外感風寒內傷生冷初病為寒鬱久則反熱矣惟初病過服涼藥久則為虛內傷五邪。全要調停。外感六淫須善汗發。五邪正微虛實賊六淫風寒暑濕燥火風自火出。或外感風邪久必歸肝或腎枯肝木妄動血燥而為內風故一切痺痛癱瘓等症不可純用風藥寒乃虛孳。諸陰為虛經曰邪之所湊其氣必虛故陽寒多犯下虛之人宜壯陽溫散暑耗氣液精神。甘酸斂補常投。斂汗補虛濕傷皮肉筋骨。苦辛汗升暫用。外濕宜汗忌麻黃乾葛宜羌活蒼朮之類經云土濕甚則熱治以苦溫佐以甘辛內濕宜滲用猪苓不動者宜升經云氣升則水降賦云春當散火升陽夏須生脈益氣枳朮豆草蔻丸宜可秋吞異攻散厚朴溫中湯都堪冬餌燥分實虛。實燥大便秘而腹脹急宜量體通利虛燥大便秘而腹不作脹多屬血虛宜潤之而已火辨補泄。外感實火宜分表裏瀉之內傷虛火宜分陰陽補之賦云實火可瀉或瀉表而瀉裏虛火可補或補陽而補陰祛邪猶追盜賊。截魁而恕脅從。養正若待小人。正己而無過察。邪宜祛除正宜安撫痰不可吐盡火不可降過氣不可耗極血不可大補濕不可嘗湯過則劇劇則變也且如傷食積在腸胃蕩滌下也自愈。停飲塊屬經絡消補兼行。口腹縱而濕熱盛燥脾土以復中氣。內傷中虛久則中寒房勞過而相火動滋腎水以固陰精。法當滋陰降火但滋降過則損陽中氣愈虛血無所化則火愈盛而水愈涸矣氣有餘而喘滿痞塞火輕可降。重者從其性而升之血不足而吐衄怯癆。金分宜清。陰虛火動火逼血而妄行故宜清金氣病調氣而血有依附。血病調血而氣無滯凝。賦云陽氣為陰血之導引陰血為陽氣之依歸但調氣之劑如木香官桂莪朮香附之類以之調血而兩得調血之劑如當歸地黃之類以之調氣而乖張若瘀血滯氣養其血而氣自流行又不可不知調氣必辛涼以散其熱。氣屬陽無形者也陽氣鬱則發熱調以辛涼之藥以散之和

血必辛熱以化其形。血屬陰有形者也陰血積則升作痛宜以辛熱之藥以開之至於痰因情火動。治火勿緩。痰因火而生者當治火為先亦有因痰而生火者痰火兩治大槩暴病多火怔病多痰火因氣鬱理氣宜增。賦云痰因火動治火為先火因氣鬱理氣為本痰有清溫潤燥散之異類。熱痰清之寒痰溫之燥痰潤之濕痰燥之風痰散之堅者削之客者除之寒者溫之結者散之留者行之燥者潤之急者緩之散者收之損者益之勞者逸之驚者平之上者下之摩者浴之薄者刦之開者發之皆大法也。鬱有達發奪泄折之殊名。木鬱達之吐也蓋肺主收降當居下體今因食塞胸中反居於上抑遏厥陰風木是不得上達故令其吐以升達肝木而降肺金○火鬱發之汗也當看在何經如腠理外鬱則取汗以散之龍火內鬱非苦寒以降之或用升浮之藥佐以甘瀉順其性而從治之使勢極則止如升陽散火湯是也○土鬱奪之下也邪熱入胃及中滿腹脹濕熱下痢氣實者則攻下以奪其勢而使之衰○金鬱滲之利小便也肺為水源氣鬱胸滿而滲道閉矣宜清金利氣以疏通之○水鬱折之謂折制其衝逆伐而刦之也如腫脹水氣淫溢而滲道以塞當實脾土以制水則滲道達而愈或病勢既旺非上法所能遏制則用瀉水之藥以伐而刦之或汗或下或滲以平之此治之大體雖然邪氣久客正氣必損苟不平調正氣使各安其位復其常於治鬱之餘則猶未足以盡治法之妙鬱久生痰生火。而病愈勝。或鬱氣久而痰火成病或病久而氣血滯鬱鬱氣滯則調理甚則究其源而發散病則耗氣耗血。而虛由成。陽虛畏外寒。而濕熱滯則浮腫。陰虛生內熱。而風燥盛則瘦羸。氣虛不能外衛故惡外寒血虛不能配氣故生內熱陽虛生寒寒主濕濕生熱濕熱滯氣則周身浮腫陰虛生火火生燥燥生風風燥傷筋則痿攣羸瘦凡疝氣滯下亦風之屬故全蝎為治疝要藥陽虛。真火衰。甘溫易於補益。陰虛。真水之苦寒難以滋榮。陰陽兩虛。惟補其陽而陰自長。氣血俱病。只調其氣而血自寧。血病則不仁而不知痛痒氣病則不用而四肢不運氣血俱病則不仁不用治熱以寒。寒之氣壅而火食不入。攻寒以熱。熱之氣壅而昏躁即生。治熱病以寒藥因氣壅藥不及行故火食不入治寒病以熱藥因氣壅而熱不及行故發昏躁也善治者須通其氣脈和順陰陽如服大黃不通加以熱射其鬱服附子發躁少加童便或冷飲以和陰寒之不寒者。當益心府。熱之不熱者。宜滋腎經。賦云治諸寒者當益心陽治諸熱者當滋腎水有壽者陽平陰秘。無病者火降水升。抑又聞男子陽多乎陰。宜補陰以配陽。女子氣滯於血。宜開血而行氣。肥人氣虛多痰。豁痰補氣自古傳。瘦人血虛有火。瀉火滋陰為定議。少壯病淺兮。攻標何疑。老弱病滐兮固本乃是。痰火濕熱百病關鍵少壯新病燥濕清熱豁痰瀉火老衰久病攻補兼施氣虛則以四君子湯補氣而兼燥濕清熱瀉火豁痰血虛則以四物湯補血而兼瀉火豁痰清熱燥濕老人氣多血少。只宜調和。小兒純陽無陰。不可過治。西北風高土燥。常若渴秘癰疽。宜清熱潤燥調養金水二臟以滋化源不可過用凉藥東南地卑水濕。多患腫痛瘧痢。腫活血則消痛便利則減治瘧利便在陰分者忌截治痢下氣雖溺少者忌澀瘧不食者傷食痢能食者胃熱○東南之人木動火明陽氣易升西北之人水流土旺陰氣易降凡人陰常不足陽常有餘故病氣升者多膏粱無厭。食毒多主癰疽清熱潤燥是奇方。淡泊不堪。損中氣多腫脹散濕溫寒為妙劑。吁。病有微甚。治有逆從。微則逆治。以寒藥治熱以熱藥治寒此逆其氣以正治使其從順也甚則從攻。以寒治熱佐以熱藥以熱治寒佐以寒藥此從其病以反取令其和調也寒因寒用兮。而熱則因熱。塞因塞用兮。而通則因通。塞如腫脹補中通如痢疾宜下○嘗考手足少陰太陽四經標本寒熱不定標寒本熱者宜辛若大寒入酒熱服以瀉其熱是亦寒因熱用也本寒標熱者宜辛熱大溫而冷飲以扶其真陽是亦熱因寒用也手足太陰主收主藏痞滿窒塞或苦寒以瀉其滿或甘溫以助其氣是亦寒因塞用塞因塞用也手足少陽風木其汗者風自汗其下者恐損陰其滲者恐損陽宜辛溫上通天氣順其春升之令是亦通因通用也凡標本相反不順者故立反治之法惟手足陽明厥陰四經不從標本從乎中治蓋厥陰惟主化之源其支在卯陽明惟肅殺之司其支在酉卯酉陰陽之分內經謂其分則氣異也是以手陽明大腸喜熱惡清足陽明胃喜清惡熱足厥陰肝喜潤惡燥手厥陰心包絡乃包絡十二經之總不係五行乃坤元一正之土雖主長生喜靜惡煩稟乎少陽元氣乃能生育故曰三焦為元氣之父胞絡乃陰血之母是四經好惡不同法不可泥故從中治中非中外中下之中乃隨時以取中也收驚者之神妙醫師之擊竟。昔有婦宿樓上被驚自後聞响皆倒子和曰驚則傷膽非心疾也乃命坐椅前置一凳令其下視又令一人擊凳徐徐驚定經曰驚者平之平常見之必無驚驚者神上越也從下擊凳使之下視所以收神也止傷者之痛。信軍吏之妙葱。昔有貴客因傷指甲索金瘡藥裹之遂飲酒痛不止有軍吏取新葱入灰火中煨爆關其間有沸取叠摺處凡十數易用熱葱并沸裹纏達畢席笑語尸厥形若死。而脉動如常者。百會一穴可灸。息積氣久逆。而飲食如故者。導引一法收功。不在胃故不妨飲食針灸宜導引法見保養類不宜溏泄無定。或發或止久不瘥愈只因真水欠旺。宜三白湯加故紙五味子之類補腎為主嘔逆不納。飲食水漿全然不納真非邪火上衝。宜芩連二陳湯之類補脾降火噫。藥不執方。中病為妙。法無定解。隨時取中。參酌脉症自立主意黄連苦參賦云多服反熱。以苦入心為熱邪火降而真水盛矣一說涼藥虛中外之潮熱反盛乾姜附子。誰知久飲遭凶。賦云附子乾姜之飲反冷蓋真陰爍而真陽亡矣非補旺而致偏勝之歷必召熟而招見化之害當本臟旺時補益旺氣太甚則臟氣偏而夭凡用藥不宜偏勝而招見化之害故曰藥不具五味不備四氣雖獲勝益久必暴夭真中誤而誤中真。機關要識。真中有誤者況古方執常法變已動自以為真而不知其誤也誤中有真者曾有患頭癱久不愈諸醫無功偶被店門打破血流即愈虛則補而實則瀉。統會有宗。雜病雖繁多無據惟憑經絡虛實斷之則得其宗矣昔人謂讀仲景書。須得仲景之本意。亦謂遵丹溪法。須有丹溪之心胸要之傷寒熟者。則雜病愈加明決。雜症熟者。則傷寒益以運融。傷寒從外之內法當先治外而後治內雜病從內之外法當先治內而後治外至於中外俱傷治法一也傷寒不離乎表雜病不離乎裏表則汗裏則下中則和劑有輕重緩急之殊耳後世分科而醫道支離既不能融會貫通又何以隨機應變而救人於危亡之際耶醫道一貫。制作原於先聖。後學將思。不可自恃其聰明。

治法終

習醫規格

隆慶辛未冬。盧子廷和。何子明善。李子星姪。時思。相聚一堂。而請曰入門。書已成帙。可無規格以習之乎。子曰。醫司人命。非質實而無偽。性靜而有恆。真知陰功之趣者。未可輕易以習醫。志既立矣。卻可商量用工。每早對先天圖靜坐。玩讀孝經論語小學。大有資力者。次及全部四書。古易白文。及書經洪範無逸堯典。理會大意不必強記蓋醫出於儒。非讀書明理。終是庸俗昏昧。不能疏通變化。每午將入門。大字從頭至尾。逐段誦讀。必一字不遺。若出諸口。如欲專小科則亦不可不讀大科欲專外科亦不可不讀內科蓋因此識熟後則有之未有通於彼而塞於此者惟經涉淺深生熟故有分科不同讀後。潛思默想。究竟其間意義。稍有疑難。檢閱古今名家方書。以廣見聞。或就有德高明之士。委曲請問。陶節庵云。但不與俗人言耳。蓋方藥而外。於本草理趣。而外於素難。及張劉李朱。縱有小方捷法。終不是大家數慎不可為其誑惑入門書既融會貫通而後可成一小醫愈加靜坐玩讀儒書稍知陰陽消長以己驗人由親及疎自料作車於室天下合轍然後可以應人之求及其行持尤不可無定規每五鼓清心靜坐及早起仍玩儒書一二以雪心源（時時不失平旦之氣為妙）及其為人診視先問症起何日從頭至足照依傷寒初症雜症及內外傷辨法逐一詳問症雖重而門類明白者不須診脉亦可議方症雖輕而題目未定者必須仔細察脉（男必先左後右女必先右後左所以順陰陽升降也）先單看以知各經隱曲次總看以決虛實死生既診後對病家言必以實或虛或實可治易治難治說出幾分症候以驗自己精神如有察未及者直令說明不可牽強文飾務宜從容擬議不可急迫激切以致恐嚇如診婦女須託其至親先問症色與舌及所飲食然後隨其所便或症重而就床隔帳診之或症輕而就門隔帷診之亦必以薄紗罩手（貧家不便醫者自袖薄紗）寡婦室女愈加敬謹此非小節及其論病須明白開諭辨析斷其為內傷外感或屬雜病或屬陰虛或內傷而兼外感幾分或外感而兼內傷幾分論方據脉下所定不可少有隱秘依古成法参酌時宜年紀與所處順逆及曾服某藥否（女人經水胎產男子房室勞逸）雖本於古而不泥於古真如見其臟腑然後此心無疑於人亦不枉誤用藥之際尤宜仔細（某經病以某藥為君某為監制某為引使）丸劑料本當出自醫家庶乎新陳炮炙一一合則况緊急丸散豈病家所能卒辦但有病家必欲自製者聽其意向須依本草註下古法脩合不可逞方以傷藥力病機稍有凝滯而藥不甚効者姑待五鼓靜坐潛心推究其源再為診察改方必無不愈治病既愈亦醫家分內事也縱守清素藉此治生亦不可過取重索但當聽其所酬如病家赤貧一毫不取尤見其仁且廉也（盖人

不能報天必報之如是而立心而術有不明不行者哉明善又進而言曰先生之教悉矣但不識某等業可以成次否曰子皆故家業儒又多精明警敏他日大有所悟傾將素問本草并東垣十書劉河澗原病式刪繁校正更稽四方賢哲將前經書本草合為醫學大全古今方論悉皆附入或作箋註然後醫書儒籍並明於

昭代亦不負為中土之人也明善曰有見而後可以著書小子能知入門足矣曰入門不過捷徑之類耳況集書與著書不同如張劉李朱發前人未發乃獨得之見真可愛而可傳也若某所集不過古人陳言而類次之耳放下筆墨已不識其中意義者有之若任為己見冒負虛名深可慚懼況病骨稜層未嘗見諸躬行惟一念好生欲與同志共守內外門戶不至差謬太甚耳若必欲知之真而行之熟惟子與盧友尚其勉之盧子又進而言曰鎬質弱且鈍敢丐一言為約曰不欺而已矣讀入門書而不從頭至尾靈精熟得一方一論而便謂能醫者欺也熟讀而不思悟融會貫通者欺也悟後而不早起靜坐調息以為診視之地者欺也診脉而不以實告者欺也論方用藥潦草而不精詳者欺也病愈後而希望貪求不脫市井風味者欺也（蓋不患醫之無利特患醫之不明耳）屢用屢驗而心有所得不纂集以補報天地公於人人者亦欺也欺則良知日以蔽塞而醫道終失不欺則良知日益發揚而醫道愈昌欺不欺之間非人之所能與也明善乃相率而拜曰敢不矢心立志以承先生之德教哉於是就盧子錄稿之半以歸于建寧而託時思繪寫校正將以傳于通家楊子幹于柱余于允龍李子昛并親友之相信者云時壬申仲春稿也

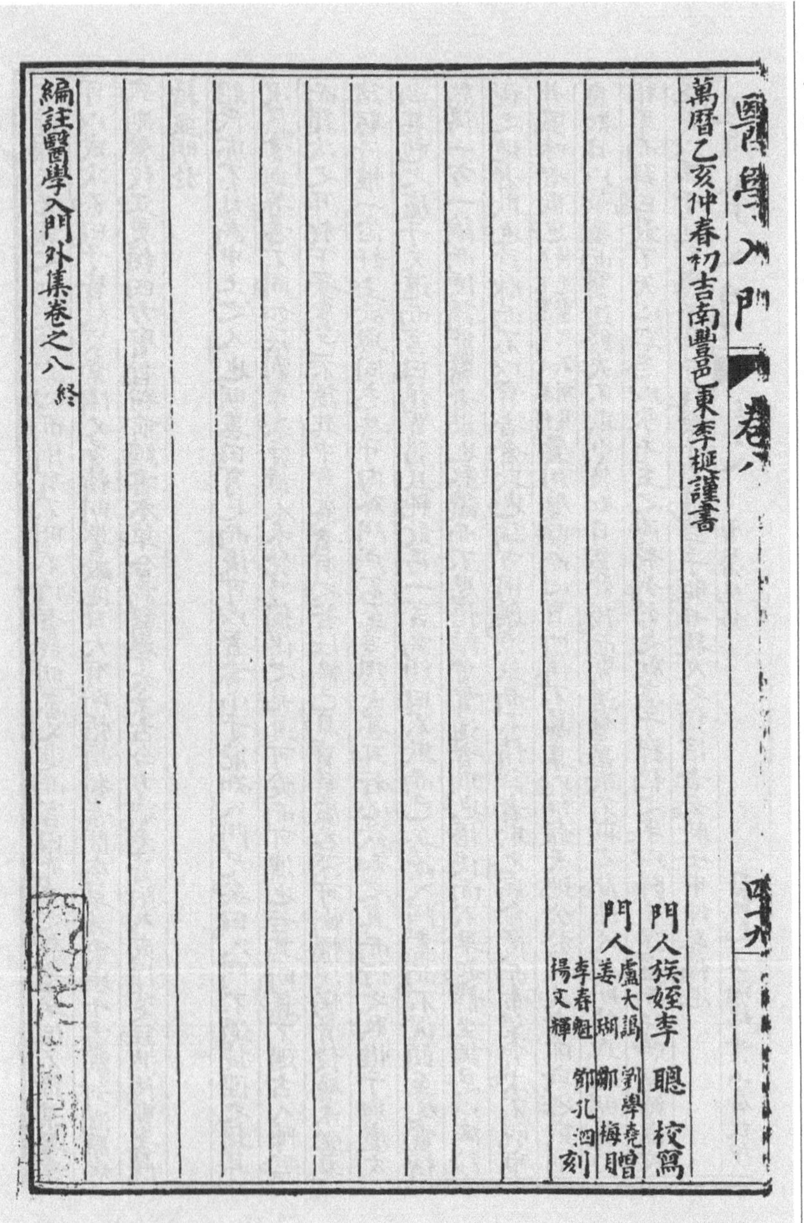

醫學入門 卷八

萬曆乙亥仲春初吉南豐邑東李梴謹書

門人族姪李　聰　校寫

門人盧大謌　劉學堯

姜　瑚　鄺梅贈

李春魁　鄧孔泗

楊文輝　刻

編註醫學入門外集卷之八　終

醫經醫理類

生理解剖圖説

〔明〕李梃　編著

上海埽葉山房　民國元年石印本

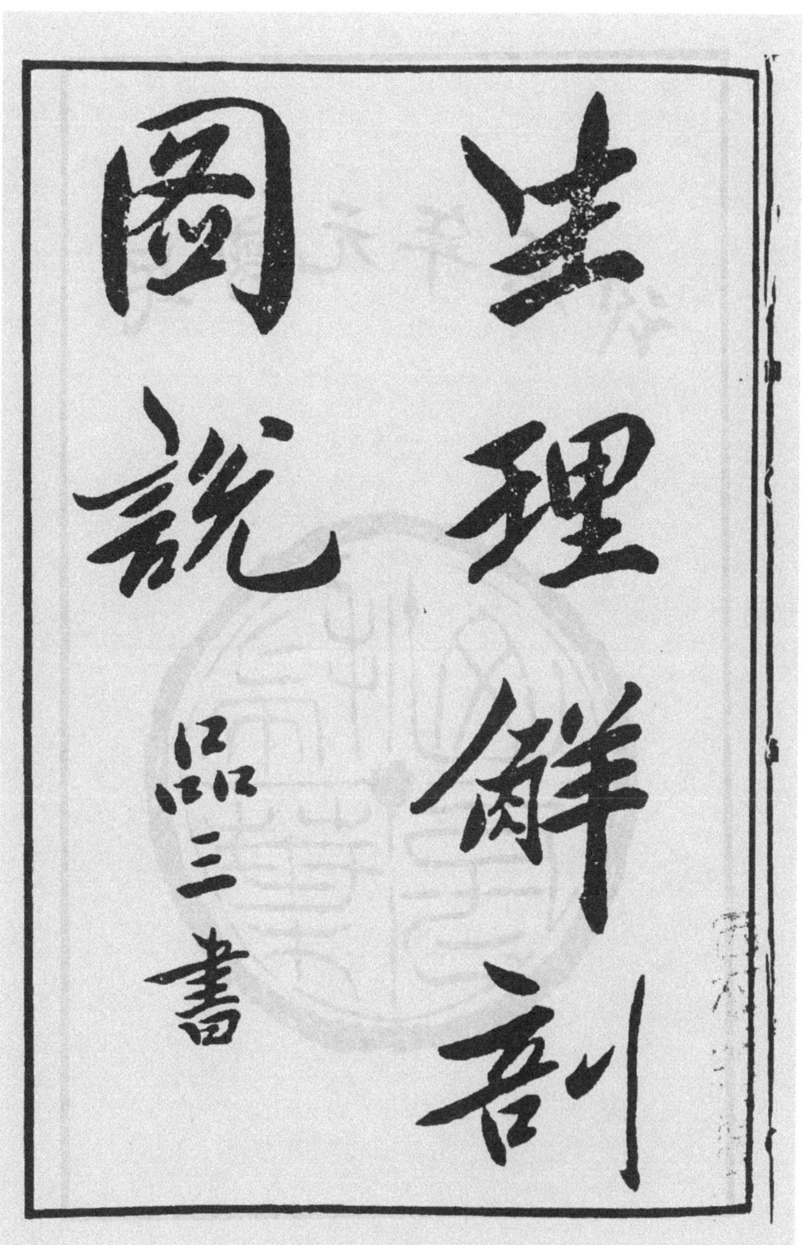
生理解剖
圖説
品三書

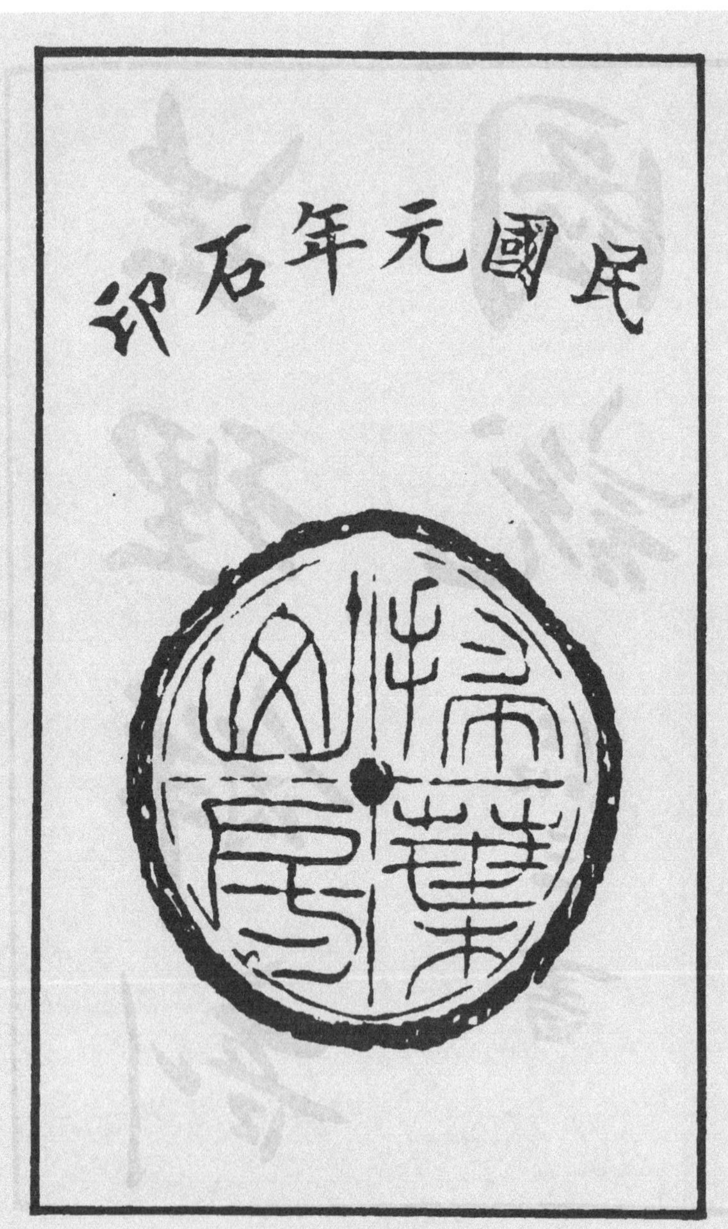
民國元年石印
中華民國

生理解剖圖說

人身構造之大要

生理解剖學。卽衞生學之梯楷。故講求衞生學者。必研究生理。及解剖。內部外部之如何構造及名稱生活動作之理由及効用。是爲普通知識。各人均須知之。而爲內外科者。尤不可不知之。以後再爲詳說。今先言其大要。

骨。

筋肉。

靭帶。

皮膚。

粘膜。

神經。

脈管。

腺。

內臟」

人之一身。以骨爲基礎。週身約二百餘骨。筋肉附屬於骨。而成形體。骨與骨連接之處謂之關節。有靭帶連絡之則運用操作自如矣。筋肉外有皮膚包裹之。既可防外界危害之不侵。又可保內部血液之不泄。粘膜者狀類皮膚。柔軟紅色。外部如口眼鼻內。內部如腸胃等處。均有粘膜。有粘液以濕潤之。神經者。人身之重要機關。主知覺運動者也。神經主源於腦脊。兩部分布於五臟五官四肢百體。凡痛癢知覺。由外部末稍神經傳達於腦脊。記憶運動。由腦脊主之。傳達於各部。目可辨色。耳可知音。鼻可別嗅。口可知味。欲持則手動。欲行則足起。俱屬神經之作用也。脈管者。主源於心臟。分動靜兩脈。散布於全身。循環流行。新陳互易。人身生活上之大機關也。譬如汽船然。人身之需血生活。猶汽船之需蒸氣運行焉。腺有腺管。亦散布於全身。皮膚有皮脂腺。及汗腺。口有唾腺。所以流通汁液。或排泄濁物也。至於內臟之組織。尤爲繁重。分爲五器。先言其大旨。

一消化器。
二呼吸器，
三循環器。一名血行器。
四泌尿器。一名排泄器。
五生殖器。

一、消化器。

飲食之物，口齒咀嚼之。由咽喉食管下。入於胃臟。胃下有膵。膵有膵汁。胃上有肝。肝傍附膽囊，膽囊中有膽汁，膵汁入胃，膽汁入十二指腸，均爲消化作用也，消化後精華化爲血液，由心臟散布遍身，作消耗之補給，其渣滓及穢濁物水分等，則由排泄機能分大小便及汗而出矣。

二、呼吸器，

人之呼吸，肺臟主之。一呼一吸，肺則一漲一縮。由氣管通於鼻。吸養呼炭。至要之機關也，口雖亦能出氣，但是間接，非如鼻之直接於氣管，肺之作用甚大，心臟血液由

此循環得吸入之新潔養氣而血液化爲鮮紅（即化學之作用也）以散布全身故身體之强弱分於肺中之吸收新潔之養氣多寡也

三、循環器

血液主於心臟分左右上下四房（左上房、左下房、右上房、右下房）左主動脉。右主靜脉、循環流行於全身蓋血由動脉出行週全身之後與肝臟新製造成之血入於靜脉爲靜脉血色黑暗性淤滯由靜脉輸入肺臟得空氣中酸素（即養氣）之化學作用則黑暗之血變爲鮮紅活潑之動脉血又流行於全身矣血液之循環全身無一息之停也。

四、排泄器（即泌尿器）

排泄器者蓋腎臟、輸尿管、膀胱、尿道四部合成者也。以腎爲主。飲食之精液及水分。由乳糜管吸收入肝臟化爲血質。再由腎臟經過濾出水分、塩分及穢濁物從輸尿管輸送於膀胱又由尿道排泄於體外。

五、生殖器

生殖器有內外之分。男女之別。男子內生殖器爲睪丸、副睪、輸精管及精囊、射精管也。外生殖器者陰莖、及尿道也。精液成於睾丸。由輸精管入於精囊。交接時由射精管注射從尿道而出。女子內生殖器爲卵巢、喇叭管、（即輸卵管）及子宮。外生殖器者膣、及外陰部也。男子精液中有精蟲。與卵巢內之卵球會合而成孕。

橫膈膜。

胸部之下。腹部之上相交處。有膜。名曰橫膈膜。肺與心臟在膜上。謂之胸部。其他諸臟在膜下。謂之腹部。

身體外部之名稱。

人之身體外部可分爲五總部。其下再分小部名稱。

一、頭部。

二、頸部。

三、上下肢。

四、胸部。

五、腹部。

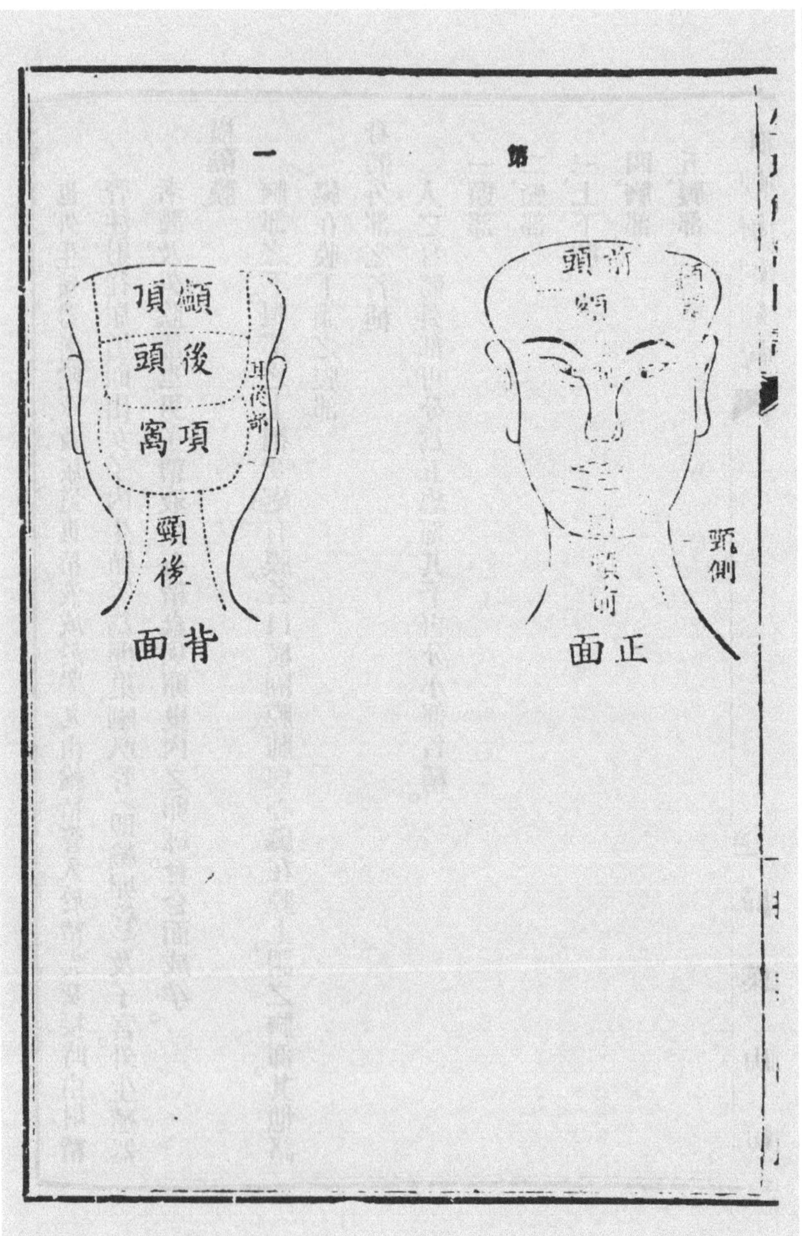
第一
顱頂
後頭
項窩
耳後部
頸後
背面
前頭
頸側
正面

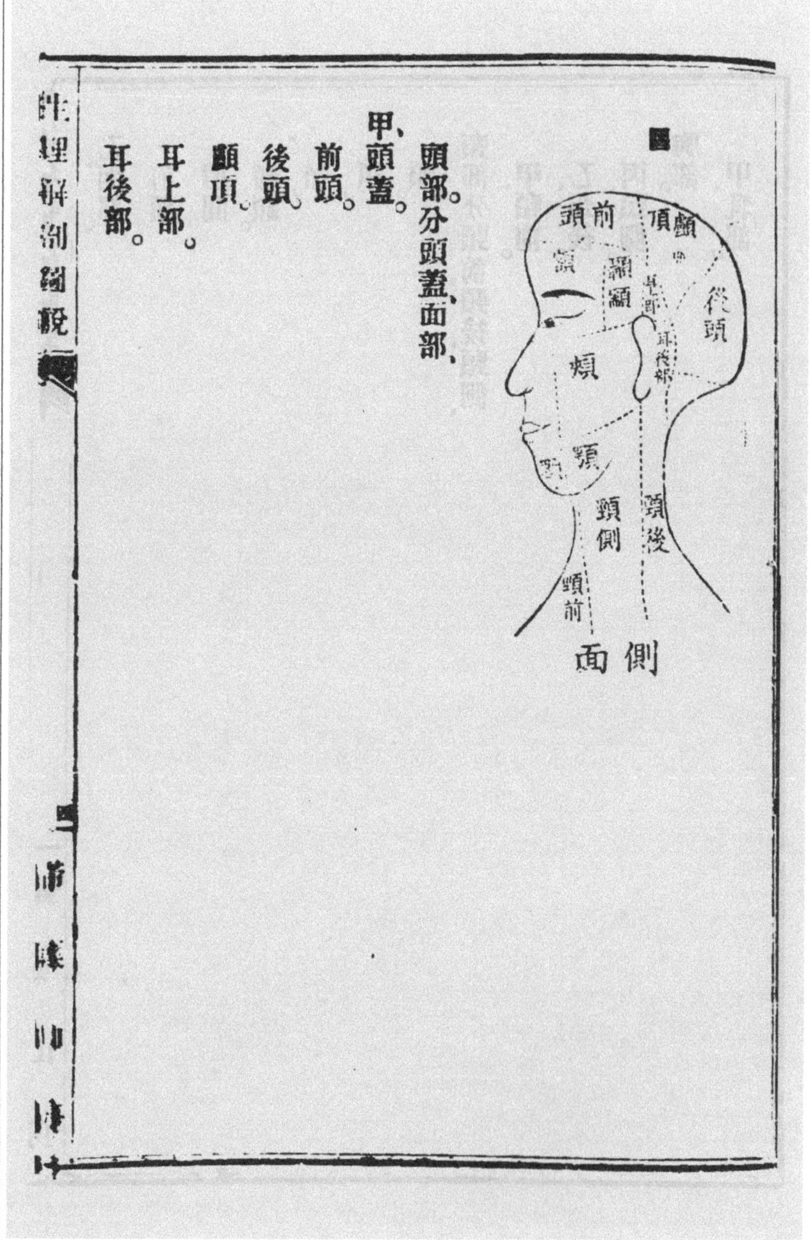

頭部。分頭蓋、面部、

甲、頭蓋。

前頭。

後頭。

顱頂。

耳上部。

耳後部。

乙、面部。

前額。

眉間。

顳顬。

顎。

頰。

顋。

頸部分頸前、頸後、頸側、

甲、頸前。

乙、頸後。

丙、頸側。

胸部。

甲、乳部。

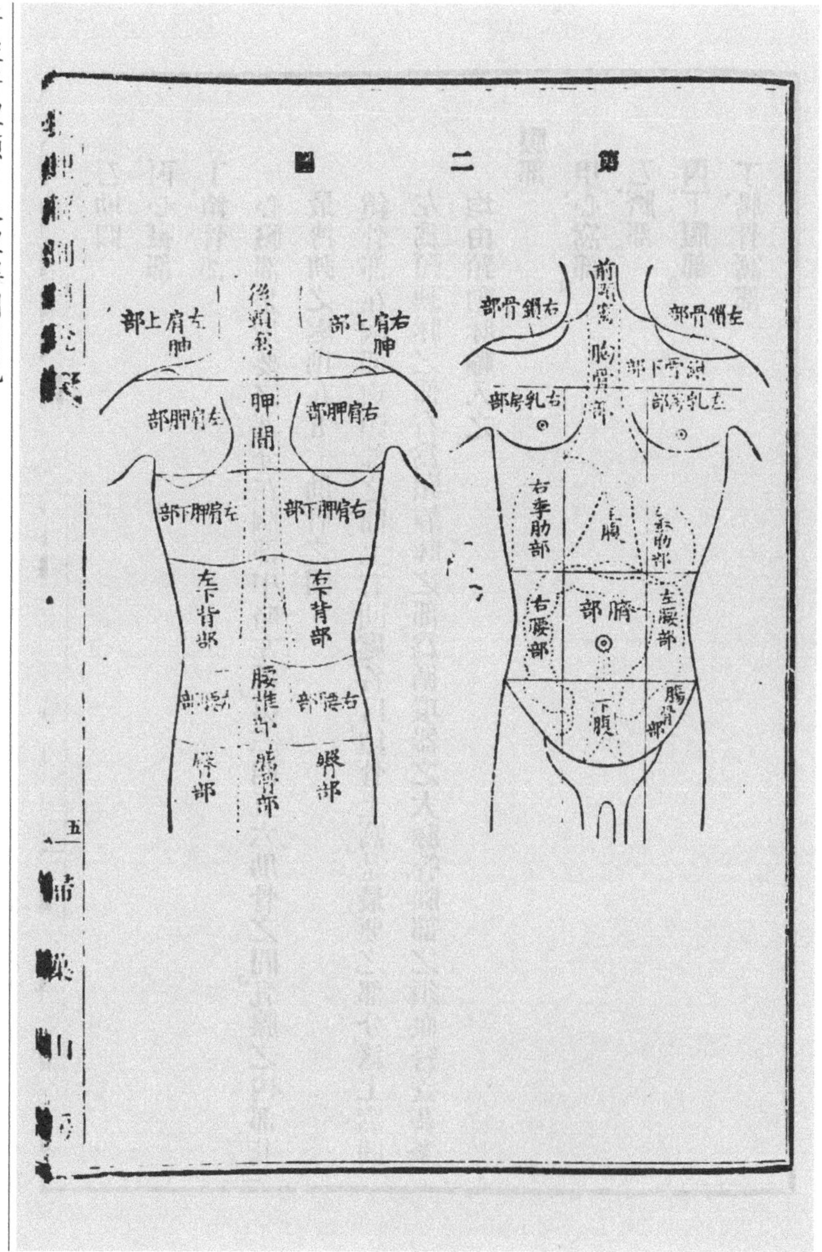
第二圖
左肩上部
右肩上部
後頸部
左肩胛部
肩胛間
右肩胛部
左肩胛下部
右肩胛下部
左下背部
右下背部
腰椎部
右腰部
臀部
骶骨部
右鎖骨部
前頸部
左鎖骨部
胸骨部
鎖骨下部
右乳房部
左乳房部
右季肋部
上腹
左季肋部
右腰部
臍部
左腰部
下腹
腸骨部

乙、肋間

丙、心臟部。

丁、鎖骨部。

心臟部是最要之部分。在胸部中略左偏。第三四五六肋骨之間。乳腺之內部。其最搏動之處則在五六肋骨之間。

鎖骨部在胸部與頸部之間。上行凹處名曰、鎖骨上窩。是最要之部分。緣上窩間左爲頸動脉之部。右爲頸靜脉之部。爲循環器之大脉管。腦部之須血營養甚多均由頸動脉輸入之。

腹部。

甲、心窩部。

乙、臍部。

丙、下腹部。

丁、腸骨窩部。

胸腹部之後面有脊椎部。上有肩胛部。下面有腰部。腰部下之兩側有臀部。

上肢。

上膊。屈側、伸側、

前膊。尺側、撓側、

手。又分為腕、手掌、手背、手指、

胸部與上膊之間有腋窩。

上膊無前後之名稱。前面名屈側。因其祇能屈不能伸、後面名伸側。因其祇能伸不能屈、前膊亦無左右名稱。近於大指部名撓側。在於撓骨、近於小指者名尺側。在於尺骨、

下股。

甲、大腿。

乙、下腿。

丙、足部。

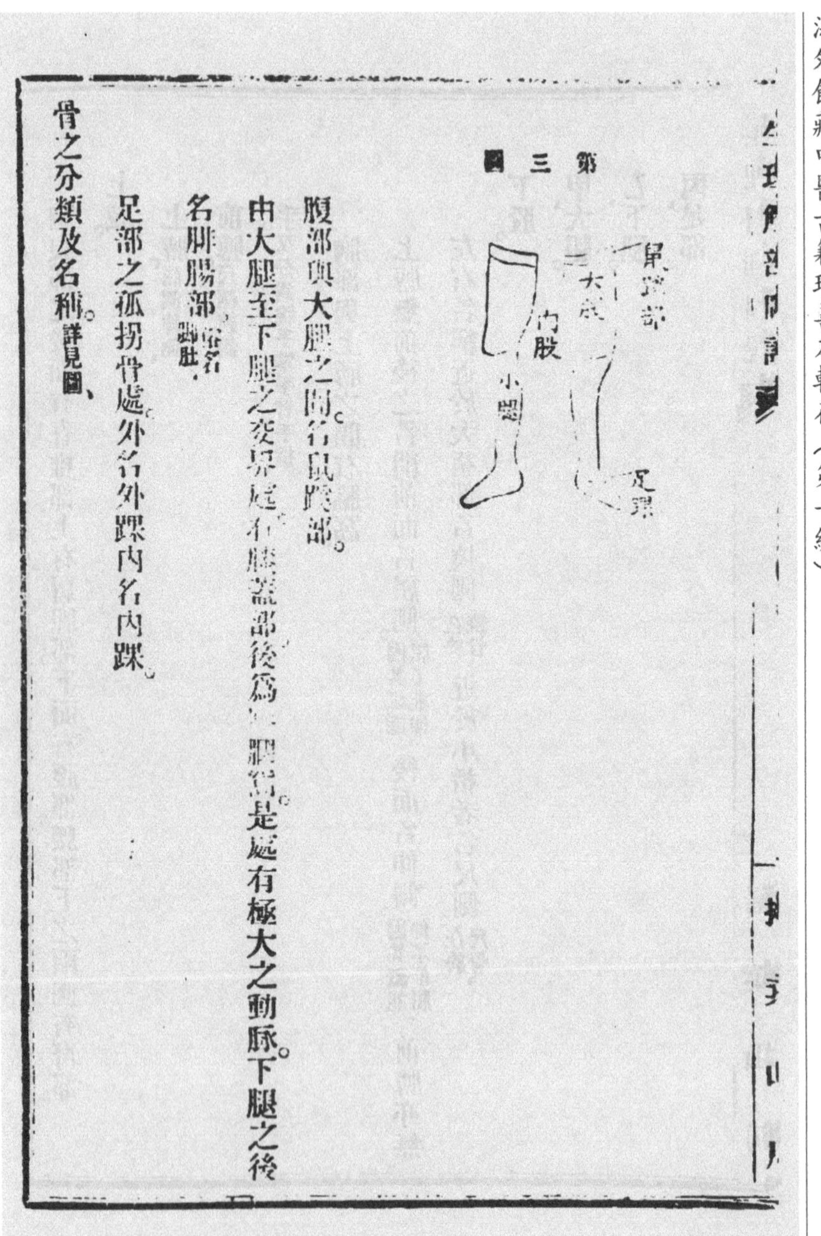

腹部與大腿之間。名鼠蹊部。

由大腿至下腿之交界處。在膝蓋部後。爲膕 膕窩。是處有極大之動脉。下腿之後

名腓腸部。（俗名腿肚）

足部之孤拐骨處。外名外踝內名內踝。

骨之分類及名稱。（詳見圖）

髂骨爲數塊扁平骨連合而成。

脊椎骨。(脊柱)在頭部之下。在人身如柱然。

胸廓爲肋骨合成。後上有肩胛骨。前上有鎖骨。肋骨前附於胸骨。後附於脊骨。總名之曰、胸廓。

上膊骨爲長骨。左右各一根。前膊骨左右各兩根。一名撓骨。一名尺骨。手部有腕骨。掌骨指骨。

恥骨。在陰部後面。

腸骨在下腹兩旁。

薦骨。在脊柱之下部。

坐骨。人坐處之骨。

以上四種之骨。連合爲骨盤。

大腿骨左右各一根。人身骨中最長大者。

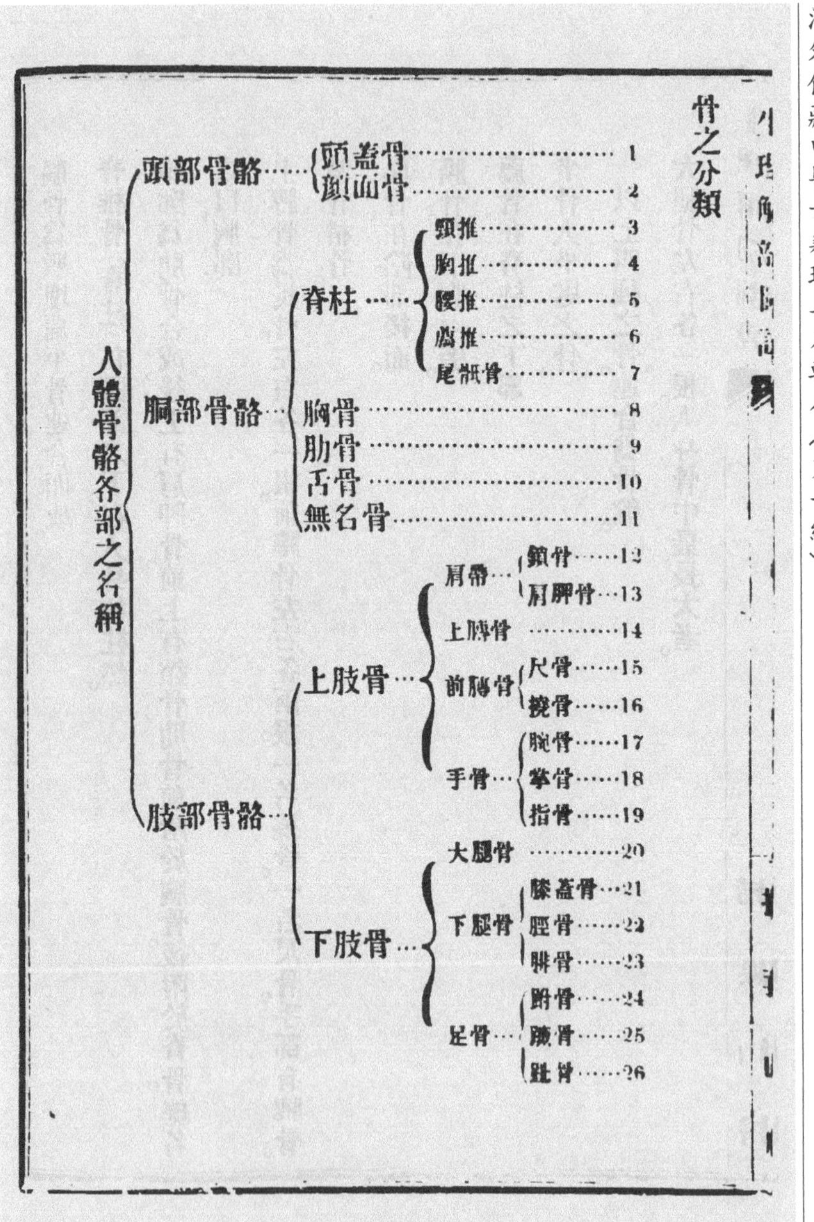

骨之分類

- 人體骨骼各部之名稱
  - 頭部骨骼……
    - 頭蓋骨……1
    - 顏面骨……2
  - 胴部骨骼…
    - 脊柱……
      - 頸椎……3
      - 胸椎……4
      - 腰椎……5
      - 薦椎……6
      - 尾骶骨……7
    - 胸骨……8
    - 肋骨……9
    - 舌骨……10
    - 無名骨……11
  - 肢部骨骼…
    - 上肢骨…
      - 肩帶…
        - 鎖骨……12
        - 肩胛骨…13
      - 上膊骨……14
      - 前膊骨
        - 尺骨……15
        - 橈骨……16
      - 手骨…
        - 腕骨……17
        - 掌骨……18
        - 指骨……19
    - 下肢骨…
      - 大腿骨……20
      - 下腿骨
        - 膝蓋骨…21
        - 脛骨……22
        - 腓骨……23
      - 足骨…
        - 跗骨……24
        - 蹠骨……25
        - 趾骨……26

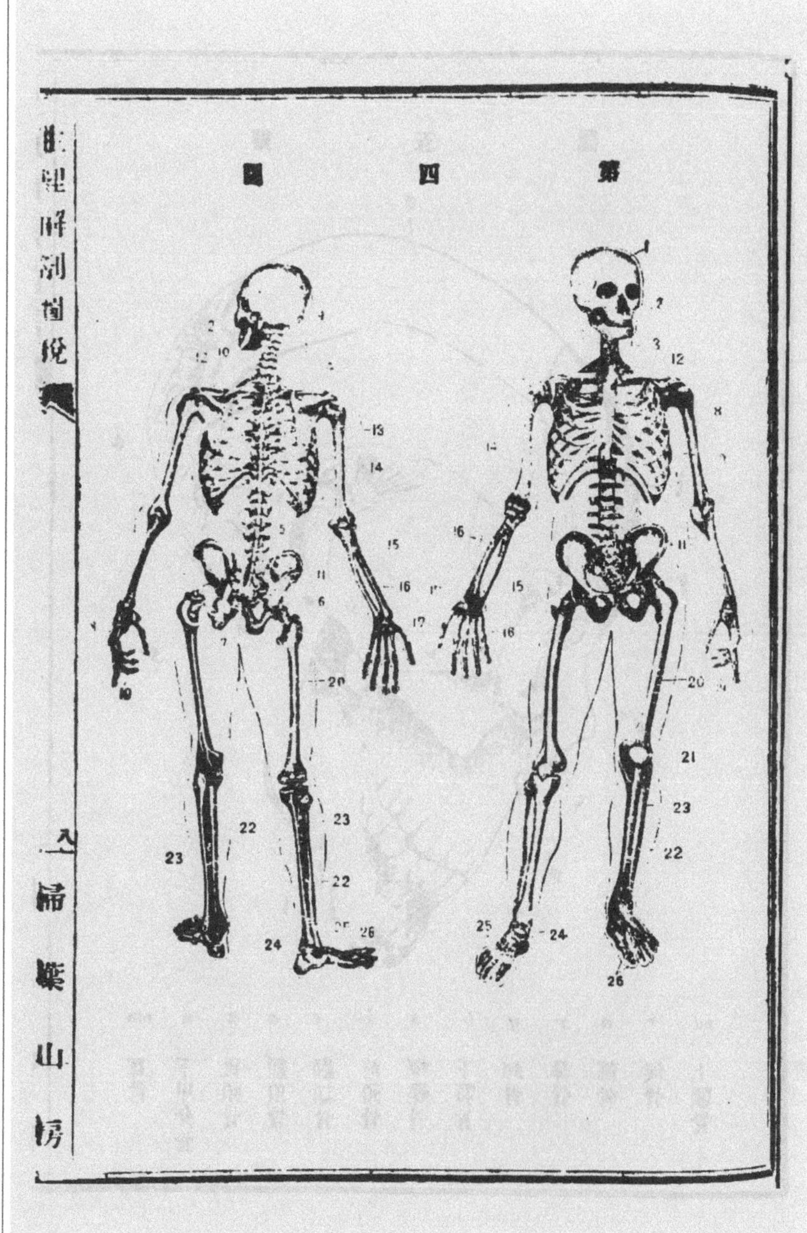

第四圖
生理解剖圖說
歸藥山房

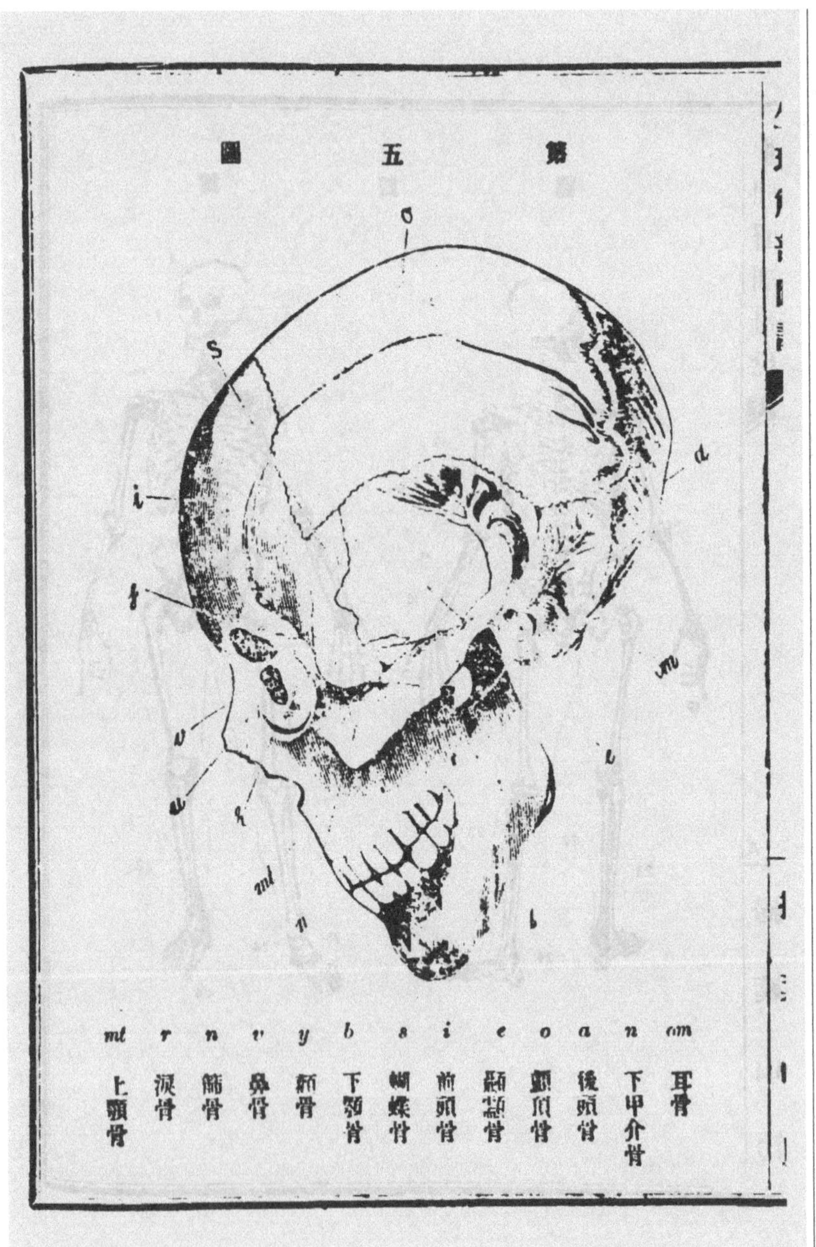
第五圖
om 耳骨
n 下甲介骨
a 後頭骨
o 顱頂骨
e 顳顬骨
i 前頭骨
s 蝴蝶骨
b 下顎骨
y 顴骨
v 鼻骨
n 篩骨
r 淚骨
ml 上顎骨

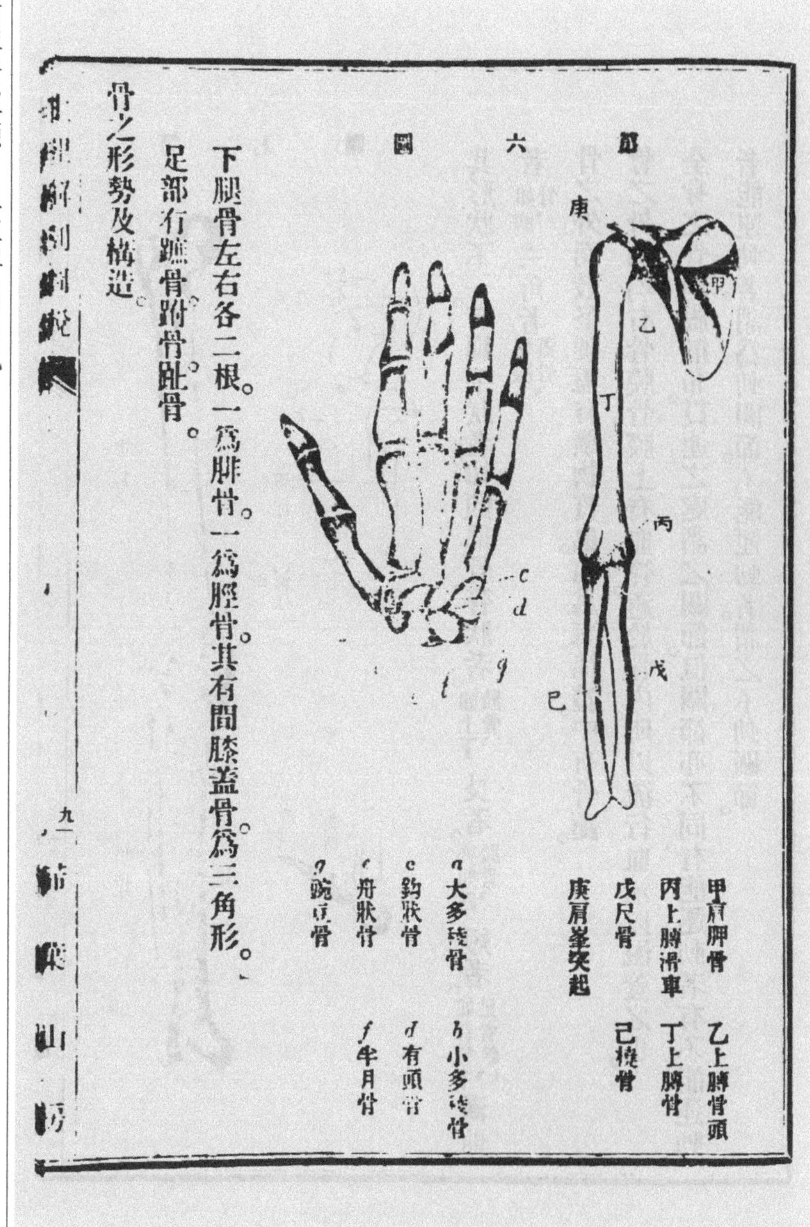

下腿骨左右各二根。一為腓骨。一為脛骨。其有間膝蓋骨。為三角形。

足部有蹠骨跗骨趾骨。

骨之形勢及構造。

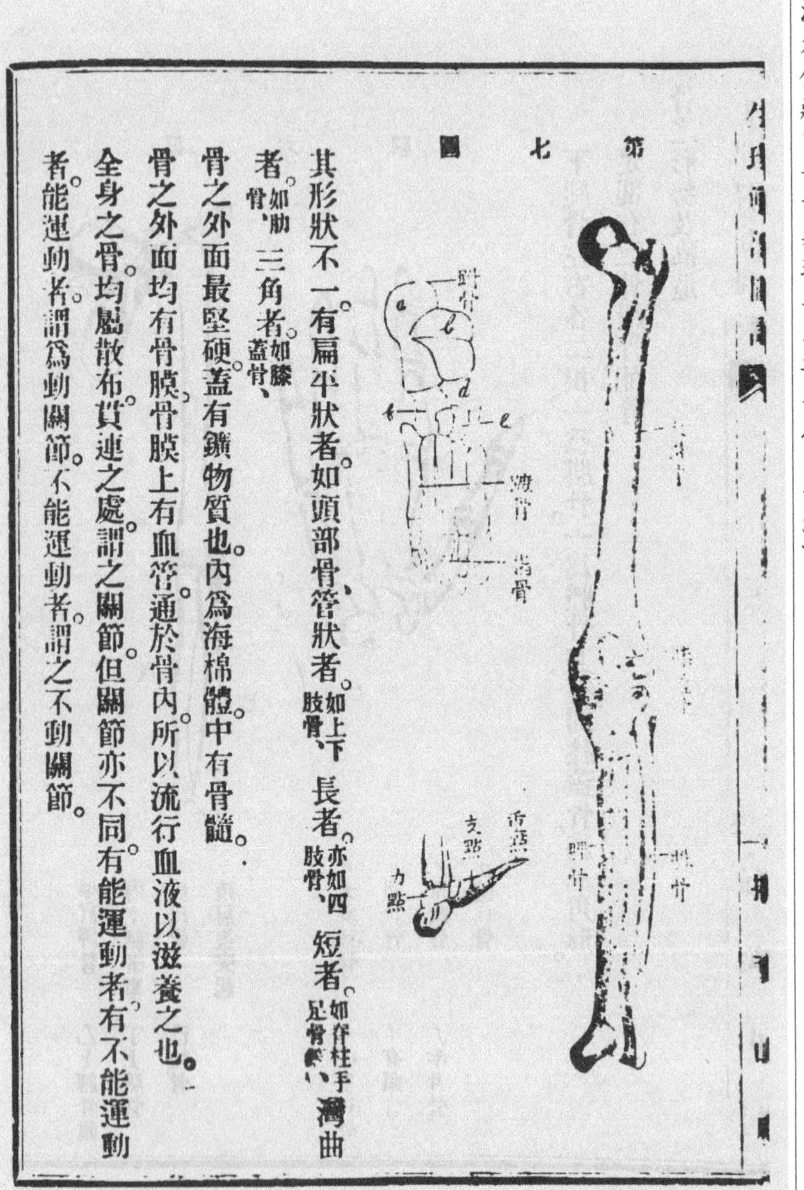

第七圖

其形狀不一。有扁平狀者。如頭部骨、管狀者。（如上下肢骨、）長者。（亦如四肢骨、）短者。（如脊柱手足骨等、）灣曲者。（如肋骨、）三角者。（如膝蓋骨、）

骨之外面最堅硬。蓋有鑛物質也。內爲海棉體。中有骨髓。

骨之外面均有骨膜。骨膜上有血管。通於骨內。所以流行血液以滋養之也。

全身之骨。均䫫散布。貫連之處。謂之關節。但關節亦不同。有能運動者。有不能運動者。能運動者。謂爲動關節。不能運動者。謂之不動關節。

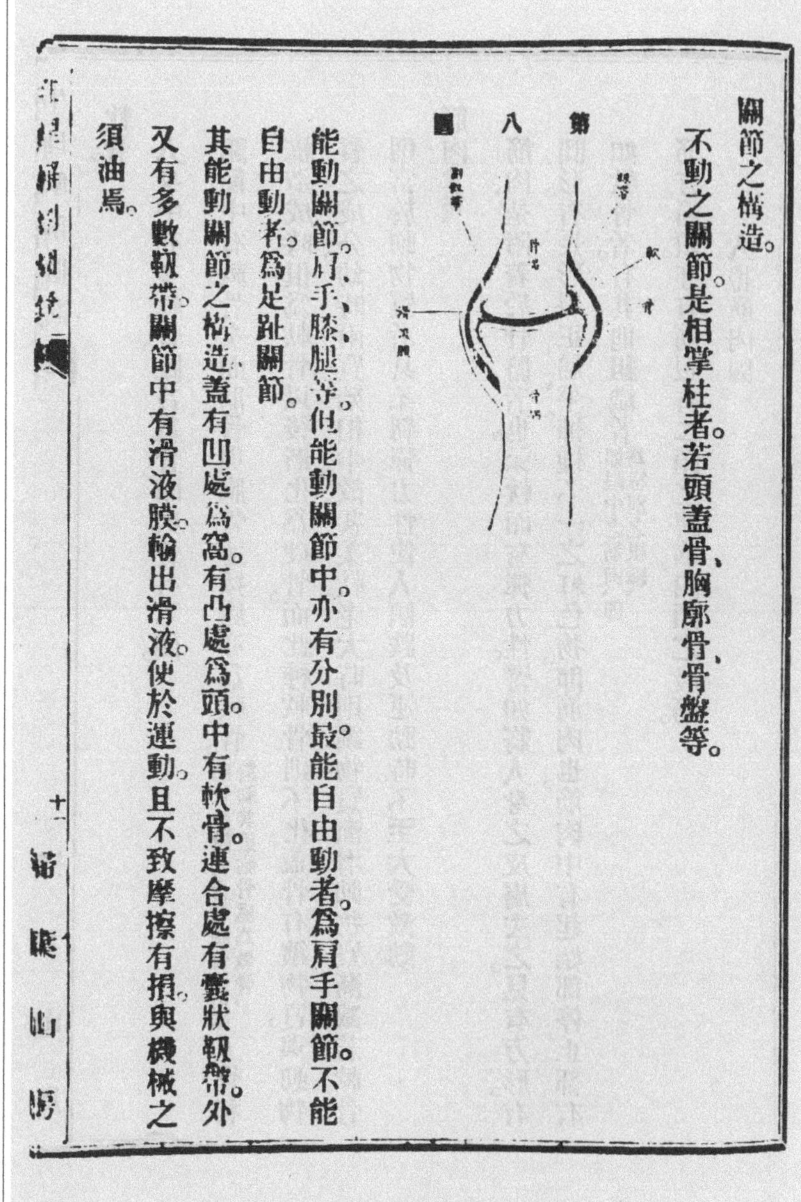

關節之構造。

不動之關節。是相掌柱者。若頭蓋骨、胸廓骨、骨盤等。

第八圖

能動關節。如肩、手、膝、腿等。但能動關節中。亦有分別。最能自由動者。爲肩手關節。不能自由動者。爲足趾關節。

其能動關節之構造。蓋有凹處爲窩。有凸處爲頭。中有軟骨。連合處有囊狀韌帶。外又有多數韌帶。關節中有滑液膜。輸出滑液。使於運動。且不致摩擦有損。與機械之須油焉。

軟骨。

人身中亦多軟骨。雖名爲骨。而與骨有不同。關節中有軟骨矣。而肋骨與胸骨連接處亦爲軟骨。肋骨後附於背者硬骨、前附於胸其近胸骨處爲軟骨、人骨初構造成時俱爲軟骨。以後漸化爲硬骨。而此種軟骨則不化。蓋骨有鑛物質與動物質之成分。幼時兩質殆相半。故甚柔軟。老大時則鑛物質漸增。動物質漸減。若軟骨、則富於動物質者。具柔韌彈力性。使人傾跌及運動時。不至大受激動。

筋肉 腱附、

筋肉、是附着於骨骼者也。柔軟而有彈力性。譬如將人身之皮膚去之。見有方形。有圓形。有長形斜正扁平種種不一之紅色物。即筋肉也。筋肉中有起始部停止部。有如軟骨者。有其他組織者。如咽中之筋肉、即爲特別之組織、

筋有筋頭。亦有筋腹。有二頭之膊筋。四頭之股筋。

人體筋肉圖

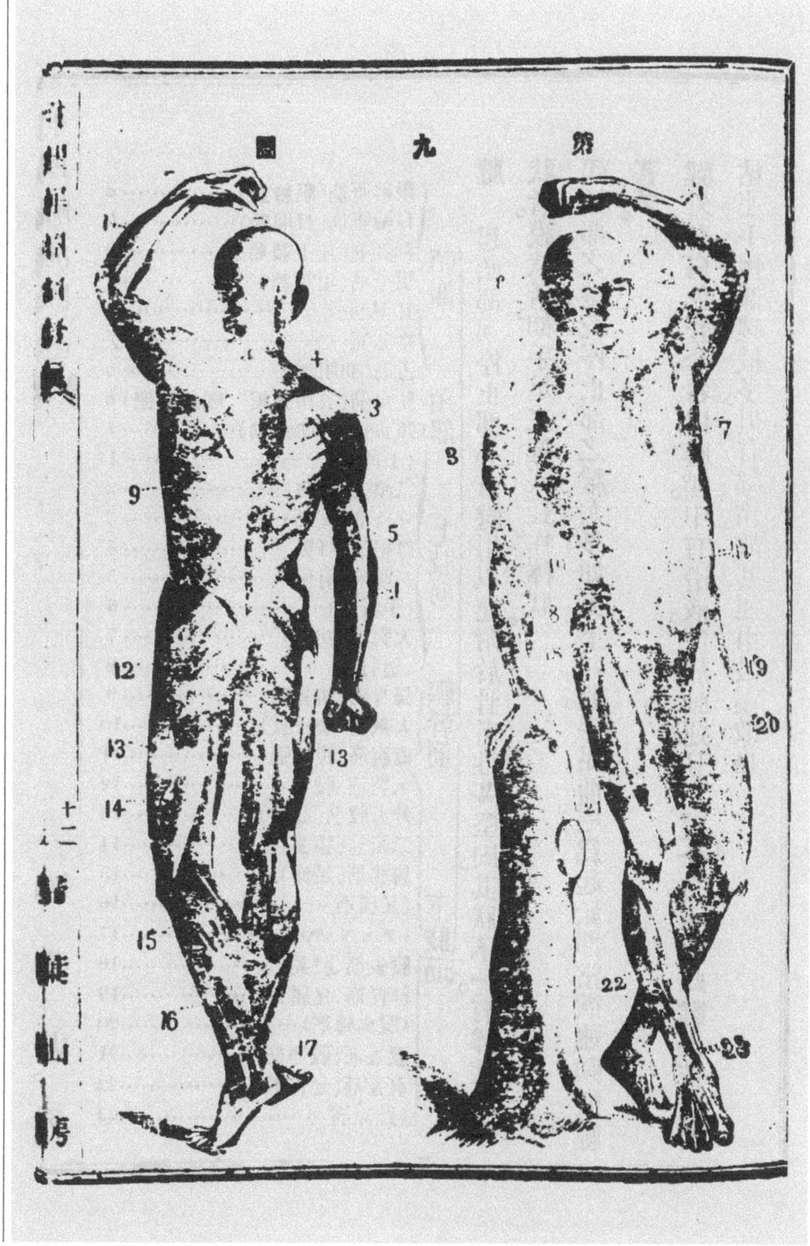
第九圖
1
2
3
4
5
6
7
8
9
10
12
13
14
15
16
17
19
20
21
22
23

頭部
- 眼輪匝筋（眼瞼動）……a
- 口輪匝筋（口閉動）……b
- 顳顬筋（連下顎動）……c
- 咀嚼筋（咀嚼動）……d
- 耳殼筋……e
- 鼻[illegible]筋……f
- 舌筋（助咀嚼）……g

頸部
- 喉頭筋（聲帶張縮　喉頭開閉）……h
- 頸肋骨筋（肋骨動）……i

上肢筋
- （手伸筋）……1
- 二頭筋（肘曲）……2
- 三稜筋（腕動）……3
- 僧帽筋（肩動）……4
- 三頭筋（肘伸）……5
- （手屈筋）……6
- 大胸筋（腕動）……7
- （廻射筋）……8

軀幹筋
- 濶背筋（肋骨動）……9
- 大鋸筋（助呼吸）……10
- 直腹筋（腹壁張）……11

下肢筋
- 大臀筋（股動）……12
- 外大股筋（脚伸）……13
- 二頭筋（膝曲）……14
- 腓腸筋（足伸）……15
- （足屈筋）……16
- （アヒリス）腱……17
- 股張筋（股動）……18
- 縫匠筋（足屈）……19
- （股內轉筋）……20
- 股直筋（股伸筋）……21
- 前脛筋（足尚動）……22
- （趾伸筋）……23

腱　起始部與停止部必有腱用以連附於骨者。性甚堅固。其狀不一。有棒狀者。帶狀者。膜狀者。如手足之腱甚長作棒狀。起始部之腱較停止部之腱尤多。如上下四股。手足曲處。爲起始部。常欲運動。故腱甚多。

腱外有白色管套。名曰、腱鞘。中有滑液。使於動運。且各腱分套。不使此腱與彼腱相粘連。手腕部腱最多。俱有腱鞘。故其運用最靈敏也。

凡人行走、運動、發聲、食物等事。均爲筋肉作用。但其作用。亦各不同。可分爲二種、一種意之欲動而能運動者。曰隨意運動筋。否則曰。不隨意運動筋。手足之筋皆從人意收縮。故屬隨意筋。心臟之筋。晝夜跳動不止。故屬不隨意筋。眼瞼之筋則兩屬之。因不能久視不閉。而又可任意啓閉也。

以顯微鏡測之。其筋中有橫紋者。曰、橫紋筋。是爲隨意筋。無橫紋作調平狀者。曰、調平筋纖維。是爲不隨意筋。調平筋之位置。在皮膚內、毛管之下。寒冷時。毛管收縮起粟。是起毛筋之作用。即不隨意筋也。或內臟中及婦人子宮內均有此種筋。

皮膚。汗附

皮膚。爲人身最表面之部分。是防外界危害。又爲寒暖感覺機關。又爲排泄機關。分泄濁物者也。附屬於皮膚者。有毛、有爪、名爲附膚機關。

皮膚有眞皮表皮之別。最外一層爲表皮。表皮內則爲眞皮。表皮之部分。祇有細泡眞皮之部分始有神經纖維。眞皮起凸凹不平之狀。其凸處曰乳頭。爲寒暑痛癢之感覺機關。

第十圖

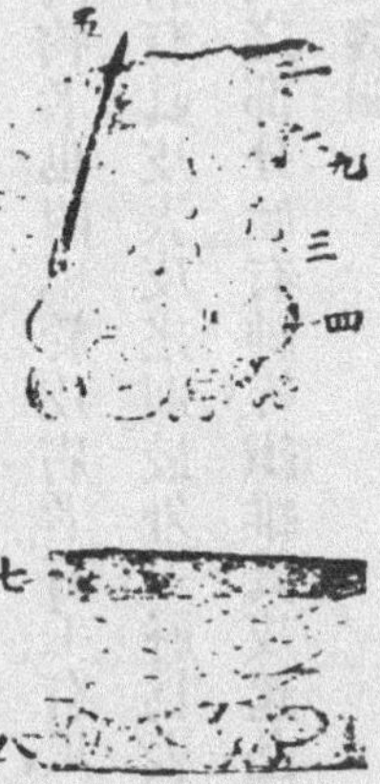

五　九　三　四　六　七　八

一表皮　五毛　九汗腺
二眞皮乳頭　六皮脂腺
三眞皮　七上部角質層
四皮下組織　八下層

表皮之細泡下層爲眞皮。眞皮下爲脂肪。使身體肥滿。并爲保護體温之用。脂肪下、即筋肉。夾皮膚上有毛。其根在脂肪下、筋肉上。有最細細泡。根邊又有起毛筋。於毛最相近者有皮脂腺。分泌脂油。以滋潤皮膚及毛髮。又有汗腺排泄管甚多。內涵細泡。作螺旋形。

寒暖機關、痛癢機關、壓機關、部位機關、抵觸機關。此五者均爲皮膚之作用。即感覺機關也。感覺最靈者。爲舌機關與手足指頭機關。其最靈之故。因乳頭體排列甚多。

汗與人身有最大之關係。汗之成分。百分中九十九爲水。百分之一爲固體。如小便然人體中之溷穢物。不得不排泄出之也。平時隨發隨散。人不及覺。故曰潛發汗。若運動或過熱之時。發汗殊甚。始凝聚作珠狀。蓋排泄體中過高之溫度。

粘膜。

人身內腔中。及內部與外部交通處。俱有粘液膜。口、眼、鼻、肛門、內俱有粘液膜。較皮膚柔軟。其色紅潤。其構造由堅固而無血管神經之外層。與柔軟而有血管神經之內層。相合而成。其大概與皮膚相同。但皮膚多細泡。粘膜則多分泌粘液之腺。故濕潤不乾燥。內部腸與胃之膜。除分泌粘液腺外。又有許多漿液膜腺。蓋作用不同也。粘液膜腺爲潤滑作用。漿液膜腺則爲消化作用。漿液膜之構造。較粘液膜爲尤薄。胃動磨擦。則生漿液。腸中亦然。但粘液膜是與外界交通者。漿液膜則不與外界交通。若關節內。則又有滑液膜。與漿液膜微有不同。

生理衛生

消化器及消化作用。

口腔。

第十一圖

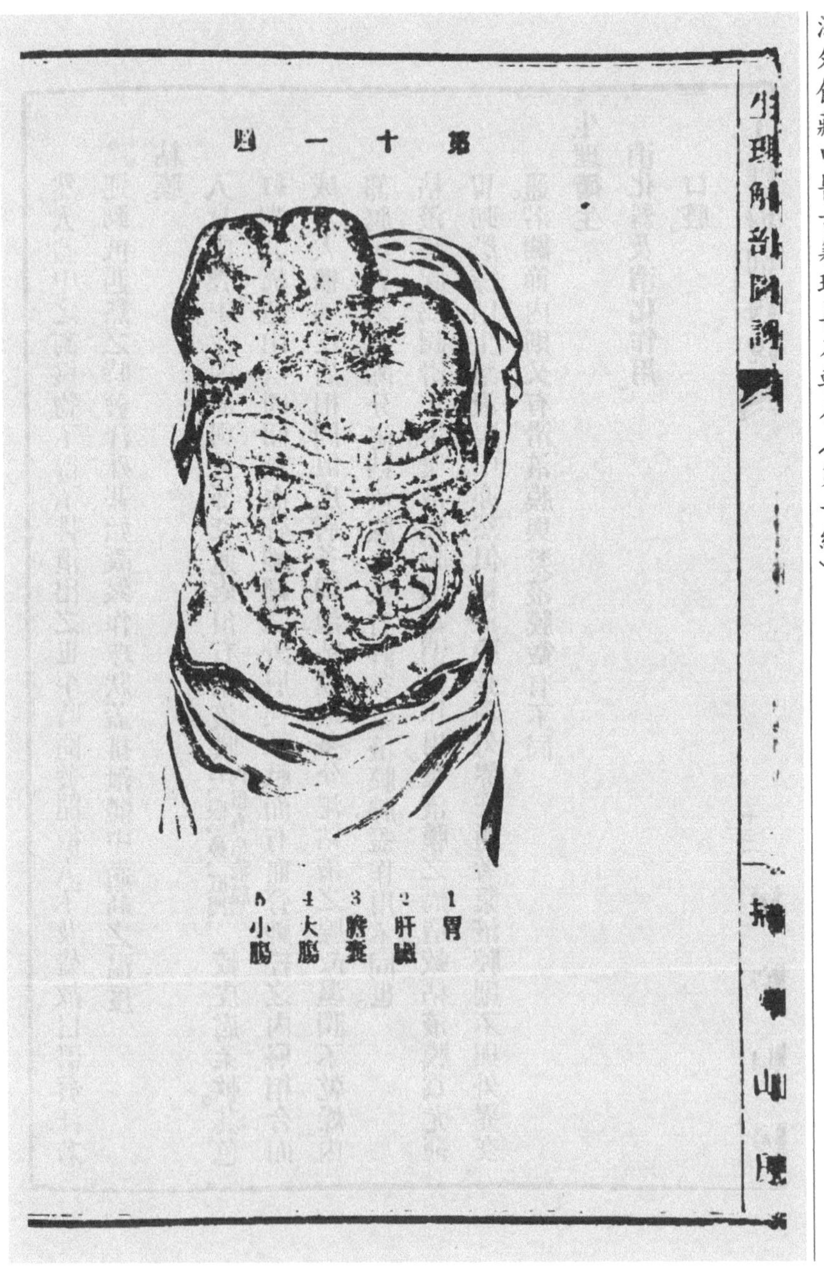

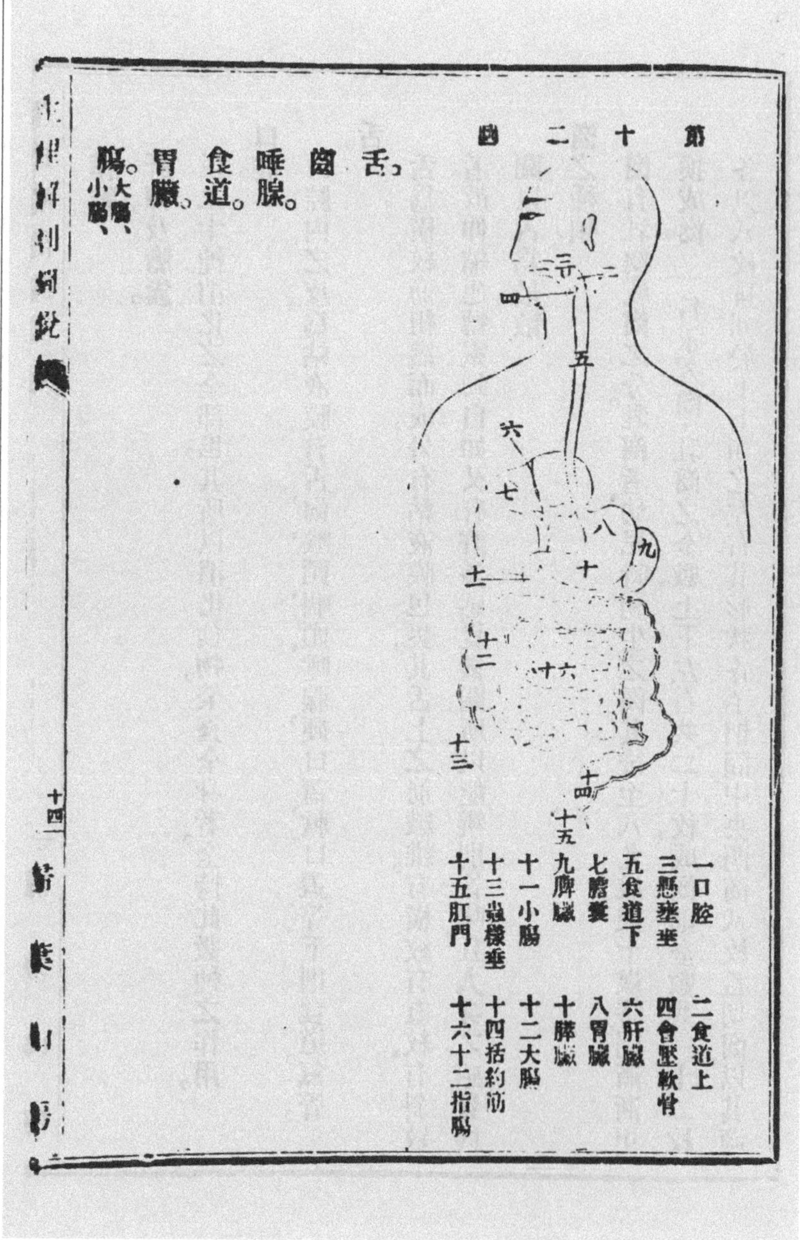

舌。

齒。

唾腺。

食道。

胃臟。

腸。大腸、小腸、

膵臟。

肝臟。及膽囊。

以上十種。消化之全部也。其所以消化食物。榮養全身者。全恃此數種之作用。

口腔。

口腔內之皮。爲粘液膜。有舌、齒、喉頭、咽頭、唾腺、硬口蓋、軟口蓋、等。下則食道。氣管。

舌。

舌爲橫紋筋組織而成。外有粘液膜包裹。其舌上之筋纖維。有橫紋、有直紋、有斜紋者。故伸縮運轉。靈動自如。又有許多感覺機關。所以能辨別各味。且人身之感覺機關。以舌爲最敏

齒之種類。

齒有乳齒成齒之分。乳齒者、幼兒時初生之齒。其後至八九歲。或十歲時。則漸漸更換成齒。（一名永久齒）乳齒之全數。上下左右共二十枚。成齒則全數共三十二枚、各以八枚排列於上下顎之左右。其形狀各不相同。中央門齒八枚。名切齒。以其適

於斷物也。次於門齒者四枚。名犬齒。以其狀如犬之裂齒也。犬齒之後有前臼齒八枚。大臼齒八枚。名爲臼齒者。以其狀如臼。以供咀嚼之用也。最後四齒爲第三臼齒。其發生甚遲。故又名曰智齒。

齒之構造。

齒之外一層爲琺瑯質。甚爲堅脆。如一受損。即不能復舊。必漸見腐蝕。中一層爲象牙質。内則骨髓多脈管神經。齒之作痛者。神經之故也。

唾腺。

唾液之生。由於口中之三種唾腺。中有亞爾加里性。咀嚼時混和於食物中。使入胃而易消化也。此三種唾腺之名。列於左。

一、耳下腺。　其腺通於耳下

二、顎下腺。　其腺在於顎下

三、舌下腺。　其腺在於舌下

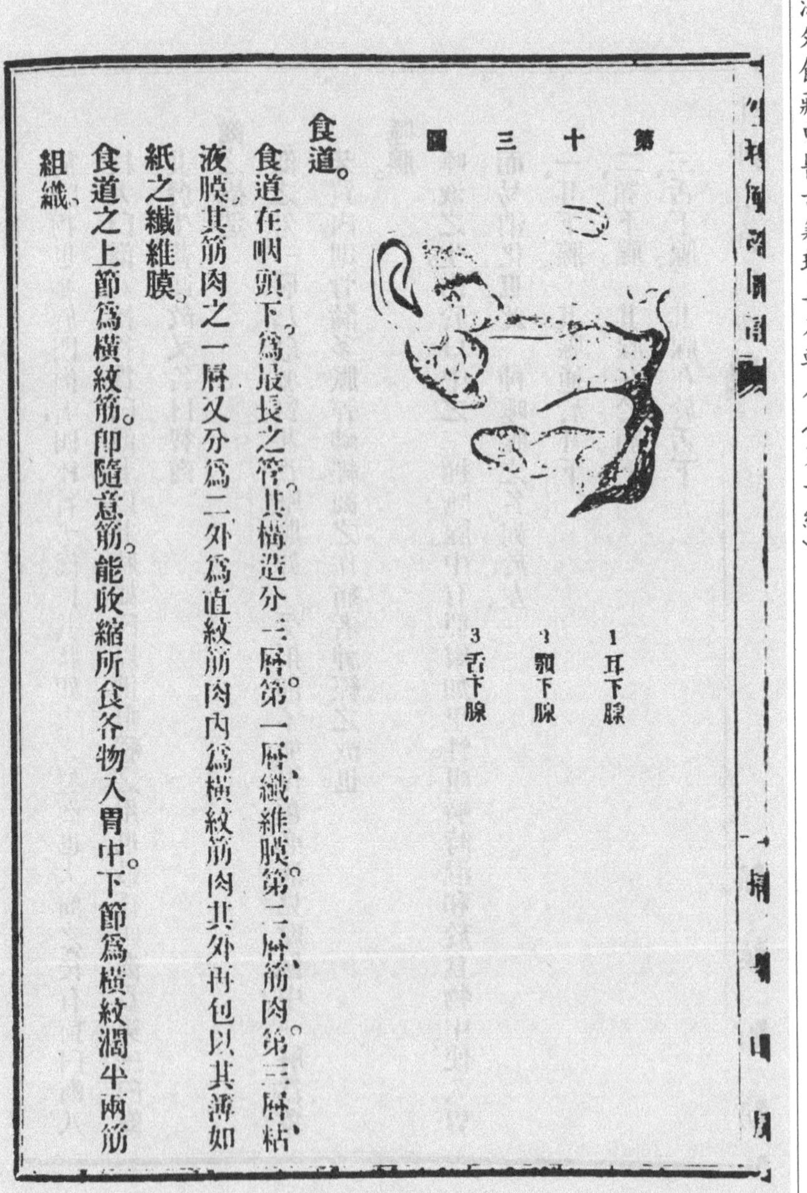

第十三圖

食道。

食道在咽頭下。為最長之管。其構造分三層。第一層纖維膜。第二層筋肉。第三層粘液膜。其筋肉之一層又分為二。外為直紋筋肉。內為橫紋筋肉。其外再包以其薄如紙之纖維膜。

食道之上節為橫紋筋。即隨意筋。能收縮所食各物入胃中。下節為橫紋濶平兩筋組織。

胃。

食道之下爲胃囊。在胸部略偏左。其形如鴞。其容量大約可容九十立方英寸。上與食道相接處、爲噴門。下與十二指腸相通處曰幽門。平時二門有筋纖維阻隔。不能與食道指腸交通至食物時。則噴門闢而受飲食消化後、則可由幽門而入小腸。

胃之構造。

第一內層爲粘液膜。第二外層爲漿液膜。第三中層爲筋膜。粘液膜內有皺襞。有分泌胃液之腺。即消化作用也。漿液膜、與食管之纖維膜同。筋膜、乃強固之筋層。由縱經纖維及輪狀纖維組織而成。胃之下端筋纖維殊肥大。即幽門部也。以防內容之物漏出。必俟消化後。方能過幽門入小腸。

腸。

胃之下爲腸。腸之長短。自幽門至肛門。等於人身六倍長。大腸居其一。小腸居其五。腸之質軟滑易動。故有腹膜繫束之。使之不得亂動。

腸之類別。

小腸三種。

十二指腸。

空腸。

廻腸。

大腸三種。

盲腸。

結腸。

直腸。

胃之幽門之下。即爲十二指腸蓋由幽門至空腸之上端。有如十二指之長也。下爲空腸。再下爲廻腸。此小腸之部也。小腸下爲大腸部。先爲盲腸。下爲結腸。再下爲直腸。

腸之構造。

腸之構造。亦分三層。同於胃臟。內一層、爲粘膜。中一層、筋膜。外一層、爲漿液膜。大小腸同一構造。其不同者。小腸皺襞多。大腸皺襞少。小腸粘液膜上多絨毛。如天鵞絨然。絨毛皆細泡。細泡中有脉管。上節最多。向下則漸少。至大腸則無。

小腸粘膜中。又有許多腺。爲分泌腸液作用者。

小腸形狀平直。大腸形狀若竹節。大腸末尾爲肛門。其中爲括約筋。

小腸之外面。有許多淋巴管。十二指腸部尤多。在此一部者。又名曰、乳糜管。此管之用爲吸收小腸中消化之飲食精液、經門脉入肝臟。在肝臟細泡中。受微妙作用。而後化爲血液。循環於全身。

肝臟。

肝臟爲人身重要機關。上與橫隔膜相接。下與胃腸相近。爲製造血液之機能也。蓋乳糜管吸收之新榮養物至門脉。而入於肝臟。由肝臟中毛細管通過之際。受肝細泡作用。變化爲血液。從肝靜脉至下大靜脉放流、其附屬機關有膽囊。中有膽汁。由肝臟分泌汁液。存注於膽囊。再由膽囊之輸膽管輸送於十二指腸。消化胃中消化未盡之物。且性味苦寒。可使消化之精液不壞。

膵臟。

膵亦人身臟腑之一。位置於胃囊之下。與十二指腸相近。作長形。其構造、由許多細泡組織而成。腺體也。分泌之液。亦亞爾加里性。與唾液同。亦輸送於十二指腸、與膽汁同爲消化作用。

以上兼言消化器之構造。以下專言消化器之技能。

飲食入口。咀嚼下咽時。其舌根必上抵。則氣管閉、而飲食專自食道下矣。食管通鼻處有軟口蓋。下嚥時防護之。使飲食不致入於鼻內。食管上節。又爲隨意筋。可以吸收食物。食入食管。即下至胃囊。胃囊內面柔軟。平時色白。食物一至。則血管忽漲。其色轉紅。分泌胃液以消化食物。但遇冷水。則分泌停止。又憤怒、疲勞、憂慮之時。分泌亦大減。

胃囊之纖維收縮。則生一種固有運動。曰、蠕動運動。能使食物與胃液混合。俾易消化。

物質（在消化器中）之變化

人食物時。牙齒咀嚼。唾液混和。其唾液之亞爾加里性作用。可變化其澱粉質。而爲糖分。迨至胃中。復有胃液作用。胃液之成分爲鹽酸與配普新(ペプシン)兩種。其中鹽酸居十分之四。能溶解蛋白質變化爲配普東。(ペプトン)蓋乳糜管之吸收。必糖分與配普東。(ペプトン)方可吸收。大約食物在胃經三四小時。始消化。由幽門而入於小腸。

食物在胃中變化後。先入十二指腸。有腸液、膵液、膽汁、爲消化作用。緣唾液胃液之作用。祇能化澱粉質。及蛋白質。不能化脂肪質。及其他物質也。腸之粘膜及膵。分泌汁液。能破碎脂肪球爲小分子。膽汁可化胃內不能消化之物。且使消化之物。變爲透明液體。由乳糜管吸收。集於門靜脈。入肝臟而造成血液。

動物之纖維質。極難消化。則入於大腸。并植物之渣滓。皆化爲糞。

呼吸器之生理衛生(聲音附)

鼻

喉頭

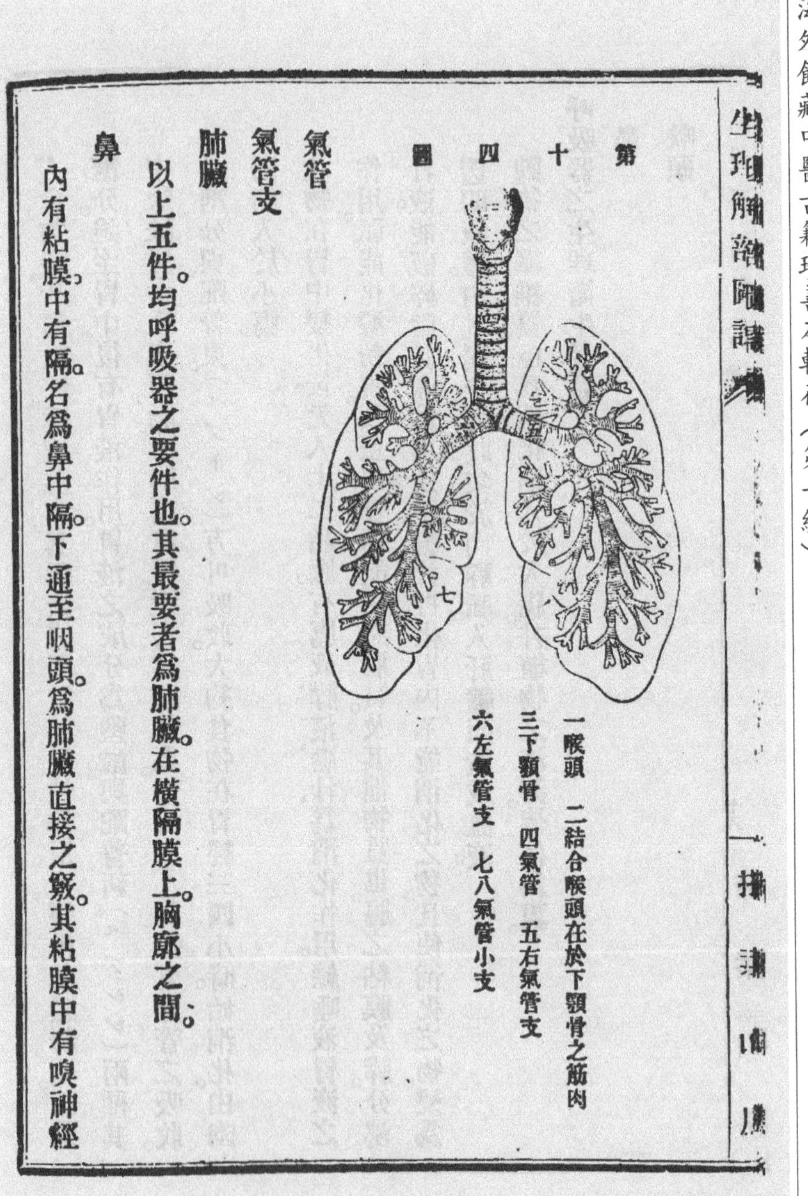

第十四圖

一喉頭　二結合喉頭在於下顎骨之筋肉
三下顎骨　四氣管　五右氣管支
六左氣管支　七八氣管小支

氣管
氣管支
肺臟
以上五件。均呼吸器之要件也。其最要者爲肺臟。在橫隔膜上。胸廓之間。
鼻
內有粘膜。中有隔。名爲鼻中隔。下通至咽頭。爲肺臟直接之竅。其粘膜中有嗅神經纖維。辨別香臭之機能也。其內多毛。是防外害灰塵。可以阻隔。不使深入。

喉頭

喉頭係軟骨作成。下通氣管。爲發聲器關。上爲甲狀軟骨。下有環狀軟骨。蓋如環之連接而下。卽氣管也。喉頭又有會厭軟骨在舌根下。飲食下咽時則閉之。不使食物悞入氣管。呼吸時則開之。可使空氣達於肺臟。

氣管及氣管支

氣管爲許多環狀軟骨連合而成。外有粘膜包之。下歧爲二。分左右二氣管支。通於左右肺臟。氣管支又歧分爲小氣管支。再逐次分歧。狀如樹枝。上有極小氣胞名爲肺泡。其數甚多。叢集而成肺體。有薄膜裹之。又有毛細血管。

肺臟

肺之形如氣泡然。蓋爲極小之氣泡叢集組織者也。故可以漲縮。漲大時橫隔膜壓向下。收縮時橫隔膜又復向上。人之一呼一吸。肺則一漲一縮。取給空氣。呼炭吸養。循環之作用也。

肺有二葉。分爲左右。左肺上中兩層。其下稍凹。右肺分上中下三層。肺之中爲心臟部。下爲胃臟。

呼吸之目的

呼吸爲人生極重要之事。大則關係身之生死。小亦關係身之强弱。衞生者極宜注意者也。蓋人食動植物品。分解後成爲炭素。及混入於血液中。故血液黑暗。空氣中之酸素最能清潔血液。故吸入空氣至肺臟之細胞。則酸素爲血液所吸收。即與炭素化合爲炭酸氣而呼出。則血液純潔。變爲鮮紅色。以榮養全體。人身靜脉血黑暗。動脉血鮮紅。此心肺二臟之大小循環作用也。酸素之作用甚速。一入肺臟細泡。則血液立時清潔。而血液之循環又甚速。故一呼一吸。能使血液中有毒炭酸。化爲清潔之滋養分也。酸素之有益於人身也。如此其大。但清潔空氣中所含酸素。祇四分之一。若不潔之空氣中。則含有有機性之不潔物。并細菌黴菌等。故不潔空氣。不但不能有益。且將傷身致病也。

空氣中之炭素。大要在動物之呼出。薪、炭、石油、灯、燭、之燃燒。皆成無水炭酸。但此氣體在空氣中。如有十分之一以上。則酸素之量減少。即不適於呼吸之用。蓋人之肺臟及皮膚中。發出不潔物。即爲炭酸瓦斯。即氣也、能使室中空氣不潔。加以炭薪燈火則更甚。故室內人及火愈多。則空氣之腐敗愈速。譬如多人群居一室。而閉戶及窓。不使空氣更換。則片時間。將頭漲目眩。悶塞難支矣。故空氣之流通更換。最爲衛生之要也。

故房屋宜寬廣。且多開窓戶。以爲流通空氣之用。若一室之內空氣閉塞。使不潔之氣。終日終夜。反復呼吸。炭素愈多。酸素愈缺。血液黑暗凝滯。身體則漸羸弱。腦筋痲痺。百病叢生矣。故宜厚着衣服。以保體温。流通新潔之空氣。以利用其中之酸素。其益誠非鮮也。

然最清潔之空氣。則城市少而山林多。城市人烟稠密。有機物質之腐敗者多。故空氣不能盡潔。若山林人烟則少。而植物多。植物與人生相反。人呼炭吸養以生活。植物則吸炭吐養以滋長。植物多則養氣多。人利用之。於養生大有益也。譬如城市之人偶至山林。或晨起散步園林。覺耳目清新。精神爽健者。蓋吸受清潔養氣之故也。

聲音

人之能言語。且有各種聲音者。由於喉口之聲門帶之機關也。聲帶、在於喉口兩側。彈性膜也。平時作V字狀。以便空氣之出入。若發聲時。喉頭逼緊。則聲帶緊張。互相接近。出入之空氣震動之。故有聲也。聲音之高低大小。均喉頭主之。若成爲言語。又舌、齒、顎、鼻、唇、之作用。所以喉頭與舌、齒、顎、鼻、唇爲聲帶之補助機關。人之咳嗽聲者。是空氣之出劇急。冲擊聲帶所發之聲也。呃逆聲者。是橫隔膜痙攣掣動。與喉頭之急逼。空氣經狹隘之口。所發之聲也。凡笑聲嘆聲等。皆爲聲帶之發聲。氣經聲帶時。聲帶之形狀不同。故發聲亦各異也。

血行器之循環作用 一名循環器

心房……a
心室……b
上大靜脈……c
大動脈弓……d

頸靜脈……1
頸動脈……2
鎖骨下靜脈……3
鎖骨下動脈……4
上膊動脈……5
上膊靜脈……6
貴要靜脈……7
下行大動脈……8
下大靜脈……9
股動脈……10
股靜脈……11
脛骨動脈……12
腓骨動脈……13

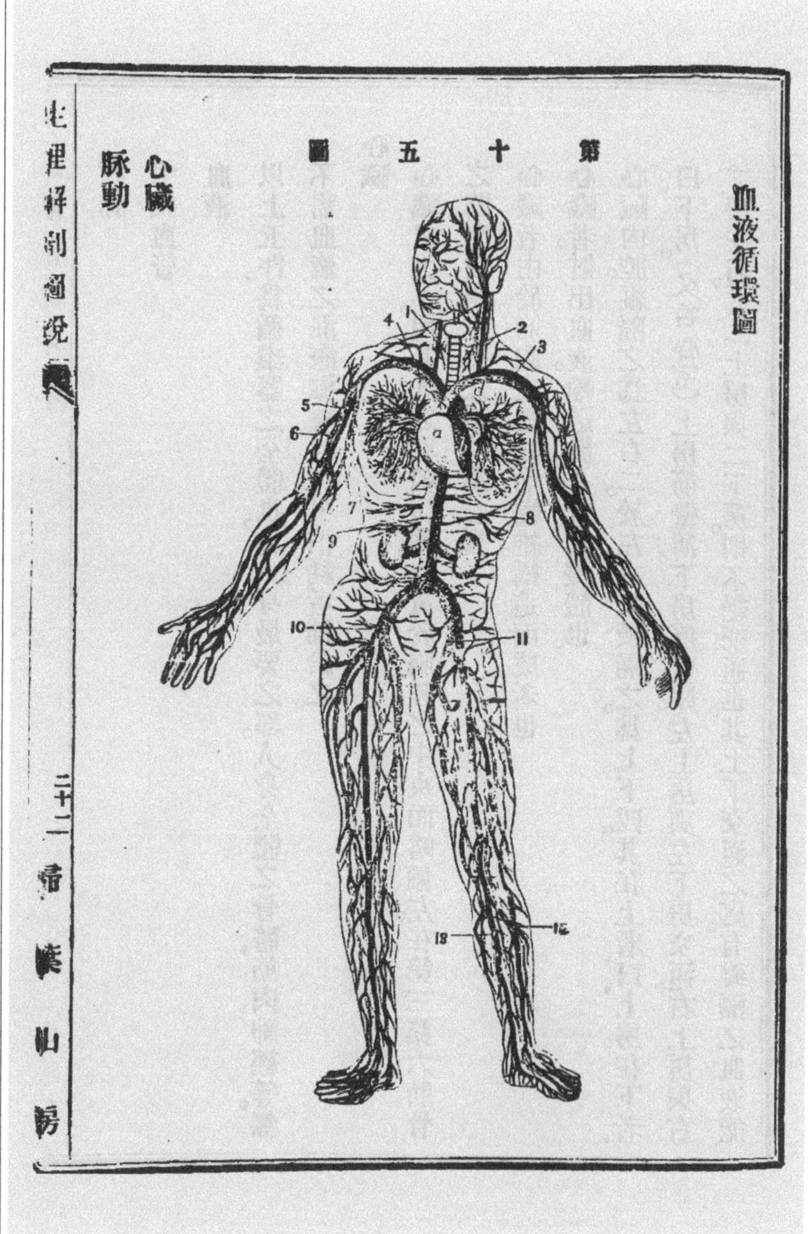
血液循環圖
第十五圖
心臟
脈動
生理解剖圖說
二十二
1
2
3
4
5
6
7
8
9
10
11
12
13

靜脉

毛細血管

血液

以上五件。爲循環器之全體也。爲人身最要之部。人身全體之骨骼、筋肉、神經等。無不需血液之灌漑滋養。且將可消耗者補給之。

心臟

心臟之大小。視其人之拳相彷彿。位置於胸腔之中央。而略偏左。在第三第六肋骨之間。有周圍包護之膜。名爲心囊。

心臟者由於筋肉之横紋筋纖維。構造而成者也。

心臟者射出血液。輸送於全身之機體也。

心臟內腔。縱隔之爲左右二。於左右復横隔之。爲上下四。其在上者、曰上房。在下者、曰下房。（又名心室）上房筋壁薄。下房筋壁厚。左上房與左下房交通。右上房與右下房交通。其二上房與二下房。則不絕交通也。其上下交通之處。有瓣隔之血液能順流不能逆流。右面交通處爲三尖瓣。左面交通處爲二尖瓣。（又名僧帽瓣）凡鮮紅之血液。自左射出。行於全身。是大循環也。暗赤之血。自右射出。入於肺臟。是小循環也。

血液循環之逕路

第十六圖

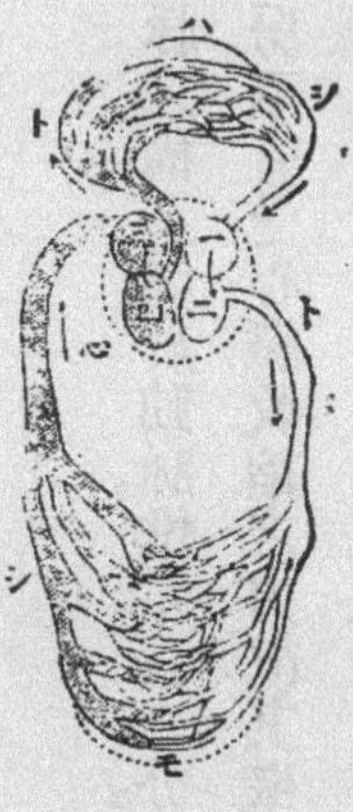

一左房　二左室　三右房　四右室

ト動脈　シ靜脈　ト肺動脈

シ肺靜脈　ハ肺毛細管　モ全身毛管

心臟有收縮力。能放大收小。其放時與胸骨相撞。謂之心動。心動之度數。平均一分鐘五十回。心動時。血脈因之而動。故病重者。脈常不動。然或有因血脈有阻滯而不動者。故醫者以器機聽其心之動否。

動脈

動脈之構造。由有彈性力筋纖維。組織而成。血液由心之左下房出。而入於大動脈。

由大動脉上行。曰、頸動脉。由頸動脉分支。一上入於腦。營養腦部神經。一分布於兩膊。曰、上膊脉。凡手臂各處均爲上膊脉之支脉。分於下部者。在胸廓之後近於左脇而下行。及布於兩股。曰、股動脉。凡下部腿足等之脉。均股動脉之分支也。其分支愈分愈歧。全身俱遍。愈分愈細。曰、毛細血管。再由毛細血管。復漸聚合。而達至靜脉。自下上二大靜脉幹還流入於右上房。名曰大循環。大循環之目的爲榮養全身之作用也。

靜脉

靜脉之構造。同於動脉。惟左右之分。作用之異也。靜脉輸送暗赤之血。入心臟之右上房。不直受心臟收縮之力。故其壁較動脉爲薄。彈力亦少。血液經過靜脉時。亦有瓣膜、隔之防血液之逆流。血液由靜脉至右上房。停蓄一點鐘之久。然後入右下房。由肺動脉分支入於左右肺臟。至肺臟之毛細血管。經呼吸空氣之酸化作用。而血液變爲鮮紅。由肺靜脉還入左上房。名曰小循環。小循環之目的。在使暗赤之血。吸取炭素。化爲鮮紅血液也。

血液由靜脈管、運入心臟之前、其初係緩力。因心臟之吸引力。動脈管之壓擠力、又有脈管之三尖瓣。使之不能逆流、運輸入心臟。循環不已。

動脈與靜脈。亦稍有相異之處。動脈之管係圓形。靜脈之管係扁形。動脈管壁厚、靜脈管壁薄。

毛細血管

動脈與靜脈之交接處。爲毛細血管。蓋動脈管愈分愈歧。愈歧愈細。直至肉眼不易見之。形如絲網。故能遍布全身、除毛髮指甲外。無處不有毛細血管。血液至此。則將所含之酸素。分給於各部。而攝取其炭酸氣。蓋與肺臟之毛細血管正相反。故血液變爲暗赤。而入靜脈之支管也。

又有淋巴管者。遍布於脈管毛細血管間。以吸收食物中之有毒者及廢濁之用。其在小腸之一部者曰、乳糜管。吸收食物之精液。輸入肝臟。

脈搏

脈之所以時動者。實因心臟之血。運輸遍體。血之通過脈管。就表面按之。覺脈之跳動不已。故醫者以此察人之病。其所診之處。大抵在手腕關節處。拇指側、橈骨間、之動脉。

脉之性

數脉　徐脉　大脉　小脉　硬脉　軟脉　疾脉　遲脉

脉之動、較呼吸多四倍。每分鐘約七十二次。此指壯歲無病者而言。若小孩則每分鐘一百二十四次。老人則每分鐘六七十次。然此以平時論之。若勞動及入浴之時。必更加增至發熱之時。更無論矣。如病熱時。熱增攝氏一度。則脉多動十次。人之病時。又有一種異狀脉。曰、不整。曰、結代。不整者、緩急不時。結代者、先急後緩。然不但病者如是。人之未成年者。日本以二十歲爲成年十六七歲當脉發生之時。亦常現此等脉。

血液

血液爲紅色粘液體。爲滋養身體、及生精力、生熱力之用。在人身爲流動體。離人身則爲凝固體。取人身之血液。置於玻璃器內。約經一點鐘之久。可分爲三層。上層爲黃色透明液體。曰血清。中層爲凝固體、纖維素所成之血漿。下層爲固形之血、板血球。

血球分赤白二種。赤血球甚多。白血球甚少。大約赤血球三百四百中。有一白血球而已。血球甚小。一立方仙米中。有血球五百萬。其形狀非肉眼所能見。須以顯微鏡測之。赤血球之形如緡錢。連絡不斷。或縮小如西洋之金米糖形。白血球之形。爲白色之圓板。中有顆粒。亦常變作異狀者。

血球爲海磨孤洛平（ヘモグロビン）化合物。其中含有鐵成分。故血中含有鐵質。海磨孤洛平（ヘモグロビン）能收酸素。其與酸素化合之力甚强。人身即因其酸化作用。而生體溫。由毛細血管。普及全身。如體溫太過。則汗腺分泌汗液。從表皮流出。以減殺體溫。

金鐵之質。久用之尙須磨損。而人身血肉之軀。終日運動。操無一毫損失者。良由血液補給之也。血中鑛物質。可以補骨之消耗。蛋白質所以補筋之消耗。其所含之酸素。又營種種生活作用。蓋除舊補新。俱恃酸化作用。猶薪炭之燃於爐也。其已燃之灰燼卽入靜脉。循環至肺。借呼吸作用而復酸化。又由動脉輸送。供給於全身。

人身偶然傷破血管。血液可止而不流者。蓋血中纖維素有凝固性。觸空氣則凝固。如栓塞也。故蒙傷出血之時。於傷處祇可紮縛以順其凝固之性。不可搖動。外表出血。固不可動搖。內臟出血。亦宜安靜。

但動脉血出。易凝固。靜脉血出。不易凝固。血自動脉出者、色鮮紅。自創口噴出。自靜脉出者。色暗赤。自創口流出。

人體生活作用。全恃血液養成。若出血過多。自三百瓦以上、至百四百瓦。按、一瓦大約合中國一錢則害生命。其死時之形狀。先發渴。後眩暈。再後不能動而死。

心臟肺臟腎臟圖

喉頭……1
氣管……2
右房……3
右室……4
肺臟……5
横隔膜……6
腎臟……7
膀胱……8
輸尿管……9

頸動脈……a
頸靜脈……b
鎖骨下靜脈……c
上大靜脈……d
上行大動脈……e
肺動脈……f
肺靜派……g
下大靜脈……h
腹部下行大動脈……i
腎靜脈……j
腎動脈……k

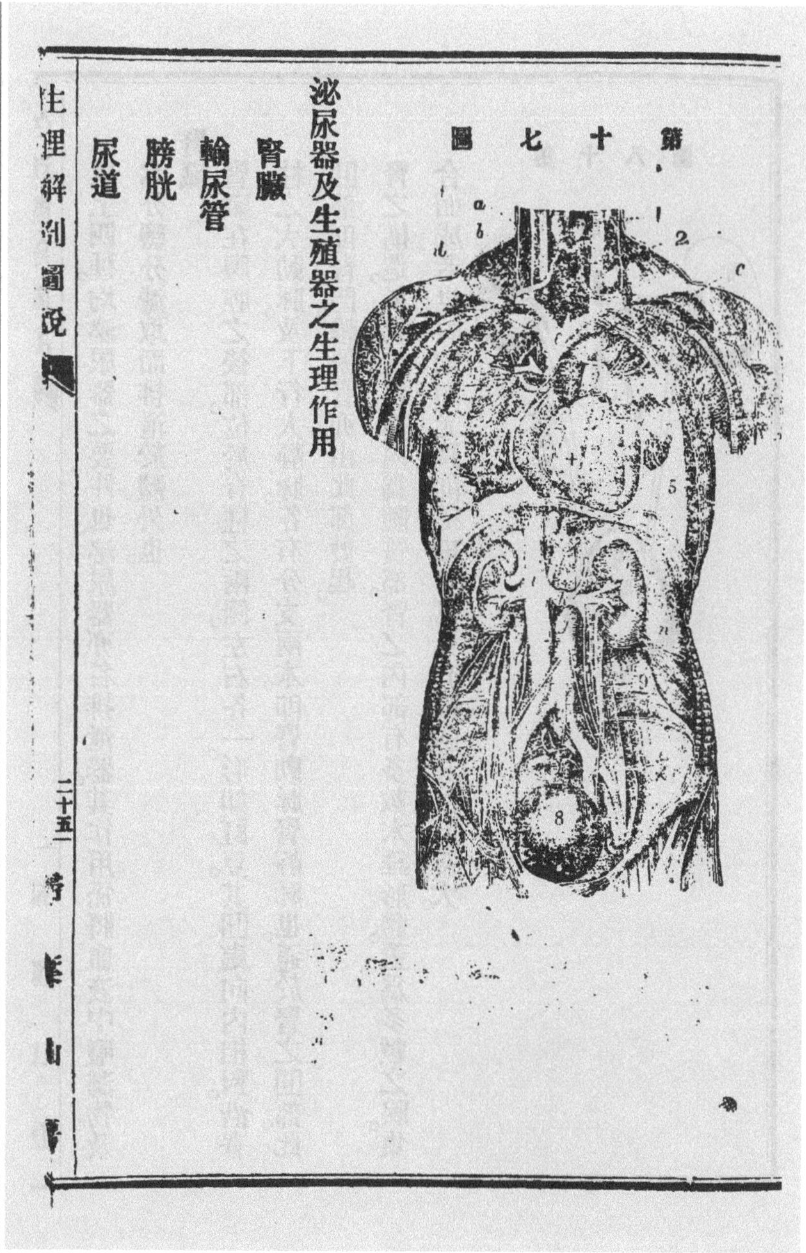

第十七圖

泌尿器及生殖器之生理作用

腎臟

輸尿管

膀胱

尿道

以上四種。均泌尿器之要件也。泌尿器亦名排泄器。其作用係將血液中廢濁物。及水分鹽分濾取而排泄於體外也。

腎臟

腎臟在腹腔之後部。位於脊柱之兩側。左右各一。形如豇豆。其凹處向內相對。沿脊柱之大動脉。及下行大靜脉。各有分支兩本。即腎動脉腎靜脉也。通於腎之凹部。此凹部即腎門。輸尿管亦由此部發起。

腎之構造。外爲皮質部。內爲髓質部。腎之內部有多數木錐形體。蓋爲多數之腺。集合而成者也。腺細而光潤。即毛細管也。又有細胞。其作用甚大。

第十八圖

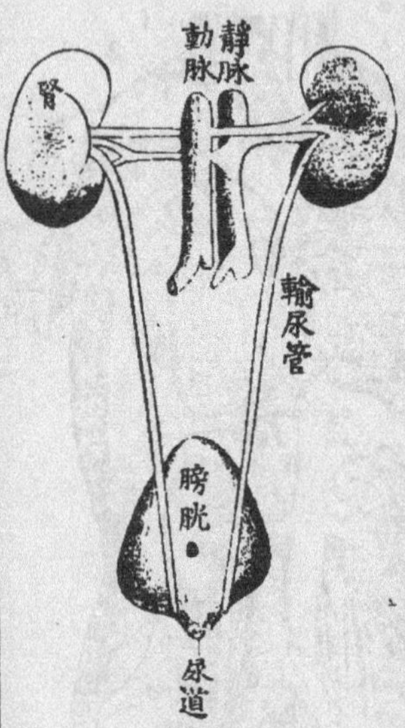

靜脉
動脉
腎
輸尿管
膀胱
尿道

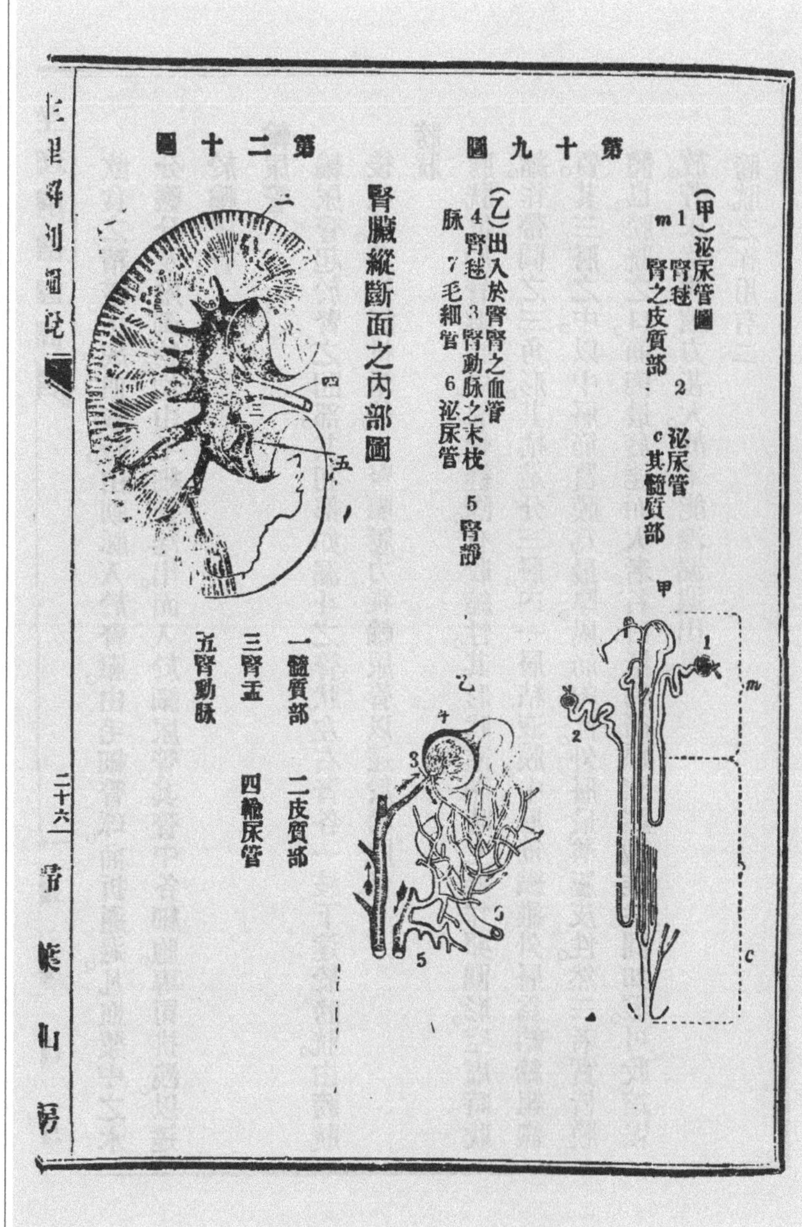

第十九圖

(甲)泌尿管圖

1 腎毬　2 泌尿管

m 腎之皮質部　c 其髓質部

(乙)出入於腎臟之血管

4 腎毬　3 腎動脉之末枝　5 腎靜脉　7 毛細管　6 泌尿管

第二十圖

腎臟縱斷面之內部圖

一髓質部　二皮質部

三腎盂　四輸尿管

五腎動脉

飲食之精液。化成血液時。由動脉入於腎臟。由毛細管球。曲折通過。凡血漿中之水分鹽分及廢濁物。均由毛細管滲出。而入於細尿管。其管中各細胞專司排洩。以達於輸尿管。

輸尿管

輸尿管起於腎之凹部。其初部如漏斗之管狀。左右腎各一枝。下達於膀胱。由膀胱後面入。蓋腎旣排泄後。由腎臟壓力。從輸尿管以達於膀胱也。

膀胱

膀胱位於骨盤腔中。恥骨縫際。有收縮性。其形狀、漲滿時上昇。作卵圓形。空虛時收縮。作帶圓之三角形。其構造、分三層。內一層粘液膜。中層筋纖維。外層爲結締組織質。其三層之中。以中層筋質膜爲最厚。屬筋肉性。外層最薄。屬皮性。然三者實皆膜體也。膀胱之口。筋肉最發達而大者。名曰、括約筋。係結締纖維性。圓如環。可收縮鬆放。貯尿時收縮力甚大。故不能滲漏遺出也。

膀胱之作用有二

一自然之作用。尿之漸漸積聚於膀胱。有一定之度。到其度時。則膀胱之筋纖維收縮。而括約筋開放。則尿由尿道出。所以欲尿而强忍之。甚爲難也。

一神經之作用。蓋尿之積聚於膀胱將滿時。則由粘膜之神經感覺機關。傳達於脊髓神經之中樞。由脊髓神經、轉達於結絲組織部。則鬆放矣。其外肚皮之收縮壓力。亦能使尿出。以上係指平時而言。若膀胱有病則不然。粘膜有病腫瘍時。則神經不能運用。而有尿閉之病矣。括約筋有病時。則遺尿、或淋病。

尿道

尿道爲極細膜管構成。男子在陰部中。陰部爲海棉體。下爲尿道。男子尿道長。女子則甚短。大約三分餘長通於陰核外。

尿

普通一晝夜、由腎臟排泄之尿量。大約男子一千瓦、至一千五百瓦。女子九百瓦至一千二百瓦。太多太少者。均有病。

再另有二種關係。一分寒暖。寒天尿量多。暑天尿量少。蓋有一部分爲汗之排泄也。

一因飲料。飲料多則尿多。飲料少則尿亦少。

健康者之尿。爲黃色透明體。化學酸性。以藍色試驗紙試之。變爲赤色者。即酸性也。若病時。則爲阿爾加里性。或中性。中性者、即阿爾加里及酸性也、尿爲何種元素合成。可以化學驗之。蓋爲尿素、尿酸、安母尼亞、燐酸、等元質合成於病之時。身體血液色與尋常不同。故尿亦不同。此最宜注意者。

血尿。係粘膜有破損處。用顯微鏡測之。有血球可見。若血色素。尿之色以血、則無血球。病熱時。色深黃或深紅。其他病時。或爲糖分。或爲蛋白質。醫者以是驗之。可以知其何病。

生殖器分男女生殖器

男子生殖器

睪丸副器

輸精管

精囊

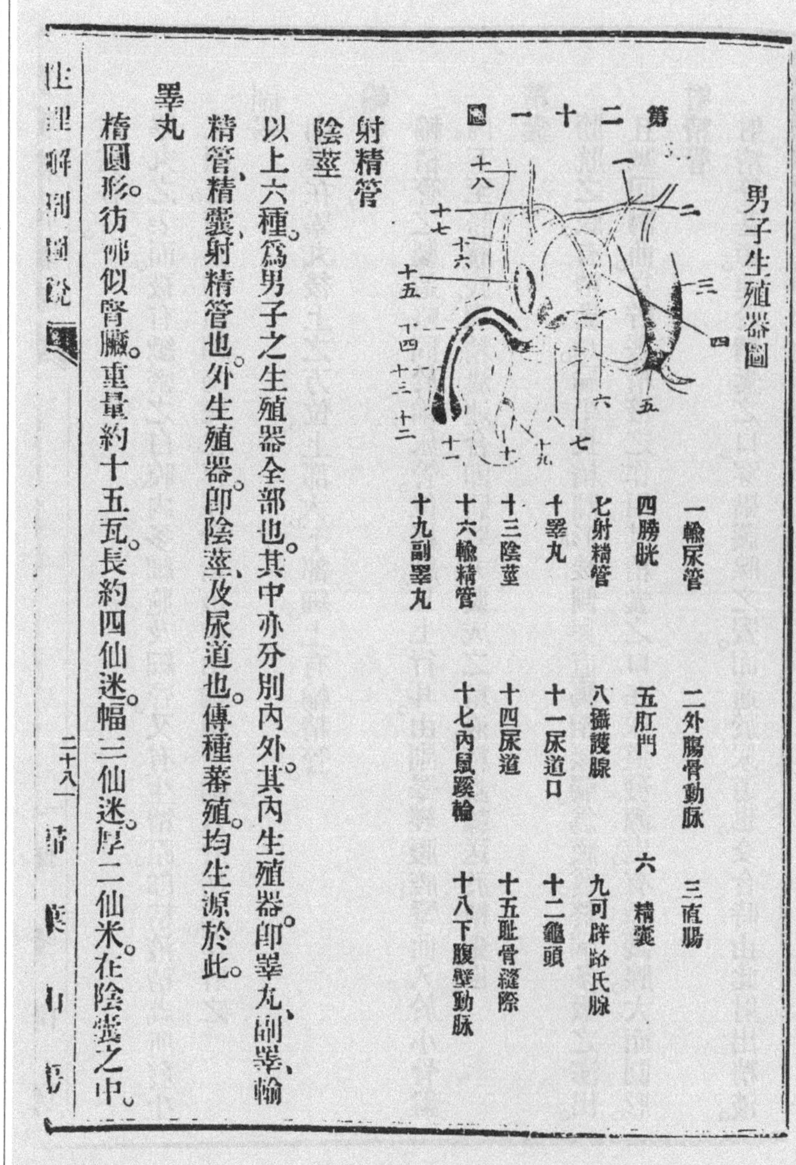

男子生殖器圖

第二十一圖

一輸尿管　二外腸骨動脉　三直腸
四膀胱　五肛門　六精囊
七射精管　八攝護腺　九可辟斯氏腺
十睾丸　十一尿道口　十二龜頭
十三陰莖　十四尿道　十五恥骨縫際
十六輸精管　十七內鼠蹊輪　十八下腹壁動脉
十九副睾丸

射精管

陰莖

以上六種。爲男子之生殖器全部也。其中亦分別內外。其內生殖器。即睾丸、副睾、輸精管、精囊、射精管也。外生殖器。即陰莖、及尿道也。傳種蕃殖。均生源於此。

睾丸

橢圓形。彷彿似腎臟。重量約十五瓦。長約四仙迷。幅三仙迷。厚二仙米。在陰囊之中。

生理解剖圖說　二十八

左右各一。

睪丸之表面。被有緻密之白膜。內多細胞。及細管。又有生精原。卽精液精蟲所發生之源也。精蟲卽由細胞變化。存在於精液中。由輸精管輸入於精囊。存貯之。

副睪

副睪在睪丸後上之方位。上部大。下部細。上有輸精管。

輸精管

輸精管之製造。略同於輸尿管。但極細。且上行耳。由副睪經腹腔、彎曲入於小骨盤內。下至膀胱底。與精囊連合。卽將睪丸製成之精液精蟲。輸送於精囊也。

精囊

膀胱之底。有精囊。爲扁平長橢圓形。後側與直腸相接觸。爲膜質。終端多數之澎出。且數回灣曲。爲貯蓄精液之作用。其精囊之口。在尿道發源處。有攝護腺。大而圓形。

射精管

射精管甚短。連於精囊之口。穿攝護腺之實。而通於尿道也。交合時由此射出精液。

精液中有精蟲。即生殖發育之原始。

陰莖

陰莖爲圓柱形。在骨盤前部。爲三個海棉體、合而構成。外被以包皮也。海棉體之一在下。圍擁於尿道。名爲尿道海棉體。其他二箇、並列於上。名爲陰莖海棉體。

女子生殖器

卵巢

輸卵管

子宮

膣

以上四者。女子生殖器之大要也。亦分內外。內生殖器。爲卵巢、輸卵管及子宮也。外生殖器爲大陰唇、小陰唇、陰核、及膣也。

卵巢

卵巢者。楕圓形。位置不定。通常在於子宮之兩側。小骨盤之上口。接於子宮扁靭帶

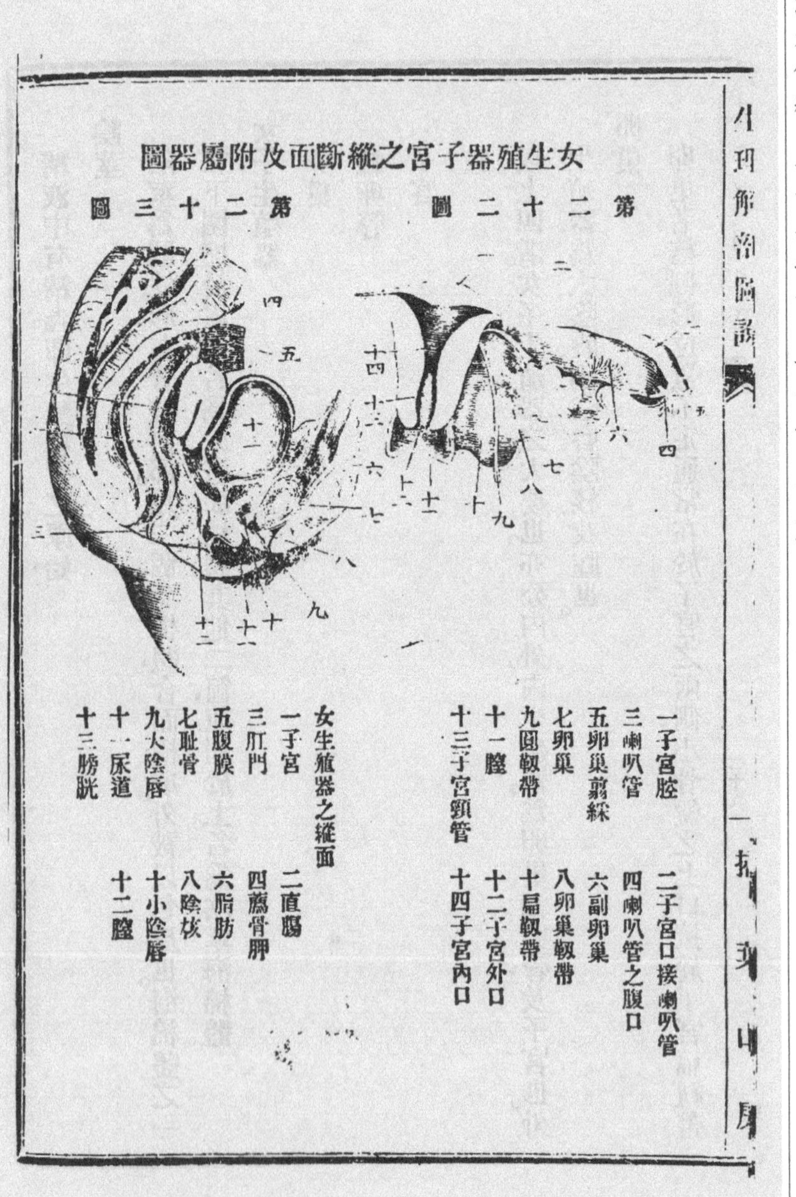

生理解剖圖說

女生殖器子宮之縱斷面及附屬器圖

第二十二圖

第二十三圖

一子宮腔　二子宮口接喇叭管
三喇叭管　四喇叭管之腹口
五卵巢翦綵　六副卵巢
七卵巢　八卵巢韌帶
九圓韌帶　十扁韌帶
十一膣　十二子宮外口
十三子宮頸管　十四子宮內口

女生殖器之縱面
一子宮　二直腸
三肛門　四薦骨胛
五腹膜　六脂肪
七恥骨　八陰核
九大陰唇　十小陰唇
十一尿道　十二膣
十三膀胱

之後側。其組織爲纖維性之白膜。周圍部皮質。中心部髓骨。中有卵細胞。大小無數。破瓜期至。則逐漸發育。每月經行時。則必成熟一顆。由輸卵管。輸送致子宮。

輸卵管

輸卵管。一名喇叭管。言其形狀似喇叭也。爲三層細膜構成。爲輸送卵細胞（一名卵珠）作用。卵細胞由卵巢發育成熟時。當經行之期。由輸卵管輸送一顆（間亦有二顆、三顆者。然非常事）、於子宮。

子宮

子宮者。肉質之器管也。在於膀胱直腸之間。下端通於膣之底。平時收縮。微露裂隙。姙娠時。隨胎兒之發育。達於非常之大。

膣

膣爲粘液膜所構成之管。擴張性甚强。平時其前後壁互相接觸。內多皺襞。其口名膣口。處女時有膜護之。名曰處女膜。嫁後其膜雖破。猶有膜痕留存。

受胎

男子之精蟲。隨精液入於子宮。遇卵珠（即卵細胞）而融合。即爲受胎。精蟲之入於子宮也甚多。但其入細胞則祇一精蟲而已。且祇精蟲頭入。而其身則留於外。融合之後。細胞則漸漸加多。由一變二。由二變四。由四變八。以倍而加。以至千萬億之多。化骨、化肉、化臟腑。均爲細胞之作用。是成一胎兒者。一精蟲、一卵細胞之作用也。

月經

月經者。每月必由陰部所出之血也。首次經行之期。爲破瓜期。其遲早、分地氣寒熱。熱帶地方早。寒帶地方遲。又分身體强弱。體强者早。體弱者遲。茲計其平均。大約在十四五歲時。其月經之來也。由於子宮內之粘膜之充血。血液漲滿。故破裂而流。蓋子宮之三層粘膜中。血液甚多。至四十歲後則漸少。至五十歲而盡。是爲經閉期。月經之作用。與姙娠有密接之關係。月經來之時。與卵珠同來。經盡後。卵珠仍留於子宮。十日後方脫落。若得孕後。下月月經則不來。蓋以孕育卵珠矣。卵珠得其灌漑。則日漸發達。

姙娠

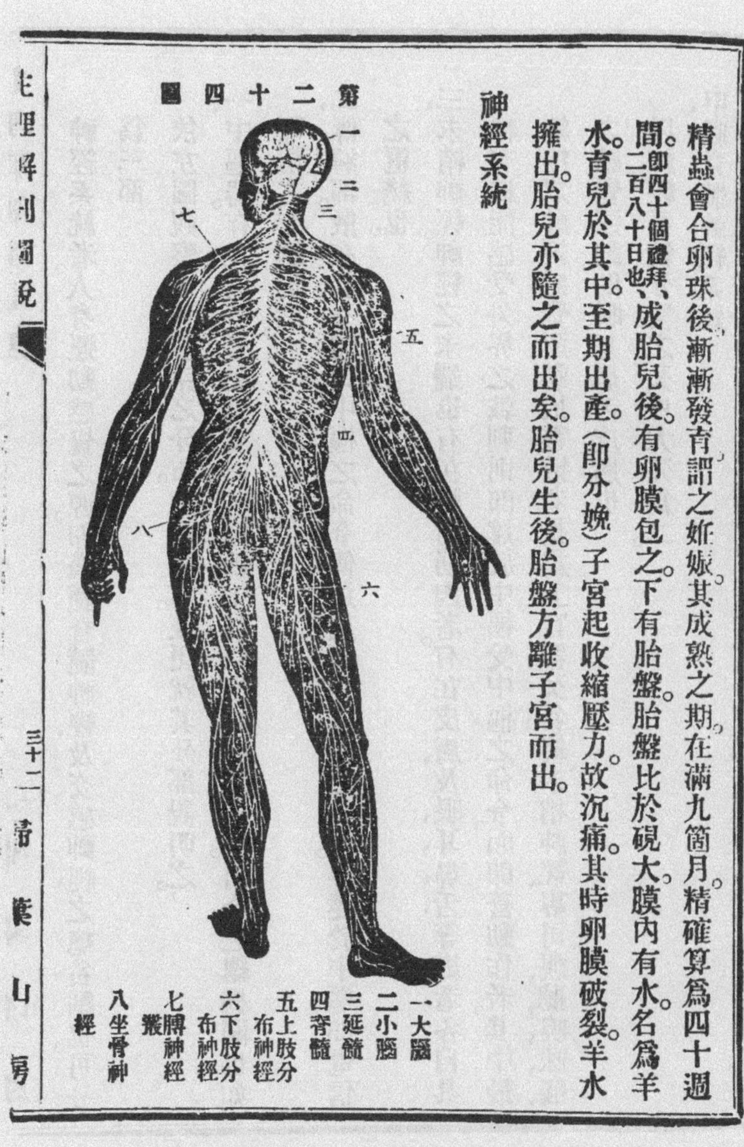

精蟲會合卵珠後。漸漸發育。謂之姙娠。其成熟之期。在滿九箇月。精確算為四十週間。（即四十個禮拜、二百八十日也。）成胎兒後。有卵膜包之。下有胎盤。胎盤比於硯大。膜內有水。名為羊水。育兒於其中。至期出產。（即分娩）子宮起收縮壓力。故沉痛。其時卵膜破裂。羊水擁出。胎兒亦隨之而出矣。胎兒生後。胎盤方離子宮而出。

神經系統

第二十四圖

一大腦
二小腦
三延髓
四脊髓
五上肢分布神經
六下肢分布神經
七膊神經叢
八坐骨神經

神經系統者。人身運動感覺之源。即腦髓脊髓神經、及交感神經之總名稱也。可分爲三部

依左圖觀察之。神經系之分布。如示諸掌。茲更就其分部說明之。

一、中樞器存在於腦脊髓、及交感神經節中。爲派出神經之樞紐。司令之總機關也。如電信之有總局然。

二、傳導部。散布於全體。司中樞之命令。傳達於末梢。末梢之感覺。傳達於中樞。如電信之電綫也。

三、末梢神經。神經之末端也。有在臟腑筋肉者。有在皮膚、及眼、耳、鼻、舌、等處者。各自具特有機能。感受外界之戟刺。則即達於中樞。受中樞之命令。而即營動作者。其中最純粹之神經。感覺運動最靈敏者。是爲五官器。又名終末梢神經、專司視、聽、嗅、味、觸、之感覺運動。即眼、耳、鼻、舌、皮膚也。

以神經系統分言之。又可大分爲二。

甲、腦脊髓神經系統。

乙、交感神經系統。

合以上之二系統。成爲極完全之系統。有極靈敏之作用。

甲種系統。司運動感覺。乙種系統。亦司運動感覺。但所別於甲種系統者。爲不隨意之運動。反射的感覺。又有分泌機能。司分泌淚汗液作用。

其神經之組織亦分三部。一、神經細胞。 二、神經纖維。 三、神經膠質。 以顯微鏡視之。神經者。此三部所組織者也。

細胞之形狀各種不同。各橢圓形者。錐狀者。圓形者。紡錐狀者。其中之突起。有如樹枝者。小腦中最多、又有軸狀突起及副突起。

纖維分有二種。一爲有髓纖維。一爲無髓纖維。腦脊髓神經系統。均爲有髓纖維。膠質者、細胞與纖維連接之處。其中必有膠質。腦脊髓之系統中甚多。

神經由於細胞集合者。名灰白質。因其灰白色也。由於纖維集合者名白質。因其色白而有光也。

腦脊髓神經系統交感神經附

脊髓

腦延髓　小腦　大腦

五官器

脊髓

脊髓神經系統。在脊柱管之中空處。至頸部、腰部、則澎大。蓋因分出上部下部神經。又爲神經樞紐。故澎大也。

脊髓膜分三層。外硬膜。中蜘蛛膜。內軟膜。蜘蛛膜與軟膜中空間。有液。名腦脊髓液。爲透明液體。有粘性。腦髓亦有腦膜包之。中亦有粘性液。

由脊髓分出神經三十一對。

脊髓神經外爲白質。內爲灰白質。所分之三十一對神經。由前根分出者。曰、運動神經。受腦之命令。而司運動者。後根分出者。曰、感覺神經。受外界之感覺。而傳達於中樞者。

前後兩神經纖維分出後。又相互會合。再爲分布於前胸後背各部。故在前者入於背。以達全身各部。後者入於腹。以達全身各部。所以使全身均有運動感覺之作用。脊髓內又有反射作用之中樞。由感覺報告於中樞。即由中樞命令於運動。如傷及左手。而右手即護之。猝聞奇響。身自驚起。遽臨危地。足自縮避。此等作用。不自腦發。由中樞主之。故不自用意。而自然起防衛及遁避之作用。又如膀胱注尿將滿時。則由粘膜之感覺神經。傳達於中樞。由中樞命令括約筋之運動神經開放。亦自然之反射作用也。此中樞與射精中樞。子宮收縮中樞。均在腰髓。

脊髓蓋有三機能。一派出神經。司知覺運動。一作爲知覺運動之逕路。一反射作用之中樞。

腦髓

腦髓者。精神之府也。約言之。分三部。延髓、小腦、大腦是也。詳言之。爲七部合成。延髓、哇洛利氏橋、小腦、腦脚、四疊體、視神經床、大腦是也。有腦膜包之。腦膜之腔間。有腦脊髓液。

腦膜之下。復有微細血管網之軟膨膜、被護之。血液之潤腦者。卽從此注入腦之空隙。

由基底部發出十二對腦神經。

解剖驗之。有如屋者、名腦室。

延髓

延髓在小腦之下。連於脊髓者。故其構造同於脊髓。外層爲白質。內層爲灰白質。中樞則在灰白質內。

延髓與脊髓相接處。神經左右交叉而入於腦。故左腦損壞。則右身不能運動。右腦損壞。則左身不能運動。延髓內之中樞。司呼吸運動。及心臟搏動。若延髓損壞。則呼吸不能。心臟搏動停止。人卽死矣。故延髓又謂之生活點。

小腦

小腦在大腦之下。位於頭腔之後。延髓之上部。構造與延髓相反。外層灰白質。中爲白質。其白質半從大腦來。半從延髓來。組織而成。

其機能爲共同運動。均重運動。共同運動者。如行步之有秩序。均重運動者。如舉重之能統括氣力。如此部有病時。則行步欹斜如醉。不能爲整齊之動作。且手足羸弱無力矣。

大腦

大腦如球形。分左右各半球。大腦之表面爲灰白質。名之曰、大腦皮質。中爲白質。亦有灰白質混入白質之內。名林斯核。尾狀核。帶狀核。均爲灰白質所結成之核。大腦外面觀之。凸凹不平。凸者如山。名爲迴轉。凹者如溝。名之爲溝。腦之前面凸起處名曰前正中迴轉。後曰後正中迴轉。其腦之分左右半球處之凹部。名曰、正中溝。腦既分爲兩半球。又分爲四部。曰、前頭葉。曰、顱頂葉。曰、後頭葉。曰、顳顬葉。大腦皮質之構造。即神經細胞合成。其排列各有層次。前後左右均有神經纖維。可分爲三種。

一、大腦皮質上、細胞與細胞連接之纖維。

一、左半球與右半球、互相連合之纖維。

一、自腦髓之核。至皮質之纖維。

其他自脊髓、延髓、小腦等。至皮質之纖維。又甚多。

大腦之滋養。由頸動脉。從鎖骨上竄輸送血液入腦。以滋養之。

大腦之皮質。於人有病時。則變爲白色。人之意識機能。亦因之而減。若將大腦之皮質剝去。則人之意識機能。全然消滅。

大腦正中溝之神經。司上肢下肢顏面運動之中樞。如有損中溝左部之神經。則右部之上下肢。不能運動。如損傷正中溝右部之神經。則左部之上下肢亦如之。全部損傷。則四肢不仁矣。其左右各異者。神經交叉故也。

前頭左面廻轉。司言語運動之中樞。

後頭廻轉。司聽之中樞。

後頭葉。司視之中樞。

倘此等部有損。則言語視聽。全然不能。如木偶人矣。

言語機關。祇左半球司之。餘俱左右共司。倘左邊腦壞。右邊可代其作用。但有一定程度、不能完全、而言語則不能蓋右半球無司言語之中樞也。

記憶

人於平時視聽之事物。而能記憶者。由於外界感覺激刺。則神經細胞興奮。而印像於腦中也。想像者。即視聽印像之故。一經追想。恍如在目。故名曰、追想像。

幻視　幻聽

人之病時。常有他人未見。而有所見。他人未聞。而有所聞。或與他人見聞大異者。由於細胞非常興奮。失其常度。故有幻視幻聽。此所謂精神病也。

理解　思想

凡人之推究一事之理由。思想一事之情狀。其機能之中樞。在腦之前頭葉。但尚不能確定於何部。大約在腦之最精細之部。

睡眠

人之欲睡眠者。由於視聽言動。極爲疲勞而生。又爲休息大腦精神之作用。

睡眠之度有深淺。深至一二小時。漸漸而淺。由淺而醒。

睡眠所以休息大腦。甚關於精神之休養。於衛生所宜注意者。極少須睡眠六小時。適宜則八小時。勞腦之人。則宜八小時以上至九小時。尤宜以亥子二時之間得安眠。日間勿晝寢。最適衛生之道。

腦之神經

腦中分有神經十二對。司視聽感觸言動者。由有髓纖維構成。分布各部。

一、嗅神經。　由基底部分布於鼻腔。司嗅覺者。

二、視神經　由基底部分布於眼球。司視覺者。

三、動眼神經。

四、滑車神經。

五、外旋神經。　以上三者為純粹作用。皆司眼之靈敏之運動。

六、三叉神經。　分作三支。第一支、分布於眼球及鼻並面之上部。第二支、分支於上顎及齒牙。以司咀嚼。第三支、分布於下顎及口。司味覺感齒痛者。多由此神經也。

此神經分布數處。兼司覺感、咀嚼運動。為混合神經也。

七、顏面神經。蔓布於面部。因此而變化面貌。

八、聽神經。司聽覺。由基底分至內耳。利用空氣以聽。

九、舌咽神經。分布於咽頭、及扁桃腺等處。味之感覺舌之運動。皆此司之。

十、迷走神經。爲最要之神經。分布於喉頭肺臟、心臟、及胃中。司此諸處之感覺運動。腦髓神經最達遠處者。此一支而已。

十一、副行神經。分布於肩及喉頭。以整理聲帶之運動。

十二、舌下神經。分布舌下、主舌及下顎之感覺運動。

交感神經系統

交感神經者。沿於脊髓內側之兩傍。連續於二十四對神經節。從各節枝出神經纖維而成者也。其數二十四對。分布於各臟腑、及血管等處。又連結脊髓及腦髓神經。相合爲一部。司瞳孔之散大。眼瞼之運動。唾、淚、汗、液之分泌。血管之收縮。及內臟之運動。膀胱及生殖器之作用。凡不隨意之運動。反射之感覺。均主於交感神經。

五官器內臟感覺附

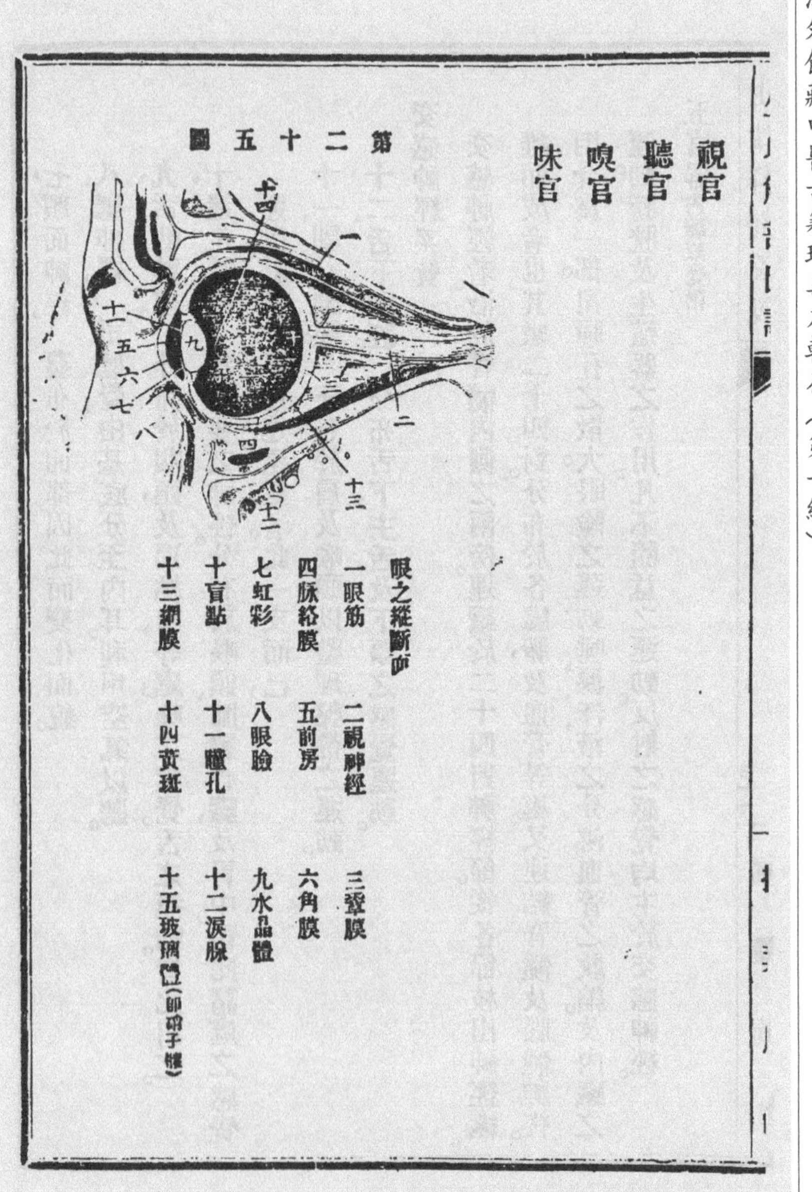

視官

聽官

嗅官

味官

第二十五圖

眼之縱斷面

一眼筋　二視神經　三鞏膜

四脈絡膜　五前房　六角膜

七虹彩　八眼瞼　九水晶體

十盲點　十一瞳孔　十二淚腺

十三網膜　十四黃斑　十五玻璃體（即硝子體）

觸官

視官

視官者。由於脉絡膜。角膜。鞏膜。瞳孔。水晶核、硝子體、網膜、視神經等、組織而成者也。

眼瞼、睫毛。爲保護視器之外部者、

眼筋、淚腺。爲輔助視器之內部者。

眼球位置。在眼窩之內。眼窩係筋肉構成。

眼球以三層膜而成。外曰鞏膜。中爲脉絡膜。最內者爲網膜。而鞏膜又分爲白膜、角膜。眼球之外部是也。

脉絡膜內含有色素。故角膜之處。露光彩而發各種色素。黃種人則發爲黑色素。歐州人則發爲黃綠色素。或藍色素。其所含之色素爲之也。

眼瞼與眼球相連處。以粘膜結構之。爲保護眼球之用。

眼窩之骨壁。有長圓形之腺。即淚腺也。以細管數條。而開口於眼瞼之內。而淚液由此分泌。將眼洗淨。而後流至淚湖。即眼之內角其多餘之淚。則入小淚管、經鼻淚管。自鼻孔流出。

視器之作用。與照像鏡同。照像之器係凸鏡。屈折光線入內。視器之瞳孔。亦係凸出透明之體。故視物如照像。凡觸目之物。皆屈折光線入瞳孔。直達於黃斑。黃斑者。爲全網膜中視力最銳處也。故過遠之物不能見者。光線不達於黃斑也。過近之物不能見者。光線已逾黃斑也。且常運動眼球者。蓋欲使物體正映於黃斑也。水晶體又有收縮作用。故非過遠過近之物體。均能視見。此作用謂之調節。然亦有光線不達黃斑而能視見者。謂之間接視。但不能如達黃斑之明白。亦如照像。光線不達於乾片上。不能攝收。同一作用也。

近視眼者。水晶體過凸之故。以凹晶鏡補助之。遠視眼者。水晶體過扁之故。以凸鏡補助之。另又有亂視眼者。非遠非近。視物不能明瞭。須醫者診驗。以凹鏡凸鏡分別調劑之。

眼球之運動。因眼窩內四直筋、二斜筋、係於眼球。而牽扯之。故能運動自如也。若有一筋短縮。或運動不能。眼即變爲斜視矣。

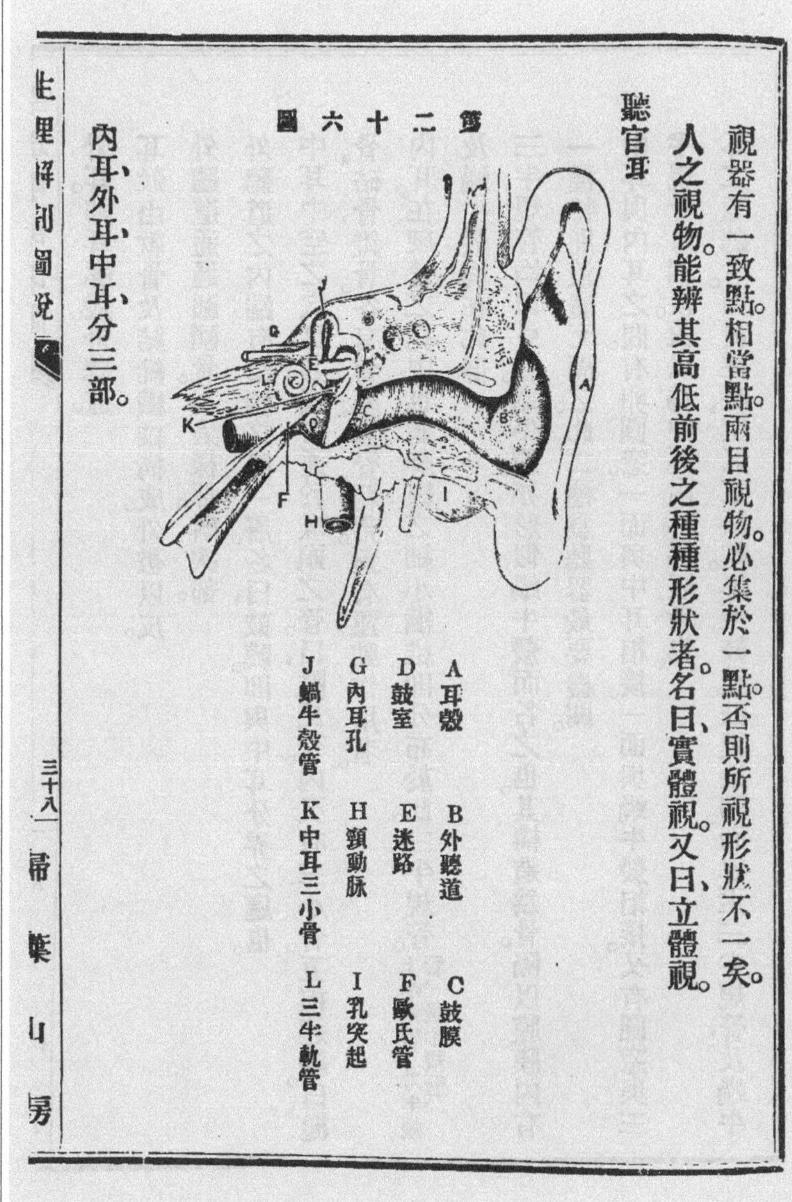

視器有一致點。相當點。兩目視物。必集於一點。否則所視形狀不一矣。

人之視物。能辨其高低前後之種種形狀者。名曰、實體視。又曰、立體視。

聽官耳

第二十六圖

A 耳殼　B 外聽道　C 鼓膜

D 鼓室　E 迷路　F 歐氏管

G 內耳孔　H 頸動脈　I 乳突起

J 蝸牛殼管　K 中耳三小骨　L 三半軌管

內耳、外耳、中耳分三部。

外耳。卽耳廓殼。外聽道。

耳殼由軟骨及結締纖維構成。外被以皮。

外聽道通過顳顬骨爲岩樣部鱗次部。

外聽道之內端。有緊張之膜一層。名曰、鼓膜。卽與中耳分界之處也。

中耳中空之穴也。其底有通於喉頭之管。曰、歐氏管。內又有三小骨。互相連續。曰、槌骨、砧骨、鐙骨。各有骨膜、血管、靭帶。蓋有運動作用者。

內耳。在硬骨之孔中也。聽神經之細小纖維卽分布於此。三半規管。（上半規管、外半規管、後半規管、）及蝸牛殼。均在此部。

三半規管。均似弓形。蝸牛殼。亦形似蝸牛殼而名之也。其構造爲骨隔以膜。膜內有一種特別液體充滿之。此二種爲聽器最要機關。

中耳與內耳之間。有卵圓窓。一面與中耳相接。一面與蝸牛殼相接。又有圓窓與三半規管口相接。蓋以爲中耳內耳界限者也。

耳之能聽者。由發聲時、空氣之振動。傳至鼓膜。鼓膜振動。而傳至三半規管、及蝸牛殼。膜內之液體波動。使聽神經直傳至腦。

人之有病時。耳鳴、耳閉聽聞不靈者因歐氏管收小之故。歐氏管者。所以通外耳之空氣之音。入於中耳者也。收小故聽聞不靈矣。

耳殼之作用。所以收聲音。使達於內者也。故形似喇叭。外部收音故大。內部聚音故小。使聽神經能分别明晰。馬騾之耳。能前後運動。以收四方之音。故所聽甚遠。人之所聽。衹收一面之音。故過遠卽不聞矣。再常有側耳而聽者。是欲以耳對其方面。而收其聲也。

耳漏之病。多由於喉頭有疾。迫至中耳也、故欲保耳聰者。宜撙節飲食。使喉頭無患。耳患亦少矣。

耳能分樂音、雜音。樂音有序。故耳膜之振動有序。雜音觸耳膜不純。故耳聽亦雜也。有數音之振動。同時而能辨其爲何聲者。謂之音色。聽神經傳達入腦作用也。聽神經最捷者。嘗有三四聲入耳爲一者。距耳膜振動、隔一秒鐘十分之一之時間。能分辨各聲也。

三半規管之機能。非專司聽神經也。凡頭之運動。全身之秩序。及視器之斜正、均司之。故將動物之三半規管取出。則其全身。均不良於運動。筋肉之感覺亦失。是其徵也。

嗅官

第二十七圖

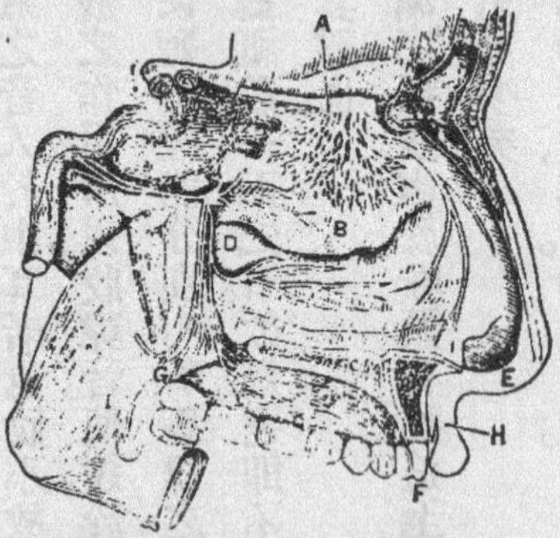

二第五對腦神經
A 嗅神經
B 甲介骨（屬上顎骨）
E 鼻孔
F 口腔
G 硬口蓋
V 軟口蓋
H 上唇

嗅官者、鼻也。鼻之構造。係接連腦蓋骨之軟骨。上包以筋肉。外被以皮。中爲鼻中隔、分爲二孔。孔內爲粘膜。與氣管之粘膜連接。鼻腔下部。生許多之硬毛。是爲保護灰塵之侵及粘膜。又防異物(如小飛蟲等)之入也。嗅神經、自頭腔內通過篩狀骨板。分布於鼻孔之粘膜內。以司香臭等味之感覺。嗅神經之細胞作用最敏。不必接觸物體。凡物質之極細小分子。及瓦斯體之混和於空氣中者。一由呼吸達於粘膜。則細胞受其刺激。嗅神經即感覺傳達於腦矣。

其靈敏之機能。又能辨明為何種嗅味。故能精辨食物之美惡。分別空氣之良否。以為衛生上之趨避。

味官

味官者。舌與口蓋之作用也。舌由橫紋、直紋、斜紋、之筋纖維。組織而成。上面遍列乳頭。食物入口。經唾液融解。化為液體。乳頭感之。而達於神經。(乳頭者、神經纖維之終末梢也、)由神經傳達於腦。即辨其為何味矣。

舌咽神經。蔓布於舌之中心者最多。故此處感鹹苦味最敏。舌之兩邊及舌尖。覺甘味最敏者。三叉神經布於此也。三叉神經兼司顏面。故甞酸苦之味。而面貌皺縮。

味官本為分別五味。以知食物之良否。但久而習慣。則漸失固有之感覺。如辣味苦味。偶觸之、則即時辨別。不能忍受。而常食成爲習慣。則不覺其過甚矣。

又與熱度有關係。自十度至三十五度。最能分辨。若過熱。則失其眞味之感覺矣。

觸官

觸官者。皮膚之感覺也。分爲觸壓感覺。寒熱感覺。痛癢感覺。部位感覺之類。惟寒熱感覺不同。有敏於感寒。而鈍於感熱之部者。有敏於感熱。而鈍於感寒之部者。觸感覺者。如軟、硬、粗、細、之物質。凸、凹、方、圓、之形象。手觸之即能分別者也。

痛癢感覺者。因受激刺過甚者也。

寒熱感覺者。天時之寒暖。物質之冷熱。觸於皮膚而即感覺者、是也。

部分感覺者。如手、足、頭、面、上肢、下肢、胸、背、等各部。其感覺各有所分也。

此種種之感覺。有時因病全失者。謂之感覺失脫。然亦有不全失。而失其一二。或二三者。但亦可謂之失脫感覺。

感覺最靈者爲手指。以其乳頭最多也。故小兒見新奇之物。必以手撫之。此天然作用。欲以手觸。而知物之體質也。瞽者以手摸索。而知爲何物。且能辨別精粗。瞽醫學

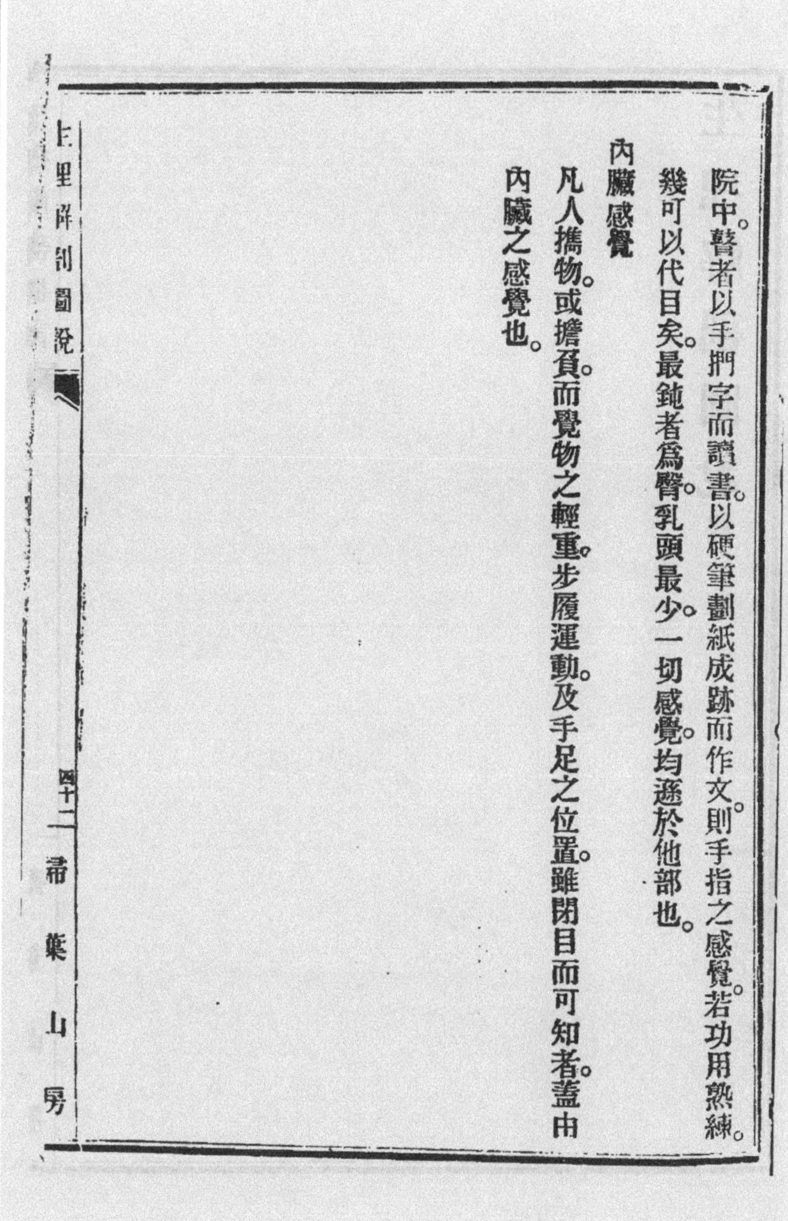

院中。瞽者以手捫字而讀書。以硬筆劃紙成跡而作文。則手指之感覺。若功用熟練。幾可以代目矣。最鈍者爲臀。乳頭最少。一切感覺。均遜於他部也。

內臟感覺

凡人攜物。或擔負。而覺物之輕重。步履運動。及手足之位置。雖閉目而可知者。蓋由內臟之感覺也。

生理解剖圖說　四十二　帚葉山房

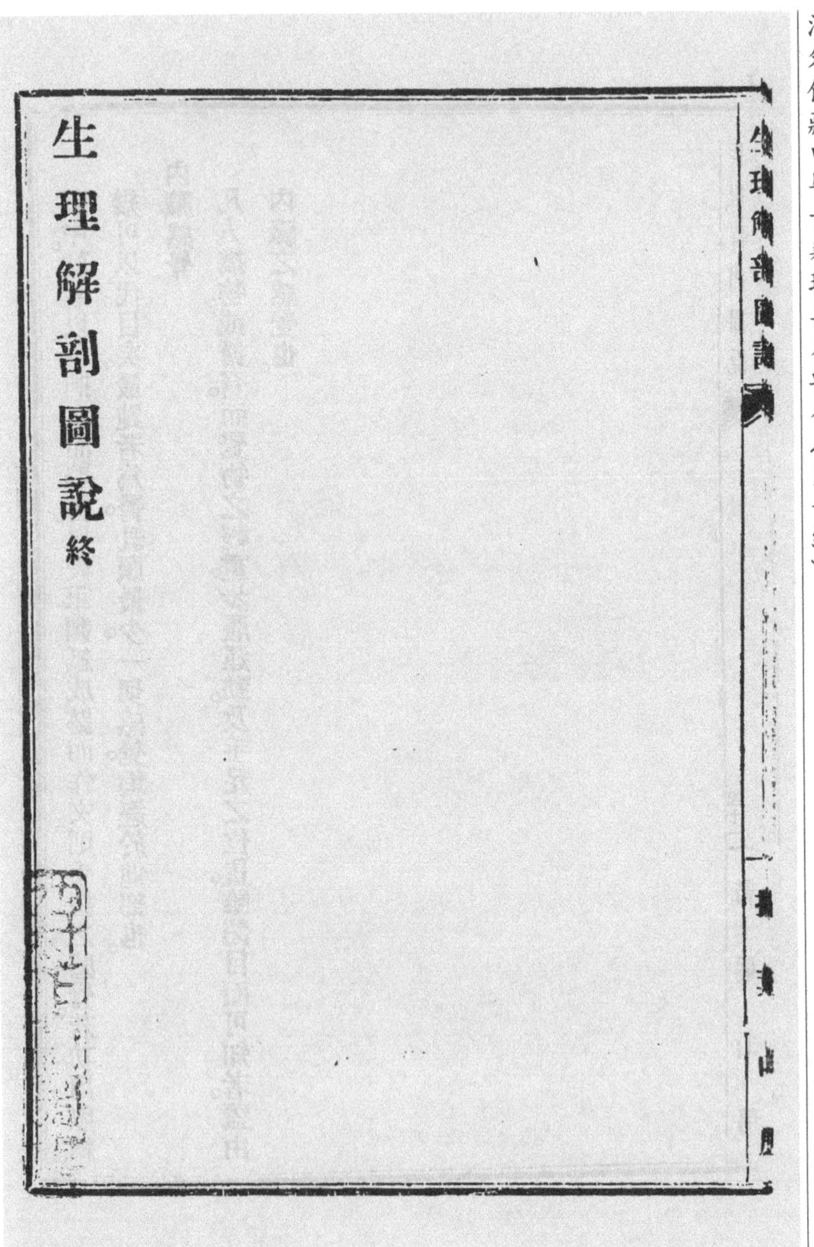

生理解剖圖說 終